肥瘦論

汗吐下三攻法發微

肥瘦論

汗吐下三攻法發微

全昌宣 著

와이겔리

서문 ●

1977년 봄, 고등학교를 갓 입학한 한 소년이 기관지염에 걸렸다. 소년은 쏟아지는 기침으로 인해 한 달간 주사를 맞고 약도 먹었지만 기침은 낫지 않고 위장병까지 생겨버렸다. 이런 난감한 상황에서 박치양 선생님(부산 민성한의원 원장, 1928~2000)을 소개받고 한약을 복용하였는데, 약 2주 만에 기침과 위장병이 동시에 완치되는 경험을 하게 된다. 한약의 놀라운 효능을 체험한 소년은 평생 한의사의 길을 걷겠다고 결심했고, 이제 세월이 흘러 중년의 한의사가 되었다.

지금 그 소년이 한의원의 약장 앞에 조용히 눈을 감고 서 있다. 약장 속에는 꿀풀·용담초·모란꽃·작약꽃·도라지·궁궁이·숭엄초 등등 수많은 꽃들이 피어 있고, 박하·향유·배초향·창포 등등의 즐거운 향기가 가득하다. 자연에서 자란 수많은 약초들이 담겨 있는 한의원의 약장은 수천, 수만 평의 식물원이다. 산과 들, 농부의 밭에서 오랜 시간 사랑과

정성으로 자란 나무와 풀들, 그들은 햇살과 바람과 물, 자연의 위대한 생명 운동 속에서 싹을 틔우고 열매 맺은 생명체들이다. 이런 약초들로 병을 다스리는 한의학은 얼마나 아름다운 치료의학인가.

이 책은 어린 시절부터 누구보다도 한의학을 사랑하며 '아름다운 치료의학'인 한의학을 임상에서 실천하려고 애써온 임상 한의사의 보고서로, 肥瘦强弱 구조를 통한 古法과 傷寒論의 해석을 동료 한의사들에게 전해주고자 집필되었다. 和法과 原始攻法의 兼施는 치료 기간을 줄이면서 완치율은 높이고, 肥瘦强弱 경향성의 파악은 어떤 처방을 쓰든 그 환자의 특성에 맞춘 變方이 가능하다. 肥瘦强弱에 따라 불필요한 藥을 제거하거나 용량을 줄이면 치료 효과는 크게 倍加되고 부작용은 현저히 줄어든다.

한의학의 목적은 治病이고, 治病은 禹王의 治水에서 기원한다. 禹王의 治水는 강을 준설하고 샛강을 내는 順水이므로 한의학의 本旨 역시 汗吐下三攻法에서 벗어날 수 없다. 그러나 後漢末葉, 해를 거듭하며 이어지던 역질(傷寒)에 丸藥 등을 이용한 原始攻法(汗吐下三攻法)이 한계를 보이면서 傷寒論이 출현하게 된다. 傷寒論 이후 '의학은 漢醫學'이라 칭송되면서 原始攻法은 의료의 전면에서 점차 사라지고, 傷寒論을 통한 和法이 주류의학이 되어 오늘날까지 이어지게 된다.

그 후 1100~1200년경, 宋明理學의 영향을 받은 金元 시대의 儒醫들에 의해 의학이 철학적으로 심화되면서 그 本旨가 흐려지기도 했으나, 戴人과 같은 古法의 中興祖가 나타나 原始攻法은 사라지지 않고 다시 빛을 보게 된다.

한의학은 형이하학이며 '몸을 다스리는 기술'이지 玄學이 아니다. 이 시대의 한의사는 철학이라는 무거운 옷을 벗고, 몸을 다스리는 기술자인 醫工으로 거듭나지 않으면 안 된다. 우리 모두 直溯長沙하여 仲景을 배워야 하고 그 속에서 原始攻法을 깨우쳐야 하는 까닭이다.

항상 따뜻한 격려와 가르침을 주시는 은사 두호경 선생님께 감사드린다. 同志이자 선생으로서 원고의 오류를 바로잡아 준 동서한방병원 임은철 병원장, 경희한의대 안세영, 안영민 교수, 거친 문장을 부드럽게 교정해준 황상호, 김영두 원장께도 고마움을 전한다.

2017년 2월
약산약초교육원에서 전창선

차 례 ●

醫源

다스림(治)

治病은 禹王의 治水를 法한다. 禹王은 鯀의 失策을 거울삼아, 강바닥을 浚渫하고 막힌 물길을 여는 順水의 方策으로 물을 다스렸다. 醫工 역시 막힌 氣血을 汗吐下 三攻法으로 疏通시켜 몸과 病을 다스린다. [1]

---

1) 吐汗下三法乃上古高醫用之, 神妙莫測, 今庸下之流止看諸方不知治法, 不識源流, 不行聖人法, 去聖日遠可勝惜哉!『東醫寶鑑·綱目』

汗吐下三攻法은 上古의 뛰어난 의사들이 시술했는데, 그 효과가 신묘하기 헤아릴 수 없었다. 오늘날 돌팔이들은 단지 처방만 살필 뿐 治法은 알지 못하고, 源流를 몰라 醫聖의 치법(汗吐下三攻法)이 행해지질 않는다. 醫聖이 사라진지도 오랜 세월이니 슬픔을 가눌 수가 없구나!

痛則不通, 不通則痛, 又云諸痛爲實, 痛隨利減. 世多以下之爲利, 假令痛在表者實也, 痛在裏者實也, 痛在血氣者亦實也, 故在表者汗之則愈, 在裏者下之則愈, 在血氣者散之行之則愈, 豈可以利爲下乎, 作通字訓則可矣.『東醫寶鑑·東垣』

治本治水

武王 13년에 王이 箕子를 방문하였다. 王은 탄식하며 말하기를, "箕子여! 하늘은 보이지 않는 섭리로 아래에 있는 백성들이 서로 도우면서 살게 한다고 하는데, 저는 그 彛倫이 펼쳐지는 바를 모르겠습니다."라고 하였다. 이에 箕子가 자신이 들은 것이라고 하며 다스림(治)의 이치를 펼쳤다.

"예전에 鯀이라는 사람이 洪水를 물막이 둑으로 막아 五行이 펼쳐지는 것을 어지럽히자, 帝가 震怒하여 洪範九疇를 내리지 않아 彛倫이 무너졌으며 鯀은 귀양 가서 죽게 되었다. 이에 禹가 이 일을 이어받아 성공을 하니, 하늘이 禹에게 洪範九疇를 주어 彛倫이 펼쳐질 수 있게 하였다. 그 내

---

1) 계속

아픈 것은 通하지 못하기 때문이고, 通하지 못하면 아프다. 또 이르기를, 여러 가지 통증은 實證이므로 '利'해야 그에 따라 아픈 것도 줄어들게 된다하였는데, 세상 사람들은 '利'를 瀉下시키는 것으로만 이해하고 있다. 가령, 통증이 表에 있는 것도 實한 것이고 裏에 있는 것도 實한 것이며 血氣에 있는 것도 역시 實한 것이다. 表에 있을 때는 땀을 내야 낫고, 裏에 있을 때는 瀉下시켜야 낫고, 血氣에 있을 때는 흩어지게 하고 돌게 해야 낫는다. 그러니 '利'를 어떻게 瀉下시키는 의미로만 이해할 수 있겠는가. '利'는 '通'이라는 뜻으로 새겨야 옳다.

여기서 '利'는 治水와 같은 의미다. 表는 汗으로 治水하고, 裏는 瀉下로 治水하고, 氣血은 散之, 行之하여 治水한다. 吐法을 논하지 않은 것으로 봐서 東垣은 吐法을 畏하였음을 알 수 있다.

몸의 氣血은 대자연의 물과 같다. 물은 샘에서 發源하여 흐르고 흘러서 강으로 바다로 모인다. 바다로 모인 물은 태양의 도움으로 증발하여 구름이 되고, 구름은 다시 비가 되어 땅을 적신다. 天災地變이 없다면 물의 순환은 순조롭다. 氣血도 水升火降의 生命力으로 온몸 전체를 순환한다. 疾病이 없다면 氣血의 순환은 순조롭다. 氣血이 막힘없이 잘 흐르고 있는 상태를 '和緩'하다고 한다. 醫工의 所任은 疾病 등으로 阻滯된 환자의 氣血을 汗吐下三攻法과 和法을 통해 다시 和緩하게 疏通될 수 있도록 도와주는 일이다.

14

용인 즉, 첫째는 五行이고, 둘째는 공경하여 五事를 행하는 것이며, 셋째는 후하게 八政을 하는 것이고, 넷째는 五紀로 화합하는 것이며, 다섯째는 皇極을 세우는 것이고, 여섯째는 三德으로 다스리는 것이며, 일곱째는 稽疑를 밝히는 것이고, 여덟째는 庶徵으로 생각하는 것이며, 아홉째는 五福으로써 권장하고 六極으로 위엄을 세움이니라." [2]

다스림(治 : 水 + 台 = 물을 편안하게 함)의 규범인 洪範九疇는, 殷을 멸망시키고 周를 세운 武王이 殷의 知道之士였던 箕子를 찾아가 나라 다스리는 法을 물었을 때, 箕子가 답한 내용이다. 洪範九疇는 나라뿐만 아니라 모든 다스림의 철학적 뿌리이다. 醫學도 물을 다스리는 法에 의거하였으므로 '治病'이라 한다. [3]

鯀의 治水는 逆水의 방법이고 禹의 治水는 順水의 방법이다. 治라는 글자는 台(이 : 쟁기로 땅을 갈아 부드럽게 만들어 준다는 의미로 '기뻐하다'는 뜻인 怡의 原字이다)에 水를 합친 것으로, 물길을 열어서 물을 편하게 만들어 준다는 뜻이다. 그러므로 올바른 治水는 順水하는 것임을 글자 자체에 내포하고 있다. 따라서 洪水를 막기 위한 방법으로 댐을 세우는 鯀의 治水는 逆水하여 자연과 싸우는 것이고, 浚渫하여 강바닥을 낮추고 물길을 터주는 禹의 治水는 順水하여 자연에 순응하는 것이다. [4]

禹는 治水를 통해 治病에 대한 方法論을 처음으로 제시하였다. 治水

---

2) 惟十有三祀, 王訪于箕子. 王乃言曰嗚呼箕子, 惟天陰騭下民, 相協厥居, 我不知其彝倫攸斁. 箕子乃言曰, 我聞在昔, 鯀陻洪水, 汨陳其五行. 帝乃震怒, 不畀洪範九疇, 彝倫攸斁. 鯀則殛死, 禹乃嗣興, 天乃錫禹洪範九疇, 彝倫惟斁. 初一曰五行. 次二曰敬用五事. 次三曰農用八政. 次四曰協用五紀. 次五曰建用皇極. 次六曰乂用三德. 次七曰明用稽疑. 次八曰念用庶徵. 次九曰嚮用五福. 威用六極. 『書經』

3) 洪範은 天下를 다스리는 大法이라는 뜻인데, '洪'이라는 글자 속에 '큰 물'을 다스린다는 의미가 내포되어 있다.

를 法하여 몸의 氣血이 자연스럽게 흐를 수 있도록 도와주는 것이 醫工의 所任이다.

醫工의 治水 — 汗吐下三攻法

醫工의 治水는 汗吐下三攻法이다.[5] 三攻法은 땀을 내게 하거나, 토하게 하거나, 설사를 시키는 방법으로 急性疾患과 實證뿐만 아니라

---

4) 鯀은 陻洪水하였고, 禹는 강바닥을 濬渫하고 샛강을 내서 물길을 열어주었다. 陻은 흙으로 쌓은 堤防이다. 요즘 표현으로 댐을 쌓아 물길을 막았다는 뜻이다. 홍수에 대한 鯀과 禹의 대처 방법 중 누가 옳고 그르다고 할 수는 없다. 鯀과 禹의 판단 중 누가 올바른 것인가에 대한 대답은 '自然'을 해석하는 시각에 따라 달라질 수 있기 때문이다. 醫學도 鯀과 같이 자신감 넘치게 몸(혹은 病)과 싸워 '고치는' 방법도 있을 것이고, 疏通과 和解를 통해 몸이 스스로 회복될 수 있게 '다스리는' 방법도 있을 수 있다. 몸에 생긴 異常現象인 病을 어떻게 대처할 것인가에 따라 그 의학의 성격은 달라진다.

5) 人身不過表裡, 氣血不過虛實, 表實者裡必虛, 裡實者表必虛, 經實者絡必虛, 絡實者經必虛, 病之常也. 良工之治病者, 先治其實, 後治其虛, 亦有不治其虛時. 粗工之治病, 或治其虛或治其實, 有時而幸中有時而不中. 謬工之治病, 實實虛虛其誤人之跡常著, 故可得而罪也. 惟庸工治病純補其虛, 不敢治其實, 擧世皆曰平穩, 誤人而不見其跡, 渠亦自不省其過, 雖終老而不悔, 且曰吾用補藥也何罪焉, 病人亦曰彼以補藥補我彼何罪焉, 雖死而亦不知覺. 夫粗工之與謬工非不誤人, 惟庸工誤人最深, 如鯀陻洪水不知五行之道. 夫補者人所喜, 攻者人所惡, 醫者與其逆病人之心而不見用, 不若順病人心而獲利也, 豈復計病者之死生乎. 鳴呼世無眞醫誰能別之, 今余著此吐汗下三法之詮, 所以該治病之法也, 庶幾來者有所憑藉耳. 夫病之一物非人身素有之也, 或自外而入, 或由內而生皆邪氣也, 邪氣加諸身速攻之可也, 速去之可也. 攬而留之雖愚夫愚婦皆知其不可也, 及其聞攻則不悅, 聞補則樂之. 今之醫者日當先固其元氣, 元氣實邪自去, 世間如此妄人何其多也. 夫邪之中人輕則傳, 久而難已, 更甚則暴死. 若先論固其元氣以補劑之補, 眞氣未勝而邪已交馳橫騖而不可制矣, 惟脈脫下虛無邪無積之人始可議補, 其餘有邪積之人而議補者, 皆鯀陻洪水之徒也. 今予論吐汗下三法先論攻其邪, 邪去而元氣自復也, 況予所論之法, 識練日久至精至熟, 有得無失, 所以敢爲來者言也. 天之六氣風暑火濕燥寒, 地之六氣霧露雨雹冰泥, 人之六味酸苦甘辛鹹淡, 故天邪發病多在乎上, 地邪發病多在乎下, 人邪發病多在乎中, 此爲發病之三也, 處之者三, 出之者亦三也. 諸風寒之邪結搏皮膚之間, 藏于經絡之內留而不去, 或發疼痛走注麻痺 不仁, 及四肢腫痒拘攣可汗而出之, 風痰宿食在膈或上脘可湧而出之, 寒濕痼冷熱客下 焦, 在下之病可泄而出之. 內經散論諸病非一狀也, 流言治法非一階也, 至眞要大論等 數篇言運氣所生諸病, 各斷以酸苦甘辛鹹淡以總括之, 其言補時見一二, 然其補非今之 所謂補也, 文具于補論條下, 如辛補肝, 鹹補心, 甘補腎, 酸補脾, 苦補肺. 若此之補乃 所以發腠理致津液通, 血氣至, 其統論諸藥則辛甘淡三味爲陽, 酸苦鹹三味爲陰, 辛 甘發散淡滲泄, 酸苦鹹涌泄, 發散者歸于汗, 涌者歸于吐, 泄者歸于下, 滲爲解表歸于 汗, 泄爲利小溲歸于下, 殊不言補, 乃知聖人止有三法, 無第四法也. 『儒門事親』

　사람의 몸은 表裏에 불과하고, 氣血은 虛實에 불과하다. 表가 實하면 裏가 반드시 虛 하고, 裏가 實하면 表가 반드시 虛하다. … 良工(뛰어난 의사)이 병을 다스릴 때는 實을 먼저 다스리고 虛는 뒤에 다스리는데, 때로는 虛를 그냥 두기도 한다. 粗工(미숙한 의사) 이 병을 고칠 때는 더러는 虛를 고치고, 더러는 實을 고쳐 요행이 나을 때도 있고 그렇지 못 할 때도 있다. 謬工(아예 틀려먹은 의사)이 병을 고칠 때는 實은 더 實하게하고 虛는 더 虛 하게하니, 환자를 그르치는 결과가 워낙 뚜렷해서 잘못을 물을 수가 있다. 그런데, 庸工 (돌팔이)이 병을 고칠 때는 오로지 虛만 補하고 감히 實을 다스릴 엄두도 내지 못하는데, 오히려 세상 사람들은 모두 "무난하다"고 한다. 환자를 그르치고도 흔적이 남지 않으니 돌 팔이는 스스로 허물을 반성하지 않고 평생토록 후회하지 않는다. 그러면서 "내가 補藥을 처방했는데, 무슨 죄가 있나?"고 하고, 환자 역시 "그분은 補藥으로 나를 보해주었는데 그 분이 무슨 잘못이 있습니까?"라고 한다. 설사 환자가 죽더라도 깨닫지 못한다. 무릇 粗工 과 謬工도 환자를 그르치지 않는 것은 아니지만, 庸工이 환자를 그르치는 것이 가장 심각 하다. 마치 鯀이 五行의 道를 몰라 흙을 쌓아올려 洪水를 막은 것과 같다. 補法은 사람들 이 모두 좋아하는 바이고, 攻法은 사람들이 모두 싫어하는 바이다. 의사가 환자의 마음을 불편하게 해서 쓸모없어지기보다는, 차라리 환자의 마음에 아부하여 돈이나 뜯으려고 하 니 어찌 환자의 생사를 헤아릴 수 있겠는가? … 내가 지금 汗吐下 三法을 논하는데 攻邪 를 먼저 말하는 것은, 邪가 물러나면 元氣가 저절로 회복되기 때문이다. 하물며 내가 말하 는 三攻法은 오랜 세월 연습하고 체득하면 지극히 정교하고 익숙해져, 얻는 것은 있으나 허물이 없을 것이므로, 감히 미래의 후학들을 위해 말하는 바이다. … 특히 補法을 말하지 않았으니, 聖人에게는 단지 三攻法만 있지 네 번째 法은 없다는 것을 알 수 있다.

　戴人은 汗吐下 三攻法이 聖人의 法이며 萬世의 宗法임을 강조하면서, 邪氣나 積濃가 있을 때 補를 하면 '洪水를 댐으로 막은 鯀의 어리석음과 같다고 꾸짖고 있다. 法도 '물이 흘러간다.'는 뜻이다. 法이 자연스러운 현상이듯 평소 사람의 몸에서는 생리적 汗吐下 三 法이 發顯된다.

대부분의 雜病에 응용된다.[6] 傷寒論 중심으로 설명한다면, 汗法은 太陽經을 통해 寒邪가 侵襲할 때 發表시켜 땀과 함께 寒邪를 몰아내는 것이고, 吐法은 痰飮이 胸膈에 壅塞되었을 때 토해내는 것이고, 下法은 陽明熱邪로 胃家實이 되었을 때 瀉下시켜 熱邪를 몰아내는 것이다. 즉 實證으로 執證되는 제반 症狀은 汗吐下라는 방법으로 대처하는데, 汗吐下는 몸을 浚渫하여 막힌 氣血을 疏通시키는 治法으로 '몸의 治水'라 할 수 있다.[7]

인체의 皮膚와 胃腸管은 '나'와 '나 이외'를 구별하는 경계선이다.[8] 腠理나 肌肉之間에 鬱滯되어있던 邪氣는 發散시키고, 阻滯된 痰飮과 穀毒은 토하고 설사시켜 胃腸管을 비운다. 즉 汗吐下三攻法이란 '나'의 경계 밖으로 邪氣와 痰飮 등을 몰아내는 치료법이다. 그런 과정을 통해 막혔던 氣血이 소통되면 全身이 和緩해지며, '나'를 비울 수 있게 된다. '나'를 비우기만 해도 '나'는 一陰一陽의 자연스러운 律動으로 돌아가기에 적합해진다. 攻法에 의해 비록 氣血이 耗損되더라도, 邪氣와 痰飮에 의해

---

6) 모든 疾病은 虛證과 實證이 錯雜되어 있다. 醫工은 虛實의 무게를 측정하여 攻法과 和法의 施治 比重을 정한다.

7) 東醫寶鑑에 禹王의 治水를 기리면서 '몸의 治水'에 응용한 대표적인 처방 두 가지가 있다. 禹功散과 大聖濬川散이다. 雜病篇 下門에 기재된 禹功散의 禹는 禹王이다. 大聖濬川散의 大聖 역시 禹王이며, 濬川이란 강바닥을 浚渫한다는 뜻이다.

8) 狹義의 表裏로 본다면 皮膚가 表, 胃腸管이 裏다. 汗法은 表에서, 吐法과 下法은 裏에서 이루어진다. 戴人이 表證에 涌吐法을 응용한 것으로 볼 때 '汗法은 表에서, 下法은 裏에서, 吐法은 表와 裏에서 이루어진다.'라고 할 수도 있다. 瓜蒂散 涌吐法을 시행하면 汗吐下 三法이 동시에 일어나는 경우도 많다.

　人身을 環形動物로 單純化하면 입에서 항문까지 긴 胃腸管으로 이어진 튜브라 할 수 있다. 胃腸管을 제외한 頭腦, 耳目口鼻, 五臟六腑, 手足 등은 '튜브의 삶'을 돕기 위해 발달시킨 기타 附屬器官이다.

無秩序해졌던 몸은 빠른 속도로 秩序를 회복하게 된다.[9] 三攻法으로 陰陽이 自和되면 溫和法, 淸和法과 같은 和法으로, 穀肉果菜를 통한 補法으로 調理한다.

평화스러운 시기의 다스림 — 補法

나라를 다스림에 戰時의 다스림이 있고 평화스러운 시기의 다스림이 있듯, 몸을 다스림(治)에 三攻法과 補法이 있다.

평화로운 시절에는 富國에 힘쓰듯, 發病하지 않은 평소에는 穀肉果菜를 통하여 元氣를 기른다. 穀肉果菜의 섭취가 곧 補法임을 알 수 있다. 우리가 日用하는 飮食은 木氣를 잘 일으킬 수 있도록 甘味 위주로 구성되어 있다. 韓國의 전통밥상도 補劑의 君臣佐使라 할 수 있는데, 밥이 君藥이고 탕이 臣藥, 그 외 반찬들이 佐使藥이 된다. 日用하는 補法이므로

---

9) 凡病, 若發汗, 若吐, 若下, 若亡血, 亡津液, 陰陽自和者, 必自愈.『傷寒論』

'몸'은 생물학적으로 약 5억 년 전 선캄브리아대에 하층생물로 시작되었고, 인류로서의 '몸'은 약 200만 년 전 신생대 즈음 시작하게 된다. '몸'은 그토록 오랜 세월에 걸쳐 진화를 거듭하며 변화하는 지구의 환경 속에서 자신을 보호하고, 각종 질병으로부터 회복될 수 있는 자율적 치유 능력을 익혀 왔다. 심지어 '몸'은 지속되는 病因의 공격에 의한 생리적 불균형을 빠른 속도로 自淨시키기 위해, 의도적으로 '병적 상황'을 惹起시키기도 한다. 고통을 감내하고 '病的狀況'이라는 비상구를 만들어 생리적 불균형을 스스로 해소하는 것이다. 경우에 따라 '病的狀況'에 대한 의학적 판단과 개입이 오히려 위험할 수 있는 까닭이다. '몸'의 自淨, 혹은 自活 능력을 믿고 汗, 吐, 下 三攻法, 그리고 溫, 淸, 補, 和, 消 등의 法으로 물꼬를 열어 疏通하고 和解시켜주는 것이 '몸을 다스리는 방법-治法'이다. 補는 和法, 溫은 溫和法(眞武湯), 淸은 淸和法(白虎湯), 消는 攻下法(抵當湯)에 배속할 수 있다. 人文學的 表現이지만, 伊尹과 仲景, 戴人을 法으로 하는 韓醫學은 '疏通과 和解'의 의학이라 할 수 있다.

君藥은 甘味의 穀物이 선택된다.

평화로운 日常은 穀肉果菜의 충분한 섭취와 和緩한 生理的 三法, 충분한 睡眠과 休息으로 이루어진다. 穀肉果菜를 통해 섭취한 영양은 生理的 汗法을 통해 陽氣로 發散되고, 生理的 吐法을 통해 淸陽으로 上越되며, 生理的 下法을 통해 濁陰으로 排出된다. 밤이 되면 三法이 잦아들고 睡眠을 취한다.

實則瀉之 虛則補之라, 기본적으로 實證에는 三攻法을, 虛證에 補法을 施治하지만, 補法이 질병을 다스리는 醫工의 주된 治法이 아님을 알 수 있다. 傷寒論에서는 '補'라는 글자를 찾을 수 없다. 仲景과 戴人의 뜻을 이어 醫工의 補法은 和法이라 칭하기로 한다.[10]

---

10) 醫工 : 의사는 병을 치료하는 기술자(工)이지, 스승(師)이 아니다. 궁색한 庸醫는 자신의 치료 기술은 살피지 않고 환자만 訓示한다.

診斷 ─ 執其兩端

하늘은 하늘이고, 땅은 땅이다. 사물은 스스로 그렇게 實存한다. 그렇지만 하늘은 땅과 對比될 때, 땅은 하늘과 對比될 때 보다 명확하게 인지될 수 있다. 對比되는 두 개의 事物, 혹은 對比되는 두 개의 概念을 照應하여 양쪽의 의미를 밝히는 방법이 陰陽을 이용한 認識方法이다. 八綱의 의학적 활용도 이러한 陰陽論 사유체계에서 출발한다. [11]

八綱은 汗吐下三攻法이나 和法을 시행할 때, 發汗法이 적합한가, 涌吐法이 적합한가, 攻下法이 적합한가, 혹은 和法이 적합한가를 판단하는 기준으로, 八綱의 傾向性에 따라 三攻法의 選擇과 强度, 和法의 配合이 달라진다. 그러므로 肥瘦, 强弱, 虛實, 表裏, 寒熱 등은 病의 情況을 파악하는 兩端이자 진단의 規矩이다. 兩端을 저울질하여 그 傾向性을 알아내는 것이 診斷이고, 兩端의 過不及을 조절하여 中和를 이루는 것이 施治의 궁극적 목표다. 診病者는 執其兩端이고, 施治者는 用其中於民이라 할 수 있다.

兩端 ─ 肥瘦, 强弱, 虛實, 表裏, 寒熱

陰陽의 調和가 깨지고 和緩을 잃게 되면, 몸은 肥瘦, 强弱, 虛實,

---

11) 八綱辨證은 陰陽論에 의해 완성된 진단 체계이지만, 실제 臨床에서 表裏, 寒熱, 虛實은 1:1 陰陽의 관계가 아니다. 肥瘦强弱虛實表裏寒熱 편 참고.

表裏, 寒熱이라는 兩端의 한쪽으로 치우치게 된다. 醫工은 病人의 질병을 파악하기 위해 八綱辨證으로 兩端을 저울질하는데, 이는 곧 聖人의 執其兩端과 같다. [12]

望聞問切을 통하여 몸에서 일어나는 각종 症狀을 분석하고 兩端으로 분류한 후, 兩端의 무게를 재서 한쪽으로 기울어진 것을 파악하는 것이 診斷이고, 한쪽으로 기울어진 저울을 바로 잡아주는 것이 다스림이다. 兩端은 진단의 規矩準繩으로 不以規矩準繩 不能成圓方平直하듯, 醫工이 肥瘦强弱虛實表裏寒熱을 모르면 陰陽自和必自愈의 이치를 알 수 없다.

精神乃先天, 氣血乃後天이라, 精과 神은 本論에서 고려하지 않는다. 醫工은 단지 後天의 氣血만을 中節할 따름이다. [13]

肥瘦는 形이므로 素病이고 久病이다. 强弱은 胃氣의 强弱으로 情으

---

12) 漢字는 表意文字로서 일부 단어는 그 의미가 지나치게 敷衍, 擴張되어 뜻 전달이 불명확한 경우가 많다. 陰陽은 大綱이면서 意味의 外延이 너무 넓기 때문에 臨床에서 辨證 도구로 사용하지 않는다.

13) 精神이라는 形而上學的인 영역을 배제하고, 形而下學的인 氣血을 조절하여 中節을 이루자는 뜻이다. 肥瘦强弱虛實表裏寒熱이 和緩해져 陰陽의 和平을 이루게 도와주는 것이 醫工의 도리다.

神爲一身之主 - 內經(八正神明論篇 第二十六)曰 太上養神, 其次養形. 故養神者必知形之肥瘦, 榮衛 血氣之盛衰. 血氣者人之神, 不可不謹養也.『東醫寶鑑·內經』

神은 一身의 主人이다 - 內經에 이르기를, "養神이 가장 중요하고, 養形이 그 다음이다. 그러므로 養神을 하려면 形의 肥瘦와 榮衛, 血氣의 盛衰를 반드시 알아야한다. 血氣는 사람의 神이니 성심껏 잘 길러야한다."고 하였다.

先天의 神을 기르는 것이 가장 중요하고, 그 다음으로 중요한 것이 後天의 形을 기르는 것이지만, 神은 形(肥瘦와 榮衛 血氣)에 의해 좌우되므로 後天의 形을 잘 조절하는 것이 神을 기르는 관건이 된다. 이유인 즉 인간의 精神은 협소한 肉體에 갇혀있기 때문에 우주의 精神과는 달리 완전한 土化作用을 기대하기 어려우며 항상 肉體의 영향을 받게 된다. 따라서 後天의 氣血을 조절하는 것이 先天의 精神을 조절하는 가장 직접적인 수단이라 할 수 있다.

로 발현되므로 態를 살펴 파악하며, 역시 素病이고 久病이다. 虛證, 實證은 和法과 攻法의 基準이 되고, 表證, 裏證은 發汗法과 其他 治法의 基準이 된다. 寒證, 熱證은 寒藥, 熱藥 선택의 기준이 된다. 대부분의 질병은 虛證과 實證이, 寒象과 熱象이 錯雜되어있다. [14]

兩端의 傾向性

'喜怒哀樂之未發 謂之中 發而皆中節 謂之和 中也者 天下之大本也 和也者 天下之達道也 致中和 天地位焉 萬物育焉'

여기에서 未發處란 自然界의 정상적인 物理현상이 적용되지 않는 時空을 초월한 곳으로 公理에 의해 證明할 수 없는 세상이다. 이러한 未發處는 中으로서 萬物을 낳는 根源인데, 寂寞無朕하던 근원 자리인 이 中이 갑자기 現象界에 드러나는 것이 바로 '發'이다. 이는 天地創造나 開闢처럼 混沌에서 秩序로, 無에서 有라는 實存으로 나타나는 것과 같다. 森羅萬象은 現象界에 모습을 드러내면 즉시 一陰一陽의 秩序와 運動에 의해 統制되며, 東南方에서는 陽이 주도하고, 西北方에서는 陰이 주도하게 된다. 發하면서 喜怒哀樂의 中節이 힘든 것도 一陰之, 一陽之의 必然性 때문이다. [15]

---

14) 症狀으로 發顯되는 寒象, 熱象, 虛象, 實象과 진단의 결과인 寒證, 熱證, 虛證, 實證은 명확히 구분되어야 한다.

15) 韓東錫 선생은 太過不及의 宇宙的 必然性을 木金共大, 金木共大라는 표현으로 개념화하였다.

森羅萬象은 實存하면 반드시 一陰之, 一陽之하게 된다. 하늘에서는 日月과 五星이 黃道를 따라 기울어져서 돌며 一陰一陽하게 되고, 地球에서는 기울어져 運行하는 日月과 五星의 영향으로, 봄·여름에는 一陽하고 가을·겨울에는 一陰하며, 추위와 더위가 교대로 드나든다. '몸은 자연이다'[16]라는 前提가 醫學의 출발이다. '한번 陰하고 한번 陽한다'는 것은 哲理인 동시에 몸을 바라보는 기본 시각이다. 몸도 역시 一陰之, 一陽之하게 된다.

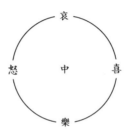

一陰之, 一陽之할 때, '中節'을 잘 지키면 '和'라고 한다. '中節'은 幼少壯老의 둥근 인생길을 걸으면서 오른발과 왼발이 어긋나거나 한쪽으로 쏠리지 않고 조화롭게 균형을 잘 잡고 걷는다는 뜻이다. 그래서 '和'를 '天

---

16) 爲生不能爲人 爲人者天也 人之人 本於天 天亦人之曾祖父也 此人之所以乃上類天也 人之形體 化天數而成 人之血氣 化天志而仁 人之德行 化天理而義 人之好惡 化天之暖清 人之喜怒 化天之寒暑 人之受命 化天之四時『春秋繁露·爲人者天』

'부모가 사람을 만드는 것이 아니고 하늘이 사람을 만든다. 사람이 사람됨은 하늘에 근본하기 때문이고, 하늘 역시 사람의 조상이다. 이것이 사람으로 하여금 위로 하늘과 견줄 수 있는 까닭이다. 사람의 형체는 天數가 化하여 이루어졌고, 사람의 혈기는 天志가 化하여 어질어졌고, 사람의 덕행은 天理가 化하여 올바르다. 사람의 好惡는 하늘의 따뜻하고 서늘함이 化한 것이고, 사람의 喜怒는 하늘의 寒暑가, 사람의 受命은 하늘의 四時가 化한 것이다.'

下之達道'라 하는 것이다.

肥瘦, 强弱, 虛實, 表裏, 寒熱의 兩端 중 한쪽으로 쏠리는 경향성을 가지게 되는 것은 一陰之, 一陽之의 道程에서 中節을 지키기 어렵기 때문이다. 中節을 잃고 한쪽으로 지나치게 쏠린 상태가 곧 發病이다. 평소 兩端 중에 한쪽으로 偏重되게 쏠리는 傾向性이 있는 경우를 素病이라 한다. 일반적으로 肥人은 肥人 쪽으로, 瘦人은 瘦人 쪽으로, 强体는 强体 쪽으로, 弱体는 弱体 쪽으로 쏠리는 傾向性이 뚜렷하므로 發病되면 자신만의 경향성을 위주로 한 病證들이 발생하기 쉽다. 兩端의 傾向性은 本人의 노력이나 환경 등, 여러 가지 요인에 의해 바뀔 수 있다.

---

16) 계속

天은 陰陽思想에 의해 天地로, 다시 自然으로 그 意味가 擴張된다.

天不足西北, 故西北方陰也, 而人右耳目不如左明也. 地不滿東南, 故東南方陽也, 而人左手足不如右强也. 帝曰 何以然? 歧伯曰 東方陽也, 陽者其精幷於上, 幷於上, 則上明而下虛, 故使耳目聰明, 而手足不便也. 西方陰也, 陰者其精幷於下, 幷於下, 則下盛而上虛, 故其耳目不聰明, 而手足便也. 『黃帝內經』

'하늘은 西北이 부족한데, 서북방은 陰이라 사람의 오른쪽 耳目이 왼쪽보다 어둡다. 땅은 東南이 덜 찼는데, 동남방은 陽이라 사람의 왼쪽 손발이 오른쪽보다 약하다. 황제가 묻기를 왜 그런가? 기백이 답하기를 동방은 陽입니다. 陽은 그 精이 함께 올라가므로 위가 밝고 아래가 허합니다. 그래서 耳目은 밝지만 손발은 약합니다. 서북은 陰입니다. 陰은 그 精이 함께 내려가므로 아래가 왕성하고 위가 허합니다. 그래서 耳目은 어둡지만 손발은 강합니다.'

中國 西安을 중심으로 南面하였을 때, 西北方은 崑崙山脈이 있고 山들이 높아 밤이 길고 하늘은 조금 밖에 보이지 않는다. 그래서 땅에 비해 하늘이 不足하다. 東南方인 江蘇, 浙江 지역은 낮이 길고 平原이 많아 하늘에 비해 땅이 不足하다. 內經에서는 이러한 지형적 조건과 天人相應 사상으로 天地의 形勢를 인체에 比類하여 强弱의 傾向性을 파악하였다. 太過(强)와 不及(弱)의 경향성은 大宇宙的 상황의 결과로 볼 수도 있다. 『周易·說卦傳』에서는 參天兩地라는 화두를 통해, 天文에서는 오운계시도 二十八宿의 戊己分에 의한 三陽二陰을 통해, 小宇宙의 太過不及은 불가피함을 예언하고 있다.

施治 — 用其中於民

致中和

　　平人은 건강한 사람이다. 곧, '陰陽, 血氣, 寒溫, 燥濕 등에 偏差가 없이 均衡과 調和를 이루면서 形과 神이 일치되고 있는 사람'을 뜻한다. 平人은 有餘나 不足 또는 強弱의 不平함이 없이 平衡을 이룬다. 病이란 '生體가 어떤 상황에 適應하지 못하는 것으로, 內外에서 均衡과 調和를 잃어 恒常性이 상실된 상태'이다. 病人은 병이 든 사람으로, 生命活動에 장애를 받고 있는 사람이다. 곧, '內外로 均衡과 調和를 잃은 경우로 恒常性이 상실된 상태'로서 정상적인 생리기능에서 벗어나 太過하거나 不及하여 平衡을 잃은 사람이다.[17]

　　施治가 지향하는 바는 곧 平人이다. 施治는 用其中於民이라, 太過와 不及을 조절하여 調和와 平衡을 이루는 일이다. 禹王이 順水를 통해 성난 물길을 다스렸듯, 醫工은 汗吐下三攻法과 和法이라는 治法을 통해 病人을 다스린다. 이는 평화롭고 조화로운 恒常性의 회복으로 發而皆中節을 통해 和를 이루는 것과 같다. 致中和로 天地가 바로 서고 萬物이 잘 자라듯 몸이 바로 서는 이치라 할 수 있다.

　　醫工의 역할이란 允執其中하여 返本平人이라, 病人을 잘 다스려 平人

---

17) 杜鎬京, 『동양의학은 어떤 학문인가?』(교학사, 2003) 380쪽 – 동양의학에서의 病

으로 되돌려주는 일로 肥瘦, 强弱, 虛實, 表裏, 寒熱이라는 兩端의 過不及을 다스리는 데 있다. 過不及에서 벗어나 그 가운데를 이루게 되면, 病人의 氣血은 中節, 和緩해지게 되고 平人으로 돌아가게 된다.[18]

中和를 五行에 대입하면 '木火金水之未發 謂之土, 發而皆中節 謂之和, 木木 火火 金金 水水 卽五行之和而達道也.'라 할 수 있고, 幼少壯老에 대입하면 '幼幼 少少 壯壯 老老, 生長收藏 適其所宜, 可謂醫之和而達道也.'라 할 수 있다.[19]

木을 木답게 하고, 火를 火답게 하고, 少年을 少年답게, 老人을 老人답게 하는 것이 '發而皆中節'이다. 中節은 陰陽의 저울질을 통해 그 중심을 잡는 것이라 할 수 있다. 陰陽은 醫之本이라 內經에 이르길, "天地之道也, 萬物之綱紀, 變化之父母, 生殺之本始, 神明之府也. 治病必求於本"이라고 했다.

---

18) 喜怒哀樂之未發 謂之中 發而皆中節 謂之和 中也者 天下之大本也 和也者 天下之達道也 致中和 天地位焉 萬物育焉.『中庸』

　　中庸哲學은 醫學의 本旨이다. 단 喜怒哀樂에 대한 의학적 해석은 후대에 誇張되었다고 본다. 傷寒論에는 七情에 대한 언급이 없다. 仲景은 漢나라 이전 1800년간(BC1600년,『湯液』을 저술한 伊尹이 湯王을 도와 殷을 開國한다. 伊尹은 역사상 실존인물로 藥으로 病을 고치는 藥醫의 鼻祖. 그 후 춘추전국시대와 400년의 前後漢 시대는 정신과물질문명이 크게 꽃피었던 시기다. 특히 醫學은 漢나라 때 가장 번성하여 漢醫學이라고한다.)의 모든 의학적 성취를 취합했지만, 七情은 醫工이 다스릴 의학의 핵심이 아님을 간파했다. 七情은 病因에서 참고 사항일 뿐이다.

19) 土는 본래 현상계 이전의 德을 의미하는 것으로서, 자연의 物理현상에 포함되지 않는다. 따라서 土를 배제하고 木火金水로 陰陽을 저울질하며 균형을 이룬다. 木은 木답게,火는 火답게, 그리고 幼年은 幼年답게, 少年은 少年답게, 壯年은 壯年답게, 老人은 老人답게 살도록 만들어 주는 것이 發而皆中節의 본질이다. 中和思想과 仲景 醫學에는 長生不死 思想이 없다는 것을 알 수 있다. 伊尹과 仲景, 張子和로 이어지는 醫學의 本旨는 '幼幼 少少 壯壯 老老'에 있지 長生不死, 延年益壽가 아니다.

傷寒論의 中和構造

傷寒論 역시 中和 구조로 저술되었다. 傷寒論의 初期 舊文으로 認定되는 康平傷寒論의 15字行 條文에는 臟腑學說이나 五行思想이 나타나지 않는데, 이런 사실을 바탕으로 傷寒論과 金匱要略의 초기 條文들을 다시 정리하여 분석해보면, 全篇의 辨證과 治療 原則이 表裏 寒熱과 虛實과 陰陽에서 벗어나지 않는다.

傷寒論에서는 寒邪라는 발병인자가 侵襲했을 때, 몸이 그 寒邪에 대해 對抗하는 과정에서 나타나는 病變을 執證하는 도구로서 陰陽虛實表裏寒熱을 이용했는데, 이는 淸代에 이르러 八綱辨證으로 정리된다. 仲景은 陰陽虛實表裏寒熱을 통해 각종 병리상태를 파악한 후, 表證이 나타나면 表證을 없애고 裏證이 나타나면 裏證을 없애고, 寒證이 나타나면 寒證을, 熱證이 나타나면 熱證을 없애 몸이 다시 和緩한 中和를 이루도록 誘導하였다. 각 證을 없애는 방법으로 禹王의 治水에 起源한 汗吐下 三攻法으로 疏通시키거나, 三攻法이 太過하여 虛證으로 기운 경우는 淸和法과 溫和法으로 和解하여 다스리고 있다.

人體에서 일어난 病變을 자연 재해를 다스리는 것과 동일한 맥락으로 해결한 것은 漢醫學이 발흥하던 漢代의 主流哲學이 董仲舒에 의해 성립되었기 때문으로 보인다. 董仲舒의 天人相應 思想은 당시 醫工들이 몸에 대한 認識과 疾病을 解釋하는 방향을 정할 때 나침반 역할을 했으리라 짐작할 수 있다.

이처럼 傷寒論의 診治, 施藥針도 모두 中和를 위한 陰陽의 權衡에서 벗어나지 않는다. [20]

이 時代 醫工의 所任 — 原始攻法의 復活

傷寒論의 등장으로 原始攻法은 의료의 전면에서 점차 후퇴하게 된다.[21] 桂枝湯을 爲始로 한 傷寒論의 다양한 和法 처방들이 각종 질병들을 고통스러운 瞑眩없이 다스리니, 和法은 점차 확충되면서 마침내 後代의 補法으로까지 발전하게 된다.

그러나 傷寒論을 한마디로 一以貫之하며 三攻法의 힘을 "凡病 若發汗 若吐若下 若亡津液 陰陽自和者 必自愈"라 喝破한 것은 무슨 의미일까? 康平傷寒論의 14字行 條文으로서 舊文에 비해 다소 後代의 글로 생

---

20) 五行사상을 받아들이지 않은 仲景은 陰陽의 自和를 天下의 達道라 보았다. 木火金水는 分爲陰陽하지만, 土는 본래 太極, 無極이라 不分陰陽이다. 五行사상은 未發之中의 土가 現象界에 顯身한 것으로, 堯를 통해 이해할 수 있다. 土는 본래 無形의 天이고 現象界에 發하기 以前의 未發處지만, 堯임금이 자신을 土라 칭하면서(堯의 이름에 土가 셋인 것은 土가 아주 많다는 뜻이다) 土가 天에서 帝로, 하늘에서 땅으로 移動하게 된다. 하늘의 土가 인간의 土로 바뀌는 대전환이다. 그 결과 자연의 無私無慾한 精神인 土를 인간인 王(一 + 土 : 一太極 北方의 土로서, 南面하는 聖人을 의미한다.)이 대행하나, 인간이 지닌 土는 宇宙에 비해 극히 미약할 뿐만이 아니라 편협함을 면하기 어렵다. 人間理性이 밝아지며 자신이 스스로 土라는 인식을 획득한 후, 넘치는 자신감으로 稱帝하지만 公平無私한 中의 權能을 다 하기는 힘들 수밖에 없는 것이다. 五行 사상은 人本사상의 發露로서 철학적 의미가 깊고 뛰어나지만, 土를 五行의 一個 元素로 전락시켜 生克 이론까지 펼치며 본질적으로는 陰陽 사상과 크게 멀어지게 된다.

21) 傷寒論 이후의 攻法과 구별하기 위해, '복용법이 단순하고, 복용량이 적고, 반드시 藥力이 발휘되는' 丸散劑의 三攻法이 傷寒論 이전에 널리 시행되었던 三攻法의 原形이라 推定하고 '原始攻法'이라 칭한다.

각되지만, 傷寒論 이전부터 萬世不易의 古法이자, 高法으로 시술되어 왔을 原始攻法의 당위성과 중요성을 이처럼 극명하게 밝힌 글은 없다.

傷寒論 이전 의료 일선에서 原始攻法이 보편적이었을 것으로 보는 이유는 첫째로 무엇보다 三攻法의 탁월한 효과 때문이다. 둘째로 和法 처방에 비해 현저하게 저렴한 비용이다. 셋째는 복용방법이 간단하다는 사실이다. 또한 傷寒論 조문의 '知醫以丸藥下之 非其治也'라는 표현을 통해 原始攻法은 단순한 민간요법이 아니라 醫師에 의해 공적으로 시술된 처방이었음을 알 수 있다.

그렇다면 이렇게 뛰어난 치료법이 왜 醫療의 전면에서 사라졌을까? 그 이유는 역설적이게도 傷寒論의 등장 때문이라 할 수 있다. 傷寒論은 三法太過의 虛證을 和解하기 위해 저술된 책으로 오히려 原始攻法의 誤治를 지적할 수밖에 없었다.

原始攻法이 後漢末의 傷寒에 無用했던 이유는 傷寒이 단순한 外感이 아니고 大疫疾(大病)이었기 때문이다. 바이러스 질환인 疫疾에 罹患되면 환자는 이미 自發的으로 極甚한 三法을 시행한다. 大病에 대한 自救策으로 스스로 일으킨 발열, 구토, 설사로 이미 虛證 상황에 빠진 환자에게 醫工이 다시 당시의 보편적 치료법인 原始攻法을 부주의하게 시술하면 환자의 생명은 더욱 경각에 달했으리라 짐작할 수 있다. 三法太過 虛證으로 허탈에 빠진 환자에게 필요한 것은 三攻法이 아니라 桂枝湯이나 小柴胡湯과 같은 和法 처방이었다.

또 다른 이유로 들 수 있는 것은 原始攻法을 시행할 때 수반되는 瞑眩이다. 『書經』의 '藥不瞑眩厥疾不瘳'는 三攻法이 古法으로 殷代부터 내려오던 實存 治法임을 증명함과 동시에 原始攻法의 瞑眩을 밝히고 있다.[22] 준설작업을 하면 개펄이 뒤집어지고 江이 탁해지듯, 汗吐下 三攻

法을 통한 치료는 힘들 수밖에 없다. 亂世에 戰亂이 생기면 백성들이 고통 받는 이치와 같다. 麻黃을 통한 汗法, 甘遂를 통한 下法, 瓜蒂를 통한 吐法은 瞑眩이라는 고통을 감내해야만 中和라는 목표에 이르게 된다는 점에서 환자의 상태와 病勢에 대한 정확한 진료가 先行되지 않고는 결코 제대로 시행할 수 없다. 原始攻法과 같은 이런 강력한 치료법의 시술을 위해 의료인 자격에 제한을 두는 것이다. [23)

모든 질환은 三法의 太過不及 錯雜, 虛證, 實證의 錯雜이다. 虛證만 바라보면 모든 병이 虛證이고 實證만 바라보면 모든 병이 實證이다. 庸醫는 병의 虛證만을 보려고 하고 平隱한 補法만을 驅使한다. 疫疾에 의해 짧은 기간에 발생한 三法太過건, 일상생활 속에 지속적으로 누적된 三法太過건 虛證에 의한 각종 증상과 질병은 비슷한 기전으로 발생하므로

---

22) 藥不瞑眩厥疾不瘳『尙書』

'藥이 명현을 일으키지 않으면, 난치병(厥疾)은 낫기 어렵다.'는 뜻으로 난치병을 치료할 때는 항상 명현이 생기는 것을 당연시하였다. 書經에 기록된 글로서, 이미 殷代부터 난치병 치료에는 '瞑眩'이 있었음을 밝히고 있다. 古醫들은 난치병을 치료함에 주로 吐, 汗, 下 三攻法을 썼음을 알 수 있다.

桂枝附子去桂加白朮湯 : 初服 其人身如痺 半日許 復服之 三服都盡 其人如冒狀 勿怪 以朮附并走皮肉 逐水氣未得除 故使然耳.『傷寒論』

'처음 一服하면 환자의 몸이 저릿저릿하다. 반나절이 지나 두 번, 세 번까지 다 복용하고 나면 어찔어찔한데 이상하게 생각할 필요는 없다. 朮과 附子가 皮肉간을 달리며 水氣를 驅逐하는데, 水氣가 아직 다 제거되지 않았기 때문이다.'

傷寒論의 白朮附子湯 조문이다. 附子, 麻黃, 甘遂, 巴豆, 瓜蒂 등, 힘이 있는 약들은 瞑眩을 수반한다. 瞑眩을 수반하는 약들은 危重한 병이나 難治 질환에 求命의 聖藥이지만, 庸醫가 오용하면 환자의 생명이 경각에 달할 수 있다.

23) 민간에서 일반인들이『書經』의 '藥不瞑眩厥疾不瘳'를 빌려 부작용까지 瞑眩이라 호도하기도 한다. 설령 부작용이 아니라 할지라도 일반인은 瞑眩이 발생할 수 있는 강한 약이나 강력한 치료법을 시술해서는 안 된다. 汗吐下三攻法, 原始攻法은 반드시 의사의 진단 하에 시술해야한다.

傷寒論의 和法 처방과 後代의 補法 처방들이 有效한 것은 당연하다. 그러나 發病의 본질은 三法의 太過不及 錯雜이라 補法만으로 질병의 뿌리를 뽑기는 힘들다. 특히 현대의 잡병은 傷寒論 시대의 질환에 비해 實證 경향이다. 原始攻法의 부활이 반드시 필요한 이유이다. 이 시대 醫工의 所任은 原始攻法의 부활이고, 治法은 '原始攻法으로 三法不及을 疏通하고, 和法으로 三法太過를 和解한다.'로 재정립되어야 한다.

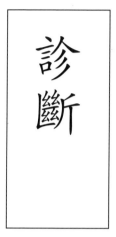

診斷

古太極圖

八綱辨證을 太極의 陰陽으로 形象化한다면 肥瘦와 强弱, 그리고 虛實, 表裏, 寒熱은 모두 乙字曲線을 사이에 두고 對待하는 모습이다. [24)]

---

24) 프레임(frame)과 팩트(fact) : 陰陽論을 바탕으로 한 八綱辨證은 진단을 위한 프레임일 뿐이다. 실제 表裏, 寒熱, 虛實은 陰陽으로 兩分되지 않는다. 프레임은 '강을 건너는 배', '달을 가리키는 손가락'임을 잊어서는 안 된다. 팩트로서 表證은 發汗法으로 다스리는 일부 질병에 해당하고, 그 외 대부분의 질병은 裏證이다. 虛證도 三攻法을 驅使할 수 없는 환자의 허약한 상태를 의미하는 것이지 實證과 對待를 이루지 않는다.

오컴의 면도날(Ockham's razor) : 金元時代를 거치며 宋明理學에 영향을 받은 儒醫들에 의해 한의학은 哲學이라는 두꺼운 옷을 입게 된다. 哲學의 본격적인 개입은 醫學의 발전이 아니라 오히려 의학의 本旨를 흐리는 과정이라 할 수 있다. 傷寒論은 춘추전국시대 百家들의 다양하고 풍부한 철학과 前後漢 400년의 발전된 文明을 배경으로 탄생한 醫書지만 哲學的으로 深化된 내용은 전혀 없다. 傷寒論에는 심지어 五行과 五臟 개념도 없다. 陰陽이라는 단순한 槪念으로만 推論하면서 불필요한 철학적 해석을 피하고 있다.

平人

平人은 有餘나 不足, 太過와 不及이 없는 사람이다. 肥瘦, 强弱, 虛實, 表裏, 寒熱의 치우침이 없어 平衡을 이룬다.[25] 몸과 마음이 和緩하여 自然의 一陰一陽에 中節하는 사람이 平人이다. 醫工은 平人을 목표로 病人을 다스린다.

肥瘦强弱

肥人 : 키에 비해 體重이 많이 나가는 사람.

瘦人 : 키에 비해 體重이 적게 나가는 사람.

强体 : 胃氣가 지나치게 强하며 反身 氣高한 사람.

弱体 : 胃氣가 弱하며 前屈 氣低한 사람.[26]

肥人, 强体 : 키에 비해 體重이 많이 나가고, 胃强한 사람.

肥人, 弱体 : 키에 비해 體重이 많이 나가고, 胃弱한 사람.

瘦人, 强体 : 키에 비해 體重이 적게 나가고, 胃强한 사람.

瘦人, 弱体 : 키에 비해 體重이 적게 나가고, 胃弱한 사람.

---

25) 一陰之一陽之, 皆中節, 圓融和緩, 不偏肥瘦强弱虛實表裏寒熱者, 謂之平人이라, 肥人은 肥證이고, 瘦人은 瘦證이다. 强体는 胃氣가 지나치게 강한 것이고, 弱体는 胃氣가 약한 것이다. 역시 개념적으로는 强證, 弱證이라 칭할 수 있겠다.

26) 邪氣가 入裏하면 强体는 胃腸管에서 熱盛하여 陽明腑實이 易發하고 弱体는 胃腸管에서 寒盛하여 太陰病, 少陰病, 厥陰病 등 三陰病 寒證이 易發한다. 强体는 살이 단단하고 消化力이 좋지만 急滯하거나 궤양의 위험이 있고, 弱体는 살이 무르고 消化力이 떨어져 素痞하고 心下가 不舒하다.

肥瘦强弱의 原因과 傾向性

肥瘦는 기본적으로 日常의 三法에 대비한 補法, 休息, 睡眠의 質과 量에 의해 결정된다. 補法은 穀肉果菜의 섭취를 의미한다. 穀肉果菜는 日常의 吐法(耳目口鼻와 七情)에 의해 木氣로 升浮하고, 日常의 汗法(四肢를 움직이는 활동)을 통해 火氣로 發散하고, 日常의 下法을 통해 二便으로 排出된다. 吐法과 汗法에 비해 穀肉果菜의 섭취가 不足하면 瘦人이 되고 지나치면 肥人이 되는 것으로, 飮食의 攝取와 消耗, 그리고 休息과 睡眠에 의해 肥瘦가 결정된다.[27]

肥人은 肥人의 상태를 유지하려는 경향성이 있고, 瘦人은 瘦人의 상태를 유지하려는 경향성이 있다.

强弱은 胃氣의 强弱에 의해 결정된다. 胃氣가 지나치게 강하거나 약한 것은 인체가 가지고 있는 太過不及의 경향성 때문이다.[28]

'傷寒三日 三陽爲盡 三陰當受邪 其人反能食而不嘔 此爲三陰不受邪也.'에서 '其人'이 强体에 해당한다. 强体와 弱体는 外感 초기에도 寒邪의 侵襲에 대한 반응이 다르다. '病有發熱惡寒者 發於陽也, 無熱惡寒者 發於陰也.'라고 하여, 强体는 36.5도의 恒常性을 유지하기 위해 적극적으로 發熱하며 邪氣에 대항하고 있으나 弱体는 寒證으로 가라

---

27) 生理的 吐法 중, 肥瘦에 가장 큰 영향을 미치는 것은 呼吸이다. 瘦人은 呼氣가 主導하고 肥人은 吸氣가 主導한다. 적은 양을 먹고도 붓고 살이 찌는 것은 汗法不及, 吐法不及에 해당하고, 많은 양을 먹고도 마르는 것은 汗法太過, 吐法太過에 해당한다. 瘦人, 弱体 경향은 胃弱하여 汗法도 不及하고 穀肉果菜(補法)도 不實하다.

28) 心이 中央之太極이지만 인간도 小宇宙라 左偏할 수밖에 없듯이, 人身의 臟腑나 機能들은 太過나 不及의 경향성을 가진다. 기울어짐으로 불안정하나 이를 통해 生命의 逆動性을 부여받는지도 모른다. 醫工은 病的으로 지나친 太過不及을 바로잡을 뿐이다.

앉고 있다.

強体는 強体의 상태를 유지하려는 경향성이 있고, 弱体는 弱体의 상태를 유지하려는 경향성이 있다.

形態證症脈

耳目口鼻와 骨의 長短은 形体의 先天이고, 肥瘦는 形体의 後天이다. 醫工은 先天的인 것에 대해서는 言及하지 않는다. 後天의 病을 논하지 先天을 논하지 않는데, 形体의 肥瘦도 오래된 痼疾病이라 할 수 있다. 후천적인 병을 잘 고쳐 환자가 中節을 얻게 되면 역시 어진 의사라 하지 않겠는가. 肥瘦는 후천적인 形体의 병으로 오래된 素病이다. 立方時에 반드시 먼저 변별하고 주의해야한다. 態는 形 다음으로 중요하고, 이어서 症狀과 脈을 살핀다. 肥瘦强弱症脈을 서로 비교하고 분석해서 마지막으로 證을 결정한다.[29]

진단이란 形態症脈을 먼저 相參, 分析하여 환자의 肥瘦, 强弱, 虛實, 表裏, 寒熱의 證을 판별하는 것이다. 진단의 순서로는 肥瘦와 强弱의 파악이 先行되어야하고, 이어서 症狀과 脈狀을 相參하여 虛實, 表裏, 寒熱의 證을 판단한다. 환자들마다 각자 평소에 肥瘦强弱虛實表裏寒熱에 대한 '傾向性'을 가지고 있는 경우가 많다. 즉 表證에 잘 걸리는 경우는

---

29) 耳目鼻口 骨之長短 形之先天, 肥瘦 形之後天. 先天不敢所及不作妄說, 醫工當論後天, 若救後天得中節亦世贊稱良工哉. 形之肥瘦者久素病 立方時必先辨 不可不愼察. 態也者形之次, 其後症脈隨之, 肥瘦强弱症脈互相審察, 終乃證以點睛之.

　形之後天卽肥瘦强弱, 望形分肥瘦, 聞情決强弱, 形者態之所積, 態者情之所出. 臨病必先辨肥瘦强弱, 相參各症脈, 遂得證之, 此形態證症脈次序也.

항상 表證에 시달리기 쉽고, 熱證에 잘 걸리는 경우는 熱證에 시달리기 쉽다. 그러나 그러한 傾向性은 환경이나 생활의 태도에 따라 변하기도 한다. 예를 들어 肥人, 弱体가 평소 肥人, 寒證의 경향성을 가지다가, 지속적인 운동을 통해 瘦人, 强体로 바뀌게 되면 경향성 역시 瘦人, 熱證으로 바뀔 수 있다는 뜻이다. 거꾸로 瘦人, 弱体가 姙娠 등의 계기로 肥人, 弱体 혹은 肥人, 强体로 바뀔 수도 있다. 그러므로 肥瘦强弱虛實表裏寒熱은 진단하고 있는 지금 현재 환자의 병적 상황이다.

望聞問切

　　形態證症脈 次序 중 形으로 갈수록 素病에 가깝다. 形이 가장 오래된 病이다. 形 중에서 耳目鼻口, 骨格은 先天이라 論하지 않는다. 醫工이 관여할 수 있는 것은 後天의 形이고 그 중 肥瘦가 가장 중요하다. 形 다음으로 오래된 病이 態이고 態 다음이 證이다. 形(肥瘦), 態(强弱), 證(虛實表裏寒熱)은 모두 素病에 가깝고 素病이란 대부분 久病인데, 환자들이 가지고 있는 久病은 肥人은 肥人으로, 瘦人은 瘦人으로, 强体는 强体로, 寒證은 寒證으로의 오래된 傾向性이 있다.

　　性情態形이라 態는 情의 發出에 의해 나타나는 態度이다.[30] 그리고 반복되는 態의 결과로 굳어져 형성되는 것이 形이다. 態는 形에 비해 可變性이 크므로 形보다 하위에 있다.[31]

　　인체는 素病(久病)을 대처하기 위해 거짓의 平和를 求한다. 즉 오래된

---

30) 情(心+靑)은 푸른 木氣가 發出되듯 '마음'이 겉으로 드러난 것이다. '態'는 情의 발자취이다. '態'를 관찰하여 情을 진단한다. 情을 진단하는 목적은 氣高와 氣低에 있다. 强体는 氣高하고 弱体는 氣低한다.

寒證은 中節하기 위한 方便으로 다양한 假熱 症狀을 일으킨다. 오래된 熱證 역시 다양한 假寒 症狀을 수반한다. 醫工의 역할이란 이렇게 寒熱 象이 錯雜되어 다양하게 나타나는 症狀들을 잘 저울질하여 寒證인가 熱 證인가를 구분하는데 있다.[32]

急性疾患의 症은 짧은 시간, 一回的으로 뚜렷하게 드러나므로 虛實 表裏寒熱의 저울질이 상대적으로 쉽다. 慢性疾患인 경우, 다양한 症들 을 相參, 分析하여 虛實表裏寒熱을 결정해야 한다. 또한, 急性의 症은 경우에 따라서 病理的 症狀이 아니고 生理的 現狀일 수도 있다. 생리적 현상으로서의 症은 中和를 이루기 위한 苦肉策으로, 예를 들어 '痛症'과 같은 症을 일으키는데, 인체의 적극적인 自淨 과정인 경우가 많다. 그리 므로 스스로 自淨하기 위한 症狀을 잘 辨別하여 藥을 妄投하지 않는 것 도 醫工의 의무이다.

脈은 切診으로, 尺部를 동시에 살핀다. 脈이 素病을 파악하는 단서가 되기도 하지만 잠깐의 감정변화 등에 의해서도 浮沈遲數의 변화가 크므 로 形態證症脈 중 尾位에 두었다. 이러한 次序를 갖기는 하지만 形態證 症脈 다섯 가지의 진단 단서는 圓融하게 參酌해야 한다.

形과 態는 望診과 聞診을 爲主로, 證과 症은 聞診과 問診을 爲主로, 腹과 尺部와 脈은 切診으로 파악한 후, 肥瘦 强弱과 八綱을 결정한다.

---

31) 醫工은 先天을 논하지 않는다. 의학의 적용은 한 알의 씨앗이 발아하여 현상계에서 太極의 圓運動을 시작하면서부터다. 北方 一點에서 원운동이 시작되면 情은 즉시 發出 된다. 情은 개인의 사사로운 뜻에 의해 달라지고, 몸과 마음에 반영되어 態로 드러난다. 形은 누적된 態에 의해 굳어진다.

32) 弱体의 陰火乘土位와 强体의 手足厥冷이 여기에 해당한다.

形態의 진단

肥瘦強弱 判斷

身長에 대비한 일반적인 標準體重表에 의해 肥瘦를 구분한다. 肥
人은 키에 비해 체중이 많이 나가는 사람이고, 瘦人은 키에 비해 체중이
적게 나가는 사람이다. 强体는 소화기능이 지나치게 강하면서 체지방 비
율이 낮고, 弱体는 소화기능이 약하면서 체지방 비율이 强体에 비해 상대
적으로 높다.[33] 肥人, 强体는 氣血俱實하여 피부가 潤澤하고, 肥人, 弱
体는 陽氣가 體表까지 條達하지 못하여 피부가 不澤하다. 瘦人, 强体
는 血不足하므로 陰血을 滋養하여야 하고, 瘦人, 弱体는 氣血俱虛하므
로 甘味로 補해야 한다(以甘補之). 肥人, 强体는 체지방은 적고 근육이
굵고 튼튼하다. 체지방이 많은 경우에도 尺部를 만져보면 단단하다. 평
소 快通하는 汗出이면서 얼굴은 潤澤하고, 매사에 자신감이 있다. 肥人,
弱体는 체지방이 많은 사람으로, 尺部를 만져보면 살이 많고 물렁하다.
汗出하나 몸이 무겁고 얼굴은 윤기가 없다. 金匱要略 血痺虛勞病의 尊
榮人에 해당한다. 瘦人, 强体는 섬세한 근육이 발달되었고 지방이 적은
사람으로, 尺部의 피부가 밝고 만져보면 치밀하고 미끄럽다. 당겨보면

---

33) 消化機能은 强体, 弱体 구분의 가장 큰 端緖다. 단, 强体는 과식, 폭식으로 易滯, 胃
不和하기 쉽고 弱体는 少食, 節食으로 오히려 胃和할 수 있다. 强体의 위장장애는 원숭
이의 사망원인 1위가 추락사라는 것과 통한다.

피부와 근육이 잘 분리된다. 情의 갈무리가 어렵다. 瘦人, 弱体는 마르고 肌肉도 무르다. 病弱하며 疲勞 無力感을 자주 호소한다.[34]

黃帝內經의 肥瘦

『靈樞·邪氣臟腑病形』에 보면, 각각의 脈象에 따라 침을 놓는 방법을 달리하여야한다고 설명되어있다. 그런데 그 단락의 말미에 갑자기 "두루 작은 맥이 나타나면, 陰陽形氣가 모두 不足한 것이니 침을 놓지 말고 단맛이 나는 약으로 조리하라"[35]는 말이 있다. 張景岳은 이 구절을 보고 감탄하면서 말하기를 "甘이라는 한 글자는 聖人께서 마음을 쓰시는 것이 깊다"고 하였다. 『內經』이 편찬될 당시에도 환자의 肥瘦 强弱에 따라 그 치료법을 달리 하였음을 알 수 있다. 여기서 말하는 諸小者는 脈象이 작다는 뜻도 되지만, 몸이 마르고 약한 사람이라 해석할 수 있다. 즉 瘦人이면서 弱体에 해당된다.

內經의 전편에는 肥瘦에 대한 論及이 많은데, 肥瘦에 대한 診斷, 그리고 그 결과에 따라 治法을 달리해야 한다는 내용들이다.

특히 伯高는 「衛氣失常」에서 세 종류의 肥人에 대하여 밝히고 있다. 伯高가 설명하는 三者의 外形으로 본다면, 膏人은 살이 축 늘어진 肥

---

34) 현재 肥人이라 하더라도 최근 몇 달 사이에 급격하게 체중이 줄었다면 瘦人에 준하여 立方할 수 있다. 瘦人인 경우도 최근 몇 달 사이에 체중이 급격히 늘고 있다면 肥人에 준할 수 있다.

35) 刺急者, 深內而久留之; 刺緩者, 淺內而疾發鍼, 以去其熱. 刺大者, 微寫其氣, 無出其血. 刺滑者, 疾發鍼而淺內之, 以寫其陽氣而去其熱; 刺濇者, 必中其脈, 隨其逆順而久留之, 必先按而循之, 已發鍼, 疾按其痏, 無令其血出, 以和其脈. 諸小者, 陰陽形氣俱不足, 勿取以鍼, 而調以甘藥也. 『靈樞·邪氣臟腑病形』

人, 弱体에 속하고, 脂人과 肉人은 풍만하면서도 팽팽한 肥人, 强体에 속한다.

그리고 피부 상태에 따라서 寒熱을 구분하였는데, 細理한 피부는 생강 나무 껍질이나 어린아이의 피부처럼 陽氣가 피부 끝까지 잘 올라와 매끄럽고 반짝거리는 것이고, 粗理한 피부는 陽氣가 잘 올라오지 못하여 소나무 껍질이나 노인의 피부처럼 거친 상태를 의미한다.

피부가 粗理한 경우, 肥人은 發散하여야 하고, 瘦人은 甘潤之劑로 溫和, 益氣해야 한다.[36] 「衛氣失常」에서는 肥瘦와 더불어 피부 상태를 통해 强弱의 개념을 유추할 수 있다.[37]

「邪氣臟腑病形」에는 尺膚의 상태를 보고 診斷하는 법을 밝혔다.[38] 尺之皮膚를 잘 볼 수 있으면 脈을 볼 필요가 없고, 脈을 잘 볼 수 있으면 色을 볼 필요가 없다는 내용으로, 尺之皮膚, 脈, 色 세 가지를 參合하여 진

---

36) 肥人의 皮膚가 粗理한 경우 麻黃을 쓸 수 있다. 麻黃은 肥人의 幽閉된 陽氣를 腠理까지 끌어올린 다음, 毛孔을 열고 靑龍(陽氣)을 發散시키는 약이다. 麻黃에 의해 氣血이 通暢되면 粗理한 피부가 滋養되어, 피부가 밝고 부드러워진다.

37) 黃帝問於伯高曰 人之肥瘦大小寒溫, 有老壯少小, 別之奈何?
伯高對曰 人年五十已上爲老, 二十已上爲壯, 十八已上爲少, 六歲已上爲小. 黃帝曰 何以度知其肥瘦? 伯高曰 人有脂有膏有肉. 黃帝曰 別此奈何? 伯高曰 膕肉堅, 皮滿者, 脂; 膕肉不堅, 皮緩者, 膏; 皮肉不相離者, 肉. 黃帝曰 身之寒溫何如? 伯高曰 膏者其肉淖, 而粗理者身寒, 細理者身熱. 脂者其肉堅, 細理者熱, 粗理者寒. 黃帝曰 其肥瘦大小奈何? 伯高曰 膏者, 多氣而皮縱緩, 故能縱腹垂腴. 肉者, 身體容大. 脂者, 其身收小. 黃帝曰 三者之氣血多少何如? 伯高曰 膏者多氣, 多氣者熱, 熱者耐寒. 肉者, 多血則充形, 充形則平. 脂者, 其血淸, 氣滑少, 故不能大. 此別于衆人者也. 黃帝曰 衆人奈何? 伯高曰 衆人皮肉脂膏不相加也, 血與氣不能相多, 故其形不小不大, 各自稱其身, 命曰衆人. 黃帝曰 善 治之奈何? 伯高曰 必先別其三形, 血之多少, 氣之淸濁, 而後調之, 治無失常經. 是故膏人, 縱腹垂腴; 肉人者, 上下容大; 脂人者, 雖脂不能大者. 『靈樞·衛氣失常』

단하는데, 그 중에서도 尺之皮膚가 진단의 중요한 실마리임을 시사하고 있다. 尺之皮膚를 통하여 肥瘦를 진단할 수 있는 것은 물론이다. [39)]

이와 같이 內經에서도 肥瘦의 중요성이 언급되고 있지만, 肥瘦論은 상대적으로 소홀히 다루어졌다는 점을 알 수 있다. 五行思想과 運氣學說과 같은 形而上學的인 論說이 內經 전편을 主導하는 와중에 形而下學的인 肥瘦는 무시될 수밖에 없었을 것이다. 이러한 추론을 뒷받침하는 단서가『靈樞·陰陽二十五人』에 나온다. [40)] 岐伯이 陰陽二十五人을 설명하는 이 論文의 冒頭에 "伯高도 잘 모른다."고 하여 肥瘦를 論한 伯高의 의학적 識見이 상대적으로 低級함을 밝히고 있다. 內經 以後 醫學史에서, 肥瘦가 그 중요성에 비해 소홀하게 다루어진 주된 이유 중 하나라고 볼 수 있다.

---

38) 歧伯答曰 脈急者, 尺之皮膚亦急; 脈緩者, 尺之皮膚亦緩. 脈小者, 尺之皮膚亦減而少氣; 脈大者, 尺之皮膚亦賁而起. 脈滑者, 尺之皮膚亦滑; 脈濇者, 尺之皮膚亦濇. 凡此變者, 有微有甚. 故善調尺者, 不待於寸; 善調脈者, 不待於色 能參合而行之者, 可以爲上工, 上工十全九; 行二者爲中工, 中工十全七; 行一者爲下工, 下工十全六.『靈樞: 邪氣臟腑病形』

39) 尺之皮膚의 肌肉이 잘 분리되지 않고 두텁게 잡히는 사람은 肥人 實證 경향이라 할 수 있다. 肥瘦 뿐만 아니라, 尺膚의 色澤과 彈力 등을 통해 强弱, 虛實, 寒熱을 짐작할 수 있다.

40) 黃帝曰 余問陰陽之人, 何如? 伯高曰 天地之間, 六合之內, 不離于五, 人亦應之. 故五五二十五人之政, 而陰陽之人不與焉. 其態又不合于衆者五, 余已知之矣. 願聞二十五人之形, 血氣之所生, 別而以候, 從外知內, 何如? 歧伯曰 悉乎哉問也! 此先師之祕也, 雖伯高猶不能明之也.『靈樞·陰陽二十五人』

仲景의 肥瘦

『傷寒論』과 『金匱要略』이 쓰인 後漢 AD150년경에는 民亂과 疫疾이 끊이지 않았고 衣食住가 안정되지 못했기 때문에 外部의 發病 因子인 六淫에 의해 사람들의 存亡이 결정되었다. 그래서 傷寒論은 개개인의 특성에 따른 치료보다는 外感에 의한 症狀 觀察을 중심으로 서술되었고, 환자 각자의 體型이나 喜怒哀樂과 같은 情緖의 변화에 대해서는 상대적으로 소홀할 수밖에 없었다. [41)]

하지만 傷寒論과 金匱要略 역시 條文 여기저기에 肥瘦에 대한 認識이 있었음을 含意하는 구절이 있으니, 「血痺虛勞病」의 黃芪桂枝五物湯 조문이 대표적이다. 이 조문에는 肥人에 해당하는 '尊榮人'이라는 표현이 있다. 尊榮人은 肥人, 弱体에 속한다. 尊榮人에게 사용된 黃芪桂枝五物湯은 桂枝湯에서 甘草를 빼고 黃芪를 가한 처방으로 肥人, 弱体에게는 甘草를 愼用해야 된다는 것을 시사해주는 처방이다. [42)]

甘草는 瘦人의 急迫한 증상을 緩和시키는 약으로, '國老'라는 異名처럼 젊고 血氣方壯한 大臣들의 다툼을 일거에 조용하게 평정시키는 나라

---

41) 후대로 내려오면서 안정적인 衣食住가 뒷받침되고, 점차 외부적 病因인 六淫보다 인간 중심의 醫學觀이 생기게 된다. 四象醫學에 이르러서는 인간의 喜怒哀樂이 주된 病因으로 바뀌게 된다.

42) 『金匱要略』問曰 血痺病從何得之? 師曰 夫尊榮人 骨弱肌膚盛 重因疲勞汗出 臥不時動搖 加被微風 遂得之 但以脈自微澁在寸口 關上小緊 宜鍼引陽氣 令脈和緊去則愈. 血痺陰陽俱微 寸口關上微 尺中小緊 外證身體不仁 如風痺狀 黃芪桂枝五物湯主之.
　黃芪桂枝五物湯
　黃芪三兩 芍藥三兩 桂枝三兩 生薑六兩 大棗十二枚. 上五味 以水六升 煮取二升 溫服七合 日三服.

의 큰 어른과 같다. 따라서 多濕한 肥人으로서 腹滿하거나, 복진 시 腸鳴이 있는 사람, 浮腫이 있는 사람에게 사용해서는 안 된다.

黃芪桂枝五物湯을 통해 甘草의 肥瘦 適用 여부뿐만 아니라, 黃芪의 肥瘦 適用 여부 역시 추론할 수 있다.

「腹滿寒疝宿食病」에는 瘦人이라는 직접적인 표현도 나오는데, "夫瘦人繞臍痛 必有風冷 穀氣不行 而反下之 其氣必衝 不衝者 心下則痞"라 하여, 瘦人 痞症의 원인이 誤下之임을 밝히고 있다.[43]

「痰飮咳嗽病」의 苓甘五味薑辛夏仁湯의 조문에서는 麻黃證이지만 其人血虛하므로 麻黃을 쓸 수 없다고 밝혔다. 여기서 血虛한 其人은 瘦人을 뜻한다. 그러므로 苓甘五味를 爲始한 일련의 처방들은 麻黃을 去한 小靑龍湯 계열이라 볼 수 있고, 麻黃을 쓸 수 없는 瘦人들의 痰飮(飮邪)을 다스린다는 것을 알 수 있다.[44]

또한 强人, 羸人, 弱人을 구분하여 약의 복용량을 增減한 것도 보인다. 金匱要略의 肺痿肺癰咳嗽上氣病에 小靑龍加石膏湯을 복용할 때, 마르고 약한 사람(羸者 - 瘦人, 弱体)은 복용량을 줄여야한다고 명시하였다. 烏頭처럼 毒性이 있는 약을 복용할 때에도 역시 환자의 肥瘦强弱은 고려되었다.[45]

---

43) 瘦人, 弱体에 해당한다. 瘦人, 弱体가 病發於陰하였는데, 反下之하여 作痞한 것이다.

44) 水去嘔止, 其人形腫者, 加杏仁主之. 其證應內麻黃, 以其人遂痺, 故不內之. 若逆而內之者, 必厥, 所以然者, 以其人血虛, 麻黃發其陽故也.

　　苓甘五味加薑辛半夏杏仁湯：茯苓 甘草 五味子 乾薑 細辛 半夏 杏仁『金匱要略』

　　金匱要略의 痰飮咳嗽病 편에 小靑龍湯, 苓桂味甘湯, 苓甘五味薑辛湯, 苓甘五味薑辛夏湯 등으로 이어지는 조문에서 '必厥 所以然者 以其人血虛 麻黃發其陽故也'에서 말하는 其人은 瘦人을 의미한다.

溫病條辨의 肥瘦

"陰精이 有餘하고 陽氣가 不足한 상태에서, 寒邪의 肅殺之氣까지 侵襲하였는데도 땀이 저절로 나지 않으면 반드시 辛溫하고 味薄하면서 신속한 성질의 약을 써서 陽氣를 움직이게 해야 한다. 仲景이 傷寒을 다스리는 방법이 바로 이것이다. 傷寒論은 시종일관 束縛된 陽氣를 구하는 것을 爲主로 한다.

陽氣가 有餘하고 陰精이 不足한 상태에서, 溫熱의 升發之氣로 몸을 태우면 땀이 저절로 나게 되는데, 혹은 땀이 나지 않는 경우라도 반드시 辛凉한 약으로 自汗出을 경계하여야 한다. 그리고 甘凉, 甘潤한 약을 材料로 陰精을 培養하여 정상적인 땀이 날 수 있는 餘地를 만든다. 溫病條辨에서 溫熱을 다스리는 방법이 바로 이것이다. 溫病條辨은 시종일관 不足한 陰精을 구하는 것을 爲主로 한다.

이상이 傷寒은 땀을 내지 않을 수 없고, 溫熱病은 땀을 낼 수 없는 大綱의 이유이다."[46]

吳瑭은 『溫病條辨』 雜說 汗論에서, 溫病과 傷寒을 陽氣有餘, 陽氣不

---

45) 小靑龍湯加石膏湯

麻黃 芍藥 桂枝 細辛 甘草 乾薑各三兩 五味子 半夏各半升 石膏二兩

上九味 以水一斗 先煮麻黃 去上沫 內諸藥 煮取三升 强人服一升 羸者減之 日三服 小兒服四合

烏豆煎

烏頭大者五枚(熬, 去皮, 不咬咀)

上以水三升 煮取一升 去沫 內蜜二升 煎令水氣盡 取二升 强人服七合 弱人服五合 不差明日更服 不可一日再服 『金匱要略

足과 陰精有餘, 陰精不足의 개념으로 대비하여 설명하고 있다. 여기에 肥瘦에 대한 구체적인 언급은 없지만, 陽氣有餘 陰精不足한 경우는 瘦人이고 陰精有餘 陽氣不足한 경우는 肥人에 해당한다. 傷寒에서 表寒을 다스리는 發汗法이 肥人 爲主 治法이라고 본다면, 甘涼, 甘潤한 약으로 陰精을 培養하는 溫病의 治法은 평소 血不足한 瘦人 爲主 治法이라 할 수 있다.[47]

吳瑭이 "唐宋 이래로 많은 사람들이 傷寒 관련 서적을 저술하였지만 오히려 溫熱病 患者들이 입은 禍는 극에 달했다."고 하였다. 肥瘦의 관점에서 본다면 禍를 입은 환자는 대부분 麻黃類를 복용한 瘦人 환자일 것이라 짐작할 수 있다.[48]

---

46) 汗也者, 合陽氣陰精烝化而出者也. 內經云：人之汗, 以天地之雨名之. 蓋汗之爲物, 以陽氣爲運用, 以陰精爲材料. 陰精有餘, 陽氣不足, 則汗不能自出, 不出則死; 陽氣有餘, 陰精不足, 多能自出, 再發則痙, 痙亦死; 惑熏灼而不出, 不出亦死也. 其有陰精有餘, 陽氣不足, 又爲寒邪肅殺之氣所搏, 不能自出者, 必用辛溫味薄急走之藥, 以運用其陽氣, 仲景之治傷寒是也. 傷寒一書, 始終以救陽氣爲主. 其有陽氣有餘, 陰精不足, 又爲溫熱升發之氣所鑠, 而汗自出, 或不出者, 必用辛涼以止其自出之汗, 用甘涼·甘潤培養其陰精爲材料, 以爲正汗之地, 本論之治溫熱是也. 本論始終以救陰精爲主. 此傷寒所以不可發汗, 溫熱病斷不可發汗之大較也. 唐宋以來, 多昧於此, 是以人各著一傷寒書, 而病溫熱者之禍毆矣. 『溫病條辨』

47) 예를 들어 『溫病條辨』의 益胃湯은 沙蔘, 麥門冬, 生地黃, 玉竹, 果糖 등의 甘潤한 약으로 구성되어 있는데, 陰虛生內熱하는 瘦人에게 쓴다. 增液承氣湯 같은 경우도 承氣湯에 玄蔘, 麥門冬, 生地黃 등의 甘涼, 甘潤한 약을 첨가하여 瘦人의 熱結液乾한 燥實을 다스린다.

48) 傷寒論은 寒邪에 束縛된 陽氣를 救出하는 것을 主된 목표로 한다. 肥人의 体脂肪 역시 寒邪처럼 陽氣를 束縛하고 있다. 그러므로 傷寒論의 辛溫發表하는 治法은 肥人의 陽氣束縛과 관련된 각종 질환에 응용할 수 있다. 肥瘦의 시각으로 본다면 傷寒論의 汗法 誤治에 관한 조문은 대부분 瘦人의 경우로 볼 수 있다.

肥痩强弱과 氣血

肥人 – 氣不足한 경우가 많다.
痩人 – 血不足한 경우가 많다.

肥人, 强体 – 氣血俱實亢龍悔(氣血俱多)
肥人, 弱体 – 氣虛則外寒(血多氣少)
痩人, 强体 – 血虛則內熱(氣多血少)
痩人, 弱体 – 氣血俱虛生困熱(氣血俱少)

　肥人은 形이 有餘하고 痩人은 形이 不足하다. 强体는 氣가 有餘하고 弱体는 氣가 不足하다. 消化는 穀肉果菜가 胃腸管에서 극도로 잘게 微分化되는 현상인데, 陽氣는 穀肉果菜를 소화시켜 얻은 에너지고 陰形은 穀肉果菜를 소화시켜 얻은 물질이다. 胃腸管(GI-track)은 입에서 항문까지 연결되는 人身의 本體로서 胃(肉+十土)를 뜻한다. 胃는 十土 混沌으로 七竅와 手足을 펼쳐 효율적 삶을 영위한다. 七竅가 열리면서 胃가 어두워지고 理性이 밝아지지만, 생명현상의 중심은 胃에서 벗어나지 않는다.

尺部診斷

　尺之皮膚를 잘 볼 수 있으면 脈을 볼 필요가 없고, 脈을 잘 볼 수 있으면 色을 볼 필요가 없다. 尺之皮膚, 脈, 色을 相參하여 辨證하는데, 특히 肥痩와 腠理의 상태를 쉽게 파악할 수 있다. [49] 尺部가 두터워 尺之

皮膚와 肌肉이 잘 분리되지 않고 두텁게 잡히는 사람을 肥人이라 할 수 있다.

또, 살결이 거친 사람은 氣血이 피부까지 잘 펼쳐지지 못하는 것이고, 살결이 섬세한 사람은 氣血이 피부까지 잘 펼쳐지고 있는 것이다.[50] 幼少의 피부는 섬세하고 壯老의 피부는 거칠다. (其皮麤理者 氣血難發不養表 其皮細理者 氣血能到皮若幼少) 거친 경우의 素證은 寒證에 가깝고, 섬세한 경우는 熱證에 가깝다.[51]

形의 强弱

尺部의 强弱 : 尺部를 診脈하듯 가볍게 쥐었다가 점차 힘을 주며 皮膚, 肌肉의 質感을 파악한다. 患者가 어떤 症狀을 呼訴하든, 尺部의 彈力이 强하면 强体의 可能性이 높아지고, 탄력이 弱하면 弱体의 可能

---

49) 歧伯答曰 脈急者, 尺之皮膚亦急; 脈緩者, 尺之皮膚亦緩. 脈小者, 尺之皮膚亦減而少氣; 脈大者, 尺之皮膚亦賁而起. 脈滑者, 尺之皮膚亦滑; 脈濇者, 尺之皮膚亦濇. 凡此變者, 有微有甚. 故善調尺者, 不待於寸; 善調脈者, 不待於色. 能參合而行之者, 可以爲上工, 上工十全九; 行二者爲中工, 中工十全七; 行一者爲下工, 下工十全六. 『靈樞·邪氣臟腑病形』

50) 黃帝曰 身之寒溫何如? 伯高曰 膏者其肉淖, 而粗理者身寒, 細理者身熱. 脂者其肉堅, 細理者熱, 粗理者寒. 『靈樞·衛氣失常篇』

51) 봄이 되어 산수유나무와 생강나무에 꽃이 피면, 一瞥로는 두 나무의 구분이 어렵다. 잎이 없는 상태에서 마른 가지에 꽃이 피는데, 노란 색으로 모양도 비슷하고 피는 시기도 거의 같다. 생강나무와 산수유나무를 구분하는 가장 쉬운 방법은 나무둥치를 살피는 것이다. 생강나무는 껍질이 細理하여 부드럽고 미끈한데, 산수유나무는 껍질이 麤理하여 몹시 거칠게 뒤집혀있다. 껍질의 형태로 보아 생강나무가 산수유나무에 비해 성질이 뜨거울 것이라 抽象할 수 있다. 생강나무 가지를 씹어보면 생강처럼 매운 맛이 난다.

性이 높아진다.

腹部의 强弱 : 腹部를 눌렀을 때 탄력이 강하면 强体의 가능성이 높아지고, 탄력이 약하면 弱体의 가능성이 높아진다. 實證은 拒按하고 虛證은 喜按한다.

舌質의 强弱 : 舌質이 둥글고 균일하며 탄력이 있으면 强하고, 가장자리에 톱니 같은 齒痕이 나타나면서 바람이 빠진 풍선처럼 탄력이 없으면 弱하다.

毛髮의 强弱 : 毛髮이 굵고 潤澤하면 强하고, 가늘고 乾燥하면 弱하다.

손톱의 强弱 : 손톱을 눌렀다 뗄 때, 血液이 再流入되는 시간이 빠르고 輕快하며, 色澤이 밝고 均一하면 强하다.

形의 寒熱

皮膚 紋理(細麤)의 寒熱 : 熱證의 경향성을 가진 皮膚는 밝고 섬세하며 毛孔이 緻密하다. 평소 햇살을 잘 받지 않는 다리의 皮膚를 살펴보면 뱀 껍질처럼 미끄러워 불빛 아래서는 하얗게 반사되는 사람도 있다. 寒證의 경향성을 가진 皮膚는 어둡고 거칠며 毛孔이 성글다.

皮膚 潤燥의 寒熱 : 平素 皮膚가 潤澤하면 熱證의 경향성이고, 乾燥하면 寒證의 경향성이다.

舌苔潤燥의 寒熱 : 舌苔는 胃府의 異常에 의해 發한다. 白苔, 黃苔, 黑苔 共히 축축하면 寒濕이고, 乾燥하면 燥熱이다.

鼻涕의 寒熱 : 鼻流清涕하면 寒하고, 鼻乾하여 코딱지가 많이 생기면 熱하다.

面垢와 비듬 : 얼굴뿐만 아니라 頭皮에 때가 잘 形成되는 경우는 寒하다.

態의 强弱

눈빛의 强弱 : 强体 경향성인 경우, 眼球의 움직임이 빠르다. 멈추었을 때
는 힘이 들어가 있고, 잠시 고정되었다가 곧 다시 빠르게 움직인다.
마주 보아도 눈길을 겁내지 않아 상대방이 불편할 수 있다. 사람의
눈에서는 불이 나오는데, 완전 연소된 후회 없는 眼光이다. 弱体의 경
향성인 경우, 眼球의 움직임이 느리다. 멈추었을 때는 힘이 빠져있다.
白睛이 혼탁하거나 누렇다. 마주 보는 눈길이 유순하다. 眼光이 나
오더라도 젖은 짚단을 태우듯 불완전 연소된 困熱에 의한 眼光이다.
弱体가 素病으로 困熱이 있는 경우의 眼光은 맑지 않고 탁하다.

音聲의 强弱 : 소리의 强弱, 聲量, 高低, 淸濁, 速度를 參酌하여 强弱을
구분한다.

말투의 强弱 : 환자가 呼訴하는 事緣을 통해 情을 읽는다. 情을 읽는 것
이 聞診이다. 그리고 情을 읽기 위해 적절한 질문을 잘 던지는 것을
問診이라 한다. 强한 경우, 外向的이며 흩어진다. (散) 의사의 말이나
질문이 끝나기도 전에, 혹은 끝난 후 즉시 대답한다. 의사가 한마디
하면 두 마디 세 마디를 한다. 호흡이나 말투가 끊어지고 대체적으로
시끄럽다. 弱한 경우는 內向的이며 모인다. (集) 말수가 적으며, 해야
할 말만 하고 의사를 살핀다. 호흡이나 말투가 완만하고 대체적으로
부드럽다.

사연을 들어보면 남을 원망하고 자신의 잘못은 인정하지 않는 경
향성을 가진 사람과 내 탓이라 자책하고 체념하는 경향성을 가진 사
람이 있다.

氣勢의 强弱 : 氣勢의 强弱에 따라서, 이야기 도중에 자기도 모르게 턱

이 조금씩 올라가는 버릇과 내려가는 버릇이 있다. 前者는 氣高하고 强한 경우로, 自信感이 넘치나 건방져 보일 수 있고, 後者는 氣低하고 弱한 경우로, 謙遜하나 비굴해 보일 수도 있다. 强体의 몸짓은 햇살을 잔뜩 받아 겉으로 펼쳐지는 배추의 푸른 잎사귀(蒼)와 같아 反身[52]한다. 弱体의 몸짓은 노란 배추 속(嫩)처럼 모아지며 前屈한다.

---

52) 黃帝曰 別五態之人, 奈何?
　　少師曰 太陰之人, 其狀黮黮然黑色, 念然下意, 臨臨然長大, 膕然未僂, 此太陰之人也.
　　少陰之人, 其狀淸然竊然, 固以陰賊, 立而躁嶮, 行而似伏, 此少陰之人也.
　　太陽之人, 其狀軒軒儲儲, 反身折膕, 此太陽之人也.
　　少陽之人, 其狀立則好仰, 行則好搖, 其兩臂兩肘, 則常出於背, 此少陽之人也.
　　陰陽和平之人, 其狀委委然隨隨然, 顒顒然, 愉愉然, 暶暶然, 豆豆然,
　　衆人皆曰君子, 此陰陽和平之人也.『靈樞·通天』

症狀의 진단

症은 疒 + 正으로 '病因'을 극복하기 위해 發顯되는 몸의 '올바른' 대응 기전이다.[53] 즉 증상이란 和緩하던 생리현상이 鼓動치는 모습으로, 각종 病因을 스스로 해결하기 위한 자율방어기전이라고 할 수도 있다. 症은 症狀, 症勢, 症候라고도 하는데, 여러 가지 다양한 모양새의 象으로 발현된다. 증상이 어떤 형태의 象으로 발현되든 汗吐下 三法의 不及과 太過 과정 중이라 볼 수 있다. 각각의 症狀들은 肥瘦와 八綱(表裏寒熱虛實)의 경향성을 가지는데, 三法의 不及 과정은 實證 경향, 三法의 太過 과정은 虛證 경향을 가진다.

醫工은 몸에 발현되는 症狀이 不及의 과정인지 太過의 과정인지 분석하여, 三攻法으로 그 症狀을 도우고 疏通할 것인지 아니면 和法으로 달래고 和解시킬 것인지 판단한다.[54]

---

53) '症'은 몸에서 發顯되는 自然 현상이고, '證'은 증상, 질병, 처방 등에 대한 醫工의 理性的 해석과 판단이다. 상한과 금궤에는 '太陽證, 少陽證, 桂枝證, 柴胡證, 結胸證, 虛勞病脈證治, 外證, 表證, 裏證' 등의 표현이 보이는데, 證에서 '言'은 질병에 대한 인간의 해석, 醫工의 이성적 판단을 의미한다. 證에 대한 연구가 醫理의 發展 과정이다.

54) 醫工이 개입하지 말아야 하는 경우도 있다. 예를 들면 감기(가벼운 상기도감염증)와 단발성의 배탈 설사(가벼운 장염)다. 감기는 惡寒, 發熱, 汗出하면서 기침과 콧물 가래 등 많은 喀痰을 뱉어 내게 된다. 감기로 인해 發顯되는 症狀들은 한편으로는 평소 누적된 汗法不及, 吐法不及을 적극적으로 해소하는 과정이라 할 수 있다. 배탈 설사를 통해서도 평소 누적된 下法不及을 적극적으로 해소하게 된다. 가벼운 감기와 배탈 설사는 몸이 스스로의 문제점을 해결하는 방편이다.

仲師가 診斷에 있어서 가장 중요한 端緒로 본 것은 症狀이다. 仲師는 寒邪(大病)라는 危重한 病因에 의해 짧은 시간 急性으로 진행되는 汗吐下 三法의 太過를 관찰하며 그 과정에서 발현되는 각종 症狀을 파악하고 分析한 후, 그 症狀을 和解시키기 위해 立方하였다.[55] 傷寒論에 기술된 여러 가지 症狀들은 寒邪라는 刺戟因子(病因)에 대한 인체의 生理, 病理的인 反應인데,[56] 여기에서 관찰된 여러 가지 증상들이 寒邪뿐만 아니라 雜病과 같은 다양한 질병에서도 비슷한 樣相으로 발현된다. 人體는 寒邪를 비롯한 六淫의 侵襲, 氣血의 阻滯, 虛勞, 房室, 金刃所傷 등, 어

---

55) 汗吐下 三法은 大病에 대한 해결책으로 환자 스스로 일으키기도 하고 의사의 처방에 의해 시술되기도 했다. 예를 들어 '傷寒發汗 若吐 若下 解後 心下痞硬 噫氣不除者 旋覆花代赭石湯主之.'와 같은 경우, 조문 冒頭의 汗吐下 三法 진행은 의사의 시술일수도 있고 환자 스스로가 일으켰을 수도 있다. 당시의 傷寒(大病)은 일상적인 감기(상기도감염)가 아니라 오늘날의 에볼라나 메르스, 장티푸스와 같은 중증 疫疾이었다. 仲景은 傷寒論의 서문에 '余宗族素多 向餘二百 建安記年以來 猶未十稔 其死亡者 三分有二 傷寒十居其七'라 하여 겨우 10년만에 200여명의 집안 식구 중 삼분의 이가 돌아가시는데, 그 중 70%가 傷寒에 의한 사망이라고 밝혔다. 오늘날 아프리카의 에볼라 발병 상황을 유추해 당시의 傷寒을 상상할 수 있겠다. 에볼라는 바이러스에 의한 급성 감염성 질환으로 발열, 구토, 설사를 일으키고 두통과 근육통이 발생한 후 전신 무력감과 허탈, 피부 발진, 저혈압, 그리고 흔히 전신성 출혈로 진행하는 것이 특징으로 사망률이 약 60%에 이른다. 에볼라에 감염된 환자는 의사의 시술이 없어도 발열, 구토, 설사를 일으키며 스스로 汗吐下 三攻法을 진행한다. 생명을 위협하는 강력한 病因에 대항하는 몸부림으로 스스로 三攻法을 시행하지만 60%는 三攻法의 太過로 인해 사망하게 된다. 傷寒과 에볼라의 치사율은 비슷하며, 傷寒에서 三攻法의 태과로 三陰病으로 진행되는 것과 에볼라의 발열, 구토, 설사에서 전신무력, 허탈로 진행되는 상황이 유사하다.

急性 大病이 진행되는 과정에서 환자 스스로 자발적이건, 의사의 施治에 의하건 三攻法 太過는 피할 수 없다. 傷寒論은 한토하 三攻法의 不及보다는 太過로 인해 야기된 증상을 和解하기 위해 저술되었으며, 傷寒論 이전, 주류의학으로 推定되는 汗吐下 原始攻法은 그 뛰어난 효과에도 불구하고 傷寒論에 의해 퇴색하게 되고 傷寒論의 和法(補法)이 의료의 전면에 나서게 된다.

떠한 病因이든 傷寒論에 이미 기술된 대부분의 症狀(象)들을 이용해 그 병인을 극복하고자 한다는 뜻이다.[57] 그러므로 각종 질병에 대한 症狀의 진단 원칙은 仲師의 見解를 바탕으로 해야 하고 傷寒論과 金匱要略를 法해야 한다.

發病 時 발현되는 여러 가지 症狀들은 寒象, 熱象이 錯雜되고, 表象, 裏象, 虛象, 實象이 錯雜되어 나타나는 경우가 대부분이다. 肥瘦强弱을 相參, 分析하여 證을 도출한다.

---

56) 우리가 병적 현상으로 인식하고 있는 여러 가지 症狀들은 '양날의 칼' 혹은 '동전의 양면'이다. 고통스러운 면에서만 바라보면 '병리적 반응'이고, 病因을 제거하려는 인체의 노력이라는 면에서 바라보면 '생리적 반응'이다. 예를 들면, 太陽病 表證에 脈浮 惡寒發熱하는데, 여기서의 發熱은 外感을 發散하려는 '생리적 반응'이다. 그러므로 오히려 桂枝와 麻黃과 같은 辛溫之劑로 '생리적 반응'에 힘을 보태주는 처방을 하게 된다. 奔豚氣의 上衝 역시 병적 증상인 동시에 針處被寒을 극복하려는 '생리적 반응'이다. 上衝은 寒氣를 흩어서 發散시키려는 인체의 노력이나 아직 不及하므로, 辛溫한 桂枝를 重用한 桂枝加桂湯으로 다스리게 된다. 少陰病 自利淸水 純青色의 경우도 大承氣湯으로 急下之한다. '自利淸水'라는 증상은 胃腸管의 邪熱을 瀉下하기 위한 '생리적 반응'인 동시에 병적 증상이다. 이런 경우 自利淸水를 止瀉하는 것이 아니고 오히려 大承氣湯으로 攻下하여 瀉下에 힘을 보탠다.

한의학은 對症療法이 아니다. 症狀은 가라앉혀서 없애야할 현상이 아니라 太過, 不及을 따져 不及하여 나타나는 증상은 오히려 북돋우기도 한다. 여러 증상을 相參하여 肥瘦, 强弱, 表裏, 寒熱, 虛實을 판단한 후, 不及은 三攻法으로 太過는 和法으로 다스린다.

57) 醫工의 도움이 없다면, '몸'이 스스로 病因을 극복하고 和緩한 상태로 돌아갈 수 있는 적극적인 治法은 '위로 토하거나, 밑으로 내리거나, 사방으로 발산시키는' 세 가지 방법뿐이다. 張子和의 只有三法은 궁극적으로 이를 뜻한다. 傷寒論은 三法의 太過, 不及과 그 과정에서 생기는 각종 증상을 간파하고 그에 대한 해결책으로 和法을 發明했다. 특히 三法의 太過로 인한 寒證, 熱證에 溫和法, 淸和法을 제시하고 있다. 三攻法이 몸의 本性을 따르는 原始醫學이라면, 傷寒論은 이성과 지혜를 바탕으로 한 臨床醫學의 새로운 출발이라 할 수 있다.

症狀은 象이다

모든 症狀은 表裏寒熱虛實의 傾向性을 가지고 있으나 症狀 하나로 證이 결정되지는 않는다. 하나의 症狀은 象으로서 다른 여러 症狀과 相參한 후, 證을 導出한다.[58] 여러 症狀을 相參하여 證이 파악되어야 發汗, 涌吐, 攻下, 溫和, 淸和를 선택할 수 있다. 證의 결정은 곧 治法의 결정이다.

虛象(虛證경향 症狀) : 脈無力, 面白萎黃, 疲勞, 少氣, 動悸, 眩暈, 盜汗
實象(實證경향 症狀) : 脈有力, 發熱, 脹滿, 喘急, 譫語
表象(表證경향 症狀) : 脈浮, 惡寒, 頭痛, 汗出, 身疼痛, 肢節疼痛, 腰痛, 咳嗽
裏象(裏證경향 症狀) : 脈沈, 心下痞, 腹痛, 胸痛, 下利, 不大便, 小便不利
寒象(寒證경향 症狀) : 脈遲, 手足厥冷, 口不渴, 吐涎沫, 嗜眠
熱象(熱證경향 症狀) : 脈數, 手足煩熱, 口渴, 面赤, 衄血, 煩躁, 不得眠

太過와 不及의 錯雜

모든 症狀은 汗吐下의 太過와 不及에 의해 발현된다. 太過하면 虛象, 裏象, 寒象 위주로 나타나고, 不及하면 實象, 表象, 熱象 위주로 나타난다. 不及인 경우, 涌吐法을 통해 淸陽을 上越하고, 發汗法을 통

---

58) 象 : 象은 幾微가 드러나는 것이다.

해 陽氣를 發散하고, 攻下法을 통해 濁陰을 排出한다.[59] 太過인 경우, 和法을 통해 淸和하거나 溫和한다.

인체는 恒常性을 가진 생명체라 太過와 不及은 錯雜되므로 虛證과 實證은 동시에 나타난다.[60] 또한 寒象과 熱象, 表象과 裏象 등등, 相反된 여러 증상도 섞여서 발현된다. 發病 時 콩을 쪼개듯 太過와 不及의 斷面이 일직선으로 뚜렷하지 않은 이유다. '知所先後 則近道矣'라, 錯雜된 太過와 不及, 虛實, 表裏, 寒熱의 先後를 따져 施治한다.[61]

---

59) 『黃帝內經·陰陽應象大論』: 故淸陽爲天, 濁陰爲地. 地氣上爲雲, 天氣下爲雨, 雨出地氣, 雲出天氣. 故淸陽出上竅, 濁陰出下竅, 淸陽發腠理, 濁陰走五藏, 淸陽實四支, 濁陰歸六府.

60) 生命體는 生과 命이 陰陽의 對待를 이루면서 恒常性을 가진다. 36.5°C의 항상성을 가진 소우주가 생명을 유지하기 위해서는 表와 裏, 寒과 熱, 虛와 實 모두 對待를 이루게 된다. 이때 陰이 주도하는가 陽이 주도하는가, 太過가 주도하는가 不及이 주도하는가, 表가 주도하는가 裏가 주도하는가, 寒이 주도하는가 熱이 주도하는가를 판단하는 것이 診斷이다.

61) 예를 들면 '傷寒 醫下之 續得下利淸穀不止 身疼痛者 急當救裏 後身疼痛 淸便自調者 急當救表 救裏宜四逆湯 救表宜桂枝湯.' 와 같이 表裏가 錯雜되었을 때, 裏를 먼저 救한 후 表를 다스린다.
대부분의 질병은 太過와 不及의 錯雜되어 虛實錯雜하므로 攻補(原始攻法과 和法)를 겸하여 다스린다.

虛象 : 虛證 경향의 症狀

脈無力, 面白萎黃, 疲勞, 少氣, 動悸, 眩暈, 盜汗[62]

脈無力
太過
虛證 > 寒證

三法의 太過와 不及이 없는 건강한 平人의 脈象은 緩하다. 緩脈은 흐르는 강물의 수량과 유속이 和緩한 모습과 비슷하다. 그런데 汗吐下가 太過하면 津液이 亡失되고 氣血이 不足해지므로 脈은 마른 강줄기처럼 微細 無力해진다. 脈無力은 三法太過에 의한 虛證인 경우가 대부분이다. 脈無力은 대표적인 虛象이다.

汗吐下太過 大病(傷寒)의 急性期에 급격하게 시행되는 汗吐下 三法뿐만 아니라 일상 속에서 일어나는 三法의 太過에 의해서도 脈無力해진다. 傷寒의 '下之後 復發汗 必振寒 脈微細 所以然者 以內外俱虛故也.'은 급성기의 三法 太過에 의한 虛證이고, 金匱의 '寸口脈微而數, 微則無氣, 無氣則營虛, 營虛則血不足, 血不足則胸中冷.'은 久病, 雜病에 의한 장기간의 三法 太過에 의한 虛證이라 볼 수 있다. 後者는 일상의 三法 太過가 지속되었으므로 瘦人, 弱体 경향을 가지게 된다.

三攻의 太過로 인한 虛證은 一身의 主人인 胸腹의 寒證으로 나타나

---

62) 어떤 病因에 의해 和緩을 잃고 症狀이 발현하면 '몸이 아프다'고 한다. 아픈 것은 痛症이고, 통증이 病이다. 그러므로 病은 본질적으로 모두 實證이다. 虛證은 특정 症狀(虛象)들의 조합이 아니라 汗吐下 三攻法을 더 이상 시행할 수 없는 '몸의 상태'를 뜻한다. 어떤 虛象도 虛證의 端緒가 아닐 수 있다.

는 경우가 많다. '少陰病 下利淸穀, 裏寒外熱, 手足厥逆, 脈微欲絶, 身反不惡寒, 其人面色赤, 或腹痛, 或乾嘔, 或咽痛, 或利止脈不出者, 通脈四逆湯主之.'와 '旣吐且利, 小便復利而大汗出, 下利淸穀, 內寒外熱, 脈微欲絶者, 四逆湯主之.'와 같이 겉으로는 熱象을 보여도 裏는 虛寒하다. 弱体의 寒證(眞寒假熱)에 속한다.

面白萎黃
太過
虛證

얼굴색이 蒼白하고 萎黃하면서 윤택하지 못한 것은 中洲가 虛寒한 까닭이다. 大病 後 영양결핍이거나 血不足의 外顯이다. 素虛한 瘦人 弱体인 경우 望診의 一瞥로도 虛證을 진단할 수 있다. 手足厥冷, 不渴, 小便淸長, 便溏, 短氣, 無力, 脈微細 등의 虛寒象을 동반하면 虛證으로 확진한다. '病人有其色見於面部…… 色白者, 亡血也.'라 하였다.

血痺虛勞病 篇 '男子脈虛沈弦, 無寒熱, 短氣裏急, 小便不利, 面色白, 時目瞑, 兼衄, 少腹滿, 此爲勞使之然.' 條文은 實證을 끼고 있으나 三攻法으로 다스릴 수 없는 虛證이다. 虛證이라도 實證이 錯雜되므로 虛實의 무게를 다시 측량한 후, 적절한 攻法의 개입을 판단하는 것이 醫工의 所任이라 할 수 있다.[63]

---

63) 疾病의 진단 시에 虛證이 크게 보이면 溫補派가 되고 實證이 크게 보이면 攻下派가 된다. 한쪽으로 치우치지 않은 公正한 診斷과 攻法과 和法의 적절한 施治가 醫工의 올바른 道理다.

疲勞
太過
虛證

三法太過로 陽氣를 消耗하면 疲勞해진다. 몸의 主體는 피로감을 知覺시켜 특히 手足의 활동(汗法)을 억제한다.[64] 疲勞는 환자가 呼訴하는 虛證의 대표적 主訴症이다. 三法이 太過하여 耗散된 陽氣의 회복을 위해 육체적 활동(汗法), 정신적 활동(吐法)을 멈추기 위한 최선의 방편이 疲勞다.

생활 속에서 일상적으로 施行되는 生理的 三法에 비해 睡眠과 休息, 穀肉果菜를 통한 영양 보충이 不足하면 역시 만성피로에 시달리게 된다. 疲勞는 주로 金匱의 血痺虛勞病 篇에 기술되어 있다.

汗法太過 血痺病은 왜 걸리는가에 대한 대답으로 '夫尊榮人骨弱肌膚盛, 重困疲勞汗出, 臥不時動搖, 加被微風, 遂得之.'라 하였다. 여기서 尊榮人은 肥人, 弱体 경향으로 汗法太過 상태임을 알 수 있다. 肥人은 汗出을 통해 평소 怫鬱해지기 쉬운 陽氣를 救出하지만, 여기서는 陽氣의 消耗가 너무 지나쳐 몹시 피곤하다.[65] 또한 衛氣가 不固하여 열린 腠理를 통해 가벼운 微風이 닿았음에도 불구하고 骨弱肌膚盛한 肥人, 弱体 所因으로 血痺病에 罹患되었다.

---

64) 몸의 主體 : 胸腹, 胸腹 중에서도 土(chaos 混沌)에 상응하는 腹部. 土가 生命體로서 秩序를 가지면서 耳目口鼻를 열어 淸陽을 上越하고, 玄府(汗孔)를 통해 陽氣를 發散하고, 前後陰으로 濁陰을 排出하게 된다. 몸에서 手足, 耳目口鼻, 頭腦 등, 겉으로 드러나며 左右, 陰陽의 질서(cosmos)를 갖춘 신체기관은 모두 土의 道具에 해당한다.

65) 尊榮人은 살이 쪘지만 운동은 부족하며 피로를 심하게 느끼는 低質體力의 소유자다. 임상에서 흔히 볼 수 있는 肥人, 弱体 경향의 虛證 환자로 自汗, 盜汗, 浮腫, 身重, 疲勞 등을 호소하는 경우가 많다. 黃芪桂枝五物湯, 防己黃芪湯으로 主治한다.

三法太過　疲勞, 虛勞가 지속되면 몹시 마르고 약해진다. '五勞虛極 羸瘦, 腹滿不能飮食, 食傷 憂傷 飮傷 房室傷 飢傷 勞傷 經絡營衛氣 傷, 內有乾血, 肌膚甲錯, 兩目黯黑. 緩中補虛, 大黃䗪蟲丸主之.'에서 飮食傷은 下法의 太過, 憂傷은 吐法의 太過不及錯雜, 房室傷은 汗下 의 太過로 유추할 수 있다. 大黃䗪蟲丸은 瘀血을 主治하므로 太過不及 錯雜이 日久하면서 虛極해졌음을 알 수 있다. 五勞는 五臟의 勞傷을 뜻 한다.

少氣

太過 ＞ 不及
虛證

少氣는 호흡이 짧고 숨길이 약한 상태를 말한다. 말할 때 힘이 없고 목 소리도 작다. 특정 증상이라기보다 환자의 無力한 모습이다.

汗吐下太過　大病을 앓으면 환자 스스로건 醫工에 의해서건 짧은 기간 내에 격렬한 三攻法을 시행한다. 三攻法을 통해 大病을 극복하는 과정 은 津液, 陰血, 陽氣의 소모가 극심하므로 虛證에 빠질 수밖에 없다. '傷 寒解後, 虛羸少氣, 氣逆欲吐者, 竹葉石膏湯主之.'라, 虛羸少氣는 三攻 法 太過의 결과라 볼 수 있다.

太過不及錯雜　三法 太過에 의한 虛證을 바탕으로 不及의 實證이 錯 雜된 경우다. 雜病은 대부분 太過不及이 錯雜되어 있다. 先後를 따져 다 스려야 한다. 金匱에 '心水者, 其身重而少氣, 不得臥, 煩而躁, 其人陰 腫. 脾水者, 其腹大, 四肢苦重, 津液不生, 但苦少氣, 小便難.'이라 하였 는데, 心水는 心氣가 허약하여 水邪가 凌侮한 것이고, 脾水는 胃弱한 弱体의 水穀不化에 의한 水邪다. 虛證에 水飮이라는 實邪가 정체된 상

황이다. 두 條文은 모두 久病이나 虛證에 의한 水邪이므로 眞武湯이나 理中湯 등으로 다스린다.

動悸
太過 ＞ 不及
虛證

汗法太過 汗法이 太過하여 津液을 亡失하면 心臟은 '물 밖으로 뛰쳐 나온 물고기'처럼 躁動한다. '發汗過多, 其人叉手自冒心, 心下悸, 欲得 按者, 桂枝甘草湯主之.'에서 桂枝甘草湯은 甘味爲主이므로 瘦人 虛證 의 動悸를 主治한다.

太過不及錯雜 太過와 不及이 錯雜되었으나 虛證이 前提된 水邪다. 汗法太過로 煩渴하며 亡失된 津液을 보충하기위해 물을 마시지만 裏虛 하여 그 물을 消磨하지 못하면 留飮으로 바뀐다. '發汗後, 其人臍下悸 者, 欲作奔豚, 茯苓桂枝甘草大棗湯主之.' '太陽病發汗, 汗出不解, 其 人仍發熱, 心下悸, 頭眩, 身瞤動, 振振欲擗地者, 眞武湯主之.' '假令瘦 人臍下有悸, 吐涎沫而癲眩, 此水也, 五苓散主之.' 등의 경우다. 水飮에 의한 動悸는 주로 眩暈을 동반한다.

眩暈
太過 ＞ 不及
虛證 ＞ 實證

眩暈은 悸나 煩처럼 攻法 후 易發하는 虛象이다. 傷寒에서는 汗吐下 攻法 후 발생하는데, 弱体의 溫和 처방인 小柴胡湯, 苓桂朮甘湯 등으로 다스린다. [66] 雜病에서 虛證 眩暈은 극도의 영양결핍, 결핵이나 암과 같은 소모성 질환, 老患 등에 의하므로 實證 眩暈과의 감별이 필요하다.

汗吐下太過 汗吐下 三禁의 少陽病은 이미 三法이 太過하여 더 이상 攻法을 쓸 수 없는 血弱氣盡한 상태에 해당한다. '少陽之爲病 口苦 咽 乾 目眩也.'의 少陽病 提綱 증상은 三攻法 시행의 결과로 볼 수 있다. 口 苦, 咽乾은 三攻의 太過로 인한 虛熱象이다. '傷寒若吐若下後, 心下逆 滿, 氣上衝胸, 起則頭眩, 脈沈緊, 發汗則動經, 身爲振振搖者, 茯苓桂 枝白朮甘草湯主之.' 역시 三法이 先行된 眩暈임을 알 수 있다.

盜汗

太過

盜汗은 수면 중에 땀을 흘리다가 깨면 그치는 증상이다. 汗法이 진행 되는 것으로 汗法 太過에 속하고 땀을 통해 陽氣가 漏泄되는 虛象이다. 內經에서는 寢汗이라 하였고 金匱要略에서 비로소 盜汗이라 칭했다.

汗法太過 金匱에 '男子平人, 脈虛弱細微者, 喜盜汗也.'라 하여 氣血 俱虛하며 脈이 細微한 虛證 盜汗을 표현하고 있다. 桂枝加龍骨牡蠣湯 으로 다스린다.

陰虛火旺한 경우는 當歸六黃湯, 心煩한 경우는 淸心蓮子湯(『東醫壽 世保元』)이 奏效한다.

---

66) 金匱要略의 澤瀉湯은 虛證 眩暈이 아니고 痰飮에 의한 實證 眩暈이다. (心下有支 飮, 其人苦冒眩, 澤瀉湯主之.) 虛證 眩暈이 아닌 경우, 眩暈은 주로 痰飮(飮邪)에 의해 발생한다. 飮邪(水飮)에 의해 발생하는 實證 眩暈은 益胃散으로 攻下하고 澤瀉湯, 五 苓散 등으로 調理한다. 攝生이 불안정하고 영양이 부족했던 傷寒論 시대와 달리 요즈음 임상에서 볼 수 있는 眩暈 환자는 飮邪에 의한 實證이 대부분이다. 過食과 과일 등의 生 冷果菜, 커피, 차, 지나친 수분섭취가 원인으로 보인다. 飮邪에 의한 實證 眩暈은 口渴, 小便不利를 동반한다.

實象 : 實證 경향의 症狀

脈有力, 發熱, 脹滿(胸滿, 腹滿, 小腹滿), 喘, 譫語

脈有力
不及
實證

不通則痛이라, 苦痛을 수반하는 모든 症狀(病)은 正邪가 相爭하는
實證이다. 諸病은 모두 본질적으로 實證 경향이므로 汗吐下 三攻法이
治病의 주된 수단이 된다. 임상에서 환자가 어떤 증상을 호소하건 醫工
은 汗吐下 三攻法 시행을 염두에 둬야하는 까닭이다. 그렇지만 평소 氣
血不足한 瘦人, 弱体인 경우, 雜病이 日久하며 虛, 實證이 錯雜된 경
우, 이미 生理的 汗吐下가 진행된 경우는 攻法만을 쓸 수는 없으므로 攻
和兼施하거나 寒熱을 따져 溫和法, 淸和法으로 調理하게 된다. 傷寒과
金匱에서 뚜렷한 實證 경향으로 표현되는 正邪相爭의 有力한 脈象은 주
로 緊脈, 弦脈이다.

汗法不及 傷寒이란 表實證이다. 表寒에 의해 陽氣가 束縛되었으므로
汗法을 통해 陽氣를 구출해야 한다. '太陽病 或已發熱, 或未發熱, 必惡
寒, 體痛, 嘔逆, 脈陰陽俱緊者, 名爲傷寒.'이라 汗法不及에 의해 체내
압력이 높아지며 體痛, 嘔逆하며 脈緊해진다.

下法不及 陽明腑實에 의한 裏熱, 裏實인 경우 下法으로 泄熱한다.
'病人煩熱 汗出則解 又如瘧狀 日晡所發熱者 屬陽明也 脈實者 宜下之,
脈浮虛者 宜發汗, 下之與大承氣湯 發汗宜桂枝湯.'이라 下法不及에 의
해 체내 압력이 높아지며 發熱하며 脈實해진다.

水飮이 阻滯되었을 때도 痛症과 脈有力이 발생한다. '脈沈而弦者, 懸
飮內痛. 病懸飮者, 十棗湯主之.'라 實證 痰飮은 下法不及에 起因하므
로 攻下로 다스린다.

發熱
不及 > 太過
實證

發熱은 傷寒明理論에서 '怫怫然發于皮膚之間, 熇熇然散而成熱者'라
고 하여 체온이 비정상적으로 상승하는 증상이다. 발열은 邪氣에 대항하
는 正氣의 발현을 의미하며, 주로 汗出을 통해 해소된다.

發熱은 外感(傷寒)과 內傷(雜病)을 망라한 거의 모든 病候에서 나타난
다. 어떠한 病因이든 인체를 자극하면, 인체는 그 病因에 원활하게 대응
하기위해 發熱하며 전투태세를 갖춘다. 發熱은 三法 不及인 경우 易發
하므로 傷寒論에서는 주로 太陽과 陽明에서 발현된다. 少陰에서는 三
法 太過 後 熱化에 의해 나타나고 厥陰에서는 厥熱의 多少를 따져 발열
이 많으면 陽氣가 회복되는 징조로 삼았다. 金匱要略에서는 전편에서 보
편적인 主症狀으로 나타난다. 痛症과 더불어 發熱은 대부분의 질환에서
발생하는데, 모든 질병은 實證이라는 의미를 뒷받침한다.

汗法不及 太陽病에서 寒邪가 體表를 侵襲하면 반드시 惡寒이 생긴
다. 이때 惡寒을 극복하기위한 衛氣의 발현이 곧 發熱이다. 惡寒과 發
熱은 太極을 이룬다. 惡寒이 약하면 發熱도 약하고, 惡寒이 강하면 發
熱도 강하다. 앞은 正氣가 약한 것이고 뒤는 正氣가 강한 것이다. 發熱
이 약하다고 가벼운 병은 아니라는 뜻이다.

惡寒은 發熱을 유도해 汗法을 활성화시킨다. 太陽病에서의 發熱은 몸

이 자신을 지키기 위한 汗法 시행의 의지로 볼 수 있고, 發熱의 결과로 腠理가 열리며 땀이 난다. 그러므로 太陽病 發熱은 汗法을 일으키기 위한 道程이라 볼 수 있다. 이때는 아직 汗法不及이므로 發散이 순조롭게 일어날 수 있도록 桂枝湯, 麻黃湯과 같은 辛溫한 약으로 힘을 보탠다.

發熱而渴 不惡寒하는 溫病의 경우도 銀翹散을 포함한 溫病條辨 上焦篇 條文을 응용하여 매운 맛을 위주로 한 辛凉劑로 解表한다. 凉藥이 配伍된 淸代의 溫病 처방은 强体, 瘦人 경향에 적합하다.

下法不及 陽明病 腑實하면 發熱한다. '陽明病, 潮熱, 大便微鞭者, 可與大承氣湯.'이라 大承氣湯으로 攻下한다. 獨語, 如見鬼狀, 若劇者, 發則不識人, 循衣摸床, 惕而不安, 微喘直視, 譫語 등의 증상을 수반하는데, 汗出이 必然症은 아니다. 承氣湯으로 攻下法이 시행되면 潮熱은 저절로 물러간다. '潮'는 潮水를 의미하는데, 주로 오후 4시 전후인 申時, 즉 日晡에 맞춰 발생하는 發熱이다.

汗法太過 陽明病 外證에 '身熱 自汗出 不惡寒 反惡熱.'이라 하였다. 이때는 이미 충분한 汗出을 통해 더 이상 惡寒이 없는 상황이다. 發熱이 필요이상으로 亢進되어 汗法이 太過하였으므로 西方 白虎의 肅降으로 熱을 내려야 한다.

大便難 爲主의 胃家實은 不及이라 承氣湯으로 攻下하고, 汗出 爲主의 外證은 太過라 白虎湯으로 淸和한다.

三法太過 그 외 久病, 雜病에서도 發熱은 발생한다. '百合病變發熱者, 百合滑石散主之.'를 예로 들 수 있는데, 陽明의 大熱과 달리 陰虛나 虛損에 의한 發熱이라 口苦, 尿赤, 精神不爽, 脈微數 등의 증상을 수반한다. 久病에 의한 경우라면 생리적 汗法, 생리적 吐法, 생리적 下法이 太過 상태로 지속되었음을 알 수 있다.

太過不及錯雜 痰飮은 攻法이후 虛한 틈을 타 발생하는 경우가 많다. 痰飮이 貯留된 것을 伏飮이라고 한다. 伏飮은 주로 攻和兼治로 다스린다. 眞武湯과 豬苓湯이 대표적이다.

'太陽病發汗, 汗出不解, 其人仍發熱, 心下悸, 頭眩, 身瞤動, 振振欲擗地者, 眞武湯主之.'에서 附子 茯苓 朮은 飮邪를 前陰으로 攻下하고 附子 生薑은 溫和한다. '若脈浮, 發熱, 渴欲飮水, 小便不利者, 豬苓湯主之.'에서는 豬苓 茯苓 滑石 澤瀉로 攻下하고 茯苓 阿膠로 淸和한다.

脹滿1(胸滿)

　　不及 ＞ 太過
　　實證 ＞ 虛證

胸滿은 가슴이 그득하고 답답한 증상이다. 답답한 증상은 氣血의 疏通이 원활하지 못해 發顯하는 경우가 많으므로 不及之症이자 實證 경향이다. 그렇지만 三法의 太過에 의한 虛證에서도 나타난다.

下法不及 裏熱熾盛으로 腑實하면 胸滿한다. '痙爲病, 胸滿, 口噤, 臥不着席, 脚攣急, 必齘齒, 可與大承氣湯.'라, 大承氣湯으로 급히 攻下한다.

陽明腑實뿐만 아니라 濕邪, 濕熱(黃疸), 水飮이 阻滯되어도 胸滿이 발생한다.[67] 胸中에 水飮이 阻滯되면 胸陽이 不舒하며 胸滿한다. '胸痺心中痞, 留氣結在胸, 胸滿, 脇下逆搶心, 枳實薤白桂枝湯主之; 人蔘湯亦

---

67) '濕家, 其人但頭汗出, 背强, 欲得被覆向火. 若下之早則噦, 或胸滿, 小便不利, 一云利. 舌上如胎者, 以丹田有熱, 胸上有寒, 渴欲得飮而不能飮, 則口燥煩也.' '病黃疸, 發熱煩喘, 胸滿口燥者, 以病發時火劫其汗, 兩熱所得, 然黃家所得, 從濕得之. 一身盡發熱而黃, 肚熱, 熱在里, 當下之.'『金匱要略』

主之.' 조문에서 枳實薤白桂枝湯에 해당하는데, 桂枝 薤白으로 暢陽, 瓜蔞로 滌痰, 枳實, 厚朴으로 攻下한다. 痰飮咳嗽病 篇의 支飮에 의한 胸滿도 '支飮胸滿者, 厚朴大黃湯主之.' '支飮不得息, 葶藶大棗瀉肺湯 主之.'라 瀉肺, 祛痰, 攻下로 다스린다.

汗法不及 '太陽與陽明合病 喘而胸滿者 不可下 宜麻黃湯主之.'에서 陽明裏實證이 아니므로 不可下한다. 胸部에 表邪가 鬱滯하여 胸滿하 는 表實證이므로 麻黃湯으로 發表한다.

三法太過 汗吐下 三法이 지나쳐 血弱氣盡한 경우에도 胸滿이 나타난 다. 三法이 太過하면 胸部에는 虛熱象이, 腹部에는 虛寒象이 易發한다. '傷寒五六日中風, 往來寒熱, 胸脇苦滿, 嘿嘿不欲飮食, 心煩喜嘔, 或胸 中煩而不嘔, 或渴, 或腹中痛, 或脇下痞硬, 或心下悸, 小便不利, 或不 渴, 身有微熱, 或咳者, 小柴胡湯主之.'에서 柴胡 黃芩은 表部와 胸部를 淸和하고, 半夏 人蔘 甘草 生薑 大棗는 腹部를 溫和한다. 또한 '胸痺心 中痞, 留氣結在胸, 胸滿, 脇下逆搶心, 枳實薤白桂枝湯主之; 人蔘湯亦 主之.' 조문에서 人蔘湯과 '腹中寒氣, 雷鳴切痛, 胸脅逆滿, 嘔吐, 附子 粳米湯主之.' 조문에서 附子粳米湯은 三法太過로 인한 腹部의 虛寒證 을 溫和하는 처방이다. 水氣病 篇에 '趺陽脈當伏, 今反緊, 本自有寒, 疝 瘕, 腹中痛, 醫反下之, 下之則胸滿短氣.'라 하여 素證으로 裏寒한 弱体 의 腹中痛에 承氣湯과 같은 寒藥으로 誤下하여 胸滿이 생김을 밝혔다. '傷寒八九日, 下之, 胸滿, 煩驚, 小便不利, 譫語 一身盡重, 不可轉側者, 柴胡加龍骨牡蠣湯主之.' 역시 下法太過에 의한 虛證 胸滿이다.

太過不及錯雜 桂枝湯은 傷寒 表證보다는 諸症을 和解하기 위한 和 法 意圖로 創方되었다. 桂枝湯을 응용하는 傷寒 表證인 경우, 汗出이 진행되고 있는 汗法의 道程이므로 아직 汗法不及이라, 桂枝湯 服用時

服藥指導로 汗出을 돕고 胃氣의 손상을 피하고 있다.[68] 太過不及錯雜, 虛實錯雜의 主方이라 할 수 있다. '太陽病, 下之後, 脈促, 胸滿者, 桂枝去芍藥湯主之.'는 下法太過 後 胸滿이 생겼으나 아직 寒邪가 肌表를 束縛하고 있으므로 桂枝去芍藥湯으로 解表, 和解한다.

---

68) 桂枝湯方：桂枝 3兩去皮 甘草 2兩炙 芍藥 3兩 生薑 3兩切 大棗 12枚擘
　　'上五味 㕮咀 以水七升 微火煮取三升 去滓 適寒溫 服一升. 服已須臾 啜熱稀粥一升餘 以助藥力. 溫覆令一時許 遍身微似有汗者益佳 不可令如水流漓 病必不除. 若一服汗出病瘥停後服 不必盡劑. 若不汗 重服 依前法. 又不汗 後服小促 半日許 令三服盡. 若病重者 一日一夜服 周時觀之. 服一劑盡 病證猶在者 更作服. 若汗不出者 乃服至二三劑. 禁生冷·粘滑·肉麵·五辛·酒酪·臭惡等物.'『傷寒論』
　　'위 다섯 가지 약재를 썰어 물 7되에 약한 불로 끓여 3되가 되면 찌꺼기를 버리고 적당한 온도로 1되를 마신다. 약을 먹고 잠시 후, 따뜻한 미음을 1되 정도 마셔 藥力을 돕는다. 두어 시간 정도 이불을 덮고 땀을 가볍게 내는 것이 좋은데, 너무 많이 흘리면 오히려 병이 낫지 않는다. 한번 먹고 땀이 나면서 병이 풀어지면 남은 약은 더 먹을 필요가 없다. 만약 땀이 나지 않으면 더 복용하는데, 앞에 말한 복용법을 지킨다. 그래도 땀이 나지 않으면 조금 더 자주 복용하는데, 반나절에 3회를 복용하게 한다. 만약 병이 중하면 24시간 服藥하는데, 24시간 관찰하면서 한제를 다 먹인다. 그래도 병이 풀어지지 않으면 다시 달여서 복용시킨다. 땀이 나지 않으면 2~3제까지도 복용할 수 있다. 생냉, 점활, 육면, 오신, 주락, 악취 등의 음식을 금한다.'
　　여기서 生冷은 성질이 찬 음식이고, 粘滑은 세균감염으로 음식이 상한 모습, 또는 끈적거리고 미끈거리는 음식(기름진 음식)을 뜻한다. 肉麵은 고기와 밀가루음식, 五辛은 다섯 가지 매운 향신료, 酒酪은 술과 유제품, 惡臭는 상한 음식이다.
　　徐靈胎는 "병이 낫고 낫지 않고는 처방도 중요하지만 복용법을 제대로 지키지 않으면 오히려 해가된다. 發散劑는 風寒을 몰아내야하므로 반드시 따뜻하게 복용해야하고 이불도 덮어야 藥氣가 營衛에 잘 퍼지면서 땀으로 풀 수 있다"고 하였고 劉渡舟는 "여기에 서술한 음식들은 냉하거나 기름져서 소화 장애를 일으키거나 위에 자극적이라 胃氣를 손상시킬 수 있으므로 금한다. 仲景이 '保胃氣'를 중시함을 알 수 있다."고 하였다.
　　계지탕은 傷寒論의 대표처방이며 營衛 調理, 和解之劑의 首方이다. 그러므로 계지탕에 상세히 기술된 복용법과 식이지도는 계지탕에만 국한되는 것이 아니다. 어떤 약을 복용하든 胃氣가 손상된다면 그 약이 제대로 흡수될 리가 없다. 중경은 服用法과 食餌指導를 특별히 傷寒論의 冒頭 계지탕에 밝혀 모든 처방에 응용될 수 있도록 배려하였다.

脹滿 2 (腹滿)

不及 ＞ 太過
實證 ＞ 虛證

腹滿은 '腹脹滿'이라고도 하는데, 腹中이 부풀어 올라 脹滿한 것으로, 증상이 急迫할 때는 주로 承氣湯으로 攻下한다. 陽明腑實, 實證 爲主이나 肥瘦强弱을 相參하여 虛寒에 의한 腹滿과 감별해야 한다.

下法不及 下法不及에 의한 腹滿은 潮熱, 譫語, 大便秘結을 수반하는 裏熱證이다. 傷寒論에서는 陽明病으로 보고 承氣湯으로 攻下하므로 下法不及에 해당하나, 太陽病 초기에 汗吐下 三法을 거친 强体에게 易發하므로 太過不及錯雜으로 볼 수 있다. '發汗不解 腹滿痛者 急下之 宜大承氣湯. 腹滿不減 減不足言 當下之 宜大承氣湯.' '傷寒吐後 腹脹滿者 與調胃承氣湯.' '大下後 六七日不大便 煩不解 腹滿痛者 此有燥屎也 所以然者 本有宿食故也 宜大承氣湯.' 등이 여기에 해당하고 '少陰病 六七日 腹脹 不大便者 急下之 宜大承氣湯.' 역시 三攻法이 太過하여 脈微細 但欲寐한 强体의 腑實을 攻下한다.

汗法太過 弱体는 汗法뿐만 아니라 吐法, 下法 어느 法이든 三法이 太過하면 腹中이 虛冷해진다. '發汗後 腹脹滿者 厚朴生薑甘草半夏人蔘湯主之.'에서 汗出을 통해 陽氣도 發泄되므로 腹中이 虛冷해진다. 腹中虛冷은 小柴胡湯 기본 방제인 半夏, 人蔘, 生薑, 甘草로 溫和하고, 脹滿은 實熱燥屎가 아닌 氣痞, 氣滯이므로 厚朴으로 行氣, 下氣하여 消脹한다.

下法太過 太陰病 提綱은 弱体의 下法太過를 뜻한다. '太陰之爲病 腹滿而吐 食不下 自利益甚 時腹自痛 若下之 必胸下結硬.'이라 脹滿은 腹中虛冷이 원인이므로 四逆輩로 溫和한다. '下利腹脹滿 身體疼痛者

先溫其裏 乃攻其表 溫裏宜四逆湯 攻表宜桂枝湯.'에서 一身의 主體은 腹中이므로 先溫其裏한다.

脹滿 3(小腹滿)
不及

小腹은 少腹이라고도 하고 下焦를 뜻한다. 成無已는 胸中滿과 心下滿은 몸의 上部로 天陽에 應해 形體가 없는 氣에 의한 것이라고 하였고, 小腹滿은 몸의 下部로 地陰에 應해 氣가 아닌 物聚라고 하였다. 여기서 物聚는 溺와 血이다. 만일 小便이 잘 나온다면 蓄血이고 小便不利하면 水結 溺澁之症이다. 水結은 利水 攻下하고, 蓄血은 抵當丸으로 破瘀 攻下한다.

下法不及 傷寒論에서 관찰되는 小腹滿은 下焦의 水結과 蓄血 두 가지로 不及之症에 해당한다. 水結은 '傷寒 表不解, 心下有水氣, 乾嘔 發熱而咳, 或渴 或利 或噎 或小便不利, 小腹滿 或喘者, 小靑龍湯主之.'에서, 蓄血은 '傷寒有熱, 少腹滿 應小便不利, 今反利者, 爲有血也, 當下之, 不可餘藥, 宜抵當丸.''太陽病 身黃, 脈沈結, 少腹硬 小便不利者, 爲無血也, 小便自利 其人如狂者, 血證諦也, 抵當湯主之.'에서 밝혔다.[69] 水結과 蓄血의 감별기준은 전적으로 小便不利와 小便自利에 있음을 알 수 있다.

---

69) 小靑龍湯의 '小便不利 小腹滿'은 金匱要略 痰飮咳嗽病 편, 소청룡탕 조문의 加減法을 응용하여 麻黃을 祛할 수 있다.

喘

不及

喘은 喘逆, 喘促, 上氣, 喘息 등으로도 불린다. 肺氣가 壅塞하여 호흡이 急迫해지는 實證 경향이다. 風寒에 의한 腠理의 束縛이나 水飮의 停蓄에 의해 易發한다. 腠理의 束縛과 抑鬱된 陽氣는 汗法으로 疏通, 救濟하고, 肺를 逼迫하는 停滯된 水飮은 瓜蔞仁으로 潤肺, 化痰하고 葶藶子로 瀉肺, 利水, 治痰한다.[70]

汗法不及 '太陽病, 頭痛發熱, 身疼腰痛, 骨節疼痛, 惡風無汗而喘者, 麻黃湯主之.'라, 寒邪가 上焦에 侵襲하여 表實 喘急이 발생한다. 肥人은 과도한 피하지방에 의해 陽氣怫鬱을 야기하여 表實 喘急이 생길 수 있다. 肥人의 피하지방에 의해 抑鬱된 陽氣는 寒邪와 마찬가지로 麻黃으로 救濟한다.[71]

三法不及 痰飮咳嗽病 篇에 '膈上病痰, 滿喘咳吐, 發則寒熱, 背痛腰疼, 目泣自出, 其人振振身瞤劇, 必有伏飮.'이라 했다. 痰飮이 膈上에 있으면 喘急이 발생한다는 것으로, '膈間支飮, 其人喘滿, 心下痞堅, 面色黧黑, 其脈沈緊, 得之數十日, 醫吐下之不愈, 木防己湯主之.' '支飮不得息, 葶藶大棗瀉肺湯主之.' 등에 해당한다. 水飮이 肺를 핍박하였으므로, 咳逆上氣, 痰涎, 胸脇脹滿, 浮腫, 倚息不得臥 등을 겸한다. 또한 '胸痺之病, 喘息咳唾; 胸背痛, 短氣, 寸口脈沈而遲, 關上小緊數, 栝樓薤

---

70) '病人 小便不利 大便乍難乍易 時有微熱 喘冒不能臥者 有燥屎也 宜大承氣湯.'와 같은 陽明腑實로 인한 實證 喘息, '産後中風, 發熱, 面正赤, 喘而頭痛, 竹葉湯主之.'와 같은 産後 虛證 喘息도 있다.

71) 麻黃은 瘦人 外感 初期에 暫用, 少用한다. 喘이 日久하여 久病이 되었을 때는 麻黃의 용량을 줄이고 甘味를 높인다.

白白酒湯主之.'인 경우는 心陽이 不振한 틈을 타 痰飮이 胸部에 壅滯된 胸痹之病이라 할 수 있다.

譫語

不及 ＞ 太過

정신이 맑지 않은 상태에서 헛소리를 하는 것이다. 주로 陽明腑實 實證으로 邪熱이 머리를 어지럽혀서 발생한다. 下法不及이므로 大承氣湯으로 攻下한다.[72]

下法不及 '二陽倂病, 太陽證罷, 但發潮熱, 手足漐漐汗出, 大便難, 而譫語者, 下之則愈, 宜大承氣湯.' '產後七八日, 無太陽證, 少腹堅痛, 此惡露不盡, 不大便, 煩躁發熱, 切脈微實, 再倍發熱, 日晡時煩躁者, 不食, 食則譫語, 至夜卽愈, 宜大承氣湯主之.' '下利譫語者, 有燥屎也, 小承氣湯主之.' 등에 해당한다. 陽明腑實 裏熱證으로 混濁한 邪熱이 上攻하여 목소리가 높고 亢進되며 말과 神志가 紊亂하다.

汗法太過 '發汗多, 若重發汗者, 亡其陽, 譫語, 脈短者 死, 脈自和者 不死.'라 지나친 發汗으로 인한 亡陽인 경우에도 神志紊亂하여 譫語한다. 譫語라 하였으나 鄭聲에 가까우리라 본다.

三攻法太過 '少陰病, 咳而下利, 譫語者, 被火氣劫故也, 小便必難, 以强責少陰汗也.'에서 少陰病이란 이미 三法이 太過한 상태라는 것을 알 수 있다. 病者의 神志가 不明하여 헛소리를 할 때 일반적으로 힘이 있으면 譫語(實象)고 무력하면 鄭聲(虛象)이다. 여기서의 譫語는 三攻法 太

---

72) '夫實則譫語 虛則鄭聲 鄭聲 重語也.'라 譫語와 鄭聲은 모두 헛소리를 하는 것이다. 譫語는 횡설수설하는데 實象이라 말소리에 힘이 있다. 鄭聲은 중얼거리면서 했던 말을 되풀이하는데 虛象이라 말소리가 無力하다.

過 후의 虛象으로 볼 수 있다.

表象 : 表證 경향의 症狀

脈浮, 惡寒, 頭痛, 汗出, 身疼痛, 肢節疼痛, 腰痛, 咳嗽

脈浮
不及
表證

王叔和는 '가볍게 짚으면 느껴지고 깊이 누르면 잘 느껴지지 않는 것이 浮脈'이라 하였고, 素問의 脈要精微論에서는 '봄날에 脈이 浮하니, 물고기가 파도에 떠 노는 것 같다'고 하였다.[73] 浮脈은 病邪의 位置를 표현하는 대표적 증상이다. 浮脈이 나타나면 病邪가 表位에 있다는 것을 의미한다. 太陽病에서 寒邪가 侵襲하면 表部에서 正邪가 대치하므로 浮脈이 나타나게 된다. 脈浮는 發熱과 더불어 汗法의 發顯이므로 辛溫한 약으로 發汗 解表하여 汗法을 도와준다.

汗法不及 表證의 대표적인 증상이라 주로 太陽病에서 나타난다. '太陽之爲病 其脈浮 頭項强痛而惡寒.'에서 보듯 太陽病 提綱의 주증상이다. '太陽病 外證未解 脈浮弱者 當以汗解 宜桂枝湯.' '脈浮者 病在表 可發汗 宜麻黃湯. 脈浮而數者 可發汗 宜麻黃湯.'이라, 汗法不及의 주 처방인 麻黃湯, 桂枝湯으로 다스린다.

---

73) 『脈經』浮脈 擧之有餘 按之不足
　　『黃帝內經 素問』春日浮 如魚之遊在波

'太陽病 先發汗不解 而復下之, 脈浮者不愈, 浮爲在外, 而反下之, 故令不愈, 今脈浮 故知在外 當須解外則愈, 宜桂枝湯主之.'를 통해 脈浮가 病邪의 위치, 즉 表部의 대표적 증상임을 알 수 있다. '諸病黃家, 但利其小便; 假令脈浮, 當以汗解之, 宜桂枝加黃芪湯主之.'라, 黃疸인 경우 주로 下之하거나 利小便해야하나, 脈浮하다는 증상 때문에 表證으로 판단하고 發表한다.

惡寒

不及 ＞ 太過
表證 ＞ 裏證

汗法不及의 대표증상이 惡寒이다. 傷寒論이 寒邪 중심으로 서술되었고 傷寒論에서 汗法不及을 유발하는 첫 번째 主因이 寒邪였으므로 '寒氣를 원수처럼 싫어한다.'는 의미로 惡寒이라 부른다.[74] 惡寒은 단순히 춥다는 것이 아니고, '嗇嗇惡寒 淅淅惡風'처럼 '오싹오싹 춥거나, 선득선득 찬 기운에 진저리치는' 증상이다. 소름이 돋고 筋肉이 不隨意的으로 수축되는 惡寒 증상을 통해 체온을 올리게 되면 마침내 '翕翕發熱'하여 온몸에 '화끈화끈' 열이 나면서 不及한 汗法을 도와 寒邪를 물리치게 된다. 太陽病 表證은 寒邪에 의해 腠理가 束縛되어 발생하므로 生理的汗法이 不及해지거나, 恒溫의 유지가 어려울 정도로 몸이 차질 수밖에 없다. 몸은 이를 극복하기위해 發熱을 일으키게 되는데, 惡寒은 發熱의 마중물로 先行된다.

그 외 염증 질환과 같은 각종 雜病에도 發熱을 일으키며 체온을 높이기

---

74) 『傷寒論條辨』 惡寒者 ~ 讐讐之義也.

도 하는데, 이때 '몸'의 숨은 意圖는 汗法의 구사에 있다. 그러므로 雜病의 發熱도 嗇嗇惡寒하는 惡寒이 선행되는 경우가 많다.[75]

汗法不及 太陽病의 提綱은 '脈浮 頭項强痛而惡寒.'이라 脈浮와 더불어 桂枝湯과 麻黃湯으로 다스리는 대표적인 汗法不及의 表證 症狀이다. '太陽中風 陽浮而陰弱 陽浮者 熱自發 陰弱者 汗自出 嗇嗇惡寒 淅淅惡風 翕翕發熱 鼻鳴乾嘔者 桂枝湯主之.'에서는 이미 汗出이 진행되고 있으므로 桂枝湯으로 發散, 解肌, 和解하고 '太陽中風 脈浮緊 發熱惡寒 身疼痛 不汗出而煩躁者 大靑龍湯主之.'에서는 無汗하므로 靑龍湯으로 發汗한다. 强体는 實證 경향이 있으므로 弱体에 비해 惡寒 반응이 심하게 나타나고 不汗出로 인한 裏熱도 심해 煩躁한다. 惡寒과 동반하여 나타나는 發熱은 '道高千尺 魔高千尺'처럼 太極을 이룬다. 즉 惡寒이 약하면 發熱도 약하고, 惡寒이 강하면 發熱도 강하다. 强体인 경우 表證 初期에 강한 發熱이 생기는데, 이는 正邪抗爭이 심한 것으로 發熱을 통해 寒邪(惡寒)를 물리치려는 몸의 적극적인 의지로서, 오히려 輕症으로 볼 수 있다. 瘦人, 弱体는 衛氣가 약해 正邪相爭이 일어나지 않아 外感에 無熱惡寒할 수도 있다.

三法太過 王肯堂은 '三陰病 중 少陰經에서만 惡寒이 나타나며 太陰, 厥陰에는 惡寒이 없다. 少陰病 惡寒은 두 가지가 있는데, 少陰病에서 열

---

75) 金匱要略 조문을 살펴보면 肺癰, 寒疝, 腸癰 등과 같은 雜病에도 惡寒이 수반된다. 惡寒이 대표적인 表象이지만 表證뿐만 아니라 裏證 雜病에도 빈발하는 症狀이라는 것을 알 수 있다. '몸'은 表證, 裏證을 막론하고 많은 질환을 汗法으로 해결하려는 의도를 가지고 있는 것이다. 虛證이 심하여 惡寒을 통한 發熱의 유도가 실패하더라도, 惡寒은 최소한 몸을 따뜻하게 유지하려는 동기가 되어 바깥활동을 피하고 집안에서 조리하거나 이불을 덮는 등 인위적으로라도 체온을 높여 질병 회복에 도움을 주게 된다.

은 없고 惡寒만 드는 경우는 따뜻하게 해주어야 한다. 理中湯, 四逆湯에 해당한다.'고 하였다.[76] '病有發熱惡寒者 發於陽也 無熱惡寒者 發於 陰也 發於陽 七日愈 發於陰 六日愈 以陽數七 陰數六故也.' 조문에서 그 의미를 찾을 수 있다. '少陰病 得之 一二日 口中和 其背惡寒者 當灸 之 附子湯主之.' '大汗出 熱不去 內拘急 四肢疼 又下利 厥逆而惡寒者 四逆湯主之.'와 같이 裏寒證, 虛證 惡寒은 三攻의 太過에서 발생한다.

頭痛
不及 > 太過
表證 > 裏證

不通則痛이라 痛症의 직접적인 원인은 汗吐下 三法의 不及이다. 頭部 는 胸部와 더불어 생리적 吐法의 통로라 頭痛 역시 吐法의 不及으로 발 생하는 경우가 많다. 吐法不及을 유발하는 主因은 寒邪와 같은 外感이 나 七情이다.

頭部와 耳目口鼻를 통해 淸陽이 上越하는데, 그 과정에서 喜怒憂思 悲驚恐 七情이 일어난다. 그런데 七情은 나의 의지를 통해 내가 일으키 는 것이 아니라 强迫的으로 발생하는 경우가 대부분이다. 예를 들어 아 침에 잠에서 깨면 耳目口鼻가 열리고 淸陽이 上越하기 시작하는데, 그 순간 생각(思)도 머리에서 强迫的으로, 不隨意的으로 발생한다. 깨어있 는 하루 동안을 정확히 표현한다면 '나는 생각한다.'가 아니고 통제할 수 없는 '생각이 끊임없이 발생한다.'라고 할 수 있다. 생각뿐만 아니라 통제

---

76)『傷寒準繩』三陰惟少陰經有惡寒之證 太陰厥陰皆不惡寒 然少陰惡寒又有二證 發 于少陰者 無熱而惡寒 宜溫之 屬理中湯四逆湯

되지 않는 다른 감정(七情 : 喜怒憂悲驚恐)들도 淸陽의 上越을 방해하면서 吐法의 太過不及錯雜을 유발하는 주된 원인이 된다.[77] 厥陰頭痛은 吐法太過 경향에 의한 虛證 頭痛이다.

汗法不及 頭痛 역시 太陽病 提綱의 대표 증상이다. '太陽之爲病 其脈浮 頭項强痛而惡寒.'이라, 風寒이 淸陽의 上越을 막으면 吐法不及이 되면서 頭痛이 발생한다. 風寒에 의한 表證이므로 身體痛, 惡風, 惡寒 등을 동반한다. 發散하여 다스린다. 强体의 頭痛은 辛凉解表시키고 弱体의 頭痛은 辛溫解表시킨다.

吐法汗法太過 汗吐法이 太過한 결과 裏寒해진 弱体의 두통이다. 久病, 虛證 頭痛이다. '乾嘔 吐涎沫 頭痛者 吳茱萸湯主之.'에서 乾嘔와 吐涎沫은 吐法 증상이다. 吳茱萸湯 처방의 方義는 吳茱萸, 人蔘, 生薑, 大棗로 虛寒한 中洲를 데우는 溫和法이다. 溫和法으로 過亢된 吐法을 안정시킨다.[78]

汗出

太過 > 不及

汗出은 汗法이다. 汗法이 진행되고 있지만, 아직 不及한 과정인지 太過한 과정인지 審察해야 한다. 汗法은 和緩 中節을 유지하기 위해 生理

---

77) 예를 들면 위험에 처했을 때의 본능적인 두려움(恐)은 심장박동을 높이고 근육을 긴장시키며 호흡을 가쁘게 해서 그 상황을 빠르게 대처하고 벗어날 수 있도록 도와준다. 이런 본능적 두려움은 자신을 보호하기 위한 順機能으로, 단발적이고 일회성이라 위험을 벗어나면 곧 사라진다. 그러나 사회생활 속에서 야기되는 七情은 강박적으로 반복되거나, 끊임없는 생각 속에서 과장된다.

78) 乾嘔 吐涎沫이 吐法不及에 대한 자구책 症狀이라면, 太過不及錯雜이므로 原始攻法(吐法 : 瓜蒂散)과 吳茱萸湯을 竝行한다.

的으로 시행되는데, 어떤 病因에 의해 생리적 汗法이 中節을 잃었으므로 병적 증상으로 醫書에 기술되었다. 傷寒, 金匱 전편을 一覽했을 때 不及보다 太過가 많다는 것을 알 수 있다.

汗出은 自汗出을 內包하는데, 스스로 일어나는 汗法을 自汗出이라 한다. 自汗出은 인체의 生理的 자율방어기전인 경우가 많지만 역시 太過, 不及의 경향성이 있다. 같은 汗出의 증상을 발현해도 桂枝湯은 아직 汗出이 더 필요한 여지가 있는 不及을 뜻하고, 白虎湯은 太過를 뜻한다.

身疼痛

不及 > 太過

身疼痛은 온몸이 두루 아픈 것을 말한다. 葉天士는 '風寒이 肌膚로 들어와 孔竅와 血脈이 막힌 까닭이다. 太陽經病이다. 그러나 發汗시킬 것인지 溫經시킬 것인지 구분해야 한다. 만일 太陽病으로 身痛이 있고 惡寒發熱, 頭疼無汗하면 麻黃湯을 쓰고, 風濕으로 身痛이 생겨 一身困重, 莫能轉側하면 桂枝附子湯을, 陰證으로 등을 몽둥이로 맞은 듯 아프면서 脈沈自利하면 四逆湯을 쓴다'고 하였다. 身疼痛은 表證이 爲主이나 表裏虛實의 구분이 필요하다고 밝혔다.

汗法不及 '太陽病 或已發熱 或未發熱 必惡寒 體痛 嘔逆 脈陰陽俱緊者 名爲傷寒.'이라, 傷寒뿐만 아니라 대부분의 外感에는 身疼痛을 수반한다. '傷寒 醫下之 續得下利淸穀不止 身疼痛者 急當救裏 後身疼痛 淸便自調者 急當救表 救裏宜四逆湯 救表宜桂枝湯.'에서는 身疼痛이 表證의 주증상 임을 밝히고 있다. 誤下한 弱体의 裏寒表虛證인 경우 먼저 四逆湯으로 溫裏救逆하고 桂枝湯으로 救表한다.

汗法太過 '少陰病 身體痛 手足寒 骨節痛 脈沈者 附子湯主之.'인 경우 陽不足에 의한 裏虛寒證이다. 肌肉보다는 뼈마디가 아프면서 全身痛이 발생한다. 脈微細 但欲寐 등 虛寒한 증상과 相參하여 판단한다.

肢節疼痛

不及 > 太過

肢節疼痛은 팔다리가 쑤시고 아픈 증상으로 身疼痛과 마찬가지로 表象이다. 주로 관절 중심으로 아프므로 骨節疼痛이라고도 한다. 表證에 의한 肢節疼痛은 風寒濕 三氣가 雜至하여 爲痺하는 경우가 많으므로 發表, 祛風濕, 逐寒한다. 水飮이 오랫동안 관절에 울체되어도 關節浮腫, 屈伸不利, 四肢歷節痛이 발생한다. 임상에서는 肥瘦强弱을 莫論하고 原始攻法으로 水飮을 攻下한 후, 隨證 立方하면 회복기간을 줄일 수 있다.[79]

太過不及錯雜 '風濕相搏, 骨節疼煩掣痛, 不得屈伸, 近之則痛劇, 汗出短氣, 小便不利, 惡風不欲去衣, 或身微腫者, 甘草附子湯主之.' '諸肢節疼痛, 身體尫羸, 脚腫如脫, 頭眩短氣, 溫溫欲吐, 桂枝芍藥知母湯主之.' 두 조문은 表證에서 裏證으로, 急性에서 慢性으로 점차 轉變하고 있다. 風濕에 의한 肢節痛이다. 발병이 日久하여 化熱傷陰하므로 몸

---

79) 留飮 肢節疼痛 : 胸中有留飮, 其人短氣而渴, 四肢歷節痛. 脈沈者, 有留飮. 『金匱要略』

留飮은 痰飮이 오랫동안 머물러 있는 상태를 뜻한다. 흉중의 담음이 四肢로 흘러들어가 관절에 울체되면서 통증을 일으킨다.

痰飮을 대체할 수 있는 현대서양의학 病名은 없지만, 痰飮의 病理는 류마티스의 古代病理觀과 유사하다. 益胃散과 같이 痰飮을 하루만에 蕩滌하는 原始攻法은 류마티스관절염을 포함한 각종 자가면역질환의 치료기간을 단축시킨다.

이 점차 말라 들어간다.

'病歷節 不可屈伸, 疼痛, 烏頭湯主之.' 역시 表證에서 裏證으로, 急性에서 慢性으로 轉變하고 있다. 寒濕에 의한 肢節痛이다. 祛濕散寒한다.

세 가지 처방 모두 虛證, 實證이 錯雜되어 있으므로 原始攻法을 병행하여 攻和兼施한다.

腰痛

不及 > 太過

腰痛 역시 表證 外感과 水飮에 의해 발생한다. 水飮인 경우, 膈上의 澹飮(金匱의 痰飮은 澹飮을 뜻한다)이 下注하여 요통이 發하므로, 留飮에 의한 肢節疼痛과 같은 방법으로 原始攻法으로 水飮을 攻下한 후 隨證 立方하여 다스린다.[80]

汗法不及 傷寒 表實證에 頭痛, 身疼痛, 骨節疼痛과 함께 나타난다. '太陽病 頭痛 發熱 身疼 腰痛 骨節疼痛 惡風 無汗而喘者 麻黃湯主之.'라 辛溫之劑로 發散한다.

太過不及錯雜 '腎着之病, 其人身體重, 腰中冷, 如坐水中, 形如水狀, 反不渴, 小便自利, 飮食如故, 病屬下焦, 身勞汗出, 衣裏冷濕, 久久得之, 腰以下冷痛, 腹重如帶五千錢, 甘薑苓朮湯主之.'는 寒濕이 腰部에 阻滯된 경우이다. 乾薑, 茯苓, 蒼朮로 祛寒濕, 逐水한다.

---

80) 膈上病痰, 滿喘咳吐, 發則寒熱, 背痛腰疼, 目泣自出, 其人振振身⊠劇, 必有伏飮. 『金匱要略』

咳嗽

不及

咳嗽는 吐法不及을 극복하기 위한 자구책으로 일으키는 대표적 증상 중 하나다. 咳嗽를 유발하는 대부분의 원인이 吐法不及이므로 審察하지 않고 단순히 鎭咳시키면 오히려 위중해진다. 虛證 경향의 吐法太過 咳嗽인 경우에도 吐法不及이 錯雜되었다고 보고 辛溫, 辛凉한 發散劑나 充陽發散하는 씨앗 약재로 佐使한다. 咳嗽는 咳, 咳逆으로도 불리고 咳喘, 咳唾, 時咳, 咳滿 등의 증상에 포함된다.

吐法不及 吐法을 주관하는 肺에 水飮이 침범하여 발생한다. 成無已는 '小靑龍湯의 경우는 水飮과 表寒이 합쳐 기침이 나는 것이고, 眞武湯의 경우는 水飮과 裏寒이 합쳐 기침이 나는 것이다…. 表寒이건 裏寒이건 水飮을 겸하게 되면 반드시 肺를 자극하는데, 몸도 찬데 찬 것을 마셔 肺를 상한 까닭이다…. 기침은 肺에 병이 든 것이니 반드시 發散하여 치료한다.'고 하였다.

'傷寒 表不解 心下有水氣 乾嘔發熱而欬 或渴 或利 或噎 或小便不利 少腹滿 或喘者 小靑龍湯主之.'는 寒邪에 의해 上焦가 차가워지고 水飮이 합쳐진 까닭이고, '少陰病 二三日不已 至四五日 腹痛 小便不利 四肢沈重 疼痛 自下利者 此爲有水氣 其人或咳 或小便利 或下利 或嘔者 眞武湯主之.'는 裏寒하여 水飮이 停滯한 까닭이다. 咳嗽의 기본 치료방향은 여기서 벗어나지 않는다.

裏象 : 裏證 경향의 症狀

脈沈, 嘔吐, 心下痞, 腹痛, 下利, 不大便, 小便不利

脈沈

太過 > 不及

王叔和는 '沈脈은 가볍게 짚으면 잡히지 않고 눌러 짚으면 잡히는데, 강하게 눌러야 짚이는 것이라고도 한다.'고 하였다.[81]

脈象의 浮沈遲數은 表裏寒熱의 기본적 지표다. 沈脈은 대표적 裏象이다. '傷寒四五日 脈沈而喘滿 沈爲在裏 而反發其汗 津液越出 大便爲難 表虛裏實 久則譫語.'에서 보듯, 여타 증상보다 沈脈을 중시하여 裏證으로 確診하고 承氣湯으로 攻下한다.

三法太過 沈脈은 三法의 太過를 거친 虛寒證에 나타나기 쉽다. '少陰病 身體痛 手足寒 骨節痛 脈沈者 附子湯主之.' '少陰病 脈沈者 急溫之 宜四逆湯.' '下之後 復發汗 晝日煩燥 不得眠 夜而安靜 不嘔 不渴 無表證 脈沈微 身無大熱者 乾薑附子湯主之.' '下利脈沈而遲 其人面少赤 身有微熱 下利淸穀者 必鬱冒汗出而解 病人必微厥 所以然者 其面戴陽 下虛故也.' 등과 같이 沈脈은 弱體의 三法太過에 의한 少陰病과 厥陰病에서 자주 볼 수 있다.

下法不及 實證 沈脈인 경우는 沈하면서 强하다. '傷寒差以後更發熱者 小柴胡湯主之 脈浮者 以汗解之 脈沈實者 以下解之.'에서 沈實하다는 것은 强한 沈脈으로 裏證 實熱이라 承氣湯類로 攻下한다. '傷寒六

---

81) 『脈經』脈沈 擧之不足 按之有餘 一日重按之乃得

七日 結胸熱實 脈沈而緊 心下痛 按之石硬者 大陷胸湯主之.' '脈沈而
弦者, 懸飮內痛. 病懸飮者, 十棗湯主之.' 역시 裏證, 實熱 경향이다.

嘔吐

太過 > 不及

吐法은 和緩 中節을 유지하기 위해 生理的으로 시행되는데, 일상적인
吐法은 淸陽의 上越이라 無形인 경우가 대부분이다.[82) 그러므로 嘔吐
는 적극적인 吐法이다. 구토 역시 아직 不及한 과정인지 太過한 과정인지
審察해야 하는데, 환자가 스스로 구토하건 醫工이 攻法으로 시행하는
涌吐法이건 胃腸管의 順理를 逆하므로 강력한 吐法에 해당한다. 嘔吐
는 대표적인 吐法 증상이므로 三法의 太過와 不及, 寒熱, 虛實 등, 몸이
和緩을 잃게 되면 어떤 경우든 막론하고 나타날 수 있다. 감별 진단이 어
렵고 중요한 까닭이다.[83)

임상에서 雜病 嘔吐는 吐法의 太過不及 錯雜이 많으므로 調理之劑로
和解하면서 原始攻法을 이용한 吐法을 겸하는 것이 좋다.

三法太過 嘔吐의 주된 원인은 汗法太過나 下法太過에 의한 胃中虛冷
이다. 三法太過에 의한 胃中虛冷 嘔吐는 生薑과 半夏로 主治한다. 금

---

82) 陽氣를 發散하는 汗法은 有形의 땀이, 下法도 有形의 二便이 排出되지만, 일상적인
吐法인 淸陽의 上越은 耳目口鼻와 腦(七情)에서 主管하므로 有形으로 드러나지 않는
경우가 대부분이다. 적극적인 吐法은 引涎, 嚔氣, 追淚, 咳嗽, 吐涎沫, 嘔吐 등이다.

83) 嘔吐도 여타 다른 증상과 마찬가지로 다양한 원인에 의해 發한다. 구토가 表證인지,
裏證인지, 熱證인지, 寒證인지, 虛證인지, 實證인지 판단하는 것은 醫工의 소임이다. 동
일한 증(症 : 病 + 正)이라도 表裏寒熱虛實이 다를 수 있기 때문이다. 구토 역시 결정되
는 證에 따라 寒藥, 熱藥, 發汗藥, 涌吐藥, 攻下藥의 선택이 달라진다.

궤 嘔吐噦下利病 편에 '諸嘔吐, 穀不得下者, 小半夏湯主之.'라 하였는데, '嘔家本渴, 渴者爲欲解, 今反不渴, 心下有支飮故也, 小半夏湯主之.' 조문을 통해서도 소반하탕은 不渴한 寒證을 다스린다는 것을 알 수 있다. 太過하여 虛冷하므로 溫和한다. 同篇에 '問曰: 病人脈數, 數爲熱, 當消穀引食, 而反吐者, 何也? 師曰: 以發其汗, 令陽微, 膈氣虛, 脈乃數, 數爲客熱, 不能消穀, 胃中虛冷故也.'라 하여 汗法太過가 嘔吐의 원인임을 밝히고 있다. '胃反嘔吐者, 大半夏湯主之.'도 中洲虛寒에 의한 嘔吐로 같은 맥락에서 이해할 수 있다.

下法太過하면 痞症이 생기는데, '嘔而腸鳴, 心下痞者, 半夏瀉心湯主之.'라, 下法太過에 의해서도 嘔吐한다. 下法이 太過하면 腹中이 虛冷해지는데, 熱象도 呈하시만 强体의 虛熱이거나 弱体의 困熱이다. 半夏, 乾薑과 같은 熱藥으로 溫和하고 黃連, 黃芩과 같은 寒藥으로 淸和한다. '傷寒 胸中有熱 胃中有邪氣 腹中痛 欲嘔吐者 黃連湯主之.' 역시 太過에 의한 嘔吐며, 胸中熱, 腹中寒으로 半夏瀉心湯과 동일한 立方 원칙이다.

汗法不及 表證, 寒證, 實證에 의해서도 嘔吐한다. '太陽病 或已發熱 或未發熱 必惡寒 體痛 嘔逆 脈陰陽俱緊者 名爲傷寒.'과 같이 風寒外感에 의한 嘔吐다. 風寒이 陽氣를 拘束하면 몸은 風寒을 물리치기위해 생리적 汗法을 펼치게 되는데, 脈陰陽이 俱緊하다는 것은 아직 腠理가 열리지 않고 不汗出 상태라는 뜻이다. 땀구멍으로 發泄되지 못한 陽氣가 嘔吐를 통해 뿜어지는 모습이다. 辛溫之劑로 發汗하면 風寒에 의해 束縛된 陽氣가 疏通하며 嘔吐는 가라앉게 된다.

心下痞

太過

裏證 ＞ 虛證

心下는 해부학적으로 심장의 아래인 胃脘을 뜻한다. 心下를 主治하는 瀉心湯 方名과 方義로 볼 때, 心下痞는 心熱을 內包한다는 것을 알 수 있다. 心下痞의 心熱은 黃連과 黃芩으로 主治한다. 痞란 天地否 卦의 否로 '꽉 막혀서 답답하고 불편한 증상'이다. 景岳은 "痞는 막힌 것이다. 滿은 脹에 가깝고 痞는 반드시 脹한 것은 아니다. 有邪有滯하면서 痞한 것은 實痞고, 無物無滯하면서 痞한 것은 虛痞다. 有脹有痛하면서 滿한 것은 實滿이고, 無脹無痛하면서 滿한 것은 虛滿이다"고 하여 脹·痞·虛· 實을 구분했다.

心下痞는 虛象으로 三法의 太過가 主因이다. 傷寒에서는 주로 太陽 病 誤下에 의해서, 雜病인 경우 弱体의 생리적 汗法太過, 생리적 下法太 過에 의해서 易發한다. 弱体의 汗法太過에 의한 心下痞는 穀肉果菜의 영양에 비해 手足 過用에 의한 日常的 汗出이 太過한 경우고, 下法太過 에 의한 心下痞는 中洲의 虛寒, 過飮, 過食, 飮酒 등에 의한 日常的 下 利가 太過한 경우다.

下法太過 傷寒에서는 '病發於陽 而反下之 熱入因作結胸 病發於陰 而反下之 因作痞'라 하여 誤下에 의해 痞症이 생긴다고 밝혔다. 誤下의 主治方은 半夏瀉心湯이다. 半夏瀉心湯의 주된 方義는 胸中熱, 腹中寒 이며 그 主藥은 黃連, 半夏다. 黃芩이 黃連을 佐하고 人蔘, 乾薑, 大棗, 甘草가 半夏를 佐한다. 처방 구성으로 볼 때, 腹中寒의 救濟가 主目的 이다.

'傷寒五六日 嘔而發熱者 柴胡湯證具 而以他藥下之 柴胡證仍在者

復與柴胡湯 此雖已下之 不爲逆 必蒸蒸而振 却發熱汗出而解 若心下滿而硬痛者 此爲結胸也 大陷胸湯主之 但滿而不痛者 此爲痞 柴胡不中與之 宜半夏瀉心湯.' 조문에서 大陷胸湯과 구분하였다. 金匱의 嘔吐噦下利病篇의 '嘔而腸鳴, 心下痞者, 半夏瀉心湯主之.'를 통해 痞滿, 惡心, 嘔吐, 腸鳴, 下利 등 弱体의 胃弱 心下痞 有關 증상들을 推論할 수 있다.

甘草瀉心湯 역시 誤下에 의한 心下痞를 다스리는데, 半夏瀉心湯과 同方이나 甘草를 增量하여 爲君하였다. '傷寒中風 醫反下之 其人下利 日數十行 穀不化 腹中雷鳴 心下痞硬而滿 乾嘔心煩不得安 醫見心下痞 謂病不盡 復下之 其痞益甚 此非結熱 但以胃中虛 客氣上逆 故使硬也 甘草瀉心湯主之.'라 하여 半夏瀉心湯의 立方 所以를 조금 더 소상히 밝혔다. 甘草가 君藥이므로 三法의 進行을 遮斷하면서 제반 急迫 症狀을 和解하려는 의지가 크다.

下法太過에서 弱体의 경향성이 강한 경우, 오로지 中洲虛寒 위주로만 다스려야 하는 경우도 있다. '太陽病 外證未除而數下之 遂協熱而利 利下不止 心下痞硬 表裏不解者 桂枝人蔘湯主之.'에서의 心下痞는 黃連, 黃芩을 去하고 理中湯을 重用하였다.

또한 下法太過 後, 渴欲飮水하고 心煩, 小便不利가 있는 경우는 水飮이 內停한 경우다. 이때는 水飮 제거를 爲主로 해야 하므로 瀉心湯이 아니라 五苓散으로 다스린다. '本以下之 故心下痞 與瀉心湯 痞不解 其人渴而口燥煩 小便不利者 五苓散主之.'라, 水飮에 의한 煩渴이므로 역시 黃連, 黃芩을 쓰지 않는다.

汗法太過 痞症은 强体보다 弱体에게 易發한다. 弱体는 평소 胃弱하므로 三攻法이 太過하면 腹中寒이 심해지고 痞症이 발생한다. '傷寒汗

出解之後 胃中不和 心下痞硬 乾噫食臭 脇下有水氣 腹中雷鳴下利者 生薑瀉心湯主之.'에서 보듯 汗法이 太過해도 中洲가 虛寒해지며 胃中不和한다. 生薑과 半夏가 君藥이므로 口渴이 없다.

汗吐下三法太過 三法이 太過하면 弱体는 寒化하므로 溫和法으로, 强体는 熱化하므로 淸和法으로 다스린다.[84] '傷寒發汗 若吐 若下 解後 心下痞硬 噫氣不除者 旋覆代赭湯主之.'에서는 弱体 경향이 심하므로 黃連, 黃芩을 去한다. 또한 '心下痞 按之濡 其脈關上浮者 大黃黃連瀉心湯主之.'에서는 强体 경향이 심하므로 黃連, 黃芩, 大黃으로만 淸和한다.

腹痛

太過 ＞ 不及
裏證 ＞ 虛證 ＞ 實證

胸과 腹은 太極을 이루는 몸의 主人이다. 특히 腹은 裏를 代表하는 胃(胃腸管)가 所居하는 부위로 後天 生命의 根源이다. 四肢와 頭部를 陽으로 본다면 胸腹은 陰이다. 胸腹을 다시 나눈다면, 胸은 陰中之陽으로 끊임없이 운동하며 에너지를 소모하고 腹은 陰中之陰으로 영양을 받아들이고 에너지를 생산한다.[85] 胃는 一身의 밭(肉＋田)이라 물질과 에너지

---

84) 吐法이건, 汗法이건, 下法이건 三法이 진행하는 과정에서 반드시 陽氣가 發泄 耗損된다. 三法太過가 심하거나 日久하면 弱体건 强体건 虛寒해질 수밖에 없다. 强体인 경우 正氣가 버틸 때까지는 熱化되다가 虛證으로 많이 기울면 寒象이 나타나 寒象, 熱象이 錯雜된다. 强体의 虛證으로 寒熱이 錯雜될 때 木防己湯 등으로 다스린다.
　평소 人蔘을 복용하면 두통, 상열, 동계가 발생하던 强体도 만성 소모성질환과 영양결핍으로 血弱氣盡해지면 水蔘을 복용해도 이상 증상 없이 몸이 회복되는 경우가 많다. 强体에게 人蔘을 응용하는 처방으로 木防己湯, 白虎加人蔘湯, 竹葉石膏湯 등이 있다.

의 造化가 일어나는 中土다. 胃에서 玄妙한 消化가 일어난다.[86]

汗法太過 그러므로 위장관의 拘攣으로 일어나는 腹痛의 첫 번째 원인은 영양결핍이다. 제대로 먹지 못하고 위장관이 마르고 허약한 虛證 腹痛이다. 위장벽이 얇고 허약해지면서 뒤틀리게 된다. 이런 영양 결핍에 의한 腹痛은 성장기 어린이에게 잘 나타난다. 어른보다 어린이들의 腹痛이 잦은데, 그 이유는 하루 종일 뛰어놀며 팔다리를 많이 움직이는 汗法太過에 비해 영양이 부족하기 때문이다. 生理的 汗法太過에 치우치기 쉬운 어린이, 체형이 상대적으로 마른 어린이에게 腹痛이 易發한다. 그런 경우 '傷寒 陽脈澁 陰脈弦 法當腹中急痛者 先與小建中湯 不差者 小柴胡湯主之.'의 조문을 응용하여 小建中湯으로 다스린다. 瘦人, 汗法太過 小兒의 腹痛에 甘緩한 膠飴를 主藥으로한 小建中湯으로 營養, 和解한다.

金匱要略 婦人産後病 편에 新産 후에 亡血하고 多汗出한다고 하였는데, 이는 出産과 産後를 거치면서 下法太過와 汗法太過가 일어난다는 뜻이다. 汗下法太過에 의한 血虛와 영양부족으로 腹痛이 올 수 있으므로 '産後腹中疝痛, 當歸生薑羊肉湯主之.'라 하였다.

下法太過 弱体가 裏寒하여 便溏下利가 잦으면 下法太過에 의한 腹痛이 발생한다. 太陰病 提綱 '太陰之爲病 腹滿而吐 食不下 自利益甚 時腹自痛 若下之 必胸下結硬.'의 腹痛이 여기에 해당한다. 理中湯으로 溫和한다.[87]

病이 日久하고 下法太過가 지속되면 寒氣가 더욱 심해져 '少陰病 下

---

85) 방탄조끼를 입을 때 가려지는 部位가 궁극적인 몸의 主體다. 胃腸管을 포함한 胸腹間의 중요장기들은 腦의 명령을 받지 않는다.

86) 消化 : 消는 물질이 극도로 미분되다가 彌滿한 에너지로 無化되는 과정을 뜻한다. 化는 土를 뜻한다.

利淸穀 裏寒外熱 手足厥逆 脈微欲絶 身反不惡寒 其人面色赤 或腹痛 或乾嘔 或咽痛 或利止脈不出者 通脈四逆湯主之.'가 된다. 오히려 惡寒이 없고 面色이 붉은 것은 弱体의 寒證(眞寒假熱)이다.

그 외 烏頭桂枝湯, 大烏頭煎, 附子粳米湯 등도 弱体의 汗法, 下法의 太過로 인해 발생하는 腹痛을 다스린다.

下法不及 實證으로 인한 便閉인 경우, 下法이 不及하여 腹滿, 腹痛이 발생한다. '發汗不解 腹滿痛者 急下之 宜大承氣湯.'에 해당한다. 實證이므로 脈沈强, 拒按, 譫語, 煩渴한다.

胸痛

太過 > 不及

胸腹은 五臟六腑가 所居한 몸의 主體다. 腹痛과 마찬가지로 胸痛은 三法의 太過와 不及 모든 경우에 발생할 수 있으나, 傷寒論과 金匱要略에서는 太過를 위주로 관찰하고 있다.

汗吐下 三法이 太過하면 胸腹之間의 陽氣는 耗損되고 각종 太過之症이 나타나게 된다. 胸部에서는 '叉手自冒心' '虛煩' '悸' '怵惕' '心中懊憹' '胸痛' 등의 증상이 發顯되는데, 胸痛의 직접적인 원인은 胸部에 阻滯된 寒氣, 陰邪, 水飮 등이다.

三法太過 金匱要略의 胸痺心痛病 편 冒頭에 胸痺, 心痛의 원인을 '陽微陰弦'으로 보았다. 여기서 陽微는 胸部의 陽不足, 陰弦은 陰太過를

---

87) 弱体의 時腹自痛 自利는 腹中 寒邪를 몰아내는 자구책인 경우가 많다. 이때는 虛實錯雜이라, 寒邪를 제대로 몰아내지 못한 下法不及을 內包하므로 溫白元으로 攻下한 후 理中湯으로 溫和한다. 條文에 '若下之 必胸下結硬'은 弱体의 裏寒證에 大黃과 같은 寒藥으로 攻下했기 때문이다.

의미한다. 陽이 虛한 틈을 타 陰邪가 侵襲하여 통증을 일으킨다고 본 것이다. '胸痺不得臥, 心痛徹背者, 括蔞薤白半夏湯主之.' '胸痺之病, 喘息咳唾, 胸背痛, 短氣, 寸口脈沈而遲, 關上小緊數, 栝樓薤白白酒湯主之.'에 해당하고 여기서 胸痛의 發端이 되는 陽微는 三法太過의 결과로 볼 수 있다. 君藥인 薤白은 溫辛苦하여 通陽散結하고 臣藥인 瓜蔞仁은 寒甘苦하여 淸熱化痰한다.[88]

寒氣에 의한 경우는 통증이 극심할 수 있고 四肢厥冷, 脈沈遲, 小便清長 등의 寒象을 동반한다. '心痛徹背, 背痛徹心, 烏頭赤石脂丸主之.'라 烏頭, 附子, 乾薑 등으로 溫陽逐寒한다. 中焦의 寒氣가 極甚해도 흉통이 발생하는데, '心胸中大寒痛, 嘔不能飮食, 腹中寒, 上衝皮起, 出現有頭足, 上下痛而不可觸近, 大建中湯主之.'에 해당한다. 역시 蜀椒, 乾薑 등으로 溫中止痛한다.

太過不及錯雜 太陽病을 誤下하면 太過之症이 發하므로 淸和하거나 溫和해야 하나, 오히려 大陷胸湯으로 攻下하기도 한다. '傷寒六七日 結胸熱實 脈沈而緊 心下痛 按之石硬者 大陷胸湯主之.'라, 이는 肥人, 强體라는 환자의 특성 때문인데, 誤下에 의해 陽邪가 內陷化熱하여 水飮과 熱邪가 胸膈에 阻滯된 까닭이다. 痛症은 위로는 頸項强急, 胸膈, 心下硬痛, 밑으로는 少腹까지 硬滿痛이 발생한다. 苔黃, 煩躁, 大便秘結 등의 實證을 大黃, 甘遂, 芒硝 등으로 瀉熱, 逐水, 破結한다.

---

88) 陽微로 시작된 陰邪의 阻滯지만 몸의 胸部는 陰中之陽이라 痰飮이 熱象을 가지기 쉽다. 薤白과 瓜蔞仁은 反佐, 和法으로 薤白이 君藥이고 瓜蔞仁이 臣이 된다.

下利

　　太過 ＞ 不及

　下利는 和緩 中節을 유지하기 위해 生理的으로 시행되는 日常의 下法
이다. 그러나 어떤 病因에 의해 생리적 下法이 中節을 잃은 병적 症狀으
로 下利가 진행되고 있으므로, 아직 不及한 과정인지 太過한 과정인지
審察해야 한다. 傷寒, 金匱 전편을 一覽했을 때 不及보다 太過가 많다
는 것을 알 수 있다.

　下利는 泄瀉와 痢疾을 포함하는데, 泄瀉는 대변횟수가 많으면서 변이
무르거나 水樣便 혹은 소화가 덜된 음식이 배설되는 것이고 痢疾은 설사
를 하면서 배가 아프고 裏急後重하거나 膿血便을 본다.

　下利는 自下利를 內包하는데, 스스로 일어나는 下法을 自下利라고
한다. 自下利는 인체의 生理的 자율방어기전인 경우가 많지만 역시 太
過, 不及의 경향성이 있다. 下利가 太過한 경우는 溫和와 淸和를 통해
和解하고 不及하면 攻下한다. 和法이든 攻下法이든 熱邪, 寒邪를 구분
해야 한다.[89]

　下法太過　傷寒에서 太陽病을 거치면 三法 太過에 의한 虛證이 발생하
는데, 이때 胸中은 虛熱이, 腹中은 虛寒이 되기 쉽다. 腹中虛寒에 의한 下
利 條文은 三陰病에서 쉽게 찾을 수 있다. '太陰之爲病 腹滿而吐 食不下
自利益甚 時腹自痛 若下之 必胸下結硬.' '自利 不渴者 屬太陰 以其藏有
寒故也 當溫之 宜服四逆輩.'와 같이 腹中虛寒한 太陰病의 주증상이다.

---

89) 下利를 順作用 측면에서 본다면 寒邪에 의한 下利는 寒邪를 몰아내는 과정이고, 熱
邪에 의한 下利는 熱邪를 몰아내는 과정이다. 대부분의 질병이 太過不及의 錯雜이므로
寒邪 下利는 溫白元 攻下를 겸하면서 溫和하고 熱邪 下利는 承氣湯 攻下를 겸하면서
淸和한다.

약체의 素病 下利도 여기에 속하는데 理中湯, 四逆湯 등으로 主治한다.

三法의 太過가 심한 만큼 陽氣의 손상도 심해져 少陰病으로 傳經한 下利는 脈沈細, 畏寒, 四肢厥冷, 下利淸穀 등의 陽衰 증상을 수반한다. '大汗出 熱不去 內拘急 四肢疼 又下利 厥逆而惡寒者 四逆湯主之.'와 같이 汗法이 太過하면서 少陰病으로 傳經한 下利 太過가 있고, '少陰病 二三日不已 至四五日 腹痛 小便不利 四肢沈重疼痛 自下利者 此爲有 水氣 其人或咳 或小便利 或下利 或嘔者 眞武湯主之.'와 같이 水飮이 內停하고 小便不利한 下利 太過가 있다. 또 '少陰病 下利淸穀 裏寒外 熱 手足厥逆 脈微欲絶 身反不惡寒 其人面色赤 或腹痛 或乾嘔 或咽痛 或利止脈不出者 通脈四逆湯主之.'와 같이 몸에 惡寒이 없으면서 얼굴 에 熱象을 띠는 眞寒假熱證의 下利가 있다. 모두 溫和法으로 다스린다.

평소 中洲下陷하여 下利가 日久하면 腸機能 失調에 의한 滑脫이 일어 난다. 이때는 四逆湯의 溫和로도 下利를 잡을 수 없다. 固澁之劑로 滑 脫을 잡는다. '少陰病 二三日至四五日 腹痛 小便不利 下利不止 便膿 血者 桃花湯主之.' '下利 便膿血者, 桃花湯主之.' '傷寒服湯藥 下利不 止 心下痞硬 服瀉心湯已 復以他藥 下之 利不止 醫以理中與之 利益甚 理中者 理中焦 此利在下焦 赤石脂禹餘糧湯主之 復不止者 當利其小 便.'에 해당한다.

下利는 일반적으로 弱体에게 易發한다. 그러나 强体의 裏熱證에 의한 下利도 있으므로 주의해야 한다. '太陽病 桂枝證 醫反下之 利遂不止 脈 促者 表未解也 喘而汗出者 葛根黃連黃芩湯主之.'에서는 腹中 熱邪를 下利로 배출하고 있으므로 葛根芩連湯으로 淸和한다. 환자는 强体 경 향이므로 평소 소화가 잘되면서 脈數, 口渴, 小便赤, 大便惡臭 등의 熱 象을 수반한다.

熱邪가 더욱 심해지면 裏急後重, 腹痛까지 더해져 痢疾로 발전할 수 있다. 痢疾에는 '熱利下重者 白頭翁湯主之.'한다. '産後 下利虛極, 白頭翁加甘草阿膠湯主之.'라, 痢疾이 日久하여 虛證으로 바뀌면 白頭翁湯에 阿膠, 甘草를 加한다.

下法不及 下法不及에 의한 下利는 몸이 자율적으로 和緩해지려는 노력이다. 下法이 진행되고 있으나 아직 힘이 부족하므로 攻下法으로 힘을 보탠다.

暴飮暴食에 의해 宿食이 생기면 식욕이 떨어지고 신트림이 나면서 뱃속이 불편하다. 이럴 때는 下利를 통한 下法으로 스스로 구제하려고 한다. '下利 不欲食者, 有宿食也, 當下之, 宜大承氣湯.'이라, 대승기탕으로 攻下하여 下法에 힘을 보태면 宿食이 제거되면서 下利는 멈추게 된다. '少陰病 自利淸水 色純靑 心下必痛 口乾燥者 急下之 宜大承氣湯.'인 경우는 汚水같은 물설사를 하면서 腹痛拒按이 심하므로 급히 攻下한다.

그 외 水飮에 의한 下利도 있다. 貯留된 水飮이 胃腸管에 영향을 미친 것으로 보인다. '太陽中風 下利 嘔逆 表解者 乃可攻之 其人漐漐汗出 發作有時 頭痛 心下痞硬滿 引脇下痛 乾嘔 短氣 汗出不惡寒者 此表解裏未和也 十棗湯主之.'와 '病者脈伏, 其人欲自利, 利反快, 雖利, 心下續堅滿, 此爲留飮欲去故也, 甘遂半夏湯主之.'인 경우다. 甘遂를 爲君하여 水飮을 攻下한다.

不大便

太過

傷寒論에서 不大便은 下法不及 증상이지만, 그 원인은 三法太過에 의하므로 虛證 實證 錯雜이다. 承氣湯으로 攻下를 시킬 때 若一服利하면

則止後服하여 中氣下陷을 피하는 까닭이다. '陽明病 譫語 發潮熱 脈滑而疾者 小承氣湯主之 因與承氣湯一升 腹中轉失氣者 更服一升 若不轉失氣者 勿更與之 明日不大便 脈反微濇者 裏虛也 爲難治 不可更與承氣湯也.'에서 보듯, 潮熱, 譫語와 같은 重證이 나타나므로 불가피하게 承氣湯으로 急下之한다.

傷寒(大病)은 危重한 疫疾이라 환자 스스로 자발적으로, 혹은 醫工에 의해서 맹렬한 汗吐下 三法이 시행되므로 짧은 시간 내에 體液의 손실이 극심할 수밖에 없다. 즉 傷寒論에서 관찰된 대부분의 大便秘는 汗吐下 三法太過에 의한 津液不足의 결과로서 발생한 虛證이나, 便閉에 의한 譫語, 神不明, 煩躁 등 수반증상이 危重하므로 實證便秘에 준하여 承氣湯 위주로 攻下한다.

金匱要略에 小柴胡湯, 麻子仁丸 등을 제시하였으나 太過에 의한 虛證 不大便 治方으로는 미흡하다. 虛證 便秘에 대해 '溫藥服之'라는 法만 남기고 구체적인 處方은 남기지 않았다.

三法太過 傷寒病에 吐法, 下法을 거치면서 津液이 亡失되고 熱邪가 入裏하면 不大便한다. '傷寒若吐 若下後不解 不大便五六日 上至十餘日 日晡所發潮熱 不惡寒 獨語如見鬼狀 若劇者 發則不識人 循衣摸牀 惕而不安 微喘直視 脈弦者生 濇者死 微者 但發熱譫語者 大承氣湯主之 若一服利 則止後服.'와 같이 潮熱, 譫語, 不識人 같은 위중한 증상이 나타나므로 大承氣湯으로 攻下한다. 단 得利하면 약 복용을 중단하여 中氣下陷, 胸下結硬을 예방한다. '傷寒六七日 目中不了了 睛不和 無表裏證 大便難 身微熱者 此爲實也 急下之 宜大承氣湯.' 인 경우도 實證이라고 했으나, 상한 6~7일 간 三法에 의한 津液 損傷이 太過했을 것이므로 虛證이 깔린 實證으로 봐야 한다. 虛實錯雜이므로 大承氣湯으

로 攻下하여 目中不了了 睛不和가 회복되면 和法으로 調理해야 한다.

汗法 下法의 太過 과정에서 胸膈部에 水飮이 貯留되기도 하는데, 이때 는 大黃, 芒硝, 甘遂를 응용한 大陷胸湯으로 攻下한다. '太陽病 重發汗 而復下之 不大便五六日 舌上燥而渴 日晡所小有潮熱 從心下至少腹 硬滿而痛 不可近者 大陷胸湯主之.' 역시 汗法, 下法이 太過한 결과이므 로, 大陷胸湯으로 攻下 後 和法으로 調理한다.

三法이 進行되면 陽氣가 發泄되므로 몸은 虛寒해진다. 裏虛寒에 의 한 胃腸管의 機能障礙는 下利가 주증상이지만 寒邪가 뭉치면서 不大便 도 유발하는데, 金匱要略 腹滿寒疝宿食病 편에 '趺陽脈微弦, 法當腹 滿, 不滿者必便難, 兩胠疼痛, 此虛寒從下上也, 當以溫藥服之.'라고 하 여 治法 원칙만 제시하고 處方은 남기지 않았다.[90]

婦人産後病 편에 '産婦鬱冒, 其脈微弱, 嘔不能食, 大便反堅, 但頭汗 出. 所以然者, 血虛而厥, 厥而必冒. 冒家欲解, 必大汗出. 以血虛下厥, 孤陽上出, 故頭汗出. 所以産婦喜汗出者, 亡陰血虛, 陽氣獨盛, 故當汗 出, 陰陽乃復. 大便緊, 嘔不能食. 小柴胡湯主之.'라 하였다. 婦人의 出 産 과정은 극단적인 汗吐下 三法太過다. 출산 후 血弱氣盡한 大便難은 小柴胡湯으로 和解한다. 小柴胡湯을 통해 溫藥으로 不大便을 다스리 는 길을 제시하고 있다.[91]

---

90) 承氣湯은 急性便閉 처방이다. 생리적 三法太過에 의한 久病, 虛證便秘는 承氣湯으 로 다스릴 수 없다. 예를 들어 茯苓甘草湯과 같은 처방으로 虛證便秘를 다스릴 수 있는 溫藥의 연구가 필요하다.

91) 虛寒 陰盛하여 不大便하므로 溫藥으로 通便한다. 溫白元과 弱体 困熱證을 主治 하는 人蔘, 黃芪, 甘草, 茯苓甘草湯, 혹은 乾薑, 附子 등의 熱藥을 응용할 수 있다.

小便不利

太過 > 不及

小便은 少腹(膀胱)에서 管掌하고 少腹은 裏에 속한다.[92] 小便不利는 小便難이라고도 하는데, 不利이므로 원래 不及之症으로 實證이나, 임상에서는 三法太過에 의한 虛證이 숨은 원인인 경우가 대부분이다.[93]

下法不及 實證으로 인한 下法不及이다. 주로 濕熱과 熱邪에 의한 津液損傷으로 발생하므로 脈數, 口渴, 小便赤, 大便秘와 같은 實象, 熱象을 呈한다.

'陽明病 發熱汗出 此爲熱越 不能發黃也 但頭汗出 身無汗 劑頸而還 小便不利 渴引水漿者 此爲瘀熱在裏 身必發黃 茵蔯蒿湯主之.'에서 中焦에 濕熱이 鬱滯되면 實證 小便不利를 유발함을 알 수 있다. 茵蔯은 中焦의 濕毒을 없애고 大黃은 裏熱을 攻下한다. 金匱 黃疸病 篇에 '黃疸腹滿, 小便不利而赤, 自汗出, 此爲表和裏實, 當下之, 宜大黃硝石湯.' 조문은 茵蔯蒿湯證보다 더욱 위중하다. 舌苔黃, 腹痛拒按, 大便秘 등 裏熱이 熾盛한 實象들이 더해질 수 있다.

中焦의 濕熱鬱滯는 黃疸을 겸하지만, 下焦에 濕熱이 울체하면 黃疸은 발생하지 않는다. 그 대신 少腹拘急, 血尿, 排尿痛, 小便赤, 口渴 등의 實象, 熱象을 보인다. 金匱 消渴小便利淋病 篇의 '小便不利, 蒲灰散主之; 滑石白魚散, 茯苓戎鹽湯幷主之.' 조문이 여기에 해당한다. 滑石이

---

92) 太陽病六七日 表證仍在 脈微而沈 反不結胸 其人發狂者 以熱在下焦 少腹 當鞕滿 小便自利者 下血乃愈 所以然者 以太陽隨經 瘀熱在裏故也 抵當湯主之.『傷寒論』

93) 고령화 사회로 바뀌면서 不及보다 太過에 의한 小便不利 환자가 급증하고 있다. 임상에서 小便不利 증상을 넓게 본다면 급박뇨, 지연뇨, 소변량감소, 잔뇨감, 빈뇨, 야간뇨, 회음부의 통증이나 불쾌감 등을 포함한다.

主治藥임을 알 수 있다.

陽明腑實에 의한 小便不利도 있는데, 이는 熱邪에 의한 津液損傷 때문이다. 承氣湯으로 燥屎를 攻下하여 熱邪가 제거되면 津液은 회복된다. '病人 小便不利 大便乍難乍易 時有微熱 喘冒不能臥者 有燥屎也 宜大承氣湯.'이라, 大黃, 芒硝 등으로 實熱을 蕩滌한다.

汗法太過 '太陽病 發汗 遂漏不止 其人惡風 小便難 四肢微急 難以屈伸者 桂枝加附子湯主之.'라, 傷寒 表證에 환자 스스로건, 醫工의 攻法에 의해서건 發汗이 太過하면 急性 虛證 小便不利가 발생한다. 또한 평소 手足을 過用하거나 지나치게 땀을 내는 운동이 日久하면 生理的 汗法이 태과하여 慢性 虛證 小便不利가 올 수 있다. 傷寒論 당시, 大病으로 급격한 汗法太過가 짧은 시간 내 진행되어 發汗과 小便難의 病理機轉이 뚜렷하게 관찰될 수 있었는데, 이러한 병리기전과 治法은 지속적으로 반복되는 日常的인 汗法太過에도 동일하게 적용된다.

小便不利는 不及之症이지만 三法太過에 의한 虛證으로 유발됨을 알 수 있다.[94]

汗下法太過 '服桂枝湯 或下之 仍頭項强痛 翕翕發熱 無汗 心下滿 微痛 小便不利者 桂枝去桂加茯苓白朮湯主之.'에서 桂枝湯을 복용했다는 것은 汗法을 시행했다는 뜻이다. 汗法, 下法을 통해 이미 津液이 消盡되고 虛證으로 빠졌으므로 芍藥, 生薑, 大棗, 甘草로 調理한다.[95] 茯苓이 太過에 의한 小便不利를 主治함을 알 수 있다.[96]

下法太過 少陰病으로 脈은 이미 沈細弱하며 지나친 下利로 體液이

---

94) 太過不及錯雜(虛實錯雜)이라, 原始攻法과 和法을 겸하여 다스린다. 巴豆之劑(溫白元)로 攻下하고 桂枝加附子湯으로 調理한다.

亡失되면 小便不利한다. '少陰病 二三日 至四五日 腹痛 小便不利 下利不止 便膿血者 桃花湯主之.'라 먼저 滑脫不禁하는 下利를 溫陽, 固攝하여야 한다.

太過不及錯雜 三法이 太過한 후, 弱体는 虛寒證이 易發하고 强体는 虛熱證이 易發한다. 小便不利 虛寒證은 주로 腹中寒이라 眞武湯으로 다스리고, 虛熱證은 주로 胸中熱이라 猪苓湯으로 다스린다.

'少陰病 二三日不已 至四五日 腹痛 小便不利 四肢沈重 疼痛 自下利者 此爲有水氣 其人或咳 或小便利 或下利 或嘔者 眞武湯主之'에서 少陰病이므로 이미 三法이 太過한 후라는 것을 알 수 있다. 弱体 경향이므로 腹痛, 自下利가 발현된다. 三法太過에 의한 虛證 小便不利지만 實證 水飮이 停蓄되어 있으므로 溫和, 逐水를 겸해야 한다. [97]

'脈浮發熱, 渴欲飮水, 小便不利者, 猪苓湯主之.' '少陰病 下利 六七日 咳而嘔渴 心煩不得眠者 猪苓湯主之.' 두 조문에서는 實證 水飮에 의한 小便不利와 三法太過 虛熱에 의한 心煩不得眠을 猪苓湯으로 다스린다고 밝혔다. 强体 경향이므로 淸和, 逐水를 겸한다.

---

95) 或者가 '去桂'는 '去芍藥'의 誤寫라 보고 桂枝去芍藥加苓朮湯으로 바꿔야한다고 주장하지만, 本方이 실제 임상에서 小便不利를 다스리는 효과가 있으므로 반드시 동의할 수는 없다. 頭項强痛 發熱 등 아직 表證이 남아있기는 하나, 桂枝去桂加苓朮湯은 汗下의 誤治(汗下法太過)로 인한 變症을 救濟하기 위해 立方되었다고 볼 수 있다. 虛證 小便不利를 다스린다.

96) 茯苓, 朮은 本方 외 眞武湯, 附子湯에서도 三法太過에 의한 虛證 小便不利를 다스린다.

97) '太陽病發汗 汗出不解 其人仍發熱 心下悸 頭眩 身瞤動 振振欲擗地者 眞武湯主之.'에서 眞武湯은 汗法太過 溫和之劑임을 알 수 있다.

寒象 : 寒證 경향의 症狀

脈遲, 手足厥冷, 口不渴, 吐涎沫, 嗜眠

脈遲

王叔和는 '한번 호흡에 맥이 3회 뛰면서 속도가 몹시 느린 것이 遲脈이다.'고 하였다.[98] 傷寒論 厥陰病 篇에 '傷寒脈遲六七日 而反與黃芩湯 徹其熱 脈遲爲寒 今與黃芩湯復除其熱 腹中應冷 當不能食 今反能食 此名除中 必死.'라 하였고, 金匱要略 中風歷節病 篇에 '寸口脈遲而緩, 遲則爲寒, 緩則爲虛'라 하여 脈遲한 것은 寒象이라 밝혔다. 寒에 의해 陽氣가 잘 운행되지 못하면 脈이 느려지게 된다.

手足厥冷

太過 > 不及

手足厥冷은 冷感이 손끝, 발끝에서 거슬러 올라오는 증상으로 仲景書에 '厥', '厥冷', '逆冷', '逆寒', '四逆', '手足寒', '手足冷' 등으로 표현되고 있다. 四逆은 四肢가 冷한 것이고 厥은 四逆이 심한 증상이다. 少陰病은 四逆이 많고 厥陰病은 厥이 많다. 寒象에 속하나 虛寒뿐 아니라 實熱에 의해서도 발생한다.[99] 寒에 의하면 寒厥, 熱에 의하면 熱厥이라 한

---

98) 『脈經』遲脈 呼吸三至 去來極遲

99) 傷寒에 厥의 원인을 '凡厥者 陰陽氣不相順接 便爲厥'이라 하였다. 여기서 '陰'은 五臟, '陽'은 四肢를 지칭한다고 볼 수 있고, 五臟의 氣와 四肢의 氣가 順接하지 못하여 厥이 생기게 된다. 五臟(胸腹)의 困窮이 지나치면 胸腹에서 많은 양의 피를 요구하고 그 결과 手足은 포기하게 된다. 手足으로 혈액을 원활하게 보낼 수 없다는 뜻이다. 五臟은 虛寒뿐 아니라 實熱에 의해서도 困窮해진다.

다. 寒厥은 四逆湯 계열로 溫和하고 熱厥은 白虎湯 계열로 淸和한다.[100]

三法太過 汗吐下 어느 法이든 太過하면 腹部는 虛寒해진다. 腹部의 虛寒은 弱体에게 易發하고 傷寒論에서는 太陰病, 少陰病, 厥陰病 등 三陰病에 詳述되어 있다. '少陰病 吐利 手足逆冷 煩躁欲死者 吳茱萸湯主之.'에서 吐法과 下法이 太過한 후 腹部가 虛寒해지면서 弱体의 手足逆冷이 발생한 것을 알 수 있다. '大汗 若大下 利而厥冷者 四逆湯主之.' 역시 汗法과 下法의 太過에 의해서 弱体의 逆冷이 발생한다. '手足厥寒 脈細欲絶者 當歸四逆湯主之 若其人 內有久寒者 宜 當歸四逆加吳茱萸生薑湯主之.'조문에서는 '內有久寒者'라 하여 평소 腹部가 虛寒한 弱体를 규정하고 있다.

强体의 手足厥冷은 肥人보다 瘦人에게 易發하고 胸腹의 邪熱로 발생한다. 腹痛(枳實芍藥散)이나 拘攣(芍藥甘草湯)을 해소하여 邪熱이 제거되면 胸腹의 혈액이 手足으로 퍼지면서 厥冷이 사라진다. 仲景은 '少陰病 四逆 其人 或咳 或悸 或小便不利 或腹中痛 或泄利下重者 四逆散主之.'라는 조문을 통해 强体, 熱厥을 다스리는 淸和法의 실마리를 제시하였다.

---

[100] 弱体와 强体 모두 手足厥冷이 생길 수 있다. 胃弱한 弱体는 평소 裏寒하기 쉬우므로, 腹腔 내 중요 臟器를 데우기 위하여 혈액이 몰리면서 手足은 상대적으로 寒冷해져 厥하게 된다. 이때 腹腔 내로 편중된 혈액의 소통이 나빠져 울체되면 困熱이 생긴다. 胃强한 强体 역시 過亢된 臟腑 기능에 의해 胸腹 간에 지나친 혈액이 유입되면서 手足은 陽厥하게 된다. 手足厥冷은 厥이다. 厥이란 亥子丑에서 亥의 상태에 해당하는 것이며, 아기 주먹처럼 말려 있는 어린 고사리(蕨菜)와 같은 형상이다. 즉 寒을 逆하여 밀고 올라가려는 기운이 모자라서(欠) 굴바위(厂)에 막혀 있는 상태가 厥인데, 인체에서는 手足厥冷으로 나타난다.

下法不及 强体의 手足厥冷은 裏熱, 實熱에 의해 易發한다. 傷寒論 厥陰病 篇의 '傷寒一二日 至四五日而厥者 必發熱 前熱者 後必厥 厥深者 熱亦深 厥微者 熱亦微 厥應下之 而反發熱者 必口傷爛亦.' 조문은 强体의 手足厥冷 病理를 밝혔다고 볼 수 있다. 强体의 實熱 手足厥冷은 '應下之'하여 承氣湯으로 攻下해야하나 胃家實한 燥結이 없으면 '傷寒 脈滑而厥者 裏有熱也 白虎湯主之.'라, 白虎湯으로 淸熱, 和解한다.[101]

口不渴

太過

三法이 太過한데도 渴症이 없으므로 口不渴을 病症으로 본다. 三法太過에 渴症이 생기지 않는 것은 裏寒하기 때문이니 口不渴은 弱体 감별 진단의 중요한 기준이 된다. 汗法, 下法이 진행되는데도 渴症이 없다면 中洲가 虛寒하다.

下法太過 '自利不渴者 屬太陰 以其臟有寒故也 當溫之 宜服 四逆輩.'에서 自利는 환자 스스로 下法을 시행한다는 뜻이다. 傷寒病이 진행되는 짧은 기간 중의 自利일 수도 있고, 弱体의 素症으로 평소 반복되는 自利일 수도 있다. 自利가 지속되면 津液이 부족해지고 渴症이 생겨야 하는데도 裏寒한 弱体는 口不渴하고 마시더라도 喜熱飮한다.

汗法太過 '傷寒汗出而渴者 五苓散主之 不渴者 茯苓甘草湯主之.'에

---

101) 手足厥冷이 下法不及에 의한 것이지만 承氣湯을 응용한 조문은 보이지 않는다. 仲景은 手足厥冷을 和法 위주로 다스렸음을 알 수 있다.

실제 임상에서는 强体의 雜病에 大黃類(大黃黃連瀉心湯 등)의 처방으로 攻下했을 때 胸腹의 瀉熱이 해소되면서 평소 素症으로 가지고 있던 手足의 冷感이 없어지는 경우를 자주 볼 수 있다. 東洞은 이러한 病理를 이해 못해 약물에 寒熱이 없다고 하였다.

서 五苓散은 下焦에, 茯苓甘草湯은 中焦에 飮邪가 貯留된 것이다. 飮邪
의 貯留가 반드시 渴症을 수반하지는 않는다는 것을 알 수 있고, 茯苓甘
草湯의 君藥은 生薑이므로 역시 裏寒한 弱体의 汗法太過 후 口不渴을
다스린다.

吐涎沫
太過
虛證

吐涎沫은 입안에 침이 많아지거나, 침과 거품을 토하거나 뱉어내는 증
상이다. 汪琥는 '胃中이 극히 虛寒하다.' 하였고, 吳謙은 '맑은 침과 차가
운 거품이 입으로 나오는 것이다. 이는 厥陰의 寒氣가 胃를 침범해서 그
렇다.'고 하였다. 金匱要略에 蛔蟲과 中風에 의한 吐涎沫도 있지만, 임
상에서는 일반적으로 虛證, 太過之症으로 볼 수 있다.

三法太過 大病을 앓고 난 후, 氣血이 衰殘하면 胸上部가 차가워지
면서 涎沫을 토하거나 뱉게 된다. '大病差後 喜唾 久不了了 胃上有寒
當以丸藥溫之 宜理中丸.'이라, 喜唾를 理中丸과 같은 溫藥으로 溫和
한다.

傷寒論 厥陰病 篇과 金匱要略 嘔吐噦下利病 篇의 '乾嘔 吐涎沫 頭痛
者 吳茱萸湯主之.' 조문 역시 嘔吐와 下利 등, 三法이 진행된 후 裏虛寒
한 상황에서 吐涎沫한다는 것을 알 수 있다. 吳謙의 說처럼 肝의 寒氣가
胃를 犯한 것이라 할 수 있는데, 生薑, 吳茱萸로 溫和, 降逆한다.

上焦(肺)가 虛冷해도 涎沫이 심해지는데, '肺痿 吐涎沫而不咳者, 其
人不渴, 必遺尿, 小便數, 所以然者, 以上虛不能制下故也. 此爲肺中
冷, 必眩, 多涎唾, 甘草乾薑湯以溫之.'라, 寒證이라 其人不渴한다. 肺

瘻도 三法太過에 의해 發病하므로 甘草乾薑湯으로 溫和한다. [102]

嗜眠

太過 > 不及

虛證 > 實證

嗜眠은 밤낮을 막론하고 자려고 하는 증상이다. 흔들거나 부르면 깼다가 곧 다시 잠이 드는 데, 깼을 때는 정신이 맑으므로 神昏과는 다르다. 傷寒論과 金匱要略에는 '但欲寐', '蹉臥', '嗜臥', '欲眠', '欲臥', '多眠睡' 등으로 표현하고 있다. 欲寐와 蹉은 太過之症으로 少陰病 편에서, 多眠睡와 欲眠睡는 不及之症으로 太陽病, 少陽病 편에서 볼 수 있다.

三法太過 三陽病을 거치며 少陰病에 이르면 이미 三法은 太過하게 된다. 三法을 거치며 陽氣의 손실이 지나쳤으므로 少陰病은 脈은 沈細하고 形寒하며, 몸을 오그리고 눕거나 虛煩이 생기기도 한다. 欲寐는 수시로 계속 자려고하는 증상이다. 하지만 似睡非睡로 자려고 해도 잘 자지 못한다는 뜻도 내포하고 있다. '少陰之爲病 脈微細 但欲寐也' '少陰病 欲吐不吐 心煩但欲寐 五六日自利而渴者 屬少陰也.' '少陰病 下利 若利自止 惡寒而蹉臥 手足溫者 可治.' 조문들에 해당한다.

金匱要略에도 血氣가 부족하면 欲眠한다고 하였는데, 血氣의 부족은 傷寒과 같은 大病 後건, 思慮過多건 역시 三法의 太過로 인한 것으로 볼 수 있다. '邪哭使魂魄不安者, 血氣少也, 血氣少者屬於心, 心氣虛者, 其人則畏, 合目欲眠, 夢遠行而精神離散, 魂魄妄行. 陰氣衰者爲癲, 陽

---

102)『金匱要略』肺瘻之病, 從何得之? 師曰：或從汗出, 或從嘔吐, 或從消渴, 小便利數, 或從便難, 又被快藥下利, 重亡津液, 故得之.라 하여 肺瘻의 원인이 三法太過 때문이라고 밝혔다.

氣衰者爲狂.'이라, 처방은 밝히지 않았으나 小柴胡湯이나 歸脾湯으로 다스린다.

金匱 百合狐惑病 篇에는 '狐蟲之爲病, 狀如傷寒, 黙黙欲眠, 目不得閉, 臥起不安, 蝕於喉爲蟲, 蝕於陰爲狐, 不欲飮食, 惡聞食臭, 其面目乍赤乍黑乍白. 蝕於上部則聲喝, 甘草瀉心湯主之.'라 하였는데, 狐惑病 역시 三法의 太過로 反佐法으로 다스리고 있다. 咽喉와 陰部의 潰爛을 濕熱로 보고 甘草瀉心湯으로 淸和, 祛濕한다.

少陰病은 三攻을 거치면서 寒化되는 기전이다. 그러나 三陽合病이나 溫病은 三攻을 거치면서 熱化한다. '三陽合病 脈浮大 上關上 但欲眠睡 目合則汗.' '太陽病 發熱而渴 不惡寒者 爲溫病 若發汗已 身灼熱者 名風溫 風溫爲病 脈陰陽俱浮 自汗出 身重 多眠睡 鼻息必鼾 語言難出 若被下者 小便不利 直視 失溲 若被火者 微發黃色 劇則如驚癇 時瘛瘲 若火熏之 一逆尙引日 再逆促命期.' 등은 汗法이 太過하면서 오히려 邪熱이 熾盛한 경우의 欲眠이다. 三陽合病은 白虎湯으로 다스린다. 津液損傷이 심하면 溫病條辨의 처방을 응용할 수 있다.

汗法不及 欲寐는 대부분 太過之症으로 기술되어 있으나, 傷寒論 太陽病 편에 麻黃湯으로 다스리는 不及之症 조문이 있다. '太陽病 十日以去 脈浮細而嗜臥者 外已解也 設胸滿脇痛者 與小柴胡湯 脈但浮者 與麻黃湯.'에서 太陽病이 十日이 경과되는 동안 汗法이 太過했으므로 小柴胡湯으로 和解한다. 단 脈이 但浮하면 아직 表證 不及之症이 해소되지 않았으므로 麻黃湯으로 發表한다.[103]

熱象 : 熱證 경향의 症狀

脈數, 手足煩熱, 口渴, 面赤, 衄血, 煩躁, 不得眠

脈數

王叔和는 '數脈은 맥의 속도가 빠르고 급한 것이다. 한 호흡에 6, 7회
뛰는 것이라고도 하고 질병이 진행되는 것이라고도 한다.'고 하였다.[104]
傷寒에 '病人脈數 數爲熱 當消穀引食 而反吐者 此以發汗 令陽氣微 膈
氣虛 脈乃數也 數爲客熱 不能消穀 以胃中虛冷 故吐也.'라 하여 脈數
은 熱象이고 實熱과 虛熱 모두 數脈이 나타남을 밝혔다.

手足煩熱

太過 > 不及

手足煩熱은 熱象이지만 熱證, 實證, 寒證, 虛證 등 八綱 諸證에 共히
나타날 수 있다.[105] 仲景은 '手足煩', '手足熱', '四肢苦煩', 등으로도 표

---

103) 『傷寒論注』太陽爲開, 開病反闔, 故嗜臥, 與麻黃湯以開之, 使衛氣行陽, 太陽仍
得主外而喜寤矣, 與太陽初病, 用以發汗不同, 當小其制而少與之. '太陽은 開를 主管
하는데, 열어주는 것이 병이 나서 도리어 닫히게 되므로 嗜臥한다. 麻黃湯으로 열어주는
데, 衛氣가 表에서 행하게 하여 太陽이 외부를 主管하면 잠을 깨게 된다. 太陽病 초기에
發汗시키는 것과는 다르니, 약을 小方으로 하여 조금씩 복용하게 한다.'

104) 『脈經』數脈 去來促急 一日一息六七至 一日數者進之名

105) 象(症狀)이 發顯되는 최초의 목적은 病因의 자극에 대응하기 위한 자기 방어기전으
로 시작된다. 手足煩熱뿐만 아니라 惡寒, 發熱 등 임상에서 흔히 관찰되는 象(症狀)들
은 몸이 病因을 극복하고 다시 和緩한 상태로 복귀하기위한 方便으로 八綱 諸證에서 共
히 이용되는 경우가 많다. 八綱의 진단은 한 가지 象에 의해 판단될 수 없는 까닭이며 여
러 가지 象과 肥瘦, 强弱을 相參, 比較하여 결정해야하는 이유이다.

현하고 있다. 傷寒論에서는 手足煩熱보다 가벼운 증상인 '手足溫'이 陽明病과 太陰病에서 보이고, 手足煩熱은 모두 金匱要略 雜病 편에 기록되어 있다.

三法太過 汗吐下 三法의 太過로 氣血이 耗損되면 '陰虛生內熱'하여 手足煩熱이 발생한다. 虛證에 대한 論說인 血痺虛勞病 篇에 '勞之爲病, 其脈浮大, 手足煩, 春夏劇, 秋冬瘥, 陰寒精自出, 酸削不能行.'과 '虛勞裏急, 悸, 衄, 腹中痛, 夢失精, 四肢痠疼, 手足煩熱, 咽乾口燥, 少建中湯主之.'에서 三法太過로 인한 虛勞가 발병하면 手足煩熱이 나타난다고 하였다. 小建中湯으로 溫和한다.

婦人 産後 역시 출산 과정에서 汗吐下 三法이 太過하므로 虛證 手足煩熱이 易發한다. '三物黃芩湯 : 治婦人在草蓐, 自發露得風, 四肢苦煩熱, 頭痛者與小柴胡湯; 頭不痛但煩者, 此湯主之.'라, 産後는 三法의 太過가 極甚하므로 대부분의 질환을 虛證으로 보고 瘦人 弱体의 治法에 準하여 小柴胡湯 위주로 다스린다. 단, 陰虛에 實熱이 錯雜되어 있으면 三物黃芩湯으로 淸和한다.

下法不及 金匱要略 黃疸病 篇에 '寸口脈浮而緩, 浮則爲風, 緩則爲痺. 痺非中風. 四肢苦煩, 脾色必黃, 瘀熱以行.'이라 하여 濕熱, 濕毒이 中焦에 阻滯되어도 四肢苦煩이 발생한다고 하였다. 脾濕은 四肢에 應한다. 中焦의 濕熱은 茵蔯蒿湯으로 利小便, 通大便하여 攻下, 疏通시킨다.

口渴

太過 ＞ 不及

口渴은 '입이 마르면서 물을 마시고 싶은 증상'이다. '口乾'이나 '口燥'

는 입이 마르지만 반드시 물을 마시고 싶은 것은 아니다. 景岳은 '口渴과 口乾은 아주 다른데, 사람들이 잘 구분하지 못한다. 口渴은 火燥가 지나친 것이고 口乾은 津液이 不足한 것이다. 火가 有餘하면 實熱로 따져야하고 津液이 不足하면 陰虛로 따져야한다.'고 하였다.[106]

三法太過 三法이 太過하면 체내 津液이 부족해지게 되고 津液을 보충하기 위해서 口渴이 생긴다. '傷寒病 若吐 若下後 七八日 不解 熱結在裏 表裏俱熱 時時惡風 大渴 舌上乾燥而煩欲飲水數升者 白虎加人蔘湯主之.' 조문은 吐法, 下法 後 熱化되었으므로 强体 경향임을 알 수 있다.

虛熱이 日久해도 口渴이 생긴다. 口苦, 小便赤, 虛煩不得眠, 脈細數 등을 겸할 수 있다. '百合病一月不解, 變成渴者, 百合洗方主之.'라 熱象에 의해 津液이 耗損된다.

下法不及 不及에 의한 渴症은 대부분 '飮邪'에 의해 발생한다.[107] 飮邪를 前後陰으로 攻下하면 渴症은 가라앉는다. 飮邪가 內阻하여 陽氣가 升敷하지 못하면서 津液도 上騰하지 못하므로 渴症이 생긴다고 본다. 茯苓澤瀉湯, 五苓散, 己椒藶黃丸, 文蛤散, 瓜蔞瞿麥丸 등에 해당한다.

---

106) 『景岳全書』 口渴口乾 大有不同 而人多不能辨 蓋渴因火燥有餘 乾因津液不足 火有餘者當以實熱論 津液不足當以陰虛論

107) 水飮은 陰液이라 원래 渴症이 없어야 한다. 그러므로 飮邪에 의한 渴症은 口乾에 가까워 입이 마르지만 물을 잘 마시지 못하거나, 물을 마신 후 오히려 불편해지고 심지어 토하기도 한다.

面赤

不及 > 太過

面赤의 원인은 크게 세 가지로 나뉜다. 첫째는 '陽氣怫鬱在表', 둘째는 '陽明熱邪', 셋째는 '戴陽'이다. 앞의 두 가지는 汗, 下法 不及之症이고 戴陽은 下法 太過之症이다.

面赤은 얼굴로 혈류량이 갑자기 늘어나면서 안면 부위의 혈관이 압력을 낮추기 위해 확장되면서 나타나는데, 혈관이 확장되면 혈액의 붉은 색이 겉으로 드러난다. 안면 혈관이 확장되는 현상은 동일하나 그 원인은 强体的 경향성, 弱体的 경향성, 三法, 太過不及이 다 달라 審察 後 施治해야 한다.

汗法不及 '太陽病 得之八九日 如瘧狀 發熱惡寒 熱多寒少 其人不嘔 清便欲自可 一日二三度發 脈微緩者 爲欲愈也 脈微而惡寒者 此陰陽 俱虛 不可更發汗 更下 更吐也 面色反有熱色者 未欲解也 以其不能得 小汗出 身必痒 宜桂枝麻黃各半湯.'에서 汗法不及으로 陽氣가 表部에 怫鬱하므로 面色이 熱色으로 붉어지는 것이다. 汗法을 쓰되 得少汗出하기 위해 調理之劑인 桂枝湯과 表實不汗出에 응용하는 麻黃湯을 합쳐 桂麻各半湯으로 다스린다.

下法不及 金匱要略 痰飲咳嗽病 篇에 '若面熱如醉, 此爲胃熱上衝熏其面, 加大黃以利之.'라 하여 陽明 胃府의 熱邪에 의한 面赤을 밝혔다. 承氣之劑로 攻下하거나 경우에 따라 白虎湯으로 淸熱解肌, 淸和한다. 强体의 實熱證이므로 釜底抽薪으로 간단히 해결될 수 있다. 세 가지 원인 중 가장 輕證이다.

下法太過 虛證으로 가장 難治에 속한다. 傷寒論 厥陰病 篇에 '下利 脈沈而遲, 其人面少赤, 身有微熱, 下利淸穀者, 必鬱冒, 汗出而解, 病

110

人必微厥. 所以然者, 其面戴陽, 下虛故也.'라, 얼굴이 붉어지는 것을 보고 '얼굴에 陽을 이고 있는 모습'이라 하여 戴陽이라 하였다. 虛陽上浮하여 얼굴에 붉게 드러나는 戴陽의 출발은 下利淸穀에 있다. 下利에 淸穀이 나온다는 것은 裏寒이 極甚하다는 뜻이다.[108] 傷寒論 少陰病 篇에도 '少陰病 下利淸穀 裏寒外熱 手足厥逆 脈微欲絶 身反不惡寒 其人面色赤 或腹痛 或乾嘔 或咽痛 或利止脈不出者 通脈四逆湯主之.'라 하여 같은 기전으로 面赤이 됨을 밝혔고, 裏寒外熱이라 溫中回陽하는 通脈四逆散으로 主治하고 있다. 少陰 戴陽은 아직 可治나 厥陰 戴陽은 難治임을 알 수 있다.[109]

久病으로 고질적인 面赤은 太過之症으로 下虛證인 경우가 많다. 太過之症 戴陽과 不及之症 陽氣怫鬱은 共히 弱体 경향이다.

---

108) 弱体의 久病, 雜病 寒證은 虛熱을 품고 있다. 寒熱이 錯雜되어 보이나, 寒證(眞寒假熱)으로 裏寒이 虛熱을 품고 태극을 이루며 거짓된 평화를 유지한다. 東垣은 이를 陰火乘土位라 하였고 黃芪 人蔘 甘草 등으로 瀉熱하였다. 그런데, 지금 厥陰의 下利淸穀은 虛熱도 품지 못할 정도로 裏寒 虛冷한 상태다. 表裏가 모두 虛冷해져 목숨이 경각에 달하기 직전, 아직은 外熱裏寒이라, 남아있는 최소한의 陽氣(몸은 裏寒과 균형을 맞추기 위해 겉으로 假熱을 발생시킨다)가 上浮하여 戴陽으로 나타난다. 이때는 급히 溫灸하거나 附子, 乾薑으로 回陽해야하는데도 庸醫는 陽氣怫鬱, 不及之症으로 보고 汗法을 시행하여 환자의 命을 재촉하게 된다.

109) 三攻法이 진행되면 인체는 비슷한 기전으로 반응한다. 衝도 戴陽처럼 下法 後 발생한다. '太陽病 下之後 其氣上衝者 加與桂枝湯 方用前法 若不上衝者 不得與之.' '傷寒若吐 若下後 心下逆滿 氣上衝胸 起則頭眩 脈沈緊 發汗則動經 身爲振振搖者 茯苓桂枝白朮甘草湯主之.'라, 下法이 太過한 후 上衝한다. 下法太過로 下陷되지 않고 上衝하면 桂枝湯이나 苓桂朮甘湯으로 和解한다.

衄血

太過 > 不及

外傷에 의하지 않고 저절로 코피가 나오는 것이 衄血이다. 傷寒 表邪가 코피를 통해서 풀어지므로 紅汗이라고도 한다. 傷寒과 같은 大病, 急性 期는 實證 衄血이고, 金匱의 雜病, 久病인 경우는 虛證 衄血이다. 衄血은 汗法보다 吐法에 가깝고 少量의 自衄血로도 陽氣의 消盡이 太過하다.

吐法太過 傷寒論의 '太陽病 脈浮緊 無汗 發熱身疼痛 八九日不解 表 證仍在 此當發其汗 服藥己微除 其人發煩目瞑 劇者必衄 衄乃解 所以 然者 陽氣重故也 麻黃湯主之.'에서 血이 血管 밖으로 나오면서 熱이 發 洩된다. '太陽病 脈浮緊 發熱 身無汗 自衄者愈.'에서 汗法이 不及하면 邪氣化熱하므로 衄血 吐法으로 解之함을 알 수 있다. 汗出하여 寒邪에 유폐된 陽氣를 구하듯이, 衄血을 통하여 陽氣를 救出한다.

金匱要略의 虛勞病 편에 '男子脈虛沈弦, 無寒熱, 短氣裏急, 小便不 利, 面色白, 時目瞑, 兼衄, 少腹滿, 此爲勞使之然.'이라 하였고, '虛勞裏 急, 悸, 衄, 腹中痛, 夢失精, 四肢痠疼, 手足煩熱, 咽乾口燥, 少建中湯 主之.'라 하여 久病 虛勞에 의한 衄血은 溫和法으로 和解함을 밝혔다. 또 金匱要略의 吐衄下血病 편에 '衄家不可發汗 汗出必額上陷 脈急緊 直視不能眴 不得眠.'이라 하였는데, 여기서 衄家는 虛證, 久病의 衄血을 의미한다. 紅汗 吐法의 太過이므로 당연히 더 이상 汗法을 시행할 수 없 다. 黃土湯으로 溫和하거나, 瀉心湯으로 淸和한다.

汗法不及 衄血은 대부분 吐法太過지만 肥人 表寒證인 경우에는 아직 汗法不及으로 볼 수도 있다. '傷寒脈浮緊 不發汗 因致衄者 麻黃湯主 之.'에 해당하는데, 肥人 表寒證에는 衄血이 있더라도 麻黃湯을 처방 할 수 있다. [110]

煩躁

太過 ＞ 不及

煩躁는 가슴에 煩熱이 있어 安定되지 않고, 팔다리가 편치 않아 안절부절못하는 것이다. 煩은 자각 증상으로 煩疼, 煩滿, 煩渴, 虛煩 등이 있고, 躁는 타인이 인지하는 증상으로 手足躁擾, 躁不得臥 등이 있다. 太過에 의한 煩躁는 虛證으로 久病, 瘦人, 弱体 경향이다.

汗法不及 太陽病에 寒邪의 束表가 심한데, 無汗하여 內鬱하면 煩躁한다. '太陽中風 脈浮緊 發熱 惡寒 身疼痛 不汗出而煩躁者 大青龍湯主之.'라, 石膏로 清熱하고 麻黃으로 不及한 汗法을 도와 寒束을 풀어준다.

下法不及 陽明病 下法不及에도 煩躁가 발생한다. '病人不大便五六日 繞臍痛 煩躁 發作有時者 此有燥屎 故使不大便也.'라 胃家實 不大便이라 承氣湯으로 攻下한다. 또한 産後 陽明 胃熱 不大便과 下焦瘀血에도 煩躁가 발하는데, '産後七八日, 無太陽證, 少腹堅痛, 此惡露不盡, 不大便, 煩躁發熱, 切脈微實, 再倍發熱, 日晡時煩躁者, 不食, 食則譫語, 至夜卽愈, 宜大承氣湯主之. 熱在裏 結在膀胱也.'라 여기서 日晡時는 陽明이 왕성한 시간이다. 역시 承氣湯으로 攻下한다.

三法太過 溫和, 和解之劑인 桂枝湯의 微汗法도 감당하지 못하는 瘦

---

110) 汗出이 진행될 때, 그 汗出이 汗法太過인지, 아니면 아직 汗法이 不及하므로 그 汗出을 더 도와주어야 할지를 審察하듯, 衄血도 吐法太過인지, 아니면 아직 吐法이나 汗法이 만족스럽지 못한 不及의 과정인지 의문을 가질 수 있다. 그렇지만 상한과 금궤의 衄血 조문은 대부분은 太過로 보고 있다. 不及으로 볼 수 있는 경우도 본 조문처럼 衄血 자체의 不及이 아니라 肥人 表寒에 의한 汗法不及의 영향으로 발생한 衄血이다. 衄血을 紅汗이라 하지만 혈액이 혈관 밖으로, 그것도 吐法으로 나오는 강력한 症狀이다. 衄血 자체는 不及之症이 없다.

人, 弱体인 경우 桂枝湯의 發汗 후 煩躁할 수 있다. '傷寒脈浮 自汗出 小便數 心煩 微惡寒 脚攣急 反與桂枝 欲攻其表 此誤也 得之便厥 咽中乾 煩躁吐逆者 作甘草乾薑湯與之.'라, 乾薑 甘草로 溫中한다.

또한 '下之後 復發汗 晝日煩躁 不得眠 夜而安靜 不嘔 不渴 無表證 脈沈微 身無大熱者 乾薑附子湯主之.' '發汗 若下之 病仍不解 煩躁者 茯苓四逆湯主之.' 두 조문을 相參해 보면 弱体의 三法太過에 의한 煩躁는 乾薑이 主治함을 알 수 있다.

三法이 太過하여 少陰病이 되면 腹中이 虛寒해지면서 煩躁한다. '少陰病 吐利 手足逆冷 煩躁欲死者 吳茱萸湯主之.'라, 吳茱萸로 溫中 降逆 除煩한다. 역시 弱体의 虛證 煩躁症이다.

不得眠

太過 > 不及
虛證 > 實證

낮에 활발하게 이루어지던 日常의 생리적 汗吐下 三法은 밤이 되면서 수면을 통해 갈무리되고 잦아든다. 수면을 통해 三法이 멈추면서 체력을 회복하므로, 수면장애는 여타 질환을 일으키는 숨은 원인이 되기도 한다. 아침에 눈을 뜨면 즉각적으로 다시 淸陽의 上越에 의한 知覺이 發生하고, 일어나 움직이면서 汗法을 통한 陽氣의 發散이 펼쳐지며 하루가 시작된다.[111] 낮의 활동과 밤의 수면은 一陰一陽하며 陽氣의 소모와 축적을 반복한다.

---

111) 知覺이 發生하고 : 知覺은 淸陽의 上越 과정에서 이루어진다. 눈을 뜨자마자 知覺하는 것은 본인의 意志가 아니므로 發生한다고 표현하였다.

睡眠은 充陽의 과정으로, 낮에 펼친 생리적 三法으로 소모해버린 陽氣의 축적을 위한 생명활동이다. 不得眠은 入眠障碍와 淺眠, 多夢, 睡眠時間 短縮 등을 포함한다.

三法太過 太陽病, 陽明病은 不及之病이므로 太陽病은 汗法 위주, 陽明病은 下法 위주의 攻法으로 다스린다. 이때 攻法이 太過하면 體液과 陽氣의 소모가 심해지면서 煩이 易發한다. 煩은 汗吐下 三法이 太過할 때 나타나는 대표적 症狀이다. 그러므로 '發汗 吐下後 虛煩不得眠 若劇者 必反覆顛倒 心中懊憹 梔子豉湯主之.'라 하였는데, 여기서 虛煩이라 함은 三攻의 太過로 야기된 煩이기 때문이다. 三攻法이 太過하면 虛煩이 생기고, 虛煩이 생기면 不得眠한다. 肥人보다는 瘦人 경향이다.

'少陰病 得之二三日以上 心中煩 不得臥 黃連阿膠湯主之.' 역시 三陽病 時 汗吐下 三法의 太過를 거친 결과 少陰病으로 傳經한 脈微細, 혹은 脈細數의 血虛 煩躁한 不得眠임을 알 수 있다. 黃連은 汗吐下 太過를 다스리는 대표적인 淸和藥으로 黃連阿膠湯의 主藥이다. 黃連阿膠湯은 淸熱, 養陰, 安神을 主한다. 不得臥는 不得眠에 비해 상대적으로 臥起不安이 甚한 상태를 뜻한다.

金匱要略 血痺虛勞病 편의 '虛勞 虛煩 不得眠, 酸棗仁湯主之.'도 三法의 太過에 의한 不得眠인데, 黃連阿膠湯이 淸熱에 능하다면 酸棗仁湯은 養陰, 安神에 능하다할 수 있다.

下法不及 不得眠은 三法의 太過에 의한 虛證이 대부분이다. 그렇지만 '病人小便不利 大便乍難乍易 時有微熱 喘冒不能臥者 有燥屎也 宜大承氣湯.'과 같이 下法이 不及하여 나타나기도 한다.

吐法不及 그 외 不得眠의 病因은 다양할 수 있다. '胸痺不得臥, 心痛徹背者, 括蔞薤白半夏湯主之.'와 같은 吐法不及의 心痛에 의한 不得臥

도 있고 '咳逆上氣, 時時吐濁, 但坐不得眠, 皂莢丸主之.'와 같은 吐法
不及의 咳逆에 의한 不得眠도 있다.[112] 환자가 호소하는 기타 症狀을
無化하면서 不眠을 다스린다.

---

112) 皂莢은 味辛하여 開竅散結한다. 吐法不及에 의한 頑痰喘咳를 다스린다.

脈의 진단

形態證症脈의 진찰 중에서 환자의 손을 직접 잡아 환자와 가장 親密한 交感을 나누는 것이 診脈이다. 診脈과 더불어 尺部와 腹部의 觸診을 통해 肥瘦八綱을 더욱 정확하게 파악한다.

浮沈遲數强弱脈

脈의 浮沈遲數과 强弱을 통해 肥瘦八綱을 抽象한다. 脈의 强弱이 가장 중요하며, 强弱을 통해 虛證과 實證을 나눈다. 그 외 浮沈은 表裏, 遲數은 寒熱에 속한다.

弱脈

『靈樞·邪氣藏府病形』에 '脈이 小한 者는 陰陽과 形氣가 모두 不足하므로 刺鍼하지 않고 甘藥으로 調理한다.'고 하였다. [113]

---

113) 黃帝曰 病之六變者, 刺之柰何?

歧伯答曰 諸急者多寒, 緩者多熱; 大者多氣少血, 小者血氣皆少; 滑者陽氣盛, 微有熱, 濇者多血少氣, 微有寒. 是故刺急者, 深內而久留之; 刺緩者, 淺內而疾發鍼, 以去其熱. 刺大者, 微寫其氣, 無出其血. 刺滑者, 疾發鍼而淺內之, 以寫其陽氣而去其熱; 刺濇者, 必中其脈, 隨其逆順而久留之, 必先按而循之, 已發鍼, 疾按其痏, 無令其血出, 以和其脈. 諸小者, 陰陽形氣俱不足, 勿取以鍼, 而調以甘藥也.『靈樞·邪氣藏府病形』

强脈

患者 體型의 長短肥瘦와 脈의 大小, 强度를 對比한다.

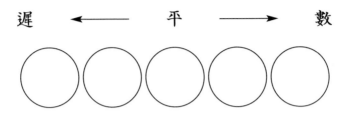

원에 칠을 해서 浮沈遲數强弱을 시각화 할 수 있다.

診療簿 脈圖

左側으로는 遲, 右側으로는 數, 가운데는 平이다. 둥근 圓은 맥의 斷面이다.

진단의 결과 : 八綱의 執證

形態症脈을 相參하여 肥瘦强弱과 虛實表裏寒熱의 證을 결정한다. 肥瘦强弱은 虛實表裏寒熱證보다 上位의 素證이다. 肥瘦가 결정되면 辛味, 苦味, 甘味의 多少와 攻法의 强度가 정해진다. 强弱이 결정되면 寒藥, 熱藥의 방향이 정해진다. 證의 導出은 곧 治法의 決定이다. 治法이 결정되면 本草와 處方을 선택하여 施治하게 된다.[114]

八綱의 來源

傷寒論과 金匱要略에 八綱이라는 표현은 없지만, 明淸代에 이르러 수많은 醫家들이 醫經 兩書를 八綱의 개념으로 해석하였다. 明代 方隅는『醫林繩墨』에 '傷寒雜病論의 大法을 窮究하니 陰陽表裏寒熱虛實, 여덟 글자에서 벗어남이 없구나.'라고 감탄을 하였고, 張景岳은 二綱 六變으로 八綱의 개념을 밝혔다. 그 외 張三錫, 王執中과 같은 醫家들도 八綱이라는 표현을 쓰지 않았을 뿐 八綱辨證의 개념은 제시하고 있다.

八綱이라는 표현은 중국 民國時代에 이르러 祝味菊(1884~1951)의『傷寒質疑』라는 책에 비로소 처음으로 등장한다. 祝味菊은 '所謂八綱者 陰

---

114) 證이 결정되면 바로 治法의 方向이 정해진다. 表證은 發汗法으로, 裏證은 涌吐法, 攻下法으로, 寒證은 溫和法으로, 熱證은 淸和法으로 다스린다. 대부분의 疾病은 虛證과 實證이 함께하므로 和法과 攻法을 兼施한다.

陽寒熱表裏虛實者是也. 古昔醫工觀察各種疾病之證候 就其性能不同, 歸納于八種綱要 執簡馭繁 以應無窮之變'이라 하여 마침내 陰陽表裏寒熱虛實을 八綱으로 규정하게 된다.

象과 證

"疾病이란 寒'熱'虛'實'表'裏'陰'陽 이 여덟 글자로 요약될 뿐이다. 병의 情況이 여기서 벗어날 수 없으니 辨證의 원칙도 역시 여기서 벗어날 수 없다.

질병의 寒熱은 口渴과 口不渴, 渴症이 나면서 물을 마시는 것과 못 마시는 것, 뜨거운 음식 혹은 찬 음식을 좋아하는 것, 煩躁와 厥逆, 小便의 長短 赤白, 大便의 무르고 굳음, 脈象의 遲數 등으로 구분한다.

가령, 渴症이 나면서 물을 잘 마시고, 찬 음식을 즐기며, 煩躁하며, 小便이 短赤하고, 大便이 굳으며, 脈象이 빠르면 熱이다. 가령 渴症이 없거나 渴症이 있더라도 물을 마시지 못하는 경우, 뜨거운 물을 마시는 것을 즐기고, 손발이 厥冷하며, 小便이 淸長하고, 大便이 무르면서, 脈象이 느리면 寒이다.

질병의 虛實은 有汗과 無汗, 胸腹脹痛의 與否, 脹이 줄어드는가 아닌가, 아프면서 누르는 것을 싫어하는가 아니면 좋아하는가, 久病인가 新病인가, 선천적으로 튼튼한가 약한가, 脈象의 虛實 등으로 구분한다.

가령, 無汗하고 腹脹이 줄어들지 않는 경우, 아프면서 누르는 것을 싫어하고, 新病이며, 선천적으로 튼튼하며, 脈象이 實有力하면 實이다. 가령 多汗하고 腹脹이 있더라도 한 번씩 줄어들었다가 다시 부풀어 오르는 경우, 아파도 누르는 것을 좋아하면서 누르면 통증이 멈추고, 久病이며, 선천적으로 약하며, 脈象이 虛無力하면 虛다.

질병의 表裏는 發熱과 潮熱, 惡寒과 惡熱, 頭痛과 腹痛, 鼻塞과 口燥, 舌苔의 有無, 脈象의 浮沈 등으로 구분한다.

가령, 發熱惡寒하고, 頭痛, 鼻塞하며, 舌苔가 없고, 맥＊＊부하면 表다. 가령, 潮熱惡熱하고, 腹痛, 口燥하며, 舌苔가 黃赤하며, 맥＊＊침하면 裏다."

症狀은 象이고 八綱辨證은 證의 決定이다. 證은 여러 가지 象(症狀)과 形, 態, 脉 등을 相參하여 導出한다. 그러므로 象은 證을 判斷하기 위한 하나의 端緖이다. 上記한 程國彭의 '寒熱虛實表裏陰陽辨'은 證이 아니라 寒象, 熱象, 虛象, 實象, 表象, 裏象에 대한 설명이다. [115]

---

115) 『醫學心悟』의 '寒熱虛實表裏陰陽辨'은 八綱辨證의 기준을 제시하는 가장 뛰어난 論述이다. 證을 판단하기 위한 象이자 端緖라는 前提로 본다면 誤謬가 없을 것이다.

病有總要, 寒·熱, 虛·實, 表·裏, 陰·陽, 八字而已. 病情旣不外此, 則辨證之法, 亦不出此. 一病之寒熱, 全在口渴與不渴, 渴而消水與不消水, 飮食喜熱與喜冷, 煩躁與厥逆, 溺之長短·赤白, 便之溏·結, 脈之遲·數以分之. 假如口渴而能消水, 喜冷飮食, 煩躁, 溺短赤, 便結, 脈數, 此熱也. 假如口不渴, 或假渴而不能消水, 喜飮熱湯, 手足厥冷, 溺淸長, 便溏, 脈遲, 此寒也.

一病之虛實, 全在有汗與無汗, 胸腹脹痛與否, 服之減與不減, 痛之拒按與喜按. 病之新久, 稟之厚薄, 脈之虛實以分之. 假如病中無汗, 腹脹不減, 痛而拒按, 病新得, 人稟厚, 脈實有力, 此實也. 假如病中多汗, 腹脹時減, 復如故, 痛而喜按, 按之則痛止, 病久, 稟弱, 脈虛無力, 此虛也.

一病之表裏, 全在發熱與潮熱, 惡寒與惡熱, 頭痛與腹痛, 鼻塞與口燥, 舌苔之有無,

八綱과 細目

肥瘦, 强弱, 虛實, 表裏, 寒熱이라는 陰陽 對比를 이용하여 病의 本質에 접근하는 方法은 陰陽의 兩端을 잡아서 그 中을 求하려는 의도로 和緩과 調和를 指向하는 한의학의 독특한 醫學 體系이기도 하다.

八綱은 陰陽論을 바탕으로 이루어져 있다.[116) 陰陽論의 핵심은 太極을 半分하는 生命의 乙字曲線이다. 五行에서 본다면, 乙字曲線은 土에 해당한다. 太極은 乙子曲線을 중심으로 陰과 陽을 동시에 품고 있

115) 계속

脈之浮沈以分之. 假如發熱惡寒, 頭痛鼻塞, 舌上無胎, 脈息浮, 此表也. 假如潮熱惡熱, 腹痛口燥, 舌苔黃黑, 脈息沈, 此裏也.

至於病之陰陽, 統上六字而言, 所包者廣. 熱者爲陽, 實者爲陽, 在表者爲陽; 寒者爲陰, 虛者爲陰, 在裏者爲陰. 寒邪客表, 陽中之陰; 熱邪入裏, 陰中之陽. 寒邪入裏, 陰中之陰; 熱邪達表, 陽中之陽. 而眞陰·眞陽之別, 則又不同. 假如脈數無力, 虛火時炎, 口燥脣焦, 內熱便結, 氣逆上衝, 此眞陰不足也; 假如脈大無力, 四肢倦怠, 骨淡口和, 肌冷便溏, 飲食不化, 此眞陽不足也.

寒·熱, 虛實, 表·裏, 陰·陽之別, 總不外此. 然病中有熱證而喜熱飲者, 同氣相求也. 有寒證而喜冷飲, 却不能飲者, 假渴之象也. 有熱證而大便溏瀉者, 挾熱下利也. 有寒證而大便反硬者, 名曰陰結也. 有熱證而手足厥冷者, 所謂熱深厥亦深·熱微厥亦微是也. 有寒證而反煩躁, 欲坐臥泥水之中者, 曰陰躁也. 有有汗而爲實證者, 熱邪傳裏也. 有無汗而爲虛證者, 津液不足也. 有惡寒而爲裏證者, 直中於寒也. 有惡熱·口渴而爲表證者, 溫熱之病自裏達表也. 此乃陰陽變化之理, 爲治病之權衡, 尤辨之不可不早也.

『醫學心悟』「寒熱虛實表裏陰陽辨」

여기서 眞陰不足은 虛熱證, 眞陽不足은 虛寒證을 판단하는 단서에 속한다.

116) 陰陽은 해가 높이 떴을 때 언덕에 생긴 응달과 양달이다. 언덕은 항상 응달과 양달을 동시에 품게 된다. 太極이 陰陽을 동시에 품는 것과 같다.(음양의 一元性) 해는 쉼 없이 움직이므로 언덕의 응달과 양달 역시 消長하면서 변화한다.(음양의 逆動性) 살아 있는 몸(太極)은 强弱, 虛實, 表裏, 寒熱(陰陽)을 동시에 품고 있다. 몸의 陰陽은 항상 陰的(弱, 虛, 裏, 寒)이거나 陽的(强, 實, 表, 熱)인 경향성을 가지고 있다가 그 정도가 지나치면 發病한다. 경향성은 素證이고 완고하나 역시 변화할 수 있다.

다. 生命體는 太極을 이루며 陰陽相搏한다. 차가움과 뜨거움, 건조함과 습함, 흩어짐과 모임 등 서로 상반되는 속성이 대립, 견제, 제약하면서 끊임없이 운동하며 변화하고 있다. 陰陽論的 思惟에 익숙해지기 위해서는 時間의 흐름에 따라 끊임없이 움직이는 乙字曲線의 理解가 先行되어야 한다.

그러므로 强弱, 虛實, 表裏, 寒熱은 混融되어 있으며 辨證의 결과도 '虛다 實이다' '表다 裏다' '寒이다 熱이다'와 같이 콩을 반으로 쪼개듯 단정할 수 없다. 肥瘦, 强弱, 虛實, 表裏, 寒熱은 유동적으로 변화하며, 醫工의 소임은 그 경향성을 저울질하는 것이다. [117]

평소 환자를 진료할 때 肥瘦, 强弱, 虛實, 表裏, 寒熱이라는 큰 벼리에 의한 診斷이 만족스럽지 못할 경우, 診療簿 下端에 '散集' '嫩蒼' '高底' '上下' '輕重' '燥濕' 등등의 음양 대비 조항을 만들어 두고 相參하여 商量하면 도움이 된다. 환자가 벼리(綱)에 의해 파악되지 않으면 더 작은 목(目)을 통해 다시 살펴보는 방법이라 할 수 있다. [118]

---

117) 八綱은 規矩準繩이다. 그러나 測量되는 자연은 완벽하게 둥글거나, 완벽하게 직각이지 않다. 인체에서도 寒熱과 虛實, 表裏가 混融되어 發病한다. 規矩는 강을 건너기위한 배, 하나의 수단일 뿐이다. 강을 건너면 배는 필요 없다.

118) 虛實表裏寒熱 診斷 要領 : 虛實表裏寒熱은 항상 서로서로 混融되어 있으므로 진단법이 익숙하지 않은 상태에서 환자를 대하면 무엇부터 어떻게 진단해야할 지 당황하게 된다. 기초적인 八綱 診斷을 익히는 요령으로는 虛實, 表裏, 寒熱의 순서로 나눠 접근하는 것이 좋다. 八綱의 구분 중 가장 중요한 것은 虛實의 구분이다. 그래서 제일 먼저 三攻法과 和法의 驅使 여부를 결정하기 위한 虛實을 따져야 한다. 虛證의 정도가 결정되면 그 다음 表裏를 살핀다. 外感에 의한 陽氣의 拘束, 肥厚한 지방층에 의한 陽氣의 拘束 정도를 따져 表證을 파악한다. 發汗法으로 다스릴 수 있는 肥人을 제외하면 임상에서 表證은 흔한 질병이 아니다. 表裏가 결정되면 마지막으로 寒熱을 따져 寒藥, 熱藥, 寒熱藥 反佐를 결정한다.

肥瘦强弱虛實表裏寒熱

肥瘦强弱虛實表裏寒熱은 질병의 진단과 치료에 대한 規矩다. 肥瘦와 强弱, 虛實과 表裏, 그리고 寒熱은 경향성을 가지고 있다. 즉, 肥人은 肥人의 경향성, 瘦人은 瘦人의 경향성을 가진다. 强体와 弱体, 虛證과 實證, 表證과 裏證, 寒證과 熱證 역시 마찬가지이다. 肥瘦는 形에서 드러나고, 强弱은 態와 胃의 强弱으로 판단한다. 虛實로 攻法의 强度를 정하고, 表裏로 發汗 可否를 정하고, 寒熱로 溫和, 淸和를 정한다.

肥瘦强弱

肥人과 瘦人, 强体와 弱

耳目口鼻의 大小나 전신의 骨格은 先天的으로 稟賦한 경우가 많
다. 그렇지만 살이 찌거나 마른 상태는 後天的인 攝生에 의한 경우가 대
부분이다. 醫工은 선천적으로 품부한 耳目口鼻나 骨格은 고려하지 않
는다. 八綱의 和緩을 治病의 목표로 삼듯, 후천적인 肥瘦를 조절하여 살
이 찌지도 마르지도 않은 적당한 체형으로 바꾸는 것을 목표로 한다.

肥人은 키에 비해 체중이 많이 나가는 사람이고, 瘦人은 키에 비해 체중
이 적게 나가는 사람이다. 그리고 肥人은 肥의 상태를, 瘦人은 瘦의 상태
를 유지하려는 傾向性이 있는데, 굳이 八綱 개념으로 표현하자면, 肥證
과 瘦證 患者라 할 수 있다. 예를 들면 肥人은 기름진 음식을 좋아하고
瘦人은 담백한 음식을 좋아하여 자신의 傾向性을 유지하려한다.

肥人은 다시 肥人 强体와 肥人 弱体로 瘦人은 瘦人 强体, 瘦人 弱体
로 나뉜다.[119]

---

119) 强体, 弱体의 경향성은 실질적으로 胃(胃腸管)에 연유한다. 胃는 肉의 田이라, 몸
을 기르는 밭이자 陰陽(十)의 조화가 일어나는 玄妙한 공간(口)이다. 胃가 강하여 水穀
을 消磨할 熱이 충분하면 强体가 되기 쉽고, 胃가 약하여 不勝穀氣하면 困熱이 발생하
며 弱体가 되기 쉽다. 强体와 弱体를 구분하는 이유는 '强体인 경우는 찬 약을 위주로, 弱
体인 경우는 따뜻한 약을 위주로' 처방을 구성하기 위해서다.

强体는 일견 건강해 보이나, 실제로는 熱證에 의해 心肺가 消爍되는 上焦疾患이 잘 발생할 수 있는 体形이다. 弱体는 中焦 寒證이 易發하며, 發病 時 困熱에 의한 假熱象이 錯雜되어 나타난다. 肥人은 체중을 줄여주고 瘦人은 체중을 늘려주어야 한다. 弱体는 溫和하고 强体는 清和하여 和緩한 平人으로 회복시켜야 한다.

肥瘦强弱의 경향성은 虛實, 表裏, 寒熱의 경향성보다 더 頑固하고 오래된 것이므로 잘 변하지 않는다. 진단에 있어서 肥瘦强弱의 판단이 선행되어야하는 이유이다. [120]

---

120) 必先度其形之肥瘦, 以調其氣之虛實, 實則寫之, 虛則補之.『素問·三部九候論』

虛實

환자가 고통스러워하는 모든 症狀, 즉 모든 病은 實證이다.[121] 아픈 것이 病이므로, 通則不痛 不通則痛이라, 병의 원인은 不通이고 不通은 汗吐下 三法의 不及에 의해 발생한다. 모든 병을 三攻法으로 다스리는 이유다. 그러므로 虛證은 특정 증상이 아니고 어떤 양상의 증상을 호소하든 汗吐下 三攻法을 시행할 수 없는 '虛弱한 상태'를 의미한다.[122] 脈微弱, 疲勞, 無力하고 얼굴이 萎黃하거나 神志不爽하면 虛證으로 판단하여 攻法을 留保하고 和法으로 다스리게 된다.

邪之所湊는 其氣必虛라, 대부분의 병은 虛實이 함께하므로 虛實의 무게를 잘 저울질하는 것이 醫工의 임무다.[123]

虛實은 表裏나 寒熱과 마찬가지로 證의 等級이지만, 肥瘦强弱 다음으로 중요한 端緖에 해당한다. 그동안 虛證과 實證은 虛象(illusion)인

---

121) 病 : 丙은 天干에서 陽火로 '病'이란 뜨거운 불처럼 타오르고 번지는 實證 경향임을 뜻한다.

122) '邪之所湊, 其氣必虛'라 虛證과 實證은 나눠서 볼 수 없다. 일부 급성질환을 제외한 대부분의 질병은 虛實錯雜이다. 虛證을 중심으로 본다고 해도 氣血을 순환시킬 힘이 부족해서 三法不及, 不通이 생길 수 있는 것이다. 이런 경우 不通의 現 狀況은 實證이고 原因은 虛證이다. 醫工은 虛實의 輕重을 따져 虛證을 먼저 다스릴지 實證을 먼저 다스릴지 판단해야 한다. 虛實은 陰陽의 對待關係가 아니다. 虛實의 감별은 虛證이 어느 정도인가를 따지는 과정이다. 虛證의 경향성이 뚜렷하면 攻法을 삼가고 溫和, 淸和를 위주로 다스리거나, 休息과 穀肉果菜를 응용한 補法으로 다스려야 한다.

症狀 중심으로 파악되어 왔다. [124] 즉 譫語, 結胸, 惡寒發熱과 같은 症狀을 발현하면 實證으로, 鄭聲, 痞, 惡寒無熱과 같은 症狀을 발현하면 虛證으로 보았다. [125] 그러나 症狀으로 虛證, 實證을 판별한다면, 久病인 경우 대부분 假虛, 假實 증상이 섞여서 나타나기 마련이므로 항상 誤診의 위험이 따른다. [126]

　　虛證과 實證을 구분하는 목적은 虛則補, 實則瀉하기 위함이다. 虛를

---

123) 모든 질병은 虛實이 함께하므로 補法만 쓰던, 攻法만 쓰던 어느 정도 효과가 나타나기 마련이다. 질병을 다스림에 '補法을 위주로 한다, 攻法을 위주로 한다.'라는 편향된 시각을 가질 수 있는 까닭이다. 善한 醫工은 虛實의 兩端을 저울질하여 攻法 중심으로, 아니면 和法(補法) 중심으로, 혹은 적절한 攻和(攻補)兼施를 선택하여 施治하는 사람이다. 原始攻法으로 逐邪하고 經方을 응용한 和法으로 調理하는 것을 攻和兼施라고 한다.

124) 虛實 뿐만 아니라 表裏 寒熱 역시 마찬가지로 虛象인 症狀 위주로 판단되어왔다. 그런 근본적 한계 때문에 眞實假虛, 眞虛假實, 眞寒假熱, 眞熱假寒 등의 보완 개념이 나오게 된다.

125) 黃帝曰 余聞虛實以決死生, 願聞其情. 歧伯曰 五實死, 五虛死.
　　帝曰 願聞五實五虛.
　　歧伯曰 脈盛, 皮熱, 腹脹, 前後不通, 悶瞀, 此謂五實.
　　　　脈細, 皮寒, 氣少, 泄利前後, 飮食不入, 此謂五虛.
　　帝曰 其時有生者, 何也?
　　歧伯曰 漿粥入胃, 泄注止, 則虛者活; 身汗, 得後利, 則實者活, 此其候也.『黃帝內經』

內經에 제시된 虛實의 개념도 症狀을 중심으로 서술되어 있다.「玉機眞藏論」에서는 五虛와 五實의 症狀과 함께 虛證에는 以甘補胃하여 虛者를 살리고 實證에는 攻法으로 實者를 살리는 것을 밝히고 있다. 특히 汗과 下를 통한 實證의 治法은 傷寒論의 太陽病과 陽明病 치료에 그대로 적용된다.

126) 病的 증상이 발현하더라도, 인체는 恒常性을 유지하기 위해 虛와 實이, 寒과 熱이 엉키게 된다. 慢性, 久病인 경우 寒熱 역시 錯雜되어 나타나므로 대부분 假寒, 假熱의 假象이 나타난다.

더 虛하게 해서는 안 되고 實을 더 實하게 해서는 안 되므로, 虛證의 정도에 따라 汗吐下 三攻法과 和法의 驅使 여부를 결정한다. '환자가 지금 어느 정도 虛弱한가?'가 虛證, 實證 판별의 요지다.

虛證

虛證은 正氣가 부족하여 病邪에 대항하지 못하는 신체 상태를 말한다. 전통적으로 症狀 위주로 관찰했으나, 虛證은 특정 증상이 아니라 體力이 枯竭되거나, 營養이 不實하여 더 이상 三攻法을 시행할 수 없을 정도로 '氣血이 衰盡한 신체 상태'를 의미한다. 久病, 老齡, 음주, 흡연, 과로, 부적절한 식사, 수면장애, 스트레스, 약물중독 등에 의해 발생할 수 있으므로 弱体든 强体든 共히 虛證에 빠질 수 있다.[127]

脈無力, 面白萎黃, 疲勞, 羸瘦, 動悸, 眩暈, 四肢厥冷, 少氣, 自汗, 盜汗, 軟便 등의 증상이 나타날 수 있는데, 이는 邪氣에 저항하는 症狀이 아니고 正氣가 약해지면서 虛證으로 가라앉는 몸의 상태로 볼 수 있다. 그 외, 목소리에 힘이 없고 말수가 적으며, 정신도 맑지 못하며, 호흡이 약하다. 尺膚가 무르며, 腹壁도 無力하며 눌렀을 때 喜按한다.

虛實表裏寒熱 中 虛證의 감별이 가장 중요하다. 虛實의 무게를 제대로 測量하지 못하여 誤攻하면 正氣의 損傷이 심각할 수 있기 때문이다. 强体에게 虛證이 나타난다면 瘦人의 和法에 準하여 以甘爲君한다. 弱

---

127) 强体는 陽盛하여 邪氣에 반발하는 힘이 강하고 實證 발현이 뚜렷하다. 반면 弱体는 强体에 비해 正邪相爭이 약한 편이다. 虛證과 實證을 正邪相爭의 症狀과 病情을 중심으로 관찰하였으므로 强体는 實證爲主, 弱体는 虛證爲主라는 잘못된 先入見을 가질 수 있다.

体에게 虛證이 나타난다면 以甘爲君하되, 辛苦之味를 少許한다. [128) 三法太過에 의한 虛證은 淸和法, 溫和法[129)과 穀肉果菜를 통한 補法으로 다스린다.

實證

모든 疾病은 實證이다. 肥瘦强弱을 따진 후, 汗吐下 原始攻法의 强度를 정한다. 原始攻法으로 氣血을 疏通하고 湯藥으로 和解, 調理한다. [130)

---

128) 虛證이 두드러지면 經方을 바탕으로 溫和, 淸和한다. 病勢가 꺾이면 服藥을 멈추고 穀肉果菜(補法)로 섭생, 조리한다.

129) 『金匱要略·嘔吐噦下利病』에 '問日 : 病人脈數, 數爲熱, 當消穀引食, 而反吐者, 何也? 師日 : 以發其汗, 令陽微, 膈氣虛, 脈乃數, 數爲客熱, 不能消穀, 胃中虛冷故也.' 라 하였고 傷寒論에 '病人脈數 數爲熱 當消穀引食 而反吐者 此以發汗 令陽氣微 膈氣虛 脈乃數也 數爲客熱 不能消穀 以胃中虛冷 故吐也.'라는 동일한 의미의 條文이 있다. 여기서 發汗 후의 陽氣微는 汗法太過 후의 陽氣 손실을 의미한다. 汗法太過로 胃中의 陽氣가 虛해지면 虛寒해지는데, 脈數한 熱象을 동시에 보이고 있다. 虛寒의 熱象은 假熱이므로 여기서는 客熱이라고 표현했다. 客熱은 困熱이라 溫和法으로 다스린다. 客熱은 東垣의 陰火乘土位에 해당한다.

130) 衣食住가 안정된 오늘날, 攻法을 驅使할 수 없는 극심한 虛證 환자는 보기 힘들다. 본인이 걸어서 진찰실로 들어와 진찰받을 수 있는 정도라면, 急性이든 慢性이든 대부분 攻法을 施治할 수 있다.

表裏

發汗法으로 다스리는 症候를 表證이라고 한다. 表證은 汗法不及에 의해 陽氣가 拘束된 상태로 外感과 体肥에 의해 발생한다. 주거와 식생활이 불안정했던 과거에는 外感이 주된 원인이었고, 현대는 外感보다 体肥에 의한 表證이 대부분이다.

發汗法으로 다스리지 않는 모든 질병은 裏證에 속한다. 즉 表證과 裏證은 1:1의 관계가 아니고 많은 질병 중 陽氣가 拘束된 일부 질병만이 表證이다. 裏證은 發汗法을 제외한 涌吐法, 攻下法, 和法 등으로 다스리는 모든 症候들을 말한다. [131]

表部와 裏部

表部와 裏部는 病邪가 發病하는 部位를 구분하기 위함이지 表證 裏證 자체는 아니다. 일반적으로 表部의 病邪는 可汗하고 裏部의 病邪는 可吐, 可下, 和解하지만, 病邪가 表部에 있더라도 裏證인 경우가 많다. 傷寒論에서 表部는 몸의 表部를, 裏部는 胃腸管을 뜻한다. 太陽病은 表部의 表證이 많고, 陽明病, 太陰病은 裏部의 裏證이 많다. '熱在下

---

131) 한의학은 傷寒論을 뿌리로 發展하였으므로 外感의 연구 비중이 높을 수밖에 없다. 後代의 經方學者들도 대부분 外感 중심으로 醫論을 펼쳤으므로 表證은 실제보다 큰 영역을 가지게 되었다.

焦, 瘀熱在裏, 下血乃愈'라, 아랫배의 특정 부위, 즉 下焦의 血分 역시 裏部로 보고 攻下하여 다스렸다.

몸의 表部와 胃腸管은 '나'와 '외부'와 소통하는 接面이다. 表部는 하늘의 六氣와 소통하고, 胃腸管은 땅의 五味와 소통한다. 汗吐下 三攻法이 萬世不易의 治法인 까닭이다. [132)

肥人과 瘦人의 表裏證

肥人은 形이 有餘한 사람으로, 肥人의 과다한 脂肪은 陽氣의 發散을 방해한다. 과다지방은 寒邪와 같아 陽氣怫鬱의 表證을 일으킨다. 건강한 肥人은 평소 汗自出하며 陽氣를 스스로 救濟하면서 이상적인 생리 상태를 유지하려고 노력하지만 肥人, 弱体는 氣가 不足하여 陽氣를 피부까지 發越시키는 힘이 부족하고 땀을 시원하게 快通시키지 못한다. 肥人, 弱体가 無汗하면 外感이 없어도 表證으로 보고 麻黃으로 發表해야 하는 까닭이다. 얼굴에 윤기나 광택이 없고 피부가 粗理한 경우에는 麻黃湯, 越婢湯, 葛根湯, 小靑龍湯 등, 表證 發表 調理之劑가 적합하다. [133)

---

132) 한의학은 傷寒論을 뿌리로 發展하였으므로 外感의 연구 비중이 높을 수밖에 없다. 後代의 經方學者들도 대부분 外感 중심으로 醫論을 펼쳤으므로 表證은 실제보다 큰 영역을 가지게 되었다.

133) 폭포가 있거나 늪이 있으면 으레 이무기 전설이 있다. 이무기는 물속에서 오랜 세월 忍苦의 시간을 보내며 수도를 하다가, 得道를 하면 마침내 하늘로 昇天한다. 하늘로 승천하는데 성공하면 이무기는 용으로 변하고, 승천하지 못하면 늪 속에 남아 나쁜 짓만 하는 못된 흉물로 살아가게 된다. 이무기가 물속에 사는 이유는 純陽體이기 때문이다. 태아가 어머니의 양수 속에서 자라듯, 물속에서 北方水氣의 보호와 凝固를 받으며 자신

의 陽氣를 充陽하다가, 때가 되고 충분히 다져지게 되면 강력한 木氣로 물위로 솟아오르게 된다.

인체에서도 마찬가지이다. 만약 전신의 陽氣가 순조롭게 通暢되지 못해 유폐되어 버리면 승천하지 못한 이무기 꼴이 된다.(陽氣怫鬱在表 陽氣怫鬱不得越) 여기서 陽氣는 맑은 木氣를 말하는데, 木氣가 유폐되면 困이 되었다가 결국 困熱로 바뀌어 몸속에서 온갖 질병을 일으키게 된다.

陽氣가 유폐되면서 木氣의 條達을 막아 怫鬱하게 만드는 원인은 다양하다. 傷寒論이 저술되던 후한 시절(AD 200년경)에는 끊임없는 戰亂과 疫疾이 창궐하면서 주거환경이 열악하였다. 그래서 六淫 중 寒邪라는 發病因子에 주목하였고, 寒邪를 중심으로 陽氣怫鬱을 관찰하였다. 즉, 寒邪가 太陽經을 침습하여 腠理가 닫히게 되면, 陽氣도 갇히게 되는데, 그 결과 脈浮緊 無汗 發熱身疼痛 등의 증상이 발현하게 된다. 이때 땀구멍을 열고 갇힌 陽氣를 해방시키는 것이 바로 麻黃이다. 그래서 麻黃은 '푸른 목기'를 의미하는 '靑龍'이라고 부를 수 있다.

傷寒論 이후 세상은 많이 바뀌었다. 사람들의 주거환경과 식생활이 점차 개선되고 안정되면서, 發病因子는 자연스럽게 환경중심에서 인간중심으로 옮겨지게 된다. 陽氣怫鬱의 주원인이 寒邪에서 환자 자신의 문제로 이동한 것이다. 오늘날 陽氣를 유폐시키는 대표적인 원인 중 하나는 바로 과도한 피하지방이다. 피하지방이 불필요하게 많이 쌓여있으면, 木氣는 그 피하지방을 뚫고 나가기 힘들어진다. 寒邪가 太陽經을 속박하듯, 두터운 지방층이 외투처럼 싸고 있으면 陽氣怫鬱의 각종 증상이 일어나지 않을 수 없다. 그래서 체지방이 지나친 肥人의 치료는 유폐된 陽氣의 구출이 급선무이다. 땀을 잘 흘려주는 肥人은 그나마 양기가 通暢되고 있음을 짐작할 수 있지만 無汗한 肥人이 각종 陽氣怫鬱의 증상을 호소한다면 급히 發表하여 땀구멍을 열어주어야 한다.

發汗法은 涌吐法, 攻下法과 더불어 대표적인 攻法이다. 攻法에는 당연히 瞑眩이 발생하는데, 명현이란 '藥不瞑眩厥疾不瘳'라고 하여 尙書에 나오는 말로, 이미 殷代에서부터 숙지해오던 현상이다. 金匱要略의 白朮附子湯 조문에도 '환자가 어찔어찔해지는데 이상하게 생각하지 말라. 백출 부자가 피부 속으로 돌아다니며 水氣를 몰아내는데, 아직 水氣가 완전히 제거되지 않았기 때문이다.'라고 명현의 예를 밝히고 있다. 비유하자면 도랑을 치는데 뻘물이 일어나지 않을 수 없고, 방청소를 하는데 먼지가 일어나지 않을 수 없는 것과 같다. 傷寒論에서 다섯 가지 전후의 약재로 만들어지던 簡奧한 처방이 後代로 내려오면서 점차 약재 가짓수가 많아지게 되면서 명현은 줄어들게 된다. 마침내 四象方에서는 麻黃과 大黃을 쓰는 攻法에도 以甘爲君하여 德으로 다스리게 되니 瞑眩을 부정하고, 瞑眩을 부작용으로 오해하는 지경에까지 이르게 되었다.

麻黃으로 發汗하여 陽氣를 구출할 때는 반드시 명현이 생기게 되는데, 푸른 용의 승천

반대로 瘦人은 평소 땀을 흘리지 않아도 이미 땀을 많이 흘렸거나, 흘리고 있는 것으로 판단해야 한다. 瘦人이 表證으로 땀을 흘리는 경우는 發散之劑를 처방하더라도 以甘潤爲君하여 땀을 줄여야한다. 특히 瘦人 弱体는 亡陽을 막기 위해 回陽溫補하여야 한다.[134] 瘦人, 弱体는 表裏를 막론하고 溫和法으로 다스리며 三攻法을 罕用할 수밖에 없다.[135] 小柴胡湯이 血弱氣盡하여 三攻法이 不可한 瘦人, 弱体를 다스리기 위해 啓發된 처방이라고 보는 이유이다.[136]

---

133) 계속

에 비바람이 몰아치고 천둥 번개가 치게 되는 것과 같다. 抑鬱되어 있던 陽氣가 麻黃의 도움으로 고동치게 되는데, 환자는 가슴이 답답하거나, 심장의 박동이 빨라지고, 어질어질 어지러우며, 심하면 온몸이 떨리기도 한다. 그러나 이런 현상은 땀구멍이 열리고 유폐된 陽氣가 땀으로 빠져나오는 순간 대부분 소실된다. 천둥번개의 비바람이 지나간 다음 날 아침이 더욱 청명하고 맑듯이, 麻黃으로 靑龍을 승천시킨 후의 몸은 새털처럼 가벼워진다. 간밤의 비바람은 부작용이 아니고 명현이었기 때문이다.

봉신방의 나타가 용을 마음대로 부리듯, 麻黃의 특성을 응용하면 현대의 각종 질병을 救濟할 수 있다. 麻黃을 통한 汗法이 무한한 가능성을 내포하고 있기 때문이다. 특히 抑鬱된 陽氣를 구출하고 木氣를 條達시켜 온 몸을 활성화하는 과정에서 과다지방까지 태울 수 있어, 이 시대의 고민거리인 비만과 같은 고질병에도 적용할 수 있다.

134) 傷寒論과 金匱要略은 각각 傷寒과 雜病을 다루고 있다. 對比하자면 傷寒論은 新病, 金匱要略은 久病에, 그리고 傷寒論은 客邪, 金匱要略은 病이 몸속에 집을 지은 것(巢)에 해당한다. 즉 傷寒 초기, 寒邪가 侵襲한 며칠간은 한법 爲主로 다스리게 된다. 그런데 溫病學에 이르게 되면 表證이 나타나더라도 不可發汗의 경우가 많은데, 이러한 이유를 肥人과 瘦人의 관점에서 바라본다면 새로운 지평이 열리게 된다.

135) 下中有補라, 瘦人 弱体 역시 攻下를 통해서 腹中虎患을 제거하면 빠르게 平人으로 회복될 수 있다.

136) 血弱氣盡 腠理開 邪氣因入 與正氣相搏 結於脇下 正邪分爭 往來寒熱 休作有時 嘿嘿不欲飮食 臟腑相連 其痛必下 邪高痛下 故使嘔也 小柴胡湯主之.『傷寒論』

小柴胡湯을 立方할 수 있는 前提가 血弱氣盡한 虛證이다. 瘦弱体의 主 처방이자, 肥瘦强弱을 막론한 모든 虛證에 立方할 수 있다.

表證

表證은 客邪를 發汗法으로 다스리는 症候라 輕證이고 實證 경향이다. 表證에 寒象이 優勢하면 辛溫發表하고 熱象이 優勢하면 辛凉解表한다. 外感 時 弱体는 寒象이, 强体는 熱象이 잘 나타난다.

表證은 實證이라 發散을 기본으로 하지만, 虛證을 겸하면 發散之劑의 용량을 줄이거나, 發散之劑에 甘味를 보탠 和法으로 다스린다.[137]

可汗할 수 있는 몸의 表部는 기본적으로 皮毛, 體表에서 코와 咽喉, 肌肉(근육통), 머리(頭痛), 뒷목(項强), 어깨, 팔다리(四肢痛) 등을 포함한다.

表證의 脈은 浮하며, 惡寒, 發熱, 頭項强痛, 四肢疼痛, 鼻涕, 咳嗽, 咽喉痛 등을 主症狀으로 한다.

---

137) 成無已는 『傷寒明理論』에서 "惡寒雖悉屬表 而在表者亦有虛實之別 若汗出而惡寒者則爲表虛 無汗而惡寒者則爲表實 表虛可解肌 表實可發汗."라고 하여, 表證에도 虛實의 구분이 있음을 밝히고 있다. 즉, 表實에는 麻黃湯으로 表虛에는 桂枝湯으로 다스린다. 表實은 肥人 表 虛는 瘦人에 해당한다.

朱肱은 『活人書』에서 "表證者 惡寒是也. 惡寒者 表之虛, 此屬太陽 宜汗之. 然傷寒發表, 須當隨病輕重而汗之. 故仲景有發表者, 有和解之者, 兼四時發汗. 亦自不同."라고 하여, 病의 輕重과 季節에 따라 땀내는 정도를 다르게 해야 한다고 하였다. 병의 輕重에 따라 땀내는 정도를 다르게 하는 것은 당연하지만, 보다 중요한 것은 病人의 肥瘦와 强弱이다.

景岳은 『傳忠錄』에서 "或發表, 或微解, 或溫散, 或凉散, 或溫中托裏而爲不散之散, 或補陰助陰而爲雲蒸雨化之散°嗚呼! 意有在而言難盡也."라고 하여 發汗에 益氣, 養血을 兼施함을 밝히고 있다.

寒邪가 太陽을 侵襲하면 衛氣가 發動하여, 腠理를 約束하며 脈浮緊하는 것이 자연스러운 外護과정이다. 하지만 表證 風寒이 未解한데도 불구하고 脈이 浮緩弱하면 病人이 虛證 傾向이라는 것을 알 수 있다. 이런 경우 甘味가 重用되는 桂枝湯으로 和解하는데, 桂枝湯의 복용방법에 미음의 甘味로서 溫中益氣하여 藥力을 도우고 이불을 덮고 땀

裏證

　發表할 수 없는 모든 병증은 裏證이다. 협의의 裏部는 胃腸管이지만, 광의의 裏部는 胸腹, 臟腑 등을 포함한다. 病在膈上이면 涌吐法, 病在膈下하면 攻下法으로 다스린다. 久病으로 表裏가 錯雜된 경우는 輕重을 따지고 先後를 정하지만, 胸腹이 몸의 주인공이라 일반적으로 裏를 먼저 다스린다.[138]

---

137) 계속

을 조금만 나게 해야 된다고 하였다. 麻黃湯 服用時에는 稀粥을 마시지 않는다.

　表虛하여 桂枝湯을 처방하는 경우는 國境이 부실한 나라와 같다. 이웃나라가 공격해 왔으니 국경을 지키기 위해 지원군을 국경으로 보내야만 한다. 부족한 병력을 국경으로 보내니 후방도 더욱 허약해진다. 이러한 상황이 營弱이고 국경에서는 치열하지는 않지만 전투가 벌어지고 있으니 衛强이다. 평소 營血이 부족한 瘦人인 경우 表虛하여 땀을 흘리며 힘겹게 邪氣를 밀어내니 汗出而營弱하고 陰弱이라 할 수 있다. 衛强은 衛氣의 힘이 강하다는 뜻이 아니고 表에서 風寒과 다툼이 있으므로 發熱而衛强하여 陽浮라고 한다.

138) 傷寒醫下之 續得下利清穀不止 身疼痛者 急當救裏 後身疼痛 清便自調者 急當救表 救裏宜四逆湯 救表宜桂枝湯『傷寒論』

寒熱

　　寒熱을 파악하기위한 목적은 熱藥을 爲主로 다스리느냐, 寒藥을 爲主로 다스리느냐를 결정하기 위함이다. 寒證으로 진단되면 熱藥을 위주로, 熱證으로 진단되면 寒藥을 위주로 다스리게 된다.[139] 寒證과 熱證은 평소 强体와 弱体의 경향성에 의해 결정된다. 즉, 强体는 熱證으로, 弱体는 寒證으로 罹患된다.[140] 이것이 症候를 분석하여 寒證, 熱證을 판단할 때, 强体, 弱体를 먼저 살펴야 하는 이유이다. 寒은 降沈하므로 弱体는 不汗出, 心下痞, 自利의 症狀이 잘 나타나고, 熱은 升浮하므로 强体는 汗出, 煩渴, 不大便의 症狀이 잘 나타난다. 寒證과 熱證은 胃氣의 强弱, 즉 胃腸管 機能의 過亢과 低下에 左右된다.

---

139) 歧伯曰 君一臣二, 制之小也; 君一臣三佐五, 制之中也; 君一臣三佐九, 制之大也.
　寒者熱之, 熱者寒之, 微者逆之, 甚者從之, 堅者削之, 客者除之, 勞者溫之, 結者散之, 留者攻之, 燥者濡之, 急者緩之, 散者收之, 損者溫之, 逸者行之, 驚者平之, 上之下之, 摩之浴之, 薄之劫之, 開之發之, 適事爲故. 『黃帝內經·至眞要大論』
　寒者熱之는 寒證인 경우는 熱藥으로, 熱者寒之는 熱證인 경우는 寒藥으로 다스린다는 뜻이다.

140) 몸은 胃에서 穀肉果菜를 消磨하여 얻은 에너지를 통해 36.5도의 恒溫을 유지한다. 强体건 弱体건, 手足과 달리 몸의 주인공인 胸腹의 체온은 항상 일정하게 유지하게 위해 노력하는데, 脾胃虛寒 한 弱体인 경우도 困熱을 일으켜 胸腹의 체온은 떨어뜨리지 않으려고 노력한다. 이때 困熱은 假熱象이므로 熱象이 나타나더라도 弱体의 寒證이라 할 수 있다.

寒證

弱体

寒證은 熱藥 爲主로 다스린다.[141] 胃氣가 弱한 弱体의 胃腸管 機能이 低下되어 발생하며, 脈遲하고 얼굴색이 어둡고 蒼白하며, 口不渴 喜熱飮한다. 畏寒하여 찬 기운을 싫어한다. 소변 색이 맑고 자주 보며, 대변도 무르고 자주 본다. 혀는 淡白 柔軟하고, 舌苔는 白滑하는 등, 일련의 寒象을 나타낸다.

弱体는 胃에서 燻蒸하는 火力이 부족하여 陰火가 土位를 乘하므로, 困熱이 발생하면서 假熱象이 錯雜되어 나타난다.[142]

眞寒假熱證(寒證)

弱体

인체는 36.5도의 恒溫으로 恒常性을 유지해야하므로, 平素든, 發病時든 寒熱은 混融, 錯雜되어 寒象과 熱象이 동시에 나타난다. 强体, 弱体를 먼저 살펴야 眞寒假熱(寒證), 眞熱假寒(熱證), 表熱裏寒(寒證), 表寒裏熱(熱證), 上熱下寒(寒證) 등으로 錯雜된 寒證과 熱證을 鑑別할 수

---

141) 表寒證은 客寒이며 輕證일 뿐, 人身의 主體인 胸腹의 寒證(裏寒證)과 동등하게 비교할 수 없다. 弱体의 表寒證은 辛溫解表한다.

142) 臨床에서는 寒象과 熱象이 錯雜된 久病, 素病 환자가 많다. 久病은 대부분 寒熱이 錯雜되어 寒象, 熱象이 섞여서 나타난다. 이때 열 가지 症狀 중에 아홉이 寒象이라고 할지라도 熱證일 수 있고, 반대로 아홉이 熱象이라고 할지라도 寒證일 수 있다. 人類는 주로 온대지역에 살며 體溫에 비해 상대적으로 낮은 外氣의 온도에도 36.5도의 恒常性을 유지해야한다. 생명이 끊어지면 급격히 몸이 식는 것으로 봐서 끊임없이 加熱하며 생명 현상을 유지하고 있음을 알 수 있다. 假寒보다 假熱이 많고, 强体 경향보다 弱体 경향이 많으리라고 보는 이유다.

있다.[143]

眞寒假熱은 寒證에 假熱象이 錯雜된 경우다. 熱象이 錯雜된 寒證은 誤診이 잦으므로 眞寒假熱이라고 한다. 眞寒假熱은 極則反이 아니라 보편적 현상이다. 급성 寒證인 경우에도 假熱이 나타나지만, 대부분의 久病에는 寒象과 熱象이 동시에 나타난다.

寒象과 熱象을 저울질하여 병증의 본질을 파악하는 것이 醫工의 소임이다. 몸의 主體는 胸腹이므로, 假熱은 주로 表에서 나타나고 寒證은 裏에서 나타난다. 즉, 體表에서는 熱이 나면서 얼굴이 붉게 달아오르고 手足煩熱하지만, 오히려 속으로는 소변이 맑고 대변이 무르다. 열이 나지만 이불을 덮으려하고, 渴症이 나지만 찬물을 싫어한다.[144]

態를 통한 强弱의 진단이 선행되어야하고 問診을 통한 寒象, 熱象의 분석, 舌診, 脈診 등을 合參하여 신중하게 판단해야한다.[145]

---

143) 寒證, 熱證의 기본 개념은 惡寒發熱을 통해 이해할 수 있다. 寒邪가 侵襲하여 체온이 떨어지면 惡寒하게 되고 근육이 불수의적으로 수축하면서 發熱한다. 發熱을 통해서 떨어진 체온을 다시 올리는 과정인데, 이는 恒溫의 恒常性(homeostasis)을 유지하기 위함이다. 寒象인 惡寒과 熱象인 發熱은 동시에 發顯된다. 대부분 질병에서 寒象이 錯雜되는 이유이며, 이때 發熱이 주도하는 陽盛 症候는 熱證, 惡寒이 주도하는 陰盛 症候는 寒證이라 한다.

胸腹이 몸의 主體고 中土는 腹이다. 즉 寒證, 熱證은 腹中 胃氣 强弱의 차이에서 출발한다. 胃腸管의 機能이 低下되면 寒證으로, 過亢되면 熱證으로 罹患된다. 弱体는 裏寒하므로 陰火乘土位하여 困熱로 自救하지만, 困熱은 寒證에 의한 假熱象이라 人蔘 黃芪 甘草로 益氣, 瀉熱한다. 熱證에 의한 强体의 裏熱은 胸腹之間에 많은 血流가 몰려 手足厥冷과 같은 眞熱假寒證(熱證)을 發顯한다. 强体의 厥冷에 白虎湯이 奏效하는 이유다. 寒證, 熱證을 파악하여 寒藥, 熱藥을 선택하는 것은 胸腹을 救濟하기 위함이다.

144) 난치성 피부질환 중 體表에 熱象을 보이더라도 假熱象인 경우가 많다. 强弱을 따져 弱体라면 寒證(眞寒假熱)이므로 寒藥을 삼가고 溫中益氣 위주로 치료방향을 잡아야 한다.

熱證
强体

熱證은 寒藥 爲主로 다스린다.[146] 胃氣가 强한 强体의 胃腸管 機能이 過亢되어 발생하며, 脈數하고 얼굴색이 밝고 붉으며, 口渴하여 喜冷飲한다. 津液이 쉽게 發越하므로 소변 색이 짙고 자주보지 않으며, 대변도 굳고 자주보지 않는다. 혀는 紅赤 脹滿하고, 舌苔는 黃乾하는 등, 일련의 熱象을 드러낸다.

血虛에 의한 裏熱證은 瘦人, 强体의 경향으로 甘潤한 덩이뿌리類의 약물을 爲君하여 다스린다. 强体는 胃熱이 上炎하여 心肺가 消爍되는 병변에 罹患되기 쉽다.

眞熱假寒證(熱證)
强体

眞熱假寒은 熱證에 假寒象이 錯雜된 경우다. 寒象이 錯雜된 熱證은 誤診이 잦으므로 眞熱假寒이라고 한다. 假寒은 주로 表에서, 熱證은 주로 裏에서 나타난다. 胸腹腔內의 臟腑 機能이 過亢되어 裏部로 많은 血流가 몰리게 되면 四肢가 厥冷해진다.[147] 손발이 찬 것은 表의 假寒이다. 脈이 有力하거나 口渴喜冷飲, 多飢善食, 小便短赤, 大便秘, 舌苔黃赤 등을 통해 强体의 熱證임을 판단한다. '少陰病 得之二三日 口燥咽

---

145) 眞寒, 眞熱에 대한 景岳의 결론은 脈의 强弱과 態의 有神無神을 살피는 것이라 했다. 결국, 症狀보다는 强弱과 態를 더 중요시하였는데, 이는 발현되는 寒象, 熱象보다 평소의 肥瘦强弱이 더 중요하다는 것과 같은 맥락이다.

146) 表熱證은 客熱이고 輕證일 뿐, 人身의 主體인 胸腹의 熱證(裏熱證)과 동등하게 비교할 수 없다. 强体의 表熱證은 辛凉解表한다.

乾者 急下之 宜大承氣湯.'과 같이 口燥咽乾이라는 端緖로 판단하기도 한다. 少陰病(脈微細 但欲寐)의 증후를 보임에도 大承氣湯으로 攻下한 다는 것은 寒熱錯雜으로 强体의 眞熱假寒이기 때문이다.[148]

147) 全身의 불규칙한 體溫 分布도 假熱과 假寒을 일으키는 原因이다. 평소에도 全身의 體溫을 均一하게 36.5도로 일정하게 유지할 수 없지만, 發病하게 되면 病巢로 많은 양의 血液을 공급하며 體溫을 높이고, 상대적으로 중요하지 않은 곳은 血液 공급이 느려지며 體溫이 떨어지게 된다. 주로 四肢와 같이 상대적으로 중요도가 떨어지는 부위는 적은 양의 혈액을 공급받게 된다. 손발이 희생하는 것이다. 예를 들어 코의 기능이 약해지면, 인체는 더 많은 양의 혈액을 코로 보내면서 코를 돕는다. 그래도 찬 공기를 데우지 못하고 한계에 이르면 充血(congestion)이 발생하는데, 이것이 鼻炎이다. 즉 비염은 저하된 코의 효율을 보상해 주기 위해, 지나치게 많은 혈액을 공급하다가 불(炎)이 난 상태와 같다. 子宮內膜症, 子宮內膜增殖症, 胃炎 등 다른 질환도 鼻炎의 발생 기전과 유사하다. 子宮이나 胃로 많은 혈액이 몰리면서 手足은 차가워지게 된다. 弱体인 경우 發病 病巢로 몰린 血液이 停滯되면 困熱이 된다.

弱体는 機能 低下로 많은 양의 혈액을 요구하고, 强体는 機能 過亢으로 많은 혈액이 몰려가게 된다. 이때 弱体의 炎症은 假熱이고 强体의 炎症은 眞熱이다. 또한 弱体의 手足冷症은 眞寒이고 强体의 手足冷症은 假寒이다.

148) 寒熱虛實의 錯雜 : 弱体뿐만 아니라 强体인 경우도 三法이 太過하거나 大病에 의해 陽氣가 耗損되면 熱象보다 寒象이 많이 발현된다. 强体의 虛證을 寒證으로 誤診하여 熱藥을 誤投하게 되는 주된 원인이다. 强体가 虛證으로 假寒象을 보이더라도 正邪相爭할 수 있는 여력이 있으면 熱藥을 삼가야한다. 强体뿐만 아니라 弱体인 경우도 三法이 不及하여 陽氣가 拘束되면 寒象보다 熱象이 많이 발현될 수 있다. 弱体의 實證을 熱證으로 誤診하는 주된 원인이다. 三法不及에 의한 假熱象이므로 辛溫之劑로 다스려야한다.

단, 强体라도 극심한 虛證에는 溫中益氣하는 熱藥을 暫用할 수 있다. 평소 人蔘을 복용하면 胸悶, 上熱, 頭痛 등의 부작용이 있던 强体 경향인 환자분이 소모성질환을 앓고 氣血이 심하게 耗損된 후 오히려 인삼을 복용하고 부작용 없이 체력이 회복된 예가 있다. 强体라도 胸腹之間에 正氣가 극히 衰弱해지면 성질이 따뜻한 약을 暫用하여 溫中益氣한다.

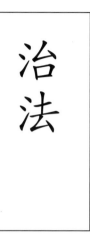

治法

治法은 물이 잘 흘러갈 수 있도록(法) 다스리는(治) 방법이다. 물은 인체에서 氣와 血에 해당한다. 治法은 禹王의 治水에서 由來하고, 人身의 治水는 汗吐下 三攻法이다. 氣血을 소통하고 다스리는 汗吐下 三攻法은 萬世不易의 宗法으로, 醫工은 汗吐下 三攻法과 和法으로 질병을 다스린다. 補法은 治病의 영역이 아니다. 평소 건강할 때, 혹은 病勢가 꺾여 더 이상 服藥이 필요 없을 때 穀肉果菜로 補益하는 것을 補法이라 한다.

日常의 三法

몸의 日常이란, 낮에는 穀肉果菜를 받아들여 營養을 취하고, 그 힘으로 陽氣를 發散하며, 清陽을 耳目口鼻 七竅로 上越하며, 濁陰을 前後陰 二陰으로 排出한다. 밤이 되면 日常의 三法이 잦아들며 睡眠을 통하여 휴식을 취하게 된다.

여기서 穀肉果菜를 받아들이는 것이 補法이고, 陽氣를 發散하는 것이 汗法, 清陽을 上越하는 것이 吐法, 濁陰을 배출하는 것이 下法이다.

日常의 汗法은 陽氣를 發散하는 것으로, 팔다리를 움직이는 活動으로 活性化된다. 걷기, 여러 가지 운동, 육체적 노동 등이다. 日常의 吐法은 淸陽을 上越하는 것으로, 耳目口鼻와 思慮活動을 위주로 하는 七情으로 活性化된다. 보는 것, 말을 하는 것, 냄새 맡는 것, 소리를 듣는 것, 숨 쉬는 것 모두 吐法의 과정이다. 喜怒哀樂도 淸陽의 上越에 의해 發生한다.[149] 人間의 삶이 복잡해지면서 아침에 눈을 뜨자마자 시작되어 하루 종일 강박적으로 發生하는 생각(思)도 주된 吐法이다. 日常의 下法은 大小便을 보는 것이다.[150] 日常의 三法이 太過하거나 睡眠이 不足하면 虛證 경향이 된다.

불규칙한 생활습관에 의해 日常의 三法이 太過하거나 不及하면 각종 雜病이 발생한다. 대부분 太過不及이 錯雜되므로 病證도 虛實錯雜된다.

醫工의 治法

醫工의 治法은 汗吐下三攻法과 和法이다. 治病의 목적으로 施行하는 汗吐下 三法을 汗吐下三攻法이라고 한다. 醫工은 治病에 있어

---

149) 七情(喜怒憂思悲驚恐)의 發顯은 淸陽의 上越에 의해 가능해졌지만, 七情의 기능장애(dysfuntion)는 오히려 淸陽의 上越을 방해한다. 七情 중 하루 종일 머릿속에서 강박적으로 발생하는 생각(思)은 吐法의 太過不及 錯雜을 일으키는 主因이다. 큰 소리로 부르는 노래, 고함치는 것, 대성통곡 등으로 吐法을 활성화시킬 수 있다. 飮酒歌舞는 三法을 동시에 活性化시키는 방법이다.

150) 戴人은 "三法可以兼衆法者, 如引涎漉涎嚏氣追淚, 凡上行者皆吐法也. 炙蒸熏渫洗熨烙針刺砭射導引按摩, 凡解表者皆汗法也. 催生下乳磨積逐水破經泄氣, 凡下行者皆下法也."라고 하여 三法의 外延을 넓혔다.

三法不及을 먼저 살피고, 不及한 부분은 三攻法 위주로, 太過한 부분은 和法 위주로 다스린다. 대부분의 질병은 太過不及이 錯雜되므로 三攻法과 和法을 兼施한다. 三攻法은 原始攻法을, 和法은 仲景의 經方을 응용한다.[151]

三攻法

모든 질병은 實證이라 風寒이나 皮下脂肪이 表를 束縛하면 發汗法으로, 裏에 痰飮, 糟粕이 阻滯되거나, 寒濕固冷이 客한 경우는 涌吐法, 攻下法으로 다스린다. 錯雜된 虛證의 정도를 살펴야하나, 先攻後補(攻和兼施)라 醫工의 주된 역할은 三攻으로 逐邪함에 있다.[152]

---

151) 戴人은 "但內經明言高者越之. 然名醫錄中惟見太倉公華元化徐文伯能明律用之, 自餘無聞, 乃知此法廢之久矣. 今予驟用于千載寂寥之後, 宜其驚且駭也"『儒門事親‧凡在上者皆可吐式十四』라고 하면서 '吐法이 임상에서 사라진지 천년 만에 자신이 갑자기 쓰게 되었다.'고 밝혔다. 傷寒論 이후 임상의 전면에서 후퇴한 原始攻法은 張從正이 中興祖이다. 溫和法에는 李東垣, 淸和法에는 朱丹溪, 攻和兼施는 李濟馬가 능했다. 단일 湯劑로 汗法과 下法을 시행함에 薏苡仁, 乾栗, 葛根 등을 爲君하는 것을 攻和兼施라 한다.

152) 良工之治病者, 先治其實, 後治其虛, 亦有不治其虛時. 粗工之治病, 或治其虛或治其實, 有時而幸中有時而不中. 謬工之治病, 實實虛虛其誤人之跡常着, 故可得而罪也, 惟庸工治病純補其虛, 不敢治其實, 擧世皆曰平穩, 誤人而不見其跡, 渠亦自不省其過, 雖終老而不悔, 且曰吾用補藥也何罪焉, 病人亦曰彼以補藥補我彼何罪焉, 雖死而亦不知覺. 夫粗工之與謬工非不誤人, 惟庸工誤人最深, 如鯀陻洪水 不知五行之道. 『儒門事親』

原始攻法의 復活

邪之所湊, 其氣必虛라, 대부분의 疾病은 虛證과 實證이 함께한
다. 虛證은 經方을 爲主로 淸和, 溫和하고, 實證은 原始攻法으로 다스
린다. 湯藥으로는 調理하고 丸散藥으로 逐邪하는데, 原始攻法은 복용
법이 단순하고, 복용량이 적고, 반드시 藥力이 발휘되는 丸散劑를 응용
한다. [153)

---

153) 北宋 교정의서국의 대대적인 편찬 작업으로 以前 판본 醫書들의 모습을 볼 수 없듯
이, 傷寒論 이전, 즉 後漢 이전의 臨床書는 알 수가 없다. 걸출한 醫書나 醫家의 출현은
이전의 燕雀之辯을 일시에 정리해 버리기 때문이다. 傷寒論 이전의 臨床은 傷寒論 조문
을 통해 그 影子를 짐작할 뿐이다.

傷寒論의 行間을 審察하면 汗吐下三攻法은 傷寒論 이전 시대의 보편적 치료법이었다
는 것을 알 수 있다. 그렇지만 傷寒論은 疫疾에 의해 이미 三法太過(患者의 자발적인 구
토, 발한, 설사와 醫工이 시술한 三攻法 포함)인 상태를 救濟하기 위해 저술된 책이다.
오히려 三攻法을 경계하고 삼가는 내용이 많을 수밖에 없는 이유다. 傷寒論은 汗吐下三
攻法에 대한 책이 아니라 三法太過의 虛證을 溫和하거나 淸和하는 和法 위주의 臨床書
다. 汗法, 下法을 시행하더라도 麻黃과 大黃의 藥力을 緩하여 攻和兼施로 立方하였
다. 傷寒論의 등장으로 汗吐下三攻法은 임상의 전면에서 물러나게 되고 和法(補法)이
臨床의 主流로 바뀌게 된다.

물론 傷寒論 이후에도 汗法, 下法의 攻法은 이어진다. 그러나 藥力을 완화시킨 攻補
兼治의 立方이다. 傷寒論 이후의 攻法과 구별하기 위해, '복용법이 단순하고, 복용량이
적고, 반드시 藥力이 발휘되는' 丸散劑의 三攻法이 傷寒論 이전에 널리 시행되었던 三攻
法의 原形이라 推定하고 '原始攻法'이라 칭한다. 筆者의 부족한 식견으로 지난 10년 임
상에서 겨우 瓜蒂散, 益胃散, 溫白元 정도의 길을 열었다. 原始攻法의 부활은 이 시대 한
의학 중흥의 첫걸음이다. 同徒와 後學의 發奮을 바란다.

和法

傷寒에서 寒邪가 侵襲하면 汗法으로 물리치게 된다. 이때 汗法은
환자 스스로 惡寒發熱하며 자발적으로 일어나는 汗法일 수도 있고, 醫
工의 施治에 의한 發汗法일 수도 있다. 또한 발병 초기에 자발적인 吐下
法이 일어나거나, 醫工의 誤治에 의한 涌吐法, 攻下法도 있을 수 있다.
이러한 초동 대처로 寒邪가 제대로 다스려지지 않으면 表證으로 끝나지
않고 入裏하여 熱化되거나 寒化된다.

發熱, 汗出, 譫語, 不大便하는 陽明病 實證을 제외하고 入裏한 寒邪
는 대부분 虛證으로 변하게 된다.[154] 太陽病 表證 상태일 때 汗吐下 三
法(三攻法)이 이미 太過하게 시행되었으므로 血弱氣盡해졌기 때문이다.
그래서 三法太過를 거치고 病邪가 入裏하면 虛熱化, 虛寒化라 할 수 있
다. 이때 시행하는 치법이 바로 和法이다.

發病의 속도는 느리고 완만하지만, 日常의 三法이 太過하면 역시 虛證
에 빠지면서 熱化되거나 寒化된다. 日常의 三法太過는 汗法의 太過와
不調를 유발하는 過勞, 清陽 上越의 太過와 不調를 유발하는 지나친 정
신활동과 스트레스, 下法의 太過와 不調를 유발하는 불규칙한 식사, 暴
飲 등이 그 원인이다.[155] 일상생활 중의 過勞, 七情, 傷食도 오랜 기간 지
속되면 三法太過에 의한 虛熱證, 虛寒證을 유발하는 것이다. 傷寒方을

---

154) 太陽病을 거치는 과정에서 시행한 三法太過에 의한 津液 亡失이 陽明病의 주원인
이다. 潮熱, 不大便, 譫語, 不識人과 같은 重症 實證을 발현하므로 大承氣湯으로 攻下
하지만, 그 배경에 亡津液과 氣血耗損이라는 虛證이 숨어있다는 것을 간과해서는 안 된
다. 陽明病 전편에서 大承氣湯에 대한 愼用을 밝힌 이유이다. 大承氣湯은 多備少服法
으로 暫用해야 하고, 藥性이 완화된 小承氣湯, 調胃承氣湯으로 攻和兼施한다.

傷寒에만 국한하지 않고 雜病에도 응용할 수 있는 까닭이다.[156]

和法에는 溫和法, 淸和法이 있다. 溫和法에 虛證의 정도가 심하면 益氣藥을, 淸和法에 虛證의 정도가 심하면 養血藥을 加한다.

攻和兼治

攻和兼治란, 經方을 중심으로 한 和法 처방과 原始攻法을 함께

---

155) 인간은 直立하고 두뇌가 커지면서 동물에 비해 日常의 淸陽 上越이 活發해지고 총명(聰明)을 이루게 되었다. '생각'은 淸陽 上越의 '꽃'이다. 그러나 생각은 몸의 주인이자 본체인 胃가 도구로 啓發했을 뿐이다. 지금은 '생각'이 주인 노릇을 한다. '나는 생각한다.'라고 믿고 있지만 사실은 대부분의 사람들에게 생각은 스스로 하루 종일 강박적으로 반복되어 일어난다. 그 결과 思慮過多, 思結에 의한 吐法의 太過不及錯雜을 유발하여 淸陽의 上越을 沮害한다. 뿐만 아니라 七情 중 喜怒憂悲驚恐도 생각(思)에 의해 과장되어 쉽게 흥분되거나 불필요하게 지속된다.

한 번의 涌吐法이 일 년 마음공부보다 좋은 결과를 보이거나, 공황장애, 우울증, 조현병 등 각종 정신과 질환에 탁월한 효과를 보이는 배경이다.

日常의 三法에서 肥人은 汗法, 吐法이 不及하기 쉽고 呼吸 時 吸氣가 主導한다. 瘦人은 汗法, 吐法이 太過하기 쉽고 呼吸 時 呼氣가 主導한다. 목소리, 콧물, 눈물, 땀, 대소변, 생각 등 三法을 통해 몸에서 무엇이 나가든 陽氣와 陰血은 더불어 消盡된다. 下法時 氣血의 消盡이 가장 심하지만 그 횟수가 적다. 그래서 하루 종일 이어지는 汗法 吐法에 의해 肥瘦가 결정된다.

156) 後漢末, AD 150년 전후에 닥친 疫疾(傷寒, 大病)을 극복하는 과정에서 三法太過로 인해 발생할 수 있는 다양한 症狀들, 즉 煩燥, 動悸, 睡眠難, 大便秘, 小便難, 眩暈 등등 몸이 發顯하는 대부분의 症狀들을 짧은 기간에 경험하게 된다. 傷寒論은 그러한 다양한 증상들의 발생 기전과 대처 방안, 처방 등에 대한 기록이다. 몸은 日常의 三法太過에서도 유사한 기전으로 유사한 증상들을 발현한다. 日常 雜病에도 經方을 적용할 수 있는 이유라 할 수 있다.

和法의 宗方이라할 수 있는 桂枝湯으로 시작되는 傷寒論의 각종 처방들은 外感에 국한되지 않고 雜病으로 유발되는 虛熱, 虛寒을 다스리는 和法의 典範이다.

시행하는 치료법을 말한다.[157] 대개 치료기간이 3개월이라면 和法 치료 과정 중, 3~5회 정도 原始攻法을 시행한다. 本稿의 주목적이 原始攻法의 부활이다. 原始攻法이 傷寒論에 의해 의료의 전면에서 사라졌으나 大聖瀋川의 吐下法은 醫學의 本旨이자 그 효능 또한 탁월하다. 특히 영양 과잉, 과도한 피하지방, 阻滯된 痰飮이 만연하는 이 시대의 醫工은 반드시 原始攻法을 兼施하여야 한다.

肥瘦强弱治法[158]

三攻法 : 肥人이면서 强体 경향이면 汗吐下 三攻法이 자유롭다. 肥人이면서 弱体 경향이면 治法의 방향을 發汗法 爲主로 하여 陽氣의 發揚을 도와준다. 瘦人은 肥人에 비해 三攻法의 强度를 낮춰야하고 血不足하므로 發汗法은 愼用한다. 단 瘦人 弱体 경향은 三攻法을 삼가고 甘味 爲君하여 和法으로 다스려야한다.[159] 肥人은 發汗法, 涌吐法, 攻下法 등 모든 三攻法이 可用이나, 瘦人은 發汗法은 愼用하고 涌吐法, 攻下法은 暫用한다.[160]

發汗法 : 肥人은 皮下脂肪이 玄府를 막아 陽氣를 拘束하므로 辛味로

---

157) 攻和兼治는 攻補兼施와 같은 뜻이다. 戴人과 仲景의 뜻을 이어받아 '補法'은 醫工의 길이 아님을 밝힌다. 傷寒論에도 虛證의 예시는 많으나 '補'라는 글자는 보이지 않는다.

158) 肥瘦와 强弱, 八綱은 모두 陰陽의 不和를 저울질하는 規矩다. 執其兩端 用其中於民이라, 醫工의 임무란 肥瘦 强弱 虛實 表裏 寒熱의 경향성을 없애 和緩하게 만드는 것이다. 즉 陰陽이 和平한 平人으로의 回歸가 治法의 目標다.

159) 肥人三攻能之. 肥人弱体常苦形有餘, 以汗調之. 瘦人愼發之, 瘦人强体常苦其熱, 吐下前後兼施淸和, 瘦人弱体亦苦陰火, 養血益氣愼攻之.

發散하여야 한다. 肥人, 强体 경향은 평소 땀을 내면서 스스로 陽氣를 發揚하지만 肥人 弱体 경향인 경우 평소 땀을 잘 내지 못하면 병적 증상이 없더라도 陽氣가 拘束된 상태라는 것을 알 수 있다. 肥人 弱体는 땀을 흘려도 麻黃之劑로 發表할 수 있고, 瘦人 强体는 땀을 흘리지 않아도 白虎之劑로 淸和할 수 있다.

瘦人 淸和法과 溫和法：瘦人 强体는 實熱에 의해 形이 消爍되기 쉽고, 瘦人 弱体는 陰火乘土位한 虛熱에 의해 몸이 마른다. 당연히 그 熱을 다스리는 방법이 같을 수 없다. 裏熱이 심해지면 부족한 形이 熱에 의해 더욱 핍박을 받으므로, 虛證에 준하여 淸和之劑, 溫和之劑에 養血藥과 益氣藥을 加해 다스려야 한다. 瘦人 强体는 熟地黃 生地黃 葛根 玄參 麥門冬 山茱萸 등으로 救瘦, 養血, 淸熱하고 瘦人 弱体는 人蔘 黨參 甘草 등으로 救瘦, 益氣, 溫和瀉虛熱한다.

예를 들어 瘦人 便閉인 경우, 瘦人 强体는 承氣湯 治法에 준하여 攻下

---

160) 三攻法은 막힌 氣血을 疏通시킨다. 湧吐法은 裏部, 中上焦의 淸陽을 發越하고, 發汗法은 玄府를 열어 陽氣를 發散하고, 攻下法은 裏部 中下焦의 濁陰을 排出한다. 涌吐法, 攻下法은 큰 강을 浚渫하는 것이고 發汗法은 샛강을 내는 것이다. 특히 吐下는 水升火降의 회복이라고 할 수도 있다. 水升에서 水를 泥丸宮까지 올리는 原動力은 맑은 木氣(淸陽)이다. 阻滯되어 원활하게 상승하지 못하던 淸陽이 涌吐法에 의해 뚫리게 되면 건강한 水升을 회복하게 된다. 火降에서 火를 尾閭關까지 내리는 媒介體는 탁한 糟粕(濁陰)이다. 阻滯되어 원활하게 하강하지 못하던 濁陰이 攻下法에 의해 뚫리게 되면 건강한 火降을 회복하게 된다.

　三法은 日常에서도 항상 일어나고 있다. 淸陽은 上越하고 있고, 땀도 흘리고 있으며, 糟粕도 배설된다. 땀과 糟粕은 有形이라 쉽게 인식되고, 淸陽은 無形이라 눈에 보이지 않을 뿐이다. 그러므로 醫工의 三攻法에서 發汗法에서는 汗液을, 攻下法에서는 糟粕, 便泄과 같은 有形의 결과물을 확인할 수 있겠지만, 涌吐法에서는 반드시 痰飮과 같은 有形의 吐物을 구할 바는 아니다.

하되 常苦其裏熱에 熱化가 더욱 熾盛하므로 '增水行舟'의 이치에 따라
玄參, 麥門冬, 生地黃으로 以甘潤, 甘凉爲君한다. 瘦人 弱体는 人蔘 黨
蔘 甘草 등으로 溫中益氣, 瀉陰火하면서 少量의 承氣湯을 加한다.

強弱의 寒熱虛實 : 發病因子에 반응하는 病的 症狀의 强度와 樣相은
强弱에 따라 다르다. 强体는 邪氣와 투쟁하며 긴장하고 반발하는 강도
가 强하면서 熱化하여 熱證이 되고, 弱体는 弱하면서 寒化하여 寒證이
된다. 强体는 實證 경향이고, 弱体는 虛證 경향이나 强体, 弱体 共히 虛
證에도 빠지고 實證에도 빠진다. 虛實 治法의 일반 원칙은 實者瀉之 虛
者和(補)之인데, 實證은 辛味, 苦味를 爲主로 하고, 虛證은 甘味를 爲
主로 한다.[161]

强体의 實證은 三攻法과 苦味 爲主로 瀉實하고, 弱体의 實證은 三攻
法과 辛味, 苦味로 瀉實한다. 强体의 虛證은 瘦人의 和法에 準하여 以
甘爲君하고, 弱体의 虛證은 以甘爲君하되, 辛苦之味를 少許한다.

瘦人 弱体 治法來源

瘦人 弱体는 氣血이 俱虛하고, 體瘦하므로 虛火와 勞倦傷에 의
해 手心熱, 怠惰嗜臥, 聲低, 怯弱하기 쉽다. 瘦人 弱体의 이러한 病理的

---

161) 强發汗시키거나 强攻下할 수 있는 경우가 實證인데, 東武의 發汗과 攻下는 以甘
爲君하는 德이 있어 虛證에도 쓸 수 있게 立方되어 있다. 傷寒方을 응용하되, 穀肉果菜
와 같은 甘味를 爲君하여 攻補를 겸하는 방법으로 虛를 동시에 구한 것이다. 일반적으
로 穀物로 以甘爲君하면 攻補兼治가 되는데, 麻黃으로 발표할 때도 乾栗 薏苡仁을 爲
君하고 承氣湯으로 공하할 때 葛根을 爲君하는 것이다. 『溫病條辨』의 처방 중에 물을
불려 배를 띄운다는 의미로 玄參 生地黃 등을 넣어 立方한 增液承氣湯도 같은 맥락이라
고 할 수 있다.

경향을 闡發하고 그 治法을 소상히 밝힌 醫家가 바로 東垣 李杲이다.[162]

東垣은 생명의 근본은 곧 胃氣라고 보고 '人以胃氣爲本'이라 하였는데, '胃氣'를 '運氣' '衛氣' '淸氣' '榮氣' '春升之氣'와 동일하다고 보았다.[163] 胃氣가 왕성하면 全身의 氣도 왕성하지만 胃氣가 衰하면 元氣의 부족으로 陰火가 土位를 침범해 內傷熱病이 된다고 하였다.[164] 脾胃虛弱으로 水穀의 濕이 下流하면 下焦의 腎氣가 不化, 鬱而生熱하여 陰火가 생긴다고 보았는데, 陰火가 곧 相火로서 元氣之賊이라 하였다.

瘦人 弱体는 氣虛하므로 胃府에서 水穀을 腐熟하는 힘이 不足하다. 不足한 힘을 補償하기 위해 胃府에서는 虛熱이 발생하게 되고, 不完全하게 腐熟된 음식물도 弊熱을 일으킨다. 血虛, 氣虛, 生內熱하며 日增添瘦添虛해지는 것이다. 東垣은 『內外傷辨惑論』에서 瘦人 弱体의 체질적인 內傷을 外感病과 구별하였다. 從來의 外感 中心 醫學에서 汗法과 같은 誤治로 고통받던 瘦人 弱体에게 救命의 길을 열었다고 할 수 있다.

東垣의 內傷病 치료 원칙은 勞者溫之, 損者溫之에 따라 甘溫한 藥物로 補中升陽하고 甘寒한 藥物로 瀉火熱하였다. 東垣의 治法은 東武의 『東醫壽世保元 · 少陰人腎受熱表熱病』에서 擴充된다.

瘦人 弱体의 경우, 表虛에 의한 汗出은 亡陽에 이를 수 있고, 裏虛에 의

---

162) 傷寒論까지 거슬러 올라간다면 瘦人 弱体 治法의 출발은 小柴胡湯이다. 小柴胡湯은 이미 三法이 太過하여 더 이상 攻法을 쓸 수 없는 血弱氣盡을 다스린다. 日常의 三法太過에 의한 瘦人 弱体의 각종 질병도 小柴胡湯으로 다스릴 수 있다. 補中益氣湯은 小柴胡湯을 法했다고 볼 수 있다.

163) 古之至人 窮於陰陽之化 究乎生死之際 所著內外經 悉言人以胃氣爲本. 蓋人受水穀之氣以生. 所謂淸氣 榮氣 運氣 衛氣 春升之氣 皆胃氣之別稱也. 『脾胃論』

164) 經曰 平人之常氣稟於胃, 胃者, 平人之常氣也, 人无胃氣曰逆, 逆者死. 『脾胃論』

한 吐瀉는 亡陰에 이를 수 있는 重病으로 급히 回陽溫中, 養血, 益氣, 生
津해야한다.

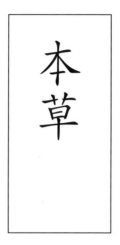

本草

用藥槪說

肥人愼用甘草, 瘦人愼用麻黃

肥人은 多濕한데, 甘草로 濕을 助長하면 더욱 偏肥 違和하게
된다. 瘦人은 多燥한데, 麻黃으로 燥를 助長하면 더욱 偏瘦 違和하게
된다. [165]

强体愼用熱藥, 弱体愼用寒藥

强体는 三法이 太過하거나 不及하여 發病하면 熱化되기 쉬우므

---

[165] 瘦人은 三法太過 경향이므로 단맛으로 和解하고, 肥人은 汗法不及 경향이므로 매
운 맛으로 發汗한다. 日用하는 삼시세끼 식사에서 香辛料만 줄이더라도 瘦人의 偏瘦를
예방할 수 있다.

로 寒藥 爲主로 다스려야 하고, 弱体는 三法이 太過하거나 不及하여 發病하면 寒化되기 쉬우므로 熱藥 爲主로 다스려야 한다.

肥人當用辛愼用甘酸, 瘦人當用甘愼用辛鹹

肥人은 辛燥한 약으로 그 形을 救하고, 瘦人은 甘潤한 약으로 그 形을 救한다. 『靈樞·邪氣藏府病形』에 "脈이 小하고 陰陽, 形氣가 모두 不足한 자는 針이 아니라 甘藥으로 조리한다."라는 구절을 통해 甘味로 瘦人 弱体를 救하는 法을 밝혔다.[166]

以甘和之 以辛苦攻之

穀肉果菜가 甘味 爲主인 것은 日用以補하기 때문이다. 藥味가 甘하면 和(補)法所用이고, 辛苦하면 攻法所用이다.[167]

五味所用

酸味는 몸의 氣血을 收澁한다. 苦味는 瀉하고 燥하고 堅한다. 甘味는 和(補)하고 緩하고, 辛味는 散한다. 鹹味는 下하고 軟堅하고,

---

166) 歧伯答曰 諸急者多寒, 緩者多熱, 大者多氣少血, 小者血氣皆少, 滑者陽氣盛, 微有熱, 澁者多血少氣, 微有寒……

諸小者, 陰陽形氣俱不足, 勿取以鍼, 而調以甘藥也. 『靈樞·邪氣藏府病形』

167) 和(補)法에서의 甘味란 甘草나 설탕의 날카로운 '단맛'이 아니라, 배고플 때 먹는 밥이나 고기처럼 심심하게 '달다'는 뜻이다.

淡味는 利竅滲泄한다.[168]

酸苦甘辛鹹 單味

各味가 單獨으로 쓰이면 瀉法에 가깝고, 여러 가지 맛이 골고루 섞이면 和(補)法에 가깝다. 즉 뚜렷한 신맛, 뚜렷한 매운맛, 뚜렷한 단맛, 뚜렷한 쓴맛, 뚜렷한 짠맛은 瀉法이다. 단맛은 土味이며 和(補)法이지만, 뚜렷한 단맛인 甘草 單方을 쓰게 되면 瀉法이 된다.

藥性의 上升과 下降

藥의 質이 가볍고 虛한 것은 上昇하고, 무겁고 實한 것은 下降한다. 酸苦鹹味는 下降하고, 辛甘味는 上昇한다. 寒藥은 下降하고, 熱藥은 上昇한다. 根은 上昇하고, 葉은 下降한다. 苦味가 있는 根은 能升能降한다. 辛味가 있는 葉은 先升後降한다.[169] 子와 仁은 上昇하고, 果肉과 殼皮는 下降한다. 甘味의 果肉은 能升能降한다.[170]

---

168)『本草從新』藥性總義

169) 天開於子 地闢於丑 人起於寅이라, 丑이 지나야 씨앗이 發芽된다. 文王八卦圖는 方位圖인데, 文王이 羑里(현재 河南省)에서 劃卦하므로 艮方은 東北方 백두산 부근으로 人이 살던 寅方이다. 仁은 人心이고 봄이고 寅이다. 그래서 仁이란 껍질이 제거된 알맹이다. 牛蒡子, 蘿葍子, 兎絲子 등의 子는 發芽되는지 확인 후 藥用해야하고, 瓜蔞仁, 杏仁, 柏子仁 등의 仁은 黑丑頭末하듯 子의 겉껍질을 버리고 써야한다.

170) 뿌리는 上升한다. 그리고 잎은 下降한다. 가지나 줄기는 상승과 하강을 소통하는 길이다. 草本의 씨앗이나, 果肉을 제거한 열매의 속 씨앗은 상승하거나 사방으로 흩어진다. 열매의 果肉은 하강하거나 모인다. 小宇宙인 식물 개체를 부분적으로 관찰했을 때

藥用部位에 따른 藥力의 强度

根, 子, 果肉을 除去한 열매의 子, 仁, 樹皮, 果肉, 花蕾, 葉의 順序로 强度가 정해진다.[171] 木氣(生命力)가 가장 많이 潛藏된 부위의 藥力이 강하다.[172]

170) 계속

抽象되는 氣運의 方向이다. 기운의 방향은 봄여름 가을 겨울이라는 時間의 흐름에 따라 다시 역동적으로 변화를 일으키기도 하지만, 固有한 방향은 不變한다.

예를 들어 人蔘과 같은 다년생 초본의 뿌리는 봄과 여름에 全草의 形 중 특히 地上部를 키우기 위해 뿌리의 수분과 氣를 상승시킨다. 그 결과, 地上部의 줄기와 잎은 점차 커지게 되는데, 커진 만큼 뿌리가 가지고 있는 자체의 氣와 상승력은 약해지게 된다. 물론, 지나친 상승에 의한 뿌리의 완전한 洩氣를 막기 위해 상승에 反하는 힘도 작용하게 되고, 잎이 받아들인 태양의 氣를 뿌리로 저장하기 위해 하강하는 힘도 존재한다. 봄여름의 상승이 끝나고 늦가을, 초겨울이 되어 지상부의 氣를 완전히 거둬들여 줄기와 잎이 지고 나면 비로소 뿌리는 식물 개체의 주인공으로서 본연의 모습을 가지게 된다. 이때가 一點으로 充塡된 인삼 뿌리로서, 다시금 復卦가 되어 스프링처럼 강하게 상승할 수 있는 약용 상태라 할 수 있다. 그러므로 초본의 뿌리약재는 바로 이때, 지상부가 시든 후 채취를 해야 그 약효가 가장 뛰어나다. 뿌리를 약용부위로 쓸 경우, 벡터의 방향은 上升이 主임을 알 수 있다.

또, 나무의 잎을 보자. 잎 하나만 봤을 때 상승하는 것 같기도 하고 하강하는 것 같기도 하다. 마치 인체에서 耳目口鼻가 五臟의 氣를 퍼 올려 쓰는 것 같기도 하며, 반대로 듣고 보고 냄새 맡고 맛보아 五臟을 기르기도 하는 것처럼 말이다. 그렇지만 耳目口鼻는 원래 감각기관으로 받아들이기 위해 존재한다. 主客으로 따지면 五臟을 기르는 것이 主이다. 잎도 위로 자라며 흩어지고 수분을 증발시키는 동시에, 태양에너지를 받아들여 밑으로 내리고 있다. 하지만 잎은 원래 火氣에 의해 얇고 넓게 펼쳐진 南方의 空殼이니 陽氣는 이미 소진된 陰形이므로 더 이상 올라갈 힘이 없다. 잎의 목적은 태양에너지를 흡수하는데 있고 下降이 主가 된다.

식물 전체로도 小宇宙(太極)이고, 식물 한 부분(太極속의 太極)도 小宇宙다. 太極은 陰과 陽이 1:1로 동등한 힘을 가지고 있어, 시간 속에서 누가 주도하는가에 따라 음이 되기도 하고 양이 되기도 한다. 하지만, 사계절 시간의 변화와 관계없이 각 부위의 固有한 作用과 本性을 바탕으로 氣運의 方向을 결정한다.

生用과 乾熟用

모든 약물은 生用하게되면 藥性이 慓疾하고, 乾熟用하게되면 藥性이 느려지면서 그 성질이 溫厚해진다. 人蔘과 地黃의 경우, 水蔘과 生地黃은 그 성질이 빨라 急性疾患, 新病, 熱證, 實證에 유효하다. 하지만 水蔘을 말려 乾蔘이 되거나 여러 번의 蒸을 거쳐 紅蔘이 되었을 때, 또는 生地黃을 말려 乾地黃이 되거나 九蒸을 거쳐 熟地黃이 되었을 때 그 성질은 느려지며 慢性疾患, 久病, 寒證, 虛證에 유효해진다. 尤怡는 先煮, 後納에 의해서도 大黃의 藥性이 달라진다고 하였는데, 卓見이 아닐 수 없다. [173)

껍질과 알맹이의 運用

예를 들어 小麥은 養心除煩한다. 但 통밀을 써야한다. 모든 穀類의 껍질은 陰氣를, 알맹이는 陽氣를 품고 太極을 이룬다. 그러므로 麥麩는 통밀에 비해 단맛이 적고 성질이 寒하다. 통밀을 瘦人, 虛證, 熱證에 쓴다면, 麥麩는 肥人, 實證, 熱證에 쓸 수 있다. [174)

---

171) '方向'과 '强度'를 相參하여 藥性을 파악해야 한다.

172) 주로 그 식물의 주인공(생명력)이 숨어있는 곳을 약용부위로 쓴다. 다년생초본의 뿌리, 일년생초본의 씨앗, 나무의 뿌리껍질, 樹幹皮, 열매 등, 그 부위를 제거하면 죽거나 자신을 복제할 수 있는 부위에 해당한다. 주인공이 아닌 부위를 약으로 쓰는 경우는 그 부위의 성질이 독특하기 때문이다.

173) 『傷寒貫珠集』大承氣 先煮枳朴而後納大黃, 大陷胸 先煮大黃而後納諸藥. 夫治上者制宜緩, 治下者制宜急. 而大黃生則行速, 熟則行遲. 蓋卽一物 而其用又有不同如此.

服藥有節

"위 다섯 가지 약재를 썰어 물 7되에 약한 불로 끓여 3되가 되면 찌꺼기를 버리고 적당한 온도로 1되를 마신다. 약을 먹고 잠시 후, 따뜻한 미음을 1되 정도 마셔 藥力을 돕는다. 두 시간 정도 이불을 덮고 땀을 가볍게 내는 것이 좋은데, 너무 많이 흘리면 오히려 병이 낫지 않는다. 한번 먹고 땀이 나면서 병이 풀어지면 남은 약은 더 먹을 필요가 없다. 만약 땀이 나지 않으면 더 복용하는데, 앞에 말한 복용법을 지킨다. 그래도 땀이 나지 않으면 조금 더 자주 복용하는데, 반나절에 3회를 복용하게 한다. 만약 병이 중하면 24시간 服藥하는데, 24시간 관찰하면서 한제를 다 먹인다. 그래도 병이 풀어지지 않으면 다시 달여서 복용시킨다. 땀이 나지 않으면 2~3제까지도 복용할 수 있다. 生冷, 粘滑, 肉麵, 五辛, 酒酪, 惡臭 등의 음식을 금한다."175)

여기서 生冷은 성질이 찬 음식이고, 粘滑은 세균감염으로 음식이 상한 모습, 또는 끈적거리고 미끈거리는 음식(기름진 음식)을 뜻한다. 肉麵은 고기와 밀가루음식, 五辛은 다섯 가지 매운 향신료, 酒酪은 술과 유제품, 惡臭는 상한 음식이다. 湯藥은 胃腸管을 통해 흡수되므로 위장관의 기

---

174) 쌀과 밀만 비교한다면 粳米는 肥人, 小麥은 瘦人에 적합하다.

175) 桂枝湯方 : 桂枝 3兩去皮 甘草 2兩炙 芍藥 3兩 生薑 3兩切 大棗 12枚擘
  '上五味 㕮咀 以水七升 微火煮取三升 去滓 適寒溫 服一升. 服已須臾 啜熱稀粥一升餘 以助藥力. 溫覆令一時許 遍身微似有汗者益佳 不可令如水流漓 病必不除. 若一服汗出病瘥停後服 不必盡劑. 若不汗 重服 依前法. 又不汗 後服小促 半日許 令三服盡. 若病重者 一日一夜服 周時觀之. 服一劑盡 病證猶在者 更作服. 若汗不出者 乃服至二三劑. 禁生冷·粘滑·肉麵·五辛·酒酪·臭惡等物.'

능을 떨어뜨리는 음식은 반드시 피해야한다. [176)

桂枝湯은 傷寒論 和法의 대표처방이며 營衛 調理之劑의 冠方이다. 여기에서 밝힌 服用法과 食餌指導는 桂枝湯에만 국한되는 것이 아니다. 어떤 약을 복용하던 胃氣가 손상된다면 그 약이 제대로 흡수될 리 없다. 醫工이 정확한 진단과 적절한 처방을 했음에도 病勢의 호전이 없다면 환자의 服藥 指導가 제대로 지켜지고 있는지 살펴야한다. 仲景은 올바른 服用法과 禁忌를 특별히 傷寒論의 冒頭方인 桂枝湯에 밝혀 모든 처방에 응용될 수 있도록 배려한 것이다.

徐靈胎는 "병이 낫고 낫지 않고는 처방도 중요하지만 복용법을 제대로 지키지 않으면 오히려 해가된다. 發散劑는 風寒을 몰아내야하므로 반드시 따뜻하게 복용해야하고 이불도 덮어야 藥氣가 營衛에 잘 퍼지면서 땀으로 풀 수 있다"고 하였고 劉渡舟도 "여기에 서술한 음식들은 냉하거나 기름져서 소화 장애를 일으키거나 胃에 자극적이라 胃氣를 손상시킬 수 있으므로 금한다. 仲景이 '保胃氣'를 중시함을 알 수 있다."고 하였다.

有毒常制

有毒한 藥을 이용하여 난치병을 치료할 때 病勢가 어느 정도 꺾이면 藥의 服用을 삼가야 한다. 藥의 服用은 病을 고치기 위함인데, 복용이 過하여 오히려 正氣의 손상이 있어서는 안 되기 때문이다. 有毒한 藥 대

---

176) 生冷果菜라, 과일과 채소가 生冷의 대표라 할 수 있다. 탕약 복용 시 생야채, 생과일은 반드시 피해야 한다. 현대인의 식습관이 過去와 달라 생야채와 과일의 섭취가 많은데, 湯藥 복용 중 무심코 섭취한 과일과 생야채가 腹痛 泄瀉의 主因이다.

신 和法으로, 和法 대신 穀肉果菜의 補法으로 대체하여 병을 다스리게 된다. 穀肉果菜는 藥에 비해 土化되었으므로 안전하게 人身의 氣血을 조절할 수 있다. 病勢가 7~8할 제거되면 敦厚한 飮食으로 補養하며 餘病을 調理하는 것이 바른 法이다.[177]

多備少服法과 時時輕揚法

汗吐下 攻劑의 服用은 多備少服法으로 하고, 銀翹散과 같은 輕淸之劑의 服用은 時時輕揚法으로 한다.

---

177)『素問·五常政大論』帝曰 有毒無毒, 服有約乎?
　岐伯曰 病有久新, 方有大小, 有毒無毒, 固宜常制矣. 大毒治病, 十去其六; 常毒治病, 十去其七; 小毒治病, 十去其八; 無毒治病, 十去其九. 穀肉果菜, 食養盡之, 無使過之, 傷其正也.

形色氣味

形色氣味의 轉寫

藥物의 形色氣味, 生態, 性情, 産地의 특성, 開花時期 등등 모든 특징이 轉寫되어 藥力으로 발휘된다.[178] 때로는 形을 중심으로, 혹은 色을 중심으로, 혹은 氣를 중심으로, 혹은 味를 중심으로, 혹은 其他의 특성으로 개개 약물의 藥性을 파악하고 규정한다.

形者 形於外

'形은 겉으로 드러난 것이다'라는 말은 裏面의 性, 情, 氣가 겉으로 드러나 形을 이룬다는 뜻이다.[179] 삼라만상의 모든 形은 裏面의 五行之氣에 의해 다양한 모습을 가지게 된다. 五行의 물리적 특성을 응용하여 形을 파악하는데, 土는 中이므로 제외하고 木火金水의 性質을 應用하여 形을 解析한다.[180]

---

178) 藥物의 形色氣味, 生態, 産地 등 모든 생명현상이 전사(轉寫 transcription)되어 인체에서 藥力으로 발휘된다. 形色氣味는 本草의 藥性을 파악하는데 있어서 최소한의 觀點이다. '대추 한 알'이 저절로 붉어질 리는 없다.

179) 形은 性, 情, 氣가 形於外한 것이다. 性情態形이라, 本性은 情으로 드러난다. 意圖를 가지고 있는 마음인 情(心 + 木氣)에 의해 態를 보이게 되고, 그 결과 形으로 굳어

입체와 평면

木火가 주도하면 陰形의 표면이 무르다. 가늘고 길어지거나, 火氣에 의해 평면으로 넓게 펼쳐지기만 하면 곧 시들게 된다. 陰形의 표면이 金水之氣에 의해 단단해지면서 입체를 이루게 되면 木氣를 담고 充陽할 수 있다.[181]

지게 된다. 즉, 形은 그 존재의 본성이 겉으로 드러난 것이므로 本草의 藥性을 파악하는 데 매우 중요한 端緒가 된다.

빠르게 길이 자람을 하면서 부드러운 죽순, 둥글게 펼쳐지는 나뭇잎, 딱딱하지만 생명력이 숨어있는 나뭇가지, 둥근 콩 등, 길이 자람을 하거나, 둥글어지거나, 평면으로 흩어지거나, 입체를 이루는 形을 통해 藥性을 抽象한다.

즉, 다년생 초본의 地上部는 뿌리 本性의 形於外라 할 수 있다. 산지사방으로 흩어진 地上部의 칡덩굴이나 칼같이 뻗은 맥문동 잎은 땅속 덩이뿌리의 性, 情, 氣가 形於外한 것이다. 예를 들어 미나리과(纖形科) 식물의 지상부가 우산처럼 펼쳐진 形을 보고 뿌리의 본성이 辛散할 것이라 유추할 수 있다는 뜻이다. 지상부의 모습은 덩이뿌리(葛根, 麥門冬, 川芎)의 藥性을 豫示한다.

180) 木은 부드러우면서 길게 上升하는 形이나 氣다. 육안으로는 곧게 前進하는 것처럼 보이더라도 내면의 氣는 회전한다. 火는 넓게 펼쳐지는 形이나 氣다. 金은 단단하게 굳어지는 形이나 下降하는 氣고, 水는 一點을 중심으로 凝縮하는 形이나 氣를 뜻한다.

木火金水는 土의 化身이고, 土는 木火金水의 초월적 本體다. 그러므로 土는 물리적인 고유한 形을 갖추지 않는다. 단, 哲學에서는 초월적 本體인 土가 현상계로 이동하면서 河圖, 洛書, 生剋之理, 王등이 탄생하게 된다. 華夏族 堯舜之際에는 서쪽에서 居中하던 王이 中原으로 東進하면서 지형과 기후, 전술 전략적 필요에 의해 산을 등지면서 북쪽에 居하는 王(一 + 土 : 北方 一太極 자리에 있는 土)이 된다.

181) 가을에 익는 열매나 씨앗, 다년생초본의 덩이뿌리 등은 金水之氣에 의해 입체를 이루면서 木氣를 담고 있다. 초본의 지상부(풀잎), 나뭇잎은 평면으로 펼쳐지므로 木氣를 담을 수 없어 肅殺之氣가 내려오면 시들게 된다. 초본의 지상부는 火氣에 의해 펼쳐진 풀잎이 대부분이지만, 오롯한 대궁이(초본식물의 줄기)를 木金形으로 올려 꽃을 피우고 입체의 씨앗을 맺어 생명의 주인공을 다음 세대에 넘겨준다.

木火金水가 이루는 形

木氣가 發할 때 金氣가 同價의 힘으로 감싸야지만 陰形이 현상계에 實存할 수 있다. 木이 주도하느냐, 金이 주도하느냐의 차이일 뿐이지, 陰形을 이루기 위해서는 木과 金의 힘은 1:1이다. [182] 水火도 마찬가지다. 金木의 氣가 작용하면 形은 길어지고, 水火의 氣가 작용하면 形은 둥글어진다. 삼라만상의 다양한 모습을 단순화한다면, 결국 길고 둥근 形 두 가지로 抽象할 수 있다.

木氣가 주도하면 木金形이라하고 金氣가 주도하면 金木形이라 한다. 鹿茸은 木金形이 되고 犀角은 金木形이 된다. 또 水氣가 주도하면 水火形, 火氣가 주도하면 火水形이다. 콩은 水火形, 나뭇잎은 火水形이다. 木火가 주도하면 표면이 부드러우며 속도가 빨라지고, 金木이 주도하면 표면이 단단해지며 속도가 느려진다. [183]

木金形 : 길어지며 외면이 부드럽다. 金氣의 도움으로 形을 유지한다. 길어지고 있는 道程에는 木氣를 빠른 속도로 敷和시키고 있으므로 외면이 부드러울 수밖에 없다. 가을이 되어 金氣가 주도하면 외면이 단단해지면서 비로소 木氣가 다시 내면으로 潛藏되며 金木形을 이룬다. 이때 초본의 지상 줄기는 외면상 金木形을 이루지만 木氣를 잠장하지 못하기 때문에 시들어 버리고, 나무의 둥치나 줄기는 木氣를 잠장하므로 살아서 겨울을 나게 된다. 봄에 일직선으로 자라는 고사리 새순이나, 회전하며

---

182) 이때 金이 주도하면 '金木共大', 木이 주도하면 '木金共大'라 한다.

183) 인생의 사계절로 본다면, 아이(幼)는 木金共大하므로 白虎湯證이고, 청년(少)은 火水共大하므로 十棗湯(朱雀湯)證, 중년(壯)은 金木共大하여 靑龍湯證, 노인(老)은 水火共大하므로 眞武湯(玄武湯)證이라 할 수 있다.

자라는 칡순이 木金形이다.

火水形 : 둥글어진다. 水氣의 도움으로 形을 유지한다. 사방으로 흩어지면서 커진다. 나뭇잎인 경우, 잎의 가장자리가 톱니처럼 거치상인 경우가 火水形이다. 荷葉처럼 가장자리가 매끈한 경우는 水氣의 견제가 더 강하다. 톱니처럼 거칠게 펼쳐지는 활엽수의 나뭇잎, 蘇葉 등이 火水形이다. 평면으로 펼쳐지면 木氣를 담을 수 없고, 입체로 펼쳐지면 木氣를 잠장하여 생명의 주인공이 깃들 수 있다.

金木形 : 木金形의 외면이 굳어진 모습이다. 木金形이 일직선 혹은 나선으로 부드럽게 늘어나고 있다면, 金木形은 반대로 굳어진다고 할 수 있다. 陰形이 주도하므로 속도가 느리고 시간이 오래 걸린다. 犀角, 나무둥치가 金木形이다.

水火形 : 火水形의 외면이 굳어진 모습이다. 火水形이 사방으로 흩어진다면, 水火形은 공처럼 안으로 모이므로 가장자리나 표면이 단단하고 매끈하다. 콩, 조와 같은 각종 둥근 씨앗들이 水火形이다.[184]

유채색과 무채색, 그리고 흙의 색

봄여름, 동남방은 有彩色이고, 가을 겨울, 서북방은 無彩色이다. 유채색인 青赤은 生動하는 봄여름 동안 식물 지상부의 잎과 꽃, 야채, 과일 등에 화려한 색상(녹색, 붉은색, 노란색, 보라색 등 파노라마처럼 펼쳐지는 무지개 색깔)으로 드러난다. 녹색을 비롯한 다양한 유채색은 火氣에 의해

---

184) 金木形, 水火形은 결국 木氣, 火氣가 形於外한 것이므로, 모든 形은 東南方, 봄여름에 자라고 펼쳐져서 이루어진다.

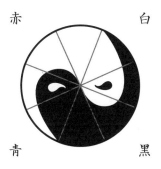

露呈되므로 대체적으로 下降하는 성질이 있다. 꽃도 華(十土가 무궁하다는 뜻. 花도 十土에서 化함을 뜻한다)라 역시 未方의 無極으로, 火氣에 의해 극도로 微分되고 펼쳐졌다는 의미다. 유채색은 氣와 熱을 내리는 작용을 한다.[185)

봄·여름의 화려한 유채색의 축제가 끝나면, 가을·겨울 동안 흑백의 무채색이 열매와 씨앗에서 드러난다. 열매의 仁은 주로 흰색이고, 仁을 싸는 속껍질은 주로 검은색(玄)이다. 仁은 강력한 생명력을 充陽하고 있어 上升하고 發散한다. 속껍질이 收斂하는 힘은 仁이 發散하는 힘에 비례한다.

五色의 黃은 노란색이 아니라 '흙'의 색으로 中和의 德性을 의미한다.[186)

四氣

四氣는 藥性의 寒熱溫凉을 말한다.

---

185) 耳目鼻口 중에서 目은 불이 나가는 통로다. 유채색의 야채와 과일 등으로 目을 滋陰한다.

186) 形과 色은 古人이 罕言하였으나 작은 假橋를 만들어 본다.

五味

五味는 酸苦甘辛鹹을 말한다.

産地와 生態

人蔘은 東北艮方이 主産地이다. 산의 西北 경사면 混淆林 속, 약한 散亂光을 받으며 자란다. 本性이 뜨거우면서도 강력한 木氣를 潛藏하고 있음을 알 수 있다. 蘆薈는 건조한 사막에서 자란다. 水氣를 내포하고 있음을 알 수 있다. 밀은 건조한 곳에서, 쌀은 논에서 잘 자란다. 쌀은 물을 밀어내려는 본성을 가지게 되고, 밀은 수분을 가두려는 본성을 가지게 된다. 통밀은 그 성질이 차 밀을 주식으로 하는 사람은 쌀을 주식으로 하는 사람들에 비해 肥滿해질 가능성이 크다. 小麥은 瘦人에게, 粳米는 肥人에게 적합함을 알 수 있다.

식물의 生態는 藥性을 반영한다. 菖蒲와 浮萍은 물속에서 산다. 창포와 개구리밥은 익사하지 않기 위해 물을 밀어내는 것에 능할 수밖에 없다.[187] 또 菖蒲와 石菖蒲를 비교한다면, 창포는 석창포에 비해 덩치가

---

187) 물고기는 차가운 水中에서 살아가므로 낮은 온도에서도 몸속의 기름이 엉기지 않는다. 고래가 포유류라 할지라도 역시 물속에서 살아가려면 낮은 수온에서 기름이 엉기지 않아야 한다. 동물 체내 기름의 融點은 전적으로 살아가는 환경과 관련이 있다. 오리를 압(鴨 = 새 중의 甲)이라 부르는 이유는 물에 서식하는 오리기름의 융점이 사람의 체온보다 낮기 때문이다. 오리도 물속에서 살아가려면 낮은 수온에도 엉기지 않는 기름을 가지고 있어야한다.

인체는 36.5의 체온을 恒常하고 있다. 물고기, 고래, 오리 등, 水中에서 살아가는 동물의 기름은 인체에 들어와도 엉기지 않는다. 물고기, 고래, 오리, 뱀, 지렁이 등이 찬 곳에서 살아가면서도 이들의 기름이 낮은 온도에 엉기지 않는다는 것은 본성이 뜨겁기 때문이다.

크고 芳香이 강하다. 가장 큰 차이로는 겨울이 되었을 때 창포는 시들고 석창포는 凌冬不凋한다는 점이다. 凌冬不凋할 수 있는 힘은 火氣가 아니고 充陽된 木氣다. 창포에 비해 석창포의 木氣가 더 강한 것을 알 수 있다. 창포는 강한 芳香으로 흩어지므로 中焦의 濕滯에 응용하고, 석창포는 淸陽(木氣)의 直升을 도와 耳聾不聰, 頭目不淸을 다스린다.[188]

187) 계속

弱体는 困熱에 의해, 强体는 實熱에 의해 발병하기 쉬운데, 이들 기름은 强体보다 陰盛한 弱体에게 큰 도움이 된다. 특히 肥人 弱体의 고혈압, 동맥경화 등 각종 심혈관계 질환은 困熱에 의한 다양한 假熱象을 보이는데, 이들 기름에 의해 혈관 속의 濁涕가 녹고 제거되면 피가 맑아지고 困熱은 떨어지게 된다. 뜨거운 성질의 기름으로 淸熱하는 것이다. 약으로 응용한다면 운동량이 적고, 살이 찌고, 寒濕으로 몸이 탁해진 肥人, 弱体의 경향성에 적합하다.

瘦人, 强体 實熱 경향은 수중동물의 기름 섭취가 반드시 필요한 것은 아니다. 오히려 해산물과 더불어 젓갈 등 짠 음식을 많이 섭취하게 되면 熱勝하여 발병할 수도 있다. 『素問·異法方宜論』의 '魚鹽之地, 海濱傍水, 其民食魚而嗜鹹, 皆安其處, 美其食. 魚者使人熱中, 鹽者勝血'이란 말이 그것이다.

참고로 소와 돼지와 닭의 체온은 인간의 체온보다 높다. 그러므로 이들의 기름은 인체에서 엉기기 쉽다. 단, 운동을 규칙적으로 하거나 육체노동을 하는 사람에게는(汗法 發散이 활발한 사람) 오히려 더 좋은 營養源이 될 수 있다.

188) 소나무와 모란의 생태를 비교해보자. 사시사철 늘 푸른 소나무는 地上部를 자르면 죽는다. 소나무의 뿌리가 완전한 주인공은 아니라는 뜻이다. 소나무를 약으로 쓸 때는 松根이 아니라 松葉이나 松花를 약으로 쓴다. 모란은 주로 뿌리로 증식한다. 牡丹皮는 모란 뿌리껍질이다.

물속에 감자를 넣어두면 썩고 고구마는 잘 자란다. 감자는 瘦人의 熱證에, 고구마는 肥人, 弱体의 虛證에 유효함을 알 수 있다.

커피는 열대지방의 고온다습한 환경에서 자라는데, 강수량이 풍부해야하고 직사광선보다는 큰 나무의 그늘을 좋아하고, 비가 잦고 습한 물안개가 많으면 잘 자란다. 열매를 맺기 전에 흰 꽃이 피는데, 라일락처럼 향기롭다. 커피는 그 본성이 濕邪를 없애는데 능하고 香竄하여 발산한다는 것을 알 수 있다. 肥人, 弱体의 경향의 약이다.

봄여름 산과 들로 약초채집을 다니다보면 산모기보다 더 무서운 놈이 등에다. 虻蟲(등에)은 흡혈하는데, 팔다리에 물리면 瘙痒과 發赤을 동반한 피부 염증이 반복되면서 痂皮와 出血이 한 달을 넘긴다. 破血逐瘀하므로 經閉, 癥瘕에 응용한다.

本草 173

藥의 肥瘦八綱分類

藥物이 所稟한 味와 氣, 質과 形, 情, 生態環境 등 固有한 特性에 따라 그 '傾向性'을 파악한 후, 救肥藥, 救瘦藥, 發汗藥, 涌吐藥, 攻下藥, 淸和藥(淸熱藥, 養血藥), 溫和藥(溫中藥, 益氣藥)으로 분류한다. 汗法不及 表證에는 發汗藥, 吐法不及 裏證에는 涌吐藥, 下法不及 裏證에는 攻下藥으로 다스린다. 三法太過 熱證에는 淸熱藥, 虛證이 심한 경우에는 養血藥을 加하고, 三法太過 寒證에는 溫中藥, 虛證이 심한 경우에는 益氣藥을 加하여 다스린다.[189]

약물의 분류는 後代의 本草書보다 仲景이 有意而不言한 用藥 原則을 첫 번째 기준으로 삼았다. 예를 들어 金匱要略 血痺虛勞病 篇에서 肥人 弱体인 尊榮人에게 黃芪桂枝五物湯을 立方할 때, 桂枝湯에서 甘草를 去하고 黃芪를 重用하였는데, 이를 통해 肥人 弱体에게는 甘草를 愼用한다는 것을 알 수 있다. 麻黃도 金匱要略 痰飮咳嗽病 篇의 苓甘五味薑辛湯 계열의 조문에 '其證應內麻黃, 以其人遂痺, 故不內之. 若逆而內之者, 必厥, 所以然者, 以其人血虛, 麻黃發其陽故也.'라고 하였다. 麻黃은 血不足한 瘦人에게는 삼갔다는 것을 알 수 있다.

---

189) 三法太過에 의한 弱体의 困熱(虛熱)은 東垣의 陰火乘土位에 해당하는데, 이때 熱象은 假熱이므로 팔강 분류로는 虛寒證에 해당한다. 强体의 三攻太過 裏虛熱이 虛熱證이다.

救肥藥

人蔘 黃芪 鹿茸 白朮 五味子 附子 山藥 蓮子肉 何首烏 紅薯
薏苡仁 麻黃 杏仁 木香 厚朴 青皮 乾薑 良薑 海菜 黃柏 黃連
枯芩 大黃[190]

肥人 虛證[191]

黃芪 – 肥人虛證 淸氣下陷 瀉火止汗[192] 瀉陰火困熱 解肌熱

人蔘 – 肥人虛證 補中益氣 生津止渴[193] 瀉陰火困熱 除煩止驚悸

鹿茸 – 肥人虛證 腰腎虛冷 一切虛損勞傷

白朮 – 肥人虛證 補氣和中 燥濕止泄

五味子 – 肥人虛證 益氣生津 寧嗽定喘

附子 – 肥人虛證 回陽 生用發散 逐風寒濕[194]

山藥 – 肥人虛證 虛損勞傷 固腸止瀉

---

190) 日常의 汗法, 吐法 不及이 오랜 시간 지속되거나, 穀肉果菜의 과잉 섭취 등으로 肥
人이 되므로 辛溫, 苦燥 爲主로 救肥한다.

191) 虛證은 和法(溫和, 淸和)으로 다스리는데 甘味를 爲主로 한다. 虛證은 일상의 三
法太過와 發病(實證)후의 汗吐下 三法太過에 의해서 발생한다. 肥人, 瘦人, 强体, 弱体
를 막론하고 共用하는 甘味가 많다.

192) 黃芪는 人蔘, 甘草와 配伍하여 陰火乘土位에 의한 弱体의 困熱(寒證 : 眞寒假熱)
를 없앤다. 그 法은 醫學啓源에서 脾胃論으로, 다시 東醫壽世保元 少陰人 腎受熱表熱
病으로 이어진다.

193) 人蔘은 益氣藥으로 肥人 弱体의 虛證에 적합하다. 肥瘦를 막론하고 弱体에게 유
효하며 强体에게는 愼用한다. 强体의 虛證에는 木防己湯, 白虎加人蔘湯과 같이 石膏
와 配伍한다.

蓮子肉 – 肥人虛證 澁精久痢 淸心除煩

何首烏 – 肥人虛證 收斂精氣

紅薯 – 肥人虛證 虛損勞傷 補中益氣力[195]

薏苡仁 – 肥人虛證 水腫濕痺

肥人 表寒證

麻黃 – 肥人表寒證 惡寒無汗 發汗解表 平喘止咳

肥人 寒證

杏仁 – 肥人表寒證 咳逆上氣 利胸膈 潤腸通便[196]

木香 – 肥人裏寒證 健胃貫中 破氣滯 治一切氣痛

厚朴 – 肥人裏寒證 行氣消積 能散瀉濕滿

靑皮 – 肥人裏寒證 散積消痞 消滯去痰

---

194) 附子指南：脈沈弱, 尺膚의 軟弱함, 피부가 어둡고 거침, 背惡寒, 手足冷, 喜熱飮, 大便溏泄, 小便淸長, 心下痞 등을 먼저 診斷하고, 교만함과 비굴함(자신감과 겸손함), 성격과 표정이 밝게 열려있는지 어둡게 닫혀있는지, 의사의 한 마디에 두세 마디를 하는지 말이 없는지, 前屈과 反身, 술 알레르기, 음식 알레르기(옻, 닭고기, 돼지고기 등), 봉독 스킨테스트의 결과 등을 相參한다.

195) 紅薯(고구마)는 番薯라고도 한다. 山藥之屬으로 덩이뿌리에 강한 木氣를 潛藏하고 있다. 山藥에 비해 더욱 土化되어 단맛이 많고 平無毒하므로 음식으로 日用한다. 攻和兼治 時에는 以甘爲君해야하는데, 이때 紅薯는 峻劑를 감싸주는 대표적인 君藥이 될 수 있다. 덩굴식물인 메꽃과에 속하는데, 塊根에서 木氣를 發出하는 모습이 땅을 타고 펼쳐지는 덩굴을 통해 形化된다. 또한 塊根의 形도 양쪽의 끝이 뾰족한 원기둥꼴이 대부분이라 木氣가 주도하는 木金形이라 할 수 있다. 컵에 물을 담고 고구마 塊根의 몸통을 물속에 담궈 두어도 썩지 않고 잘 자라는 것으로 봐서 本性이 燥하며 陽的이라는 것을 알 수 있다. 麻黃과 配伍하면 多濕한 肥人에게 좋다.

乾薑 - 肥人裏寒證 去臟腑沈寒痼冷

良薑 - 肥人裏寒證 胃脘冷痛 暖胃散寒

海菜 - 肥人裏寒證 下熱煩[197]

肥人 熱證

黃柏 - 肥人熱證 骨蒸勞熱 下焦濕腫

黃連 - 肥人熱證 瀉心火 心下濕痞

枯芩 - 肥人熱證 上焦風熱 清肌表

大黃 - 肥人熱證 一切實熱 二便不通

救瘦藥

人蔘 鹿茸 熟地黃 乾地黃 黨蔘 沙蔘 麥門冬 甘草 白朮 附子

---

196) 杏仁은 씨앗의 속 씨, 즉 仁으로 강력한 木氣를 潛藏하고 있는 폭탄과 같다. 仁의 에너지 向方(벡터)은 上升하거나 사방으로 흩어진다. 杏仁이 吐法不及, 汗法不及에 응용하는 약임을 알 수 있다. 임상에서는 咳喘(麻黃湯)과 胃酸의 逆流(茯苓杏仁甘草湯)를 다스린다. 이때 咳喘과 위산역류는 淸陽 上越의 不及을 몸이 스스로 회복하려는 몸부림이다. 杏仁을 응용한 上方들과 瓜蒂散 吐法으로 淸陽을 上越하면, 즉 抑鬱된 吐法을 通暢시키면 咳喘과 위산역류는 저절로 가라앉게 된다.

그러므로 杏仁은 下氣하는 약이 아니다. 杏仁의 肺氣肅降과 平喘 작용은 抑鬱된 淸陽과 陽氣의 上越, 發散에 따른 결과라 할 수 있다. 모든 仁은 강력한 木氣를 潛藏하기 위해 木氣와 同價인 水氣로 감싸고 있는데, 씨앗의 油質이 水氣에 해당한다. 麻黃과 杏仁의 配伍는 抑鬱된 淸陽과 陽氣의 條達, 通暢을 극대화하면서 杏仁의 水氣로 過亢을 조절하는 조합이다.

197) 海菜, 海帶, 昆布, 甘苔 등의 海藻類들은 共히 肥人 弱体의 困熱, 즉 寒證(眞寒假熱)에 有效하다. 瘦人 弱体의 眞寒假熱에도 쓸 수 있으나, 常服하게 되면 瘦削해지므로 주의해야 한다.

山茱萸 西歸(日當歸) 五味子 荊芥 薄荷 防風 葛根 桂枝 生薑

生地黃 玄蔘 白芍 知母 子芩 桃仁[198]

瘦人 虛證

人蔘 – 瘦人虛證 虛勞內傷 生津止渴

鹿茸 – 瘦人虛證 虛勞羸瘦 暖腎助陽

熟地黃 – 瘦人虛證 大補血虛 補益眞陰

乾地黃 – 瘦人虛證 凉血生血 血虛發熱

黨蔘 – 瘦人虛證 補中益氣 除煩熱

沙蔘 – 瘦人虛證 專補肺陰 清肺止咳

麥門冬 – 瘦人虛證 虛勞客熱 生津止嗽

甘草 – 瘦人虛證 炙用補脾 生用緩急止痛

白朮 – 瘦人虛證 和中除濕 溫中進食

附子 – 瘦人虛證 回陽 熟用峻補 臟腑沈寒

山茱萸 – 瘦人虛證 强陰益精 興陽道 縮小便

西歸(日當歸) – 瘦人虛證 虛勞養血 潤腸通經

五味子 – 瘦人虛證 益氣生津 寧嗽定喘

瘦人 表寒證

桂枝 – 瘦人表寒證 溫經通脈 發汗解肌

生薑 – 瘦人表寒證 發散風寒 溫中止嘔

---

198) 일상의 汗法, 吐法 太過가 오랜 시간 지속되거나 穀肉果菜의 섭취가 부족하면 瘦
人이 되므로 甘凉, 酸收 爲主로 救瘦한다.

瘦人 表熱證

柴胡 – 瘦人表熱證 發表淸熱 胸脇苦滿 寒熱往來[199]

瘦人 熱證

生地黃 – 瘦人裏熱證 血熱紅紫 血逆 經漏不止

玄蔘 – 瘦人裏熱證 滋陰 利咽喉 除煩止渴

白芍 – 瘦人裏熱證 淸熱止痢 緩中止痛

知母 – 瘦人裏熱證 淸熱瀉火 除煩止渴

子芩 – 瘦人裏熱證 中焦濕熱 心下痞滿

桃仁 – 瘦人裏熱證 泄血滯生新血 瘀血血閉

瘦人 寒證

附子 – 瘦人裏寒證 一切沈寒痼冷

發汗藥

麻黃 羌活 獨活 藁本 土當歸 白芷 防風 生薑 川芎 桂枝 細辛
紫蘇 藿香 葛根 荊芥
香薷 薄荷 甘菊 蔓荊子

I. 發汗藥은 汗法不及을 다스린다.

I. 發表는 辛甘之味에 의한다. [200]

---

199) 瘦人 汗吐下의 太過를 淸和하는 代表藥이다. 瘦人에게 적합하나, 肥瘦强弱을 막론하고 三法太過에 의한 胸部의 虛熱에 응용한다. 强体의 虛熱은 熱證이고, 弱体의 虛熱은 寒證이다.

I. 辛溫은 弱体에게, 辛涼은 强体에게 적합하다.

I. 根, 根莖, 塊莖 등은 上升하면서 發散한다. 病의 新舊에 모두 適用
된다.

I. 草本의 地上部나 全草로서 辛味는 發散한 후 收斂한다. 新病, 實
證을 主治한다.

I. 發表藥은 肥人의 傷寒, 風濕, 氣鬱에 有效하다.

I. 瘦人에게 發汗藥을 쓸 때는 甘味를 佐한다. 桂枝, 防風, 石膏, 葛
根 등과 같이 辛甘한 약들은 瘦人 發汗藥으로 응용한다.

I. 發汗 시 强体는 清和藥을, 弱体는 溫和藥을 佐한다.

辛溫 發汗藥

麻黃 羌活 獨活 藁本 土當歸 川芎 白芷 防風 生薑 桂枝 細辛
荊芥 紫蘇 藿香[201]

麻黃 - 利九竅 開毛孔 欬逆上氣

羌活 - 散肌表八風之邪 利周身百節之痛

獨活 - 羌獨相似 而獨較厚 升中有降 專治腰膝足脛

藁本 - 辛溫雄壯 除風頭痛 大寒犯腦痛

川芎 - 上行頭目 開諸鬱

---

200) 辛甘發散爲陽 酸苦涌泄爲陰 『黃帝內經·陰陽應象大論』

201) 汗法不及 發散藥은 辛溫한 熱藥이 많다. 藥의 寒熱을 모르고 寒證, 熱證을 치료
할 수 없다. 本草에 脾胃虛寒者는 禁한다는 약들은 대부분 寒한 약들이다. 寒한 藥은
弱体에게, 熱한 藥은 强体에게 愼用해야 한다. 或者가 藥에는 寒熱溫涼이 없다고 하였
는데, 이는 손바닥으로 하늘을 가리는 것이다. 청양고추를 嘗一味하고도 熱藥이 없다고
하겠는가.

土當歸 – 性溫味辛 辛溫散內寒 活血舒筋

白芷 – 芳香上達 通竅發汗 除濕散風

防風 – 辛甘微溫 解表祛風 散頭目滯氣

生薑 – 祛寒發表 溫中止嘔

桂枝 – 使邪從汗出而汗自止

細辛 – 口瘡喉痺 通竅止痛

荊芥 – 發表祛風寒濕 清頭目

紫蘇 – 發表和中 下氣定喘 益脾寬中

藿香 – 發表和中 癨亂吐瀉

辛涼 發汗藥

葛根 香薷 薄荷 甘菊 蔓荊子

葛根 – 退熱解肌 熱利項背强

香薷 – 解表夏熱 清肺利水

薄荷 – 祛風熱 清利頭目

甘菊 – 祛風熱 清利頭目

蔓荊子 – 祛風熱 清利頭目

攻下藥

大黃 甘遂 巴豆 澤瀉 車前子 芒硝[202]

I. 攻下藥은 下法不及을 다스린다.

I. 攻下는 苦辛鹹味에 의한다.

I. 瘦人에게 攻下藥을 쓸 때는 甘凉, 滋潤之味를 첨가한다.[203]

大黃 – 蕩滌腸胃 血中伏火 一切實熱

甘遂 – 治十二種水 留飲宿食 大實大水濕熱壅結 暫用之

巴豆 – 癥瘕積聚 臟腑沈寒 通腸止泄

澤瀉 – 瀉腎經之邪火 逐膀胱之濕熱 使淸氣上行

車前子 – 滲膀胱濕熱

芒硝 – 主軟堅 蕩滌腸胃困熱 小腹急結 大便硬

涌吐藥

瓜蔕 藜蘆 鹽湯 苦蔘 人蔘蘆頭

I. 涌吐藥은 吐法不及을 다스린다.

I. 其高者 因而越之.

---

202) 芒硝는 寒藥이 아니고 熱藥이다. 그래서 『神農本草經』에서는 朴消가 六腑積聚, 結固, 留癖을 몰아낸다(逐) 하였고, 수많은 돌(七十二 : 칠십이는 數를 뜻하지 않고 '많다'는 의미이다.)을 녹인다(能化)라고 하였다. 성질이 찬 약이 돌을 녹일 수 있는가? 여기서 能化는 '燥實뿐만 아니라 腹腔 內 돌처럼 단단한 모든 積聚, 腫塊를 녹인다.'라는 뜻이다. 芒硝는 体熱用寒한다. 軟堅瀉下하여 燥糞이 제거되면 裏熱이 蕩滌되고 몸이 차가워진다. 歷代 대부분의 本草書는 芒硝를 복용한 후에 나타나는 환자의 결과를 보고 芒硝의 藥性을 '寒, 大寒'이라 하였다. 芒硝의 약성은 '熱'하고 弱体의 陰結(便秘)을 破하는 主藥이다.

寒熱溫凉의 氣는 그 藥物을 服藥한 후 患者가 느끼는 바이다. 強体는 寒凉한 藥物로 手足冷症이 없어져 손발이 따뜻해질 수 있고, 弱体는 溫熱한 藥物로 虛熱을 없애 몸이 시원해질 수 있다. 藥物의 寒熱은 결국 환자의 強弱을 이해해야지만 그 固有한 氣가 결정될 수 있다는 뜻이다. 그러므로 本草의 寒熱을 정할 때 体用 개념을 도입하면 그 의미가 더욱 명확해진다.

203) 『溫病條辨』의 增液承氣湯이 여기에 해당한다. 津液이 부족한 瘦人의 陽明腑實에 甘苦凉, 質潤한 玄蔘, 麥門冬, 生地黃으로 增水行舟한다.

Ⅰ. 催吐法으로 藥力을 도운다.

瓜蒂 – 病在胸膈中者 皆吐之[204]

藜蘆 – 大吐 上膈風涎

鹽湯 – 鹽一大匙 熬黃 爲湯溫服 能吐能下

苦蔘 – 人若熱結胸 爲末二錢 醋湯調服 服卽吐

人蔘蘆頭 – 能吐 宜虛人

清和藥

乾地黃 麥門冬 天門冬 黃精 蘆薈 黨蔘 沙蔘 玄蔘 蘆根 白芍藥
白茯苓 龍眼肉 小麥 大棗 酸棗仁 阿膠 百合 生地黃 柴胡 石膏
瓜蔞仁 牛蒡子 梔子 連翹 金銀花 地骨皮 桑白皮 竹茹 天花粉
知母 貝母 牧丹皮 枯芩 子芩 黃柏 黃連

Ⅰ. 淸和藥은 熱證과 熱象을 다스린다. 주로 三法太過로 인한 强体의
熱化를 다스린다.

Ⅰ. 强体를 淸熱하고 養血한다.

---

204) 瓜蒂는 참외 未成熟 果實의 꼭지를 절취하여 陰乾한 것이다. 익어가는 과정의 꼭지
는 과실을 크게 키우기 위해 멀리 뿌리에서부터 수분과 영양분을 강력하게 잡아당긴다. 涌
吐하는 藥力을 抽象할 수 있다. 미성숙 과실의 꼭지를 따기는 현실적으로 매우 어려운데,
다행히 성숙한 과실의 꼭지도 역시 효과가 뛰어나다. 단, 果肉을 함께 잘라서 말린 꼭지
는 효능이 없는 경우도 있다. 꼭지와 열매의 성질이 陰陽으로 反한다는 유추를 굳이 하지
않더라도, 甘凉한 과육이 꼭지의 효능을 떨어뜨릴 수 있을 것으로 예상된다. 醫道를 걸
으며 운이 좋아 涌吐法에까지 다다르더라도 僞藥이나 저급한 품질의 藥材에 의해 醫學
을 의심하고 뜻이 꺾일 수도 있는 것이다.

淸熱藥

生地黃 柴胡 石膏 瓜蔞仁 牛蒡子 梔子 連翹 金銀花 地骨皮

桑白皮 蘆薈 竹茹 天花粉 知母 貝母 牧丹皮 黃芩(枯芩)

黃芩(子芩) 黃柏 黃連

生地黃(鮮地黃) – 淸熱凉血 大熱大渴 有實火 燥結發斑

柴胡 – 淸和虛熱[205]

石膏 – 淸熱解肌 瀉强体胃熱

瓜蔞仁 – 淸熱滌痰 寬胸散結 潤燥滑腸[206]

牛蒡子 – 淸熱解毒 宣肺透疹 咽喉腫痛

梔子 – 瀉心肺之邪熱 治心煩懊憹不眠[207]

連翹 – 瘡家聖藥 消腫散結 熱毒發斑

金銀花 – 凉散風熱 甘寒 解毒除熱

地骨皮 – 淸肺降火 陰虛潮熱 骨蒸盜汗 內熱消渴[208]

桑白皮 – 肺熱咳喘

蘆薈 – 小兒消瘦萎黃 小兒驚癎 淸肝 瀉下熱結便秘[209]

---

205) 三法太過하여 더 이상 三攻法을 쓸 수 없는 血弱氣盡한 상태의 虛熱을 다스린다.
胸中虛熱, 下法太過인 月經 전후, 三法太過인 産後의 虛熱 등을 다스린다.

206) 瓜蔞皮를 搗碎하여 去殼하여야하나 일반적으로 仁과 皮를 同用한다. 仁은 質潤
하여 潤肺하고, 皮는 輕淸 升浮하여 利氣寬胸한다.

207) 內熱用仁 表熱用皮

208) 대부분의 本草書에는 甘寒하다고 하였고 실제로 쓴 맛이 없지만, 本經에서는 苦寒
이라 하였다. 中寒者는 勿用하므로, 本經에서는 藥性이나 效能 중심으로 味를 결정했
음을 알 수 있다.

209) 알로에 사포나리아(Aloe saponaria)가 甘味를 가지고 있으므로 小兒의 消瘦萎黃
에 쓸 수 있다. 알로에 베라(Aloe vera)는 苦寒하므로 瀉下熱結에 쓴다.

竹茹 – 淸熱化痰 除煩止嘔

天花粉 – 五臟鬱熱 降火潤燥 生津止渴

知母 – 淸熱潤燥 骨蒸勞熱 肺熱咳嗽

貝母 – 淸熱潤肺 化痰止嗽

牧丹皮 – 瀉血中伏火 凉血散瘀 經閉通經 溫毒發斑

枯芩 – 治上焦熱濕 肺熱咳嗽 目赤腫痛

子芩 – 中焦濕熱心下痞 凉血安胎[210]

黃柏 – 淸熱燥濕 骨蒸勞熱 足腫痿躄

黃連 – 淸熱燥濕 心煩不寐 淸心除煩

養血藥

乾地黃 麥門冬 天門冬 黃精 黨蔘 沙蔘 玄蔘 蘆根 白芍藥
白茯苓 龍眼肉 小麥 大棗 酸棗仁 阿膠 百合[211]

乾地黃(生地黃) – 血虛發熱 吐衄尿血 骨蒸勞熱[212]

麥門冬 – 生津益胃 潤肺淸心 瀉熱除煩

天門冬 – 一切陰虛有火諸症 滋陰降火 潤肺滑腸

黃精 – 補中益氣 補陰之功 安五臟

黨蔘 – 稟坤土中正之氣 補中益氣 除煩渴 人蔘代之

沙蔘 – 甘寒 養陰淸熱 淸肺止嗽 傷陰生津[213]

---

210) 子芩은 瘦人藥이고 枯芩은 肥人藥이다.

211) 養血藥은 대부분 塊莖과 根, 果肉, 열매 등이며 質潤하다.

212) 地黃의 신선한 뿌리를 鮮地黃(生地黃)이라고 하고, 乾燥한 것을 生地黃(乾地黃)이라 한다. 急性熱病에는 鮮地黃, 慢性陰虛血少에는 乾地黃을 쓴다.

213) 寒客肺中作嗽者는 勿用한다. 즉, 瘦人의 陰血不足으로 인한 咳嗽에 쓸 수 있다.

玄蔘 – 滋陰清熱 陰虛熱毒 咽喉腫痛 溫毒發斑

蘆根 – 清熱除煩 生津止嘔

白芍藥 – 收陰氣 斂汗除煩 緩中止痛[214]

龍眼肉 – 血虛萎黃 勞傷心脾 心悸怔忡 健忘失眠

小麥 – 養心除煩

酸棗仁 – 虛煩不眠 驚悸多夢

阿膠 – 補血滋陰 潤燥止血 血虛萎黃 心煩不眠

百合 – 清心潤肺 虛煩驚悸 失眠多夢[215]

溫和藥

人蔘 黃芪 甘草 附子 肉桂 大棗 靑皮 陳皮 蘿葍子 蘿葍 半夏 生薑 乾薑 良薑 砂仁 木香 白豆久 肉豆久 丁香 小茴香 吳茱萸 川椒 草烏 海藻 昆布

I. 溫和藥은 寒證과 寒象을 다스린다. 주로 三法太過로 인한 弱体의 寒化를 다스린다.

I. 弱体를 溫中하고 益氣한다.

---

214) 家芍(白芍)은 野芍(赤芍)에 비해 肥厚하고 質潤하다. 그러므로, 瀉法보다는 補法에, 新病보다는 久病에 응용할 수 있다.

215) 甘寒하면서 苦하여, 潤滑하고 淸熱泄降한다. 寒濕이 鬱滯하거나 肥弱体에게는 부적절하고, 熱이 있는 者에게 적합하다.

溫中藥

靑皮 陳皮 蘿蔔子 蘿蔔 半夏 生薑 乾薑 良薑 砂仁 木香 白豆久

肉豆久 丁香 小茴香

吳茱萸 川椒 草烏 海藻 昆布

靑皮 - 消積散滯 食積 胸脇胃脘疼痛

陳皮 - 寒濕氣滯 不思飮食 理氣調中[216]

蘿菔子 - 消息除脹 定喘化痰

半夏 - 除濕寒痰 降逆止嘔 消痞散結

生薑 - 發表宣肺 溫中止嘔 消水氣 行血痺

乾薑 - 溫中逐寒 開五臟六腑 通四肢關節

良薑 - 辛熱散寒 消食醒酒 胃脘冷痛

砂仁 - 辛溫香竄 溫中行氣 濕濁中阻

木香 - 行氣止痛 芳香醒脾 溫中和胃

白豆久 - 溫中行氣 不思飮食 化濕消痞

肉豆久 - 溫中行氣 澁腸止瀉[217]

丁香 - 溫中煖腎 胃寒嘔逆

小茴香 - 溫中散寒 寒疝小腹冷痛

吳茱萸 - 溫中止痛 濁陰上逆頭痛 降逆止嘔

川椒 - 溫中散寒 除濕止痛 驅蛔解魚毒

草烏 - 風寒濕痺 歷節痛

---

216) 靑皮는 未成熟果皮이고 陳皮는 成熟한 果皮이다. 靑皮를 新病에 쓴다면, 陳皮는
久病에 쓴다. 修治의 生用, 熟用과 類似하다.

217) 弱体는 腹冷하여 평소 易泄하면서 생리적 下法이 지속되는 경우가 많다.

肉桂 - 補元陽 暖脾胃 下焦虛寒腹痛

海藻 - 軟堅散結 痰飮水腫 能滌困熱[218]

昆布 - 軟堅散結 痰飮水腫 能滌困熱

益氣藥

人蔘 黃芪 甘草 附子 肉桂 大棗

人蔘 - 益氣生津 大補胃氣

黃芪 - 益氣升陽 利水消腫[219]

甘草 - 瀉火生用 補中炙用 緩急和中 國老和諸藥

附子 - 回陽補火 一切沈寒痼冷[220]

大棗 - 益氣安神 潤心肺

---

218) 昆布, 海藻 등 해조류들은 体用으로 설명할 수 있다. 즉 본체는 뜨거우나 쓰임은 차갑다. 肥人 弱体의 困熱을 없앤다.

219) 肥人 弱体의 虛汗은 浮腫으로 인한 水邪를 해결하기 위한 苦肉策이다. 黃芪로 升陽益氣하면 濁陰이 下降하면서 利水消腫하고 그 결과, 止汗한다.

220) 附子는 재배를 통해 人工으로 側子를 키운 것으로, 그 肉質이 草烏에 비해 肥厚하고 性順하다. 그러므로 상대적으로 附子는 和法(補法)에, 草烏는 攻法에 쓴다. 附子 한 가지로 판단한다면 黑順片은 補法(和法), 生用은 攻法이다.

傷寒論 常用 瘦人藥

桂枝 柴胡 甘草 大棗 烏梅 膠飴 麥門冬 天門冬 芍藥 阿膠 茯苓
桃仁 當歸

桂枝

瘦人 ≫ 弱体 ≫ 肥人 　○表寒證 [221]

瘦人은 陰血이 부족하므로 汗法이 적절하지 않다. 桂枝는 辛甘하므
로 辛味로 表邪를 흩으면서도 甘味로써 瘦人의 氣血 耗損을 줄여주므
로 瘦人의 發表에 적당하다. 봄의 嫩枝를 上品으로 치는 이유는 藥性이
上升하고 四肢로 잘 條達될 수 있기 때문이다. [222] 氣從少腹上衝心, 惡
風, 汗出, 頭痛, 發熱, 身痛 등을 치료한다.

桂枝湯에서 桂枝만 增量한 桂枝加桂湯의 適應症은 氣從少腹上衝心
하는 奔豚이다. 柯琴은 "寒氣가 밖으로 發散하지 못해서 붉은 돌기가 생

---

221) 瘦人 ≫ 弱体 ≫ 肥人에서 '≫'의 의미는 肥人보다는 弱体, 弱体보다는 瘦人에게 적
합하다는 뜻이다.

222) 表證에는 嫩枝를 쓴다. 녹나무과 肉桂나무의 주산지인 베트남 잉바이는 북부 밀림
지역으로 해발 고도가 높고 사계절이 뚜렷하다. 그러므로 봄에 새로 자란 嫩枝를 채취할
수 있다. 表證 發散에는 嫩枝를 채취한 桂枝가 적당하고, 當年에 돋아난 잔가지에 비해
10년 이상 생명력을 기르면서 자란 樹皮로서, 嫩枝에 비해 상대적으로 약성이 강한 부위
인 肉桂는 溫中助陽에 적당하다. 古代에는 肉桂와 桂枝를 通用하여 썼으나, 桂枝는 氣
薄하고 肉桂는 氣厚하므로 桂枝湯에는 桂枝를 쓴다.

기는 것인데, 이는 奔豚이 일어나려는 徵兆이다. 陽氣가 不舒하여 오히려 陰氣가 陽氣를 압도한다. 桂枝를 더한 것은 心陽을 도우고 水氣를 몰아내자고 하는 것이다. 臍下悸라고 하는 증상은, 虛한 틈을 타 水邪가 心臟을 犯했기 때문이다."고 하였다. [223]

또 金匱要略에 '氣從小腹上衝胸咽, 其面翕熱如醉狀, 與茯苓桂枝五味甘草湯, 治其氣衝.'이라 하였는데, 衝氣가 가라앉으면 桂枝를 去한 苓甘五味薑辛湯으로 바꾼다고 하였다. 역시 桂枝의 主治가 上衝임을 알 수 있다.

症狀은 본질적으로 인체가 자율적으로 病因을 克服하려는 과정인 경우가 많다. 즉, 上衝과 面如醉狀, 心悸, 臍下悸 등은 병적인 증상인 동시에, 스스로 寒氣에 의해 抑鬱된 陽氣를 펼치기 위한 노력이라 볼 수 있다. 이때 환자가 필연적으로 고통을 느끼게 되는 것은, 환자의 몸이 陽氣와 寒邪가 싸우는 正邪相爭의 戰場이 되기 때문이다. 桂枝는 發散通陽하는 힘으로 陽氣를 도와 寒邪와 水氣를 몰아낸다.

桂枝는 甘辛한 맛으로 發散하는데, 甘味는 辛味를 緩和하여 發散의 强度를 부드럽게 조절한다. 가볍게 發表해야하는 瘦人과 腠理가 不固하여 汗出하는 弱体의 表寒證에 적당하다.

立方

* 桂枝, 甘草 : 瘦人, 弱体에게 무리한 汗法을 施行하여 心悸亢進이 심한 경우다.

---

223) "寒氣不能外散, 發為赤核, 是奔豚之兆也, 從小腹衝心, 是奔豚之氣象也, 此陽氣不舒, 陰氣反勝, 必灸其核, 以散寒邪, 服桂枝以補心氣, 更加桂者, 不特益火之陽, 且以制木邪而逐水氣耳°前條發汗後, 臍下悸, 是水邪欲乘虛而犯心……"『傷寒來蘇集』

＊桂枝, 甘草, 茯苓, 大棗 : 甘淡味 爲主의 瘦人 處方이다. 肥人이 갑자기 체중
이 줄어든 경우, 아직 肥人이라 할지라도 悸와 上衝을 호소하면 瘦人으로 간
주하고 本方을 응용한다.

柴胡
瘦人 ≫ 弱体　○表熱證

半表半裏 汗吐下 三禁은 瘦人 弱体에게 해당된다. 小柴胡湯의 立方
原則에 입각하면 柴胡는 表證藥에 해당하며 熱象을 다스린다.

'氣血이 약해지고 고갈되면 腠理가 열려서 邪氣가 침입한다. 邪氣와
正氣가 서로 부딪혀 脇下에 뭉친다. 正邪가 相爭하니 일정한 시간에 寒
熱이 왕래한다.'고 하였다. (血弱氣盡 腠理開 邪氣因入 與正氣相搏 結於脇
下 正邪分爭 往來寒熱 休作有時)

小柴胡湯을 투약할 수 있는 전제조건은 '血弱氣盡'이다. 환자의 몸이
극도로 虛弱한 상태에서 寒邪가 侵襲하였으므로 汗吐下 三攻法을 시행
할 수 없다. 小柴胡湯에서 人蔘, 大棗, 炙甘草, 生薑, 半夏 등을 重用하
여 弱体의 中洲를 救하는 것을 爲主로 立方한 이유이다. 柴胡는『神農
本草經』에서 '寒熱邪氣'를 主治한다고 했다. 小柴胡湯證에서 寒熱往來
는 柴胡가 主治함을 알 수 있다.

柴胡는 미나리科 식물로서 發散風熱한다. 맛이 쓰고 氣香質輕하여 退
熱作用에 능하다.

立方
＊柴胡, 枯苓(瘦人은 子苓) : 婦人 갱년기 질환에 응용한다.

甘草

瘦人

甘草는 대표적인 瘦人 藥으로 急한 諸般症狀을 緩和시킨다. 瘦人이 急迫하여 急食甘以緩之가 필요할 때, 甘草를 常用한다. 甘草의 단맛은 膠飴의 단맛에 비해 慓疾하다. 그러므로 곡물로서 土德을 가진 膠飴는 만성질환에, 감초는 급성질환에 응용한다. 빠른 속도로 氣血을 緩하게 하므로 肥人은 愼用한다. 특히 陽氣의 舒暢이 不及한 肥人 弱体가 복용하면 陽氣가 더욱 阻滯되어 浮腫이 발생하게 된다.[224]

甘草를 國老라 칭하는 것은 國老가 나라의 원로로서 여러 사람들의 분쟁을 조정하듯, 단맛으로 여러 약들의 急迫한 약성을 緩和하고 갈무리하기 때문이다.

'少陰病 二三日咽痛者 可與甘草湯'이라, 甘草 一味로 咽痛을 다스린다. 여기서의 咽痛은 '脈微細, 但欲寐'라는 少陰病 提綱 症狀이 前提하므로, 實熱이 아닌 虛熱에 의한 咽痛인 것을 알 수 있다. 芍藥을 配伍하면 陰血이 부족한 瘦人의 腹部, 下肢의 拘攣急痛에 유효하고, 乾薑을 配伍하면 弱体를 回陽하여 肺中冷, 吐涎沫, 遺尿, 小便數을 다스린다.(芍藥甘草湯, 甘草乾薑湯) 瀉火解毒, 拘攣急痛을 다스릴 때는 生用하고, 溫中補氣할 때는 炙用한다.

甘草는 瘦人 弱体의 陰火로 인한 虛熱에 적합하다. 人蔘, 黃芪와 함께 瀉熱之聖藥이라 함은 實熱이 아니라 弱体의 虛熱에 해당한다. 瘦人이면서 强体 경향인 경우는 生地黃, 玄參 등을 配伍하여 裏熱證도 다스

---

224) 甘草는 汗法 吐法의 진행뿐만 아니라 제반 증상까지 모두 멈추므로 汗吐 不及 경향의 肥人 弱体가 복용하면 浮腫이 생기기 쉽다.

릴 수 있다.

立方

* 甘草, 小麥, 大棗 : 小麥, 大棗가 甘草를 도와 甘味를 增培시킨다. 그러므로
  甘麥大棗湯은 肥人에게는 愼用해야한다. 瘦人의 喜悲傷欲哭, 象如神靈所
  作을 다스린다.

* 甘草, 枳實 : 裏熱로 發赤하며 皮膚搔痒이 急迫한 경우에 응용한다. 肥瘦에
  따라 枳實과 甘草의 용량을 조절한다. 우리나라 탱자나무의 未成熟果인 애
  지실을 쓴다.

* 甘草, 梔子, 豆豉 : 瘦人, 强体 경향의 虛煩 不得眠을 다스린다.

大棗

瘦人 ≫ 弱体 ≫ 强体   ○虛證

大棗는 去核하고 果肉을 취한다. 甘味의 果肉은 瘦人에게 적합하
다. 補陰, 補中, 益氣하며 生津液한다. 以甘緩之하여 虛熱로 인한 瘦
人의 煩燥, 不眠에 쓴다. 甘緩하므로 多濕한 肥人 弱体 中滿者는 愼
用한다.

鄒澍는 『本經疏證』에서 "傷寒論과 金匱要略에서 大棗를 쓴 처방은 58
개다. 이 중에서 生薑과 같이 쓰지 않은 처방은 11개뿐이다. 生薑과 大
棗를 같이 쓰면 營衛를 調和하는 主劑가 된다. 生薑은 衛를 主하고 大
棗는 營을 主한다."고 하였다. 營衛를 調和하는 처방인 桂枝湯類와 小
柴胡湯類에 生薑, 大棗를 함께 쓴 경우가 많은 까닭이다. 肥人은 生薑
의 비율을, 瘦人은 大棗의 비율을 높인다.

肥瘦强弱의 傾向性을 막론하고 穀肉果菜로 平補하며 살아가므로,
補法은 생명을 영위하는데 必然이다. 大棗는 過勞傷에 의한 모든 사람

들의 虛證에 응용할 수 있다.

立方

＊大棗, 葶藶子, 瓜蔞仁 : 大棗로 以甘爲君하여 攻和兼施한다.

烏梅

瘦人　○熱證

果實의 신맛을 이용하므로 瘦人에게 적합하다. 酸濇하여 止久嗽, 止
久痢하며, 肥肉한 質로 生津止渴한다. 淸凉解熱藥으로 安蛔작용이 있
어 세균성질환에 의한 腹痛, 煩渴, 痢疾을 다스린다.

膠飴

瘦人 ≫ 弱体　○虛證

穀仁의 甘味는 土德을 가진 中土라 主補虛한다. 膠飴는 성질이 따뜻
하고 기운 나게 하며 緩急止痛한다. 甘草를 實證, 新病에 쓴다면 膠飴
는 虛證, 久病에 쓴다.

本經에서는 '主補虛乏'이라 하였다.

仲景은 桂枝加芍藥湯에 膠飴를 보태 小建中湯을 立方했다. 建中이
라 稱한 이유는 膠飴가 甘中之土로서 中氣를 일으키기 때문이다. 桂枝
加芍藥湯의 基本 方意에 胃弱을 救濟하는 엿을 보태 補虛乏한 것이다.
桂枝加芍藥湯이나 小建中湯이나 둘 다 腹痛을 다스리지만, 桂枝加芍
藥湯은 太陰病 腹滿 時痛이고, 小建中湯은 中氣 虛寒에 의한 虛勞 腹
痛이다. 黃芪健中湯 역시 虛勞가 선행된다.

立方

＊膠飴, 芍藥, 甘草 : 瘦人, 弱体의 習慣性 腹痛

麥門冬

瘦人　○虛證

味甘 質潤하여 대표적인 救瘦藥이다. 麥門冬은 形과 味를 위주로 그 藥性을 抽象한다. 救瘦 益胃 生津 淸肺 淸心한다.

仲景은 麥門冬湯에서 麥門冬을 君藥으로 하고 여기에 人蔘, 大棗를 보태 胃中의 津液이 乾枯한 것을 다스렸다. 胃中眞陰이 부족하면 虛火가 上炎하여 咽喉不利, 咳嗽, 咽燥口乾, 喘息, 肺痿咳唾涎沫不止 등을 誘發한다. 炙甘草湯에서는 麥門冬이 君藥인 生地黃을 도와 眞陰을 峻補한다.

『神農本草經』에 '傷中 傷飽 胃絡血絶 羸瘦 短氣'라 하여, '胃가 傷하여 몸이 마르고 虛弱한 것을 다스린다.'고 하였다. 心肺의 문제는 中焦에서 출발한 것임을 알 수 있다.

立方

＊麥門冬, 天門冬 : 瘦人 熱證에 응용한다.
＊麥門冬, 人蔘, 生地黃(乾地黃) : 瘦人의 대표적인 三潤藥이다.

天門冬

瘦人 ≫ 强体　○熱證

肥厚한 백합과 식물의 塊根이다. 救瘦의 形을 갖추었으며, 그 功能도

潤燥滋陰한다. 裏熱을 다스려 淸肺降火하며 潤腸通便한다. 傷寒論의
麻黃升麻湯 一方에만 쓰였다.

芍藥

瘦人 ≫ 肥人　○熱證

表虛 時, 津液이 發洩되는 것을 막아, 寒邪가 入裏하더라도 심한 裏
熱證으로 轉變되는 것을 예방한다. 찬 성질과 쓰고 신맛으로 瘦人의 津
液을 지킨다. 또한, 甘草, 膠飴 등과 같은 甘味와 共助하여 瘦人의 모든
통증질환을 緩和시킨다.

仲景은 胸滿에는 桂枝去芍藥湯으로 芍藥을 去하고, 腹滿時痛에는
桂枝加芍藥湯으로 芍藥을 重用한다. 陽部位(胸)에서 차오르는 증상에
는 不用하고, 陰部位(腹)에서 痛症을 일으키는 증상에는 重用한 것이다.
『神農本草經』에서도 '主邪氣腹痛'을 爲冠하여 작약이 '腹痛'을 主治함
을 밝혔다. 鄒澍는『本經疏證』에서 작약의 이러한 功能을 "破陰結(破陰
凝) 布陽和"라 하였고, 小建中湯의 主治症, 悸, 煩, 裏急, 腹中痛 등이
陰結에 의한 병증이므로 작약을 重用한다고 보았다.

芍藥은 多年生 草本의 肥厚한 뿌리로서 陰血이 부족한 瘦人의 腹痛에
적합하고, 陰結에 의한 筋肉痙攣 등에 응용할 수 있다. 또 '破堅積 疝瘕'
하는데, 이는 牧丹皮의 '除癥堅 瘀血 留舍腸胃'와 비슷한 功能으로, 두
藥物을 同用하면 血瘀로 인한 婦人科의 제반질환에 응용할 수 있다.

立方

＊芍藥, 牧丹皮, 桃仁, 大黃
＊芍藥, 甘草

阿膠

瘦人 ≫ 肥人　○虛證

瘦人의 形不足, 血不足을 다스린다. 新病보다는 久病, 實證보다는
虛證에 유효하다. 虛勞나 虛熱에 의한 衄血, 吐血, 下血, 先便後血 등의
출혈성질환을 다스린다. 순수하게 精製된 膠質로서, 낡아서 헤진 혈관을
감싸고 補强하면서 血熱을 가라앉힌다. 또한, 각종 퇴행성질환에 응용
할 수 있다.

사람의 피부와 마찬가지로 동물의 껍질도 慓疾한 衛氣를 담고 있는 그
릇이다. 동물의 껍질 역시 肺로서, 陰形은 金이고, 그 陰形이 담고 있는
陽氣는 木이면서 곧 衛氣라 할 수 있다. 당나귀의 껍질을 오랜 시간 달이
면서 雜質을 걷어내면 阿膠가 되는데, 그 과정을 통해 慓疾한 衛氣는 날
아가고 오로지 純粹한 陰形만 남게 된다. 그것이 바로 阿膠다.

잘 만들어진 阿膠는 陰乾하면 갈색유리와 비슷해진다. 굳은 阿膠는
단단한 유리 같지만, 망치로 깨뜨리면 역시 유리처럼 잘 깨진다. 깨진 阿
膠 조각을 뜨거운 물에 넣으면 쉽게 녹아 잘 풀어진다. 이는 쇠의 성질과
같아 熱을 가하면 녹지만 식으면 단단해지는 것과 같다. 阿膠는 순수한
陰形인 金으로서 體內의 熱과 흩어지는 陽氣를 흡수한다. 熱과 陽氣를
흡수하면 부드럽게 質潤해지면서 한없는 補陰의 德性으로 그 熱과 陽氣
를 沈潛시킨다. '人蔘이 陽氣를 暢達하는 通補의 聖藥이라면, 阿膠는 陰
血을 滋潤하는 守補의 聖藥'이라 하였는데, 인삼과 아교가 益氣와 養血
의 대표라 할 수 있다.

阿膠가 止血할 수 있다는 것은 外傷이나 打撲에 의한 出血이 아니라
熱로 인한 出血을 말한다. 특히 그 熱도 하루아침의 壯熱한 實熱이 아니
라 오래된 虛熱이다. 新病보다는 久病인 경우가 많고 患者의 察色은 陰

虛熱로 潤澤하지 못하고 검어지기 쉽다. 皮膚는 乾燥하며 肥人보다는 瘦人에게 적합하다.

阿膠는 虛勞로 인한 虛熱, 그 熱에 의해 지치고 낡은 血管들이 터져서 생기는 각종 出血性 疾患에 탁월하다. 터진 혈관에서 흘러나오는 것은 눈에 보이는 피만이 아니다. 열에 지친 陽氣도 함께 새어나온다. 모든 慓疾한 기운을 껴안고 담아주는 皮膠는 熱을 흡수하고, 그 熱에 지친 陽氣를 싸안아 다시 血管 속으로 潛藏될 수 있도록 도와준다. 오랫동안 끓이면서 껍질 自身이 담고 있던 慓疾한 陽氣를 날려버리고, 오로지 純粹한 陰形인 膠만 남았기 때문에 가능한 것이다.

仲景의 黃連阿膠湯, 猪苓湯, 黃土湯의 阿膠는 이러한 觀點에서 해석되어야 한다.

立方

＊阿膠, 澤瀉 : 血尿

茯苓

瘦人 ≫ 肥人　○熱證

味가 甘淡하여 기운을 하강시키며 前陰으로 利水한다. 尤과 配伍하여 心下의 水氣를 없애 和胃시키고, 心悸 眩暈 不眠 등을 다스린다.

立方

＊茯苓, 桂枝 : 水飮이 心臟을 凌侮하는 것을 다스린다. 劉渡舟는 水心病이라는 개념을 創案했다.

＊茯苓, 杏仁, 甘草

*茯苓, 朮, 桂枝, 甘草

*茯苓, 朮, (芍藥, 附子, 生薑或人蔘)

*茯苓, 防己

桃仁

瘦人 ≫ 肥人 　○熱證

赤宮의 瘀血에 奏效한다. 아랫배가 찬 경우, 赤宮은 補償을 위해 過度하게 많은 혈액 유입을 願하게 되고 그 과정에서 瘀血이 발생하기 쉽다. 便秘와 生理痛 등이 수반되는 裏熱證이 많다. 이때 手足은 혈액순환이 느려지면서 厥冷한다. 弱体의 寒證(眞寒假熱)은 疏通 후 溫和한다.

仲景은 桃仁承氣湯, 抵當湯, 大黃蟅蟲湯, 大黃牧丹皮湯, 下瘀血湯 등으로 少腹의 瘀血을 다스렸다. 『神農本草經』에도 역시 '主瘀血 血閉瘕'라 하여 桃仁의 主治를 밝혔다.

大黃蟅蟲丸은 '몸이 몹시 허약하고 마르면서 皮膚甲錯이 있는 경우'에 有效한데, 虛證, 血乾,瘀血에 의해 생긴 甲錯이다. 같은 맥락에서 皮膚가 거칠고 어두운 血瘀 환자에게 桃仁을 투약하면 顏色이 밝아진다.

立方

*桃仁, 牧丹皮, 芍藥, 大黃(清流桃花湯) : 婦人科 攻下之方

當歸

瘦人 　○虛證

當歸는 西歸다. 당연히 역대 본초서의 當歸 功效에 대한 서술은 모두 西歸(Angelica sinensis)에 대한 내용이다. 우리나라에서는 조선시대부터

高價의 當歸를 감당할 수 없는 서민들을 위해 숭엄초(참당귀 Angelica gigas)를 當歸로 代用해왔다. 숭엄초는 甘味가 없어 和法(補法 養血藥)에 응용할 수 없다. [225)]

---

225) 중국 甘肅省 시골 장에서 농부들이 햇당귀를 陰乾하여 실에 꿰서 내다 파는 것을 맛본 적이 있다. 質潤한 느낌은 숭엄초와 비슷했으나 아주 단맛에 놀랐었다. 기원식물 당귀를 임상에서 쓸 수 있도록 제도적 보완이 필요하리라 본다.

傷寒論 常用 肥人藥

麻黃 杏仁 粳米 厚朴 桔梗 茵蔯蒿 黃連 黃栢 枯苓

麻黃

　　肥人　○表寒證

　　肥人의 表寒, 表實證에 써서 寒邪에 束縛된 陽氣를 救出한다. 살찐 肥人의 피하지방은 그 자체가 陽氣를 怫鬱하게 하는 寒邪와 같으므로 대표적인 救肥藥이다.

　　寒邪가 太陽經을 侵襲하여 腠理가 닫히게 되면, 陽氣도 갇히게 되는데, 그 결과 脈浮緊 無汗 發熱 身疼痛 등의 症狀이 발현된다. 이때 땀구멍을 열고 갇힌 陽氣를 해방시키는 것이 바로 麻黃이다. 그래서 麻黃은 '푸른 木氣'를 의미하는 '靑龍'이라 할 수 있다.

立方

＊麻黃, 紅薯：麻黃 汗法에 以甘爲君하여 攻和兼施한다.

＊麻黃, 黃栢：맵고 쓰고 燥한 약성으로 減肥한다.

＊麻黃, 附子, 細辛, 炙甘草：肥人 弱体의 甲狀腺機能低下症을 다스린다.

杏仁

　　肥人　○寒證

麻黃과 配合하여 定喘, 救肥하고 厚朴과 配合하여 下氣한다. 潤腸
通便하므로 便糖泄者는 少許한다. 本經에서는 '主咳逆上氣'라 하였는
데, 咳逆上氣는 吐法不及의 자구책으로 杏仁으로 疏通하면 저절로 下
氣한다.

立方

*杏仁, 瓜蔞仁, 子芩, 甘草, 麻黃(怡敬湯) : 咳嗽를 다스린다.

粳米

　　肥人　○虛證

쌀은 맛이 달고 平하며 無毒하다. 益氣하고 止煩한다. 건조한 곳에서
자라는 밀과 달리, 쌀은 물이 많은 논에서 자란다. 仲景方에 白虎湯, 白
虎加人蔘湯은 粳米의 止煩을, 附子粳米湯, 竹葉石膏湯은 粳米의 益氣
를 취했다.

厚朴

　　肥人 ≫ 弱体　○寒證

肥人 弱体의 裏寒으로 인한 腹滿에 쓴다. 厚朴은 맛이 맵고, 大黃은
맛이 쓰다. 本草書에 厚朴이 味苦하다고 표현한 것은 下氣하는 藥性이
있다는 意味일 뿐이다. 厚朴은 실제로 매운 맛으로 燥濕하며 食積氣滯
를 下氣시킨다. 濕多, 寒多한 肥人에게 적합하다.

立方

*厚朴, 蒼朮 : 肥人 中焦 水濕病

*厚朴一物湯

桔梗

肥人 ≫ 弱体 ○ 寒證

桔梗은 매운 맛으로 痰飮을 흩고 開提 升氣한다. 肥人 弱体의 胸膈不
利, 肺癰, 痰涎, 咳嗽, 咽痛에 쓴다.

茵陳蒿

肥人

仲景은 茵陳蒿湯에서 小便을 통해 濕熱을 배출하는 목적으로 사용했
다. 中焦의 濕毒을 다스린다. 濕邪없이 熱이 나는 瘦人의 黃疸에는 쓸
수 없다.

黃連

肥人 ○熱證

淸熱하면서 燥濕한다. 中焦의 濕熱과 心火를 瀉한다. 瘦人은 少許한
다. 三法太過 후 腹中寒을 다스리는 主藥이 半夏라면 胸中熱을 다스리
는 主藥은 黃連이다.[226]

---

226) 旣成方劑의 黃連 용량은 敗證이 날 정도로 過用하고 있다. 肥瘦强弱에 입각하
여 5가지 전후의 藥物로 立方한다면 0.5g을 기준으로 하고 1g을 넘기는 것은 주의해
야한다.

黃栢

　　肥人　○熱證

清熱하면서 燥濕한다. 下焦의 濕熱을 다스린다. 瘦人은 少許한다.

枯芩

　　肥人　○裏熱證

清熱하면서 燥濕한다. 上焦의 濕熱을 다스린다. 瘦人은 子芩을 쓴다.

傷寒論 常用 溫和藥

人蔘 附子 半夏 乾薑 生薑 朮 蜀椒 吳茱萸 巴豆 芒硝

人蔘

弱体 ○虛證

弱体의 일체 虛證을 다스린다. 瘦人 弱体가 困熱로 인하여 津液이 消耗되었을 때, 生津止渴한다. 肥人 弱体의 氣虛 諸症에도 유효하다.

『神農本草經』에서는 '主補五臟 安精神 定魂魄'이라 하였다. 大補 一身之元氣하여 安神益智한다. 强体가 火鬱內實하는 경우에는 쓸 수 없으나, 虛證에는 淸和藥과 反佐하여 任意用之할 수 있다.

立方

＊人蔘, 白何首烏, 龍眼肉

＊人蔘, 黃芪, 甘草

附子

弱体 ○寒證

附子는 性速慓疾하다. 肥瘦 구분 없이 弱体의 寒證에 쓴다. 寒證에 의한 不仁, 骨節疼痛을 없앤다. 附子의 回陽救逆은 弱体의 極甚한 虛寒證을 救濟한다는 뜻이다. 强体는 不用한다.

仲景은 誤發汗後 亡陽에 附子를 썼는데, 桂枝加附子湯, 芍藥甘草附子湯, 眞武湯 등이다. 誤發汗은 주로 瘦人, 弱体 경향이다. 少陰病 脈沈微한 경우에도 附子를 常用한다. 四逆湯, 通脈四逆湯, 附子湯, 眞武湯, 麻黃附子細辛湯, 麻黃附子甘草湯 등에 해당한다. 少陰 諸病은 弱体의 虛寒證에 속한다. 또 煩躁에도 응용하는데, 附子를 처방하는 煩躁는 陽虛에 의한 것으로, 반드시 脈이 沈微細하고 大熱이 없어야 한다. 乾薑附子湯, 茯苓四逆湯 등으로, 溫中逐寒하는 乾薑과 同用하여 溫中回陽한다.

急性으로 四肢가 冷厥하거나 脈微欲絶하는 경우, 暴病으로 吐瀉하는 경우에는 性質이 猛烈한 生附子를 쓴다. 身體痛, 骨節痛 등의 表證에도 生附子가 적합하다. 溫中의 목적으로 緩慢한 藥力을 요구할 때는 法製를 해야 하는데, 法製의 方法과 상관없이 購買時마다 반드시 맛을 보고 辛辣한 强度를 가늠한 후, 投藥 用量을 조절해야한다.

立方

* 附子, 草烏, 烏頭 : 三味를 同用한다.
* 附子, 半夏 : 弱体의 痼疾病

半夏

弱体　○寒證

半夏는 性速慓疾하다. 肥瘦 구분 없이 寒痰, 水氣를 말린다. 弱体의 胃가 虛冷하여 생긴 痰飮을 없애고, 生薑과 配合하여 渴症이 없는 嘔吐와 吐涎沫을 멈춘다. 强体에게는 罕用한다.

乾薑

弱体 ○寒證

乾薑은 水邪가 中洲에 停滯하며 泄瀉하는 데 쓴다. 食慾에 비해 不勝穀氣하여 腹滿한다. 寒證이므로 渴症이 없고, 吐涎沫하는 肥人 弱体의 裏寒證을 主治한다. 裏部의 水邪를 없애는 대표적인 약이다. 瘦人 弱体가 裏寒證으로 腸鳴, 泄瀉하는 경우에는 少許한다.

生薑

弱体 ○寒證

發散風寒하고 溫胃 止嘔한다. 弱体의 表寒과 裏寒 모두 다스린다.

朮

弱体 ○寒證

辛溫하여 胃陽을 돕고 寒濕을 없앤다. 中洲의 水濕을 없애 寬中, 健脾, 散鬱한다. 水濕에 의한 어지러움과 소변불리를 主治한다.

立方

*朮, 澤瀉
*朮, 附子, 茯苓

蜀椒

弱体 ○寒證

맛이 맵고 大熱 有毒하다. 溫中止痛하며 驅蟲한다. 大建中湯에서 心胸中大寒痛, 腹中寒 등을 다스린다.

吳茱萸

弱体　○寒證

溫中, 降逆, 散寒, 止痛한다.

仲景은 吳茱萸의 맵고 쓴 맛을 이용하여 위로는 頭頂, 아래로는 中, 下焦까지 다스리고 있다. 吳茱萸湯은 中, 上焦의 頭痛, 乾嘔, 吐涎沫, 食穀欲嘔, 吐利를 다스리고, 溫經湯은 下焦의 寒冷을 驅逐한다.

本經에서는 '主溫中下氣 止痛'이라 하였다. 弱体의 모든 痛症질환에 汎用한다.

立方

＊吳茱萸湯

＊荊防導赤散 加 吳茱萸, 五苓散 加 吳茱萸, 芎歸香蘇散 加 吳茱萸, 太陰調胃湯 加 吳茱萸 등으로 外延을 넓힐 수 있다.

巴豆

弱体　○寒證

맛이 맵고 성질이 뜨거우며 大毒하다. 白散은 '寒實結胸 無熱證者'에게 쓴다고 하였다. 寒痰, 冷飮이 胸膈에 뭉쳐있는 것을 없앤다는 뜻이다. 巴豆는 강력한 峻下劑로서 裏寒證에 의한 寒積을 깨뜨린다.

芒硝

弱体　○寒證

芒硝의 體는 熱하고 用은 寒하다. 腸胃의 實熱을 蕩滌하므로 그 결과 病人의 몸이 차가워진다. 本體가 熱하므로 原則的으로는 弱体의 困熱

에 의한 諸熱 症狀에 적합하지만, 攻下의 목적으로 暫用할 때는 弱体, 强体 구분 없이 쓸 수 있다.

五金을 부드럽게 하고 七十二石을 녹여 물이 되게 한다는 말은 心下痞硬, 小腹急結, 燥屎, 結胸, 大便硬을 다스린다는 뜻이다. 瘦人 强体는 愼用한다.

傷寒論 常用 清和藥

生地黃 瓜蔞實 知母 葛根 大黃 甘遂

生地黃
強体 ○熱證

味甘苦하여 淸熱瀉火하고 凉血, 止血한다. 瘦人 弱体는 乾地黃을 少許, 愼用할 수 있다.

瓜蔞實
強体 ○熱證

瓜蔞實은 性味가 寒苦甘하므로 胃가 虛寒한 弱体에게는 愼用해야 하고 특히 瘦人 弱体에게는 응용하기 어렵다. 肥瘦를 莫論하고 強体의 胸痺, 胸中鬱熱과 煩痛, 그리고 熱에 의한 痰嗽를 없앤다. 強体의 素症인 大便難을 겸하는 경우에 奏效한다.

立方
* 瓜蔞仁, 薤白, 半夏, 白酒, 黃連 : 胸痺, 結胸
* 瓜蔞仁, 薤白, 半夏
* 瓜蔞仁, 薤白, 厚朴
* 瓜蔞仁, 薤白, 半夏, 黃連
* 瓜蔞仁, 薤白, 黃連

知母

强体 ○ 熱證

胃弱하여 食不消하거나 大便溏泄者는 禁한다. 즉 强体의 熱證에 쓴다. 단맛이 있어 瘦人에게 적합하다. 清熱瀉火하고 滋陰潤燥한다.

葛根

○ 虛證 熱證

葛根은 救荒植物로서 그 性味가 甘涼하고 輕升하여 生津止渴하고 表熱을 없앤다. 뿐만 아니라 久病에 의해 病邪가 깊어지면서 顔色이 검어지고 憔悴할 때에도 유효하다. 表熱이 있을 때는 땀을 흘리지만 久病 虛證, 熱證에는 皮膚가 枯燥하며 땀을 흘리지 않는다. 子芩과 배합하여 不可攻의 久病 虛熱證을 다스린다.

仲景은 太陽陽明合病에 葛根湯, 太陽病 反下之 利遂不止에는 葛根黃芩黃連湯으로 下利를 다스렸다. 또 項背强 無汗惡風에 葛根湯, 項背强 反汗出惡風에는 桂枝加葛根湯을 써서, 項背强이 葛根의 主訴症임을 밝혔다.

本經에서 '主消渴 身大熱 起陰氣'라 하였는데, 下利와 項背强은 갈근의 起陰氣를 통해 이해할 수 있다. 葛根은 여름 한철, 넝쿨을 사방으로 펼치면서 놀랍게 빠른 속도로 자란다. 칡뿌리에서 분수처럼 뿜어 올리듯, 地上部의 넝쿨은 산지사방으로 강력하게 흩어진다. 이를 통해 칡뿌리가 인체에서 작용하는 起陰氣를 抽象할 수 있으며, 腸胃의 有餘한 水分 역시 化津하여 全身의 肌肉으로 흩어짐을 알 수 있다. 項背强은 葛根의 起陰氣로 뿜어 올린 津液에 의해 滋潤되고 풀어진다.

＊葛根, 子芩 : 不可攻의 內傷疾患에 응용한다.

大黃

強体　○熱證

大黃은 強体 攻下의 聖藥이다. 強体의 便閉와 小便不利도 다스린다. 肥人과 瘦人 모두에게 쓸 수 있고, 瘦人은 玄參, 生地黃, 麥門冬을 配伍하여 增水行舟한다. 濁陰을 배출하여 下焦의 氣가 막힌 것을 소통하고 이어(承氣)준다.

仲景은 세 가지 承氣湯에서 大黃을 重用하여 承氣의 뜻이 大黃에 있음을 暗示했고, 茵蔯蒿湯, 梔子大黃湯 등에서는 濕熱發黃을 다스렸다.

『神農本草經』에서는 '味苦寒 主下瘀血, 破癥瘕積聚, 留飮宿食, 蕩滌腸胃 推陳致新'이라 하여 大黃의 의미를 모두 밝혔다. 大黃은 藥性이 雄渾하여 一名 將軍이라고 하는데, 맛이 쓰고 차기 때문에 強体의 實熱便秘를 瀉熱通腸한다.

立方

＊大黃 : 大黃一物湯, 麻沸湯에 浸漬한다.

甘遂

強体　○熱證

甘遂는 그 성질이 猛暴하므로 強体의 實證 중에 水邪를 제거해야할 경우 暫用한다. 水邪의 여부는 浮氣 이외에 臥蠶의 상태를 참고한다. 복용 후 吐하거나 심하게 泄瀉하는데, 一服 후 水邪가 다 除去되지 않았더라

도 약 일주일 정도 경과 후에 다시 복용하여 精氣의 손상을 막는다. 瘦人
은 愼用, 暫用한다.

金匱要略 常用 瘦人藥

防風 小麥 百合 山茱萸 酸棗仁 柏子仁

防風
瘦人 ≫ 弱体　○表寒證

약간 매우면서도 부드러운 단맛이 있어 瘦人, 弱体 傾向性의 表寒證에 응용한다.

桂枝芍藥知母湯은 患者의 形이 身體尫羸하다. 桂枝芍藥知母湯에서 麻黃을 제외한 諸藥들은 瘦人과 弱体 경향인데, 風寒濕을 다스리는 防風 역시 尫羸한 體形 條件에 符合한다. 仲師는 그 외에도 金匱要略의 竹葉湯, 薯蕷丸, 防己地黃湯 등에서 防風을 응용하여 風邪를 다스렸는데, 모두 다 환자의 虛證을 기본으로 한다.

防風은 미나리科 식물로서 祛風除濕, 止痛한다. 단맛이 있어 瘦人의 表寒이나 補劑의 佐使藥으로 쓸 수 있다.

小麥
瘦人　○熱證

건조한 곳에서 자라며, 맛이 달고 성질이 서늘해 瘦人의 裏熱證에 적합하다. 養心除煩하며 不眠을 다스린다. 仁을 쓰며, 통밀을 사용하여야 한다.

밀은 客熱을 없애고 煩渴을 그친다. 열이 많은 瘦人의 각종 질환에 以
甘爲君의 君藥으로 쓸 수 있다. 瘦人의 皮膚發赤, 搔癢, 不眠 등을 다스
릴 때 쌀밥에서 통밀밥으로 主食을 바꾸면 큰 도움이 된다.

立方

*小麥, 甘草, 大棗, 百合, 生地黃, 豆豉, 梔子, 黃連, 阿膠

百合

瘦人　○熱證

淸心安神시킨다. 麥門冬, 生地黃 知母 梔子, 甘草 大棗 등과 配伍하
여 瘦人의 神經性 疾患을 다스린다.

山茱萸

瘦人　○虛證

山茱萸는 金匱要略의 腎氣丸 一方에만 보인다. 맛이 시고 달며 성질이
따뜻하다. 去核하고 果肉을 쓰므로 瘦人에게 적당하다. 瘦人의 滑脫之
症에 쓸 수 있다. 腎氣丸은 '虛勞腰痛, 小便不利, 少腹拘急'을 主之하는
데, 山茱萸가 下焦(肝腎)의 虛證을 溫和益氣한다는 것을 알 수 있다.

酸棗仁

瘦人　○虛證

'虛勞虛煩不得眠 酸棗仁湯主之'에서 酸棗仁을 절대적인 重量으로 爲
君한다. 酸棗仁은 血不足한 瘦人의 虛勞, 虛煩, 驚悸, 失眠에 적합하다.
味가 甘酸하므로 虛火妄動하여 나타나는 虛煩失眠, 心悸汗多에 응

용할 수 있다. 大棗에 비해 養心, 安神하는 힘이 강하다.

柏子仁
瘦人　○虛證

性平味甘하고 質潤하여 瘦人의 血不足을 滋養한다. 養心, 安神하므로 酸棗仁과 配合하여 虛煩失眠, 心悸汗多를 다스린다. 油質이 많아 腸燥便秘에도 응용한다.

仲師는 竹皮大丸에서 産後의 血不足으로 '煩喘'하는 경우 柏子仁으로 淸虛熱, 養心血, 安神하였다.

金匱要略 常用 肥人藥

川芎 山藥 黃芪 薏苡仁

川芎
肥人 ≫ 弱体 寒證

婦人의 月經不順, 産前産後의 一切疾患에 유효하다. 本經에 '主中風 入腦頭痛'이라 하였으나 頭痛治驗은 비교적 後代에 나온다.

仲景은 婦人科의 要藥으로 多用했다. 매운 맛으로 活血行氣하여 부인의 宿血이 정체된 것을 다스렸다. 생리가 끊어지고 宿血이 뭉치게 되는 이유는 冷이 쌓이고 氣가 凝結되었기 때문이다. 芎歸膠艾湯, 當歸芍藥散, 當歸散, 溫經湯 등에 응용했는데, 『神農本草經』의 '婦人血閉無子'에 부합한다.

川芎은 맛이 맵고 따뜻한데, 미나리科 식물 중에서도 특히 그 향이 매우 强烈하다. 일반적으로 香竄하는 藥物은 寒濕에 의해 阻滯된 肥人의 陽氣를 구출하는데 적합하다.

立方
＊川芎, 吳茱萸 : 肥人, 弱体 경향성 환자의 頭痛, 婦人科疾患에 응용한다.

山藥

肥人 ≫ 弱体　○虛證

薯蕷가 原名이다. 봄마다 덩굴줄기를 올리는 다년생 초본의 根莖이므로 肥人, 弱体 경향의 약이다. 그렇지만 無毒하고 味甘하여 肥瘦強弱을 막론하고 쓸 수 있다. 山藥은 그 性質이 和平하고 모나지 않아 補肺, 健脾, 益腎하므로 三焦를 平補하는 약으로 불린다. 薯蕷丸에서는 健脾補中의 의미로, 腎氣丸에서는 益腎氣의 의미로 쓰였다.

'養陰助濕 故濕盛中滿, 有積滯者不宜用'은 鮮山藥의 質潤만을 고려하고 그 形은 不察하였으므로 잘못된 禁忌이다. 그러므로 弱体의 濕多한 脾虛泄瀉라도 人蔘, 白朮, 茯苓 등과 配合하여 다스릴 수 있다.

立方

*山藥, 蓮子肉 二味를 爲末하여 健脾益腎之劑로 응용한다.

黃芪

肥人 ≫ 弱体　○虛證

補氣升陽시키므로 淸氣가 下陷한 제반 虛證을 다스린다. 仲師는 尊榮人의 血痺를 黃芪桂枝五物湯으로 다스렸다. 肥人이 혈액순환장애로 인해 저린 것이 尊榮人의 血痺인데, 桂枝湯에서 甘草를 去하고 黃芪를 加한 奧義를 통하여 黃芪의 肥瘦適用을 이해할 수 있다.

薏苡仁

肥人　○虛證

甘淡하며 조금 차다. 麻黃杏仁薏苡甘草湯에서 薏苡仁은 風濕을 去

하며 淸熱을 兼한다고 하였다. 前陰으로 利水 祛濕한다. 穀仁이므로 肥
人의 虛證에 爲君한다.

金匱要略 常用 溫和藥

蘇葉 烏頭 天雄 橘皮 薤白 艾葉 羊肉 竈中黃土

蘇葉

弱体 　○寒證

맵고 따뜻하며 芳香이 있어 解表散寒, 行氣散結한다.

名醫別錄에 '除寒中, 主下氣'라 하였는데, 中焦의 寒氣를 없애므로 弱体의 表裏俱寒에 응용한다. 溫中하고 達表한다는 것을 알 수 있다. 또 蘇葉의 '主下氣'를 통해, 대부분의 일년생 초본 地上部나 잎이 下氣하는 작용이 있다는 것을 짐작할 수 있다. 蘇葉은 잎이면서도 맵고 향기가 있어, 發散后 下氣한다. 弱体의 惡寒發熱, 咳喘, 胸悶, 惡心嘔吐 등에 응용한다.

'婦人咽中如有炙臠'의 半夏厚朴湯에서 蘇葉은 行氣散結하고 下氣하는 역할을 한다.

立方

＊弱体의 가벼운 外感에는 熱水에 蘇葉 單方 1~2g으로 茶처럼 마신 후, 微發汗한다.

烏頭

弱体　○寒證

草烏(우리나라 各地에 分布)나 川烏頭(四川省 產)의 塊根이다. 祛風除濕하여 關節痛을 없앤다. 附子는 逐寒, 溫腎回陽하고 烏頭는 祛風, 除濕通痺한다.

仲師는 歷節, 脚氣, 寒疝, 心腹痛에 응용하는데, 祛風止痛의 功效가 신속하다. 强体는 禁用한다.

天雄

弱体　○寒證

해가 바뀌어도 子根이 생기지 않은 附子의 母根이다. 男子失精, 腰膝冷痛에 응용한다.

橘皮

弱体 ≫ 肥人　○寒證

橘皮는 곧 陳皮를 뜻한다. 性味가 溫辛苦하여 燥濕化痰한다. 肥人 경향으로 瘦人에게는 少量 使用한다. 仲師는 半夏, 茯苓 등과 配伍하여 治濕痰하였다. 橘皮枳實生薑湯에서는 寒濕에 의한 弱体의 胸中氣塞을 疏通하고, 橘皮湯에서는 生薑과 配伍하여 弱体의 乾嘔, 噦를 降逆한다.

薤白

弱体　○寒證

括蔞薤白白酒湯, 括蔞薤白半夏湯, 枳實薤白桂枝湯 共히 薤白을 重用하여 胸痺를 다스리고 있다. 薤白은 胸中의 陽氣를 疏通시켜 胸痺心

痛을 없앤다. 性味가 따뜻하고 매워 弱体의 陰寒에 의한 胸痺를 다스린다.

艾葉

弱体　○寒證

柏葉湯과 芎歸膠艾湯에서 艾葉은 溫經, 止血한다. 艾葉은 본래 溫辛苦하여 氣血을 따뜻하게 하고 寒濕을 驅逐하여 冷을 없앤다. 그러므로 仲師는 婦人漏下의 주된 原因이 下焦虛寒에 있다고 본 것이다. '姙娠腹中痛, 爲胞阻, 膠艾湯主之'에서도 艾葉의 따뜻한 藥性으로 安胎를 도와준다.

羊肉

弱体　○虛證

羊은 華夏族이 가장 貴하게 여기는 동물이다. 山羊과 綿羊을 약으로 쓴다. 뿔이 있는 동물은 공격적이고 突進하는 本性이 있으므로, 弱体에게 응용할 때는 野性이 살아있는 山羊이 더욱 효과적이라 할 수 있다.

흑염소를 응용한 産後 虛證 民間方의 기원이 當歸生薑羊肉湯이다.

竈中黃土

弱体　○寒證

'伏龍肝'이라고도 한다. 따뜻하고 매워 弱体의 溫中燥濕에 적용한다. 中氣가 虛寒한 弱体, 肥人 경향의 腹痛泄瀉, 胃腸管出血 등을 主治한다.

金匱要略 常用 淸和藥

牡丹皮 防己 桑白皮 葶藶子 鱉甲 苦蔘

牧丹皮
强体　○熱證

性이 寒하고 味가 苦辛하다.

仲師는 桂枝茯苓丸, 溫經湯, 大黃牧丹皮湯에서 活血, 祛瘀, 凉血 등의 목적으로 응용하고 있다. 鄒澍는 桂枝와 비교하기를 "桂枝는 溫하여 血脈의 寒滯를 疏通하고, 牡丹皮는 寒하여 血脈의 熱結을 疏通한다"고 하여 牡丹皮의 藥性을 밝혔다. 血熱과 瘀滯가 主 適應症임을 알 수 있다.

立方
＊桃仁 牡丹皮 芍藥 大黃 (淸流桃花湯)

防己
强体　○熱證

苦寒하므로 胃寒泄瀉者는 愼用한다. 防己는 粉防己(漢防己)의 뿌리를 건조한 것이다. 마두령과 식물인 木防己(廣防己)는 임상에서 쓰지 않는다.

苦寒하여 善走下行하므로 水濕을 降泄시킨다. 利水消腫이 주된 작용이다. 微辛하여 祛風宣痺하지만 蒼朮의 補佐를 得해야한다. 원래 防己(粉防己)는 利水消腫에 능하고, 木防己(廣防己)는 祛風宣痺에 능하다.

粉防己를 單方으로 試飮하면 입속에서 苦味가 下降하는 것을 느낄 수 있고, 시원한 排尿를 통해 利水作用을 확인할 수 있다. 防己는 粉防己를 사용해야하나 未備된 法制로 靑風藤을 代用한다. 靑風藤은 皮膚發赤, 搔癢 등의 不作用이 나타날 수 있다.

立方
* 石膏, 防己, 麻黃
* 咳嗽痰涎, 肺痿喘咳에 防己 單方으로 쓴다.『儒門事親』
* 防己 葶藶子 - 肺痿 多痰 咯血에 쓴다.

桑白皮
强体 ○熱證

性寒味甘하다. 外感咳嗽에는 禁하므로, 裏熱(肺熱)에 의한 咳嗽가 適應症임을 알 수 있다.

葶藶子
强体 ○熱證

性은 寒하고 味는 辛苦하다. 桑白皮와 마찬가지로 外感咳嗽에는 禁한다고 하나, 强体의 外感咳嗽인 경우에는 무방하다.

傷寒論 大陷胸丸에도 葶藶子가 쓰이고 있지만, 金匱要略의 葶藶大棗瀉肺湯에서 大棗를 基劑로 한 葶藶子 單味의 진면목을 알 수 있다. 葶

葶藶子는 瀉肺, 消痰, 定喘, 止嗽의 名藥이다.

立方

＊葶藶子, 大棗, 瓜蔞仁으로 强体의 上焦實證을 다스린다.

鱉甲

○虛證

性이 寒하고 味鹹하여 脾胃虛寒한 경우에는 愼用한다. 滋陰, 潛陽하여 骨蒸盜汗을 없앤다. 仲師는 鱉甲煎에서 鱉甲의 寒鹹한 약성으로 軟堅散結하여 癥瘕를 다스렸다. 장시간 煎湯하여 爲膠하면 肥瘦强弱 莫論의 補劑가 된다.

苦蔘

强体 ○熱證

『神農本草經』에는 '主溺有餘瀝 逐水'라고 하였고 當歸貝母苦蔘丸으로 子淋을 다스렸다. 實證 傾向의 小便不利에 응용한다. 또 三物黃芩湯에서는 枯芩과 함께 淸熱除煩한다.

外用으로는 狐惑에 煎湯薰洗하였다. 單方으로 濕熱生蟲한 諸疾患에 洗用한다. 淸熱燥濕과 殺蟲의 要藥이다.

處方

立方槪說

처방은 크게 發汗劑, 攻下劑, 涌吐劑, 淸和劑, 溫和劑 다섯 가지로 나뉜다. 發汗劑, 攻下劑, 涌吐劑는 三法不及에, 淸和劑, 溫和劑는 三法太過에 응용한다. 모든 질병은 三法太過와 三法不及이 混融된 虛實錯雜이라, 原始攻法으로 涌吐, 攻下하고 淸和劑, 溫和劑로 調理한다. 虛實을 저울질하여 虛證이 두드러지면, 다섯 가지 製劑 모두 養血藥과 益氣藥을 加한다. [227]

---

227) 原始攻法으로의 發汗法은 瀉血, 土坑(오늘날의 불가마, 찜질방) 등이다. 瞑眩을 일으키는 강력한 치료법인 强發汗은 醫工이 施治해야하고 施治 후 淸和, 溫和의 調理가 필요하다. 經方 攻下劑가 攻下法과 和法을 겸하듯, 經方의 發汗劑는 대부분 發汗法과 和法을 겸한 처방이다.

『傷寒論類方』분류

桂枝湯類 : 桂枝湯은 發汗劑이자 溫和劑다. 桂枝麻黃各半湯, 桂枝
二麻黃一湯, 桂枝二越婢一湯 세 가지를 제외한 대부분의
加減方은 溫和劑에 속한다.

麻黃湯類 : 發汗劑에 속한다.

葛根湯類 : 發汗劑에 속한다. 단 葛根黃芩黃連湯은 淸和劑이다.

柴胡湯類 : 淸和劑에 속한다. 小柴胡湯은 三法太過에 의한 血弱氣盡
을 다스리는 和法의 代表方이다. 胸中熱(心煩, 胸脇苦滿)
과 腹中寒(喜嘔 不欲飮食)을 다스린다.

梔子湯類 : 淸和劑에 속한다.

承氣湯類 : 攻下劑에 속한다.

瀉心湯類 : 胸中熱, 腹中寒의 寒熱錯雜을 다스리는 和法 처방들이다.
淸和藥을 爲君하면 淸和劑, 溫和藥을 爲君하면 溫和劑
가 되지만, 弱体의 心下痞를 다스리므로 溫和藥이 爲主가
된다.

白虎湯類 : 淸和劑에 속한다.

五苓散類 : 淸和劑에 속한다.

四逆湯類 : 溫和劑에 속한다.

理中湯類 : 溫和劑에 속한다. [228]

---

228) 『傷寒論類方』은 淸代 徐靈胎의 力作으로 傷寒論을 '經'으로 분류하지 않고 '方'으
로 분류하였다. 『傷寒論類方』을 다시 三攻劑와 和劑로 분류해보면 대부분 和劑에 속함
을 알 수 있다.

傷寒(傳染性 疫疾)을 극복하기 위해 환자가 스스로 자발적으로, 혹은 醫工의 施治에 의해 三攻法이 太過하게 시행되었으므로, 대부분의 仲景方은 汗吐下 三法太過에 의한 餘病을 淸和하거나 溫和하기 위해 立方되었다는 것을 알 수 있다.

創方과 變方

I. 法古創新 - 經方을 法한다.[229]

I. 師其法而不泥其方 - 그 처방의 法(立方原則)은 따르되, 그 처방에 구애되면 안 된다. 仲景의 原方은 常道고, 原方의 입방원칙에 따라 變通하는 것은 權道다. 환자마다, 病症마다, 질병은 千變萬化한다. 먼저 常道를 익힌 후, 法에 따라 變方해야 한다. 물론 常道의 法을 깊이 숙지한 후라야 變通이 가능하다. 여기서 法이란, 三攻法(發汗法, 涌吐法, 攻下法)과 和法(淸和法, 溫和法)을 뜻한다.

I. 다섯 가지 이하의 약재로 創方한다. 다섯 가지 이하로 創方하면 藥力이 강해지므로 각 약재의 用量에 주의해야한다. 12주~24주 정도 服藥한다면 각 약재의 용량은 4g을 기준으로 한다. 특히 黃連, 甘草, 麻黃, 附子, 甘遂, 芫花, 瓜蒂 등은 藥性이 강하므로 각별한 주의가 필요하다. 예를 들어 黃連은 0.5g을 기준으로 해야 하고, 甘草도 4g을 넘기면 대부분 浮腫이 발생한다.[230]

---

229) 『傷寒明理論』에서 成無已는 "내가 古諸方을 평가한다면… 仲景方은 衆方之祖다. 仲景은 伊尹의 法에 本했고, 伊尹은 神農의 經에 本했기 때문이다. … 醫門에서 常用하는 仲景方 二十首는 처방을 만드는 법을 밝혔다.(方製之法明之)"라고 하였다. 王好古는 『湯液本草』序文에 이 견해를 발췌하여 그대로 따르고 있다.

I. 清和가 필요할 때는 清和藥 위주로, 溫和가 필요할 때는 溫和藥 위주로 立方한다.

I. 弱体의 虛寒은 溫中益氣하고, 强体의 虛熱은 清熱凉血한다.

I. 弱体의 虛熱은 困熱이므로 溫中益氣한다.

I. 寒熱의 錯雜은 反佐로 立方한다. 經方의 半夏黃連, 附子大黃, 瓜蔞仁薤白, 桂枝石膏 등의 組合例를 참고한다.

I. 後世方을 쓴다면 執證에 따라 君臣佐使를 재편하거나 중요도가 떨어지는 약은 去하여 약재의 가짓수를 줄인다.

---

230) 장석주 詩人의 '대추 한 알'처럼 자연에서 자라는 약초들의 봄 여름 가을 겨울을 자세히 관찰하면서 그들에게 內在된 강력한 약효를 깨닫게 된다면 旣成方의 藥材 用量이 잘못되었다는 것을 알 수 있다. 여름철 1g도 안 되는 콩알만 한 끼무릇 球莖을 캐서 잘근잘근 씹어본 후 '半夏를 알았다'해야 하며, 醫工은 그렇게 몸으로 체득한 후 半夏를 처방해야한다. 약 한 첩에 半夏 12g이 말이 되는가. 用量이 지나치더라도 副作用이 없는 것은 한 처방에 약물의 가짓수가 많기 때문이다.

또한, '十全'이란 성질이 다른 약물들이 모두 구비되어 완전하다는 뜻이지만, 병을 치료하는 처방이 아니라는 뜻이기도 하다. 醫工이 병을 치료하는 약은 쓰지 않고 補法만 구사하면 미래가 없다. 臨床의 初年은 다섯 가지 약재 이하로 구성된 처방으로 立方 목적을 명확히 하여 각 약물의 강력한 약효를 경험하고 익혀야 한다.

原始攻法 方解

原始攻法은 傷寒論 이전 臨床에서 통용되었으리라 推定되는 三攻法이다. 그 특징은 간단한 服用法, 和法 처방에 비해 뛰어난 경제성, 速效 등을 들 수 있다. 外感과 각종 雜病에 광범위하게 손쉽게 응용되었음을 짐작할 수 있다. [231]

모든 질병은 虛實錯雜이다. 극심한 虛證인 경우만 제외하고 虛證의 정도를 잘 따져 和法과 더불어 적절한 原始攻法을 병행한다면 질병의 치료율은 현저히 높아지게 된다.

우선 涌吐法, 攻下法의 主 處方으로 瓜蒂散, 益胃散, 溫白元 세 가지를 復元하고자 한다. 세 가지 처방은 原始攻法의 조건에 부합한다.

---

231) 後漢 末葉, 傷寒論 저술의 계기가 된 疫疾 이전에는 原始 三攻法이 대중적인 질병 치료 수단이었을 것으로 짐작된다. 물론 傷寒論 이전에도 原始 三攻法이 더불어 和法 (桂枝湯과 小柴胡湯을 위시한 각종 和法 처방)은 존재했겠지만, 傷寒論의 出現 이후로 原始 三攻法은 의료의 전면에서 퇴조하고 和法(補法, 그리고 發汗法과 攻下法도 攻和兼施로 바뀐다)위주로 전환되었으리라 본다. 疫疾(大病)에는 환자 스스로 구토, 설사, 발열 등을 통해 이미 자체적으로 三法이 太過한 상태라, 당시 醫工이 시술했던 三攻法은 오히려 환자의 생명을 위독하게 했으리라.

그러나 汗吐下 三攻法은 古法이라 萬世 不易의 宗法이다. 오늘날 住居는 안정되고, 과도한 정신적 스트레스에, 식생활은 지나쳐 각종 질병에 三法 不及의 實證이 심해지고 있다. 虛實錯雜에서 原始攻法을 통해 實證 부분만 제거해도 病勢는 크게 꺾이게 된다. 原始攻法을 復活해야하는 이유다.

瓜蒂散：瓜蒂

强体 ≫ 弱体　○實證

涌吐劑

淸陽의 上越은 日常의 生理的 吐法을 통해 이루어진다. 日常의 生理的 吐法이 太過不及없이 和緩하면 淸陽의 上越은 순조롭다. 生理的 吐法은 耳目口鼻의 作用과 精神 活動이다. 그러므로 生理的 吐法을 저해하는 主因은 耳目口鼻의 太過不及과 思結이다.[232]

生理的 三法은 아침 기상 후 다시 잠자리에 들 때까지 하루 종일 진행된다. 특히 生理的 吐法인 '생각'은 눈을 뜨자마자 하루 종일 강박적으로 지속되는 경우가 대부분이다. 강박적으로 일어나는 생각은 吐法의 太過이고, 그 생각이 머리에서 떠나지 않고 뭉쳐있는 것은 吐法不及이다. 다시 말하면 思結은 吐法의 太過不及錯雜으로 淸陽을 鬱滯시키는 주된 원인이다. 또한 '생각'은 나머지 七情을 실제보다 과장되게 증폭시켜 生理的 吐法을 교란한다. 각종 精神科 疾患에 涌吐法이 奏效하는 까닭이다.

머리, 耳目口鼻, 胸膈 以上의 질환인 경우, 그 질환의 實證(吐法不及)은 모두 涌吐法으로 다스린다.[233]

---

232) 수험생의 과도한 공부, 강사의 장시간 강의, 많은 사람을 만나는 일, 집착하는 걱정거리 등등, 生理的 吐法의 장애는 인간의 直立과 인간의 社會性, 그리고 文明의 발달에 起因한다.

233) 吐法의 적응증 :
　風痰과 宿食이 膈이나 上脘에 있을 때, 토법으로 걷어낸다.
　風痰宿食在膈或上脘, 可湧而出之.
　토법은 사람들이 두려워하는 것이다. 순리대로 下法을 쓰는 것도 좋아하지 않는데, 하물며 거꾸로 토를 하겠다고 하니 싫어하는 이가 많다. 그러나 가슴 위로 심하게 그득하고 실한 병이 아교나 죽처럼 엉겨있는데, 일반적인 丸散劑를 쓰는 것은 모두 어린아이 장난과 같다. 토법이 아니고는 어떻게 膠粥같이 엉긴 병을 몰아내겠는가?

夫吐者人之所畏, 且順而下之尙猶不樂, 況逆而上之, 不悅者多矣. 然自胸已上大滿大實病如膠粥, 微丸微散皆兒戲也, 非吐病安能出.

吐法의 역사와 임상적용 계기 :

명의별록에서 西漢의 淳而意, 東漢의 華陀, 남북조시대의 徐文伯이 토법의 이치에 밝고 잘 썼다고 하나, 그 외에는 들은 바가 없다. 그러고는 이 치료법을 아는 사람이 사라진 지 오래되었다. 지금 내가 천년의 침묵을 깨고 갑작스럽게 토법을 운용하니 당연히 놀라운 것이다. 애석하도다! 黃帝와 岐伯의 글, 伊尹과 仲景의 이론이 버려져서 쓸모없이 되어버렸구나. 설사 토법을 쓰더라도 山野의 무식한 사람이라 손가락질하니 어찌 잘못된 것이 아닌가?

然名醫錄中惟見太倉公華元化徐文伯能明律用之, 自餘無聞, 乃知此法廢之久矣. 今予驟用于千載寂寥之後, 宜其驚且駭也, 惜乎黃帝岐伯之書, 伊摯仲景之論, 棄爲閑物, 縱有用者指爲山野無韻之人, 豈不謬哉.

내가 토법을 쓰는 것은 우연이 아니다. 마침 병이 上部에 있는 환자를 볼 기회가 있었는데, 많은 의사들이 자기 기술을 다하여 치료했지만 효과가 없었다. 나는 곰곰이 생각해보고 湧吐시키는 약을 썼는데, 조금씩 투약했더니 상당한 효과가 있었다. 그 후, 많은 연구를 거쳐 토법이 점차 精妙해졌는데, 涌吐藥을 씀에 지나치면 멈추고 부족하면 더할 수 있게 되었다. 한번 토하는 중에도 변화가 무궁무진한 것을 수없이 경험한 후, 마침내 의심의 여지가 없어졌다.

予之用此吐法, 非偶然也, 曾見病之在上者, 諸醫盡其技而不效, 余反思之投以涌劑, 少少用之頗獲徵應, 旣久乃廣訪多求漸臻精妙, 過則能止, 少則能加. 一吐之中變態無窮屢用屢驗, 以至不疑.

복용법 :

병에 닿으면 복용을 멈춘다. 남은 약을 다 먹을 필요는 없다. 지나치면 사람을 상하게 한다.

中病則止, 不必盡劑, 過則傷人.

명현과 대처법 :

토하다가 심하게 어지러워도 당황하지마라. 書經에 "만약 약이 명현을 일으키지 않으면 고질병은 낫지 않는다."고 하였다. 만일 머리가 어지러우면 얼음물을 마시면 된다. 즉시 회복된다. 만일 얼음물이 없으면 새로 길어온 찬물을 마시면 된다.

吐至昏眩愼勿驚疑. 書曰若藥不暝眩厥疾弗瘳, 如發頭眩可飮冰水立解, 如無冰時新汲水亦可.

益胃散 : 甘遂

強体 ≫ 弱体 ○實證 熱證

攻下劑

胃腸管이 받아들인 穀肉果菜는 全身을 滋養한 후, 세 갈래 길을 통해 흩어진다. 淸陽은 길 없는 길을 통해 上越되고, 陽氣는 腠理를 통해 發散되고, 濁陰은 前後 二陰을 통해 排出된다. 前後 二陰을 疏通시키는 것이 攻下法이고, 攻下는 大聖의 濬川에 해당한다. 강물은 쉼 없이 흐르고 맑아 보이지만, 강의 생태계가 건강하지 못하면 그 바닥에는 汚泥가 쌓일 수밖에 없다. 攻下를 통해 胃腸管의 汚泥가 제거되고 微生物 生態系도 건강하게 재편된다.

---

233) 계속

吐法후 주의사항 :

식탐을 내서 과식하거나, 딱딱한 음식, 마른 육포처럼 소화가 잘 안 되는 음식을 피한다. 心火가 가라앉고 중완이 평안해지며 陰道도 강해지므로 방노와 근심, 슬픈 생각 등을 피해야 한다.

禁貪食過飽硬物乾脯難化之物, 心火旣降中脘沖和陰道必强, 大禁房勞大憂悲思.

吐法 금기사항 :

性情과 행동이 난폭하고 화를 잘 내는 사람, 음란한 사람은 토법을 쓸 수 없다. 주변에 조잡스럽게 말이 많은 사람은 토법을 쓸 수 없다. 환자가 醫書를 제법 읽었지만, 실제로 깊은 이해가 없는 사람은 토법을 쓸 수 없다. 보호자가 옳고 그른 말을 구분 못하는 경우, 환자가 망언, 망종하며 제멋대로인 경우, 병세는 위중한데 노쇠한 경우에는 토법을 쓸 수 없다. 스스로 토하는 것이 멈추지 않아 亡陽血虛한 사람은 토법을 쓸 수 없다. 吐血, 嘔血, 咯血, 衄血, 嗽血, 崩血, 失血한 사람은 모두 토법을 쓸 수 없다.

性行剛暴好怒喜淫之人不可吐, 左右多嘈雜之言不可吐, 病人頗讀醫書實非深解者不可吐, 主病者不能辨邪正之說不可吐, 病人無正性妄言妄從反覆不定者不可吐, 病勢㦥危老弱氣衰者不可吐, 自吐不止亡陽血虛者不可吐, 諸吐血嘔血咯血衄血嗽血崩血失血者皆不可吐. 『儒門事親』

益胃散을 응용한 攻下法은 膈下를 濬川하는 것이지만, 痰飮에 의해 발생할 수 있는 전신의 모든 질환에 영향을 미친다. 益胃散의 濬川逐水 는 痰飮에 의해 발생한 제반 질환의 實證 부분을 제거한다.

溫白元
弱体　○實證 寒證
攻下劑

弱体는 胃腸管이 寒化되기 쉽다. 弱体의 傾向性이면서도 生冷果菜와 무절제한 식습관을 즐긴다면 日常의 誤下之가 지속되는 것과 같다. 이 런 환자는 痞症이 素病이라 항상 위장장애와 소화불량으로 힘들어 한다. 아울러 복통, 설사가 잦다. 腹痛, 泄瀉의 外樣은 太陰病이고, 裏面은 穀 毒을 瀉下하는 것으로, 몸이 寒化된 穀毒으로부터 스스로를 보호하려는 自律的 攻下法이라 할 수 있다.

그러나 貯水槽에 汚泥가 쌓여도 맑은 수돗물이 나오듯, 日常의 三法 은 쉼 없이 이어지므로, 胃腸管이 이미 심각하게 寒化되었는데도 불구하 고 대소변은 별 이상이 없는 경우가 많다. 弱体는 腹中寒하고 寒化에 의 한 下法太過不及錯雜이 대부분이다. 弱体인 경우 어떤 질병이든 대소변 과 관계없이 溫白元으로 攻下하면 그 疾病의 實證부분, 寒證부분은 제 거된다.[234]

---

234) "張子和 先生은「攻裡發表寒熱殊途箋」(攻裏와 發表에 있어서 寒藥과 熱藥을 쓰 는 길이 다르다는 글)에서 '醫學의 本旨는 한마디로 發表와 攻裏뿐이다. 수많은 학설과 학파가 있어도 表와 裏에서 벗어날 수 없다. 攻裏하고자 하면 마땅히 寒藥을 위주로 해 야 하고, 發表하고자 하면 마땅히 熱藥을 위주로 해야 한다. 영원히 변하지 않는 이치 다.'(有一言而可以該醫之旨者, 其惟發表攻裡乎, 雖千枝萬派不過在表在裡而已矣. 欲

攻其裡者宜以寒爲主, 欲發其表者宜以熱爲主, 雖千萬世不可易也.) 고 했습니다.

原始攻法은 우선 下法으로 입문하시면 좋겠습니다. 그리고 張子和 선생의 뜻에 따라 溫白元보다는 甘遂로 시작합시다. 發表시키는 것은 熱藥으로 寒邪를 내보내는 것이고, 涌吐法이나 攻下法은 寒藥으로 淸熱시키는 것이니까, 「甘遂」를 많이 사용하셨어요. 「甘遂」로 입문하도록 합시다. 甘遂로 攻下의 과정과 결과를 몸으로 체득한 후 점차 弱体, 强体를 가려 弱体가 확실한 경우는 溫白元으로 넘어가면 좋겠습니다. 그런데, 下法의 가장 큰 의미는 攻下가 제대로 되어 精粕이 빠져나가는 데 있습니다. 寒熱 구분을 적절히 하지 못했다 하더라도, 泄瀉를 하면서 瀉下가 일어나는 것이 중요합니다.

「攻裡發表寒熱殊塗箋」篇에 이런 글도 나옵니다. "夫不住其中則其藥一去不留, 雖以寒藥犯司氣之寒, 熱藥犯司氣之熱亦無害也. 若其藥留而不出, 適足以司氣增邪, 是謂不發不攻, 寒熱內賊其病益甚, 無病者必生病, 有病者必甚."라고 했습니다. 그 의미는 運氣에 맞지 않는 약(司氣가 寒한데 寒藥을 쓰거나, 司氣가 熱한데 熱藥을 쓰는 것)을 투약하더라도 뱃속에 머물지 않고 대변으로 빠져나가면 무해하다는 뜻입니다. 약이 뱃속에 머물게 되면 큰일 난다는 겁니다.

이 구절을 응용해서 판단한다면, 비록 寒證(弱体)에 감수를 썼더라도 精粕이 泄瀉로 나가고 泄瀉와 함께 藥도 빠져나가면 큰 문제는 없다는 뜻입니다. 寒證에 寒藥을, 熱證에 熱藥을 쓰면 사람잡는다고 하지만, 攻下는 瀉下에 의미가 있으므로 여러 차례 설사만 하고나면 위험하지 않습니다." 『약산약초교육원강의록』

傷寒論 方解

發汗劑 [235]

麻黃湯 葛根湯 葛根加半夏湯 大靑龍湯 麻杏甘石湯 小靑龍湯
麻黃附子細辛湯 麻黃附子甘草湯 麻黃連翹赤小豆湯
桂麻各半湯 桂枝二越婢一湯

麻黃湯 : 麻黃, 杏仁, 桂枝, 炙甘草
　　肥人 ≫ 弱体　○表寒證
　　發汗劑

　病因인 寒邪에 對應하여 最初로 發顯되는 '脈浮 頭項强痛而惡寒' 症
狀은 肥瘦强弱을 망라하는 太陽病 提綱이다. 麻黃湯은 太陽病 提綱
症狀에 대한 正治 處方으로, 肥瘦를 따진다면 肥人 表寒證의 代表方이
다. 表寒證은 寒邪에 의해 腠理가 拘束되어 陽氣의 通暢이 沮害되는 病
證인데, 肥人의 지나친 皮下脂肪도 陽氣의 通暢을 막는다. 肥人, 弱体
경향은 素症이 汗法不及 表寒證과 같으므로 평소 麻黃을 主藥으로 調

---

235) 傷寒은 寒邪의 侵襲이므로 당연히 發汗法으로 다스려야 한다. 그러나 『傷寒貫珠
集』의 분류에 의하면 太陽病을 다스리는 正治法에 제대로 된 發汗劑는 麻黃湯 一方뿐
이다. 그 외 대부분의 처방들은 權變, 斡旋, 救逆 등을 위한 처방으로, 傷寒論이 寒邪에
대응하는 當然治法인 發汗法을 위한 저술이 아님을 알 수 있다.

理解해야 한다.

寒邪의 侵襲과 더불어 지나친 體脂肪에 의한 日常의 汗法不及에 頭痛 惡寒發熱 骨節疼痛 脈浮緊 無汗而喘 등으로 發顯되는 肥人의 表證에 汎用할 수 있다.

麻黃은 汗法不及을 다스리는 主藥이고, 桂枝, 甘草는 汗法太過에 의한 心悸亢進을 다스린다. 經方의 發汗劑는 原始攻法과 달리 發汗法에 和法이 兼施되었음을 알 수 있다. 麻黃을 선택하는 첫 번째 진단 기준은 '肥人인가 아닌가'이다. 肥人이라도 强体 경향은 대사가 활발하여 스스로 汗出하며 陽氣를 發散할 수 있지만, 肥人 弱体 경향은 體脂肪에 의해 陽氣가 拘束되기 쉽다. 本方은 寒化된 肥人, 弱体의 常用方으로 적합하다.

葛根湯：葛根, 麻黃, 生薑, 桂枝, 芍藥, 炙甘草, 大棗
　　肥人 ≫ 弱体 ≫ 强体 　○表寒證
　　發汗劑

麻黃湯證에 準한다. 葛根湯의 葛根은 肌肉에 邪氣가 鬱滯되어 身熱이 不退할 때 解肌退熱시키는 功效가 있어 項背强几几를 없앤다. 그러므로 無汗하며 頸項이 强急한 剛痙에도 적용된다. 汗法不及을 發表하면서 溫和한다.

大靑龍湯：石膏, 麻黃, 生薑, 杏仁, 桂枝, 炙甘草, 大棗
　　肥人 ≫ 强体 ≫ 弱体 　○表寒裏熱證
　　發汗劑

麻黃湯證에 準한다. 麻黃이 대용량이면서 强發汗하므로 大靑龍이라 칭한다. 石膏가 君藥으로 '땀이 나지 않아서' 생긴 煩燥를 겸할 때 응용한다. 汗法不及을 發表하면서 裏熱을 淸和한다.

麻杏甘石湯：石膏, 麻黃, 杏仁, 炙甘草
肥人 ≫ 强体   ○表寒裏熱證
發汗劑

發汗 후, 發熱惡寒 등의 表證이 풀어졌으나 裏熱에 의해 땀이 나면서 喘한다. 肥瘦强弱으로 본다면, 麻杏甘石湯은 石膏 중심의 처방으로 보아야 한다. 强体 경향을 가진 肥人이 表證에 有汗하면서 喘하는 경우이다.

小靑龍湯：麻黃, 芍藥, 細辛, 乾薑, 炙甘草, 桂枝, 五味子, 半夏
肥人 ≫ 弱体   ○表寒證
發汗劑

肥人, 弱体가 風濕에 의한 表寒證에 水飮을 挾하였으므로 心下有水氣라 한다. 弱体는 평소 胃弱하여 胃內停水가 잘생길 수 있으므로 細辛, 乾薑, 半夏 등의 辛味로 中洲의 水飮을 驅逐한다. 汗法不及을 發表하면서 裏寒을 溫和한다.

麻黃附子細辛湯：麻黃, 細辛, 附子
肥人 ≫ 弱体   ○寒證
發汗劑, 溫和劑

脈微細한 肥弱体의 表裏俱寒에 응용한다.

麻黃附子甘草湯 : 麻黃, 炙甘草, 附子

肥人 ≫ 弱体   ○寒證

發汗劑, 溫和劑

脈微細한 肥弱体의 表裏俱寒에 응용한다. 細辛과 炙甘草를 비교하면, 發病의 新舊, 虛實의 차이가 있다.

麻黃連翹赤小豆湯 : 麻黃, 杏仁, 生薑, 連翹, 赤小豆, 桑白皮, 大棗,

炙甘草

肥人   ○表寒裏熱證

肥人의 傷寒 瘀熱在裏한 黃疸을 다스린다. 表證이 있는 상태에서 裏에서는 濕熱이 鬱積하여 發熱, 發黃한다. 表裏 雙解한다.

桂麻各半湯 : 桂枝, 生薑, 芍藥, 甘草, 大棗, 麻黃, 杏仁

瘦人 ≫ 肥人 ≫ 弱体   ○表寒證

發汗劑, 溫和劑

전반적으로 藥量이 적다. 得少汗出을 목적으로 하므로 瘦人의 表證에 적합하다. 麻黃, 生薑, 桂枝를 重用하면 肥人, 弱体 경향의 汗法不及을 다스릴 수 있다.

桂枝湯은 疲勞를 호소하는 虛證에 肥瘦强弱을 막론하고 응용할 수 있다. 桂枝湯을 바탕으로 하는 本方은 수험생 등 정신노동자의 虛證에 桂枝二越婢一湯과 더불어 基本方으로 운용할 수 있다. 患者의 肥瘦를 따져 瘦人은 甘味 위주, 肥人은 辛味 위주로 君臣佐使를 再編한다. 石膏의 진단 포인트는 '强体, 熱化, 代謝亢進, 汗出, 食慾, 消化' 등이다. 이를 통해 桂麻各半湯으로 갈 것인가 桂枝二越婢一湯으로 갈 것인가 선택한다.

桂枝二越婢一湯 : 石膏, 桂枝, 生薑, 芍藥, 大棗, 甘草, 麻黃
　瘦人 ≫ 强体　○表寒證
　發汗劑, 清和劑

역시 不可大發汗하는 瘦人의 表寒證에 적합하다.
石膏를 爲君하여 强体의 虛證을 다스릴 수 있다.

攻下劑

小承氣湯 調胃承氣湯 大承氣湯 桃核承氣湯 抵當湯 大陷胸湯
十棗湯 白散

小承氣湯 : 大黃, 厚朴, 枳實
　强体 ≫ 弱体　○熱證
　攻下劑, 清和劑

煎湯時 大黃을 後下하면 攻下力이 더 강해진다. 그러므로 本方은 三
物을 同煎하여 攻下의 强度를 낮추고 있다. 가볍게 攻下하므로 下法과
和法을 겸한다.

調胃承氣湯 : 大黃酒浸, 甘草, 芒硝
　瘦人　○熱證
　攻下劑, 清和劑

大黃을 酒浸하고 또 甘草와 同煎하는 것은 强攻下하지 않겠다는 의

도이다. 瘦人 裏熱證의 攻下에 적합하며, 弱体 경향이 있으면 大黃의 비율을 줄인다. 下法不及을 다스리는 攻下劑이지만, 小承氣湯과 더불어 和法에 응용한다. [236)

大承氣湯 : 大黃, 厚朴, 枳實, 芒硝
强体 ○熱證
攻下劑

大黃과 芒硝를 後下한다. 强体의 大滿大實한 裏實熱을 蕩滌한다. 譫語, 潮熱, 腹滿, 腹痛拒按, 便閉 등을 다스린다. [237)

桃核承氣湯 : 桃仁, 大黃, 桂枝, 炙甘草, 芒硝
强体 ○熱證
攻下劑

傷寒論 條文의 膀胱과 少腹은 下焦를 뜻한다. 下焦의 熱結, 急結로 인하여 熱이 上衝하면서 미칠 것 같으면서 심한 疼痛이 있다. 瘀血로 인한 各種 부인과 질환에 응용한다. 부인과 질환은 기본적으로 攻下法으

---

236) 陽明病 脈遲 雖汗出不惡寒者 其身必重 短氣 腹滿而喘 有潮熱者 此外欲解 可攻裏也 手足濈然汗出者 此大便已硬也 大承氣湯主之 若汗多 微發熱惡寒者 外未解也 其熱不潮 未可與承氣湯 若腹大滿不通者 可與小承氣湯 微和胃氣 勿令至大泄下. 『傷寒論』

237) 承氣湯의 承氣란 끊어진 氣를 이어준다는 뜻이다. 즉 尾閭關에서 水火가 錯雜되면서 氣의 升降이 제대로 이루어지지 않아 끊어져버린 氣의 道路를 복구하여 이어준다는 의미이다. 그러므로 攻下法은 停滯된 精粕을 배설시키는 단순한 과정이 아니고, 濁陰이 下降하는 순간 淸陽도 上昇된다는 시각에서 보아야 한다. 攻下法이란 下腹의 濁陰에 의해 끊어진 氣의 道路를 복구하여 背脊의 淸陽이 잘 上升할 수 있도록 도와주는 것이다.

로 다스린다.

抵當湯 : 水蛭, 虻蟲, 桃仁, 大黃
　强体　○裏熱證
　攻下劑

桃核承氣湯과 功效가 같다. 血病에 쓰는 有情之物로 强攻한다. 體虛한 弱体에게는 禁한다. [238]

大陷胸湯 : 大黃, 芒硝, 甘遂
　强体　○裏熱證
　攻下劑

熱實로 인한 强体의 胸背痛, 돌처럼 단단하면서 손을 댈 수 없는 심한 腹痛에 쓴다.

十棗湯 : 大戟, 甘遂, 芫花, 大棗煎湯液
　强体　○熱證
　攻下劑

水飮이 胸脇 및 心下에 留滯되어 胸背脅에 掣痛있으면서 心下가 痞硬하다. 류마티스관절염, 근막통증증후군, 섬유근통 등, 痰飮에 의한 난치성 통증질환에 응용할 수 있다.

---

238) 下瘀血湯 : 大黃, 桃仁, 蟅蟲, 煉蜜, 清酒 『金匱要略』
　　産後의 瘀血을 攻下한다. 臍下에 壓痛이 있으면서 經水不通한 경우에 응용한다.

白散 : 桔梗, 巴豆, 貝母

弱体　○寒證

攻下劑

巴豆 一味의 효능으로 寒實結胸을 攻下한다. 下法不及으로 阻滯된
痼冷을 蕩滌한다.

涌吐劑

瓜蒂散

瓜蒂散 : 瓜蒂

○實證

涌吐劑

吐法不及으로 阻滯된 '寒'은 寒이 아니고 痰飮이다. 肥瘦强弱을 莫論
하고 施治한다.

溫和劑

桂枝湯 桂枝加芍藥生薑人蔘湯 桂枝人蔘湯 桂枝去芍藥湯

桂枝加桂湯 桂枝加厚朴杏子湯 桂枝加附子湯 桂枝附子湯

甘草附子湯 甘草乾薑湯 桂枝加芍藥湯 甘草湯 芍藥甘草湯

芍藥甘草附子湯 桂枝甘草湯 苓桂甘棗湯 苓桂朮甘湯

茯苓甘草湯 小建中湯 桂枝甘草龍骨牡蠣湯

桂枝救逆湯(桂枝去芍藥加蜀漆牡蠣龍骨救逆湯) 炙甘草湯

小柴胡湯 柴胡桂枝湯 桂枝人蔘湯 乾薑附子湯 白通湯 四逆湯
茯苓四逆湯 四逆加人蔘湯 理中湯 吳茱萸湯 附子湯 眞武湯
桃花湯 半夏散及湯 厚朴生薑甘草半夏人蔘湯 半夏瀉心湯
黃連湯 生薑瀉心湯 甘草瀉心湯 旋覆花代赭石湯

桂枝湯 : 桂枝, 芍藥, 甘草, 生薑, 大棗

瘦人 ≫ 弱体 ≫ 肥人 ≫ 强体　○虛證 表寒證

溫和劑, 發汗劑

　瘦人, 弱体 경향의 發表, 和解, 調理之劑이다. 脈이 浮弱하므로 虛證
이 깔린 表證으로, 桂枝湯은 發表之劑라기보다는 溫和劑로 보는 것이
합당하다. 表寒證에 환자가 이미 有汗하여 汗出하고 있으므로 發表의
未盡함은 啜熱稀粥과 溫覆令一時許하여 遍身微似有汗한다. 오히려 芍
藥을 重用함은 근육경련을 풀고 振寒을 가라앉혀 正邪相爭을 끝내자는
의도이다. 生薑 大棗 甘草 등은 營衛를 調和하고 溫中한다.

　桂枝甘草湯을 중심으로 보면 汗法太過를 調理하는 溫和劑가 되고,
芍藥甘草湯을 중심으로 보면 근육경련을 풀어주는 和法 처방이 된다.

　大棗는 果肉을 약으로 쓴다. 果肉은 열매가 땅에 떨어져 씨앗을 발아
시킬 때, 씨앗이 맨 처음 취하게 되는 營養源이다. 당분이 풍부하고 온후
한 단맛이 나는 大棗는 養血, 益氣, 生津한다. 大棗와 生薑은 營衛를
溫和하는 補法(溫和法)의 기본 組成으로, 陰陽의 調和를 이루듯, 大棗
는 生薑의 辛味를 緩和하고, 生薑은 大棗의 甘味가 膩滯되지 않고 잘
움직일 수 있도록 돕는다.

　桂枝湯은 瘦人, 弱体 경향이나, 肥瘦强弱을 莫論하고 '疲勞'를 호소
하는 諸般 虛證에 응용할 수 있다.

桂枝加芍藥生薑人蔘湯 : 芍藥, 生薑, 人蔘, 桂枝, 大棗, 甘草

瘦人 ≫ 弱体　○虛證 寒證

溫和劑

평소 津液이 부족한 瘦人을 發汗하여 血不足해진 경우이다. 氣血不足으로 脈沈遲하다. 體液이 耗損되어 肌肉이 拘攣하면서 疼痛을 일으킨다. 아직 남은 表寒을 풀면서 津液을 滋養한다.

虛象을 호소하는 桂枝湯證에 食慾이 不振하면서 每事에 意慾이 없다. 환자의 얼굴색이 어두우면서 萎黃하고 표정에 웃음기가 없다. 食慾이 좋고 消化가 잘 되는 경우는 적응증이 아니다.

桂枝去芍藥湯 : 桂枝, 生薑, 大棗, 甘草

瘦人 ≫ 弱体　○虛證 寒證

溫和劑

'太陽病下之後'에 발생한 脈促, 胸滿한 증상이다. 여기서 '下之'를 誤下之 혹은 反下之라 표현하지 않은 것은 '下之'할만한 이유가 있어서일 가능성이 크다. 그렇다면 下之後에 야기된 脈促, 胸滿은 瘦人, 弱体라는 환자의 體質的 特性에 起因한다고 볼 수 있다.

芍藥이 胸部보다는 腹部의 筋肉 痙攣과 痛症에 奏效함을 유추할 수 있다.

桂枝加桂湯 : 桂枝, 生薑, 芍藥, 大棗, 甘草

瘦人 ≫ 弱体　○表寒證

溫和劑, 發散劑

桂枝를 重用한 것은 心陽을 도우고 陽氣를 舒暢하여 寒邪를 효율적

248

으로 잘 發散하기 위함이다.

桂枝加厚朴杏子湯 : 桂枝, 生薑, 芍藥, 大棗, 甘草, 厚朴, 杏仁
瘦人 ≫ 弱体　○表寒證
溫和劑

喘家의 表寒證에 응용한다. 瘦人, 弱体 경향성인 경우, 症狀에 따라
桂枝湯을 응용한 다양한 처방을 驅使할 수 있다.

桂枝加附子湯 : 桂枝, 芍藥, 生薑, 甘草, 大棗, 附子
弱体　○虛證 寒證
溫和劑

表寒을 發汗하였는데 遂漏不止하여 汗法太過가 극심한 경우다. 弱体
인 경우 肥瘦를 莫論하고 쓸 수 있다. 脫液亡陽하여 小便難, 四肢微急
難以屈伸하므로 瘦人, 弱体 경향이다.

三法太過 虛證에 의한 弱体의 각종 痛症 질환에 응용한다. 虛證의 주
된 감별 증상은 '疲勞'다. 류마티스관절염으로 關節 症狀 외 疲勞, 無力,
憂鬱感, 消化不良, 便溏 등을 수반하는 弱体 환자인 경우 本方으로 6개
월~1년 정도 溫和한다. 和法과 原始攻法을 병행하는데, 3~6회 정도 溫
白元으로 攻下하여 치료기간을 단축하고 재발률을 떨어뜨린다.

桂枝附子湯 : 桂枝, 生薑, 大棗, 甘草, 附子
弱体　○寒證
溫和劑

瘦人, 弱体 경향의 風濕相搏, 身體疼煩에 쓴다. 弱体 寒證이므로 脈

浮虛, 不渴한다.

甘草附子湯 : 桂枝, 甘草, 朮, 附子
弱体　○寒證
溫和劑

역시 瘦人, 弱体의 風濕相搏에 쓴다. 朮과 附子를 相配하여 掣痛不得屈伸, 小便不利를 다스린다.

甘草乾薑湯 : 甘草, 乾薑
瘦人 ≫ 弱体　○寒證
溫和劑

以甘爲君, 以辛爲臣의 뚜렷하고 簡奧한 弱体의 甘辛之劑다. 瘦人 弱体의 表證을 誤汗하여 厥逆, 咽中乾하고 煩躁하며 吐逆하는 경우, 辛味로 따뜻하게 데워주고 甘味로 急迫함을 풀며 부드럽게 和緩시킨다. 평소 涎唾가 많은 瘦人 弱体의 裏寒證에 적합하다.

弱体의 虛證 帶下에 奏效한다. 가임기 여성의 子宮疾患은 攻下法으로 다스린다. 弱体인 경우, 本方으로 溫和하고 溫白元으로 攻下한다.

桂枝加芍藥湯 : 芍藥, 桂枝, 生薑, 大棗, 甘草
瘦人 ≫ 弱体　○寒證
溫和劑

太陰病 腹滿, 時腹痛을 다스린다.

甘草湯 : 甘草

　　瘦人　○寒證, 熱證
　　溫和劑, 淸和劑

　國老는 瀉熱의 聖藥으로 急迫을 緩和한다. 瘦人의 咽喉急痛을 다스
린다.

　甘草는 甘平(微溫)하여 和百藥하는 和法의 主藥이다. 弱体와 强体 모
두 응용하는데, 寒藥을 만나면 寒性을 緩和하고 熱藥을 만나면 熱性을
緩和한다. 甘緩하므로 單方으로 쓴다면 緩急止痛한다.

芍藥甘草湯 : 芍藥, 甘草

　　瘦人 ≫ 弱体　○虛證

　瘦人 誤汗 후의 脚脛 拘攣에 쓴다. 腹中이 攣急하는 痛症에 有效하다.
　筋肉 痙攣을 풀어주는 芍藥과 甘緩한 甘草를 配伍했으므로 소위 '쥐
가 내린다.'고 呼訴하는 각종 筋肉 痙攣에 卓效를 볼 수 있다. 筋肉 痙
攣의 부위는 다리뿐만 아니라 손가락, 발가락, 腹直筋 拘攣에 의한 腹痛
등, 全身의 모든 筋肉에 해당한다. 芍藥4g, 甘草2g으로 屢試屢驗하였
으므로 疑心의 餘地가 없다.

芍藥甘草附子湯 : 芍藥, 甘草, 附子

　　瘦人 ≫ 弱体　○虛證, 寒證
　　溫和劑

　芍藥甘草湯에 沈寒痼冷을 겸한 경우이다.
　芍藥甘草湯證에 寒證을 겸한 弱体에게 응용한다. 高齡이면서 寒證을
겸하는 환자의 筋肉 痙攣, 筋肉痛에 奏效한다.

桂枝甘草湯 : 桂枝, 甘草

　瘦人 ≫ 弱体　○虛證
　溫和劑

　發汗過多 後의 心悸亢進을 다스린다. 體液이 不足한 瘦人 弱体의 虛
證 動悸이다.

　藥材의 가짓수가 적어지면 處方의 目標가 뚜렷해지고 그 藥性도 强力
해진다. 그러므로 各 藥材의 用量을 조심해야 한다. 다섯 가지 以下의
藥材로 구성된 處方인 경우, 甘草의 用量이 4g을 넘기면 눈 주변이나 手
足의 浮腫이 易發한다.

苓桂甘棗湯 : 茯苓, 桂枝, 甘草, 大棗

　瘦人　○虛證
　溫和劑

　汗法太過 後 臍下悸로 欲作奔豚한다. 虛熱에 의한 瘦人의 臍下動悸
가 攣急上衝하는 경우이다.

苓桂朮甘湯 : 茯苓, 桂枝, 朮, 甘草

　瘦人》弱体　○虛證
　溫和劑

　吐下 후에 氣上衝하고 頭眩한다. 胃弱한 弱体의 心下에 水氣가 있기
때문이다. 桂枝甘草湯이나 苓桂甘棗湯은 悸가 많고 苓桂朮甘湯은 眩
이 많다.

茯苓甘草湯 : 茯苓, 桂枝, 生薑, 炙甘草

　弱体　○虛證

　溫和劑

　汗法太過 後, 渴하면 五苓散, 不渴하면 茯苓甘草湯이다. 生薑이 君藥이므로 弱体 경향이고, 水飮에 의한 心下悸를 다스린다. 苓桂朮甘湯은 小便不利에, 茯苓甘草湯은 健胃에 長點이 있다.

　金匱要略에 '趺陽脈微弦, 法當腹滿, 不滿者必便難, 兩胠疼痛, 此虛寒從下上也, 當以溫藥服之.'라 하였다. 虛實錯雜의 大便秘에서 虛證 傾向으로 치우치는 便難은 溫藥으로 溫和해야한다. 金匱에 條文은 있으나 處方은 없는데, 生薑이 君藥인 茯苓甘草湯으로 虛寒證 便秘를 다스릴 수 있다. 虛證이므로 기본적으로 3개월 이상의 服藥이 필요하다.

小建中湯 : 膠飴, 芍藥, 大棗, 桂枝, 生薑, 炙甘草

　瘦人 ≫ 弱体　○虛證

　溫和劑

　膠飴는 穀類로서 中土의 성질을 가졌으므로, 膠飴의 단맛은 甘草의 단맛에 비해 상대적으로 溫和에 能하다. 本方은 膠飴가 君藥이므로 瘦人의 虛證 腹痛에 응용할 수 있다. 腹部가 無力하고 緩慢한 통증에는 膠飴의 비율을 높이고, 腹直筋이 拘攣하면서 急痛을 호소하면 芍藥, 甘草의 비율을 높인다.

桂枝甘草龍骨牡蠣湯 : 桂枝, 甘草, 龍骨, 牡蠣

　瘦人　○虛證

　溫和劑

燒針은 外感 治法의 一種으로 發汗法에 해당한다. 그러나 大病 瘟疫 (傷寒)으로 汗法이 太過한 瘦人에게는 오히려 火逆이 되어 煩躁한다. 桂枝, 甘草로 心陽之氣를 회복시키고 牡蠣, 龍骨로 安神한다.

日常의 汗法(육체적 過勞)과 吐法(過心)이 太過하여 心煩, 動悸, 不眠할 때 응용한다. 煩躁를 隨伴하는 精神科 疾患에 汎用할 수 있다. 3~6개월 豫候인 경우, 瓜蒂散으로 涌吐하여 치료율을 높이고 재발률은 낮춘다. 涌吐法은 3회를 기준으로 한다.

桂枝救逆湯 : 桂枝, 生薑, 大棗, 甘草, 蜀漆, 牡蠣, 龍骨
　　瘦人　○虛證
　　溫和劑

火迫劫之하여 驚狂하고 起臥不安하다.

炙甘草湯 : 生地黃, 炙甘草, 生薑, 桂枝, 麥門冬, 大棗, 人蔘, 麻子仁,
　　　　阿膠
　　瘦人 ≫ 弱体　○虛證
　　溫和劑

瘦人의 不整脈, 心悸亢進에 쓴다. 弱体는 生地黃의 비율을 낮춘다.

小柴胡湯 : 柴胡, 子芩, 人蔘, 半夏, 甘草, 生薑, 大棗
　　弱体 ≫ 瘦人　○虛證
　　溫和劑, 淸和劑

柴胡, 子芩을 重用하면 淸和, 나머지를 重用하면 溫和한다. 汗吐下 三攻法을 禁하는 虛證이다. 三法이 太過한 후 血弱氣盡하거나, 혹은 瘦

人, 弱体 경향이라 傷寒邪實하더라도 三攻法을 施治할 수 없는 경우다.

桂枝湯과 더불어 三法太過에 의한 虛證을 다스리는 和法의 代表方이다. 弱体인 경우 寒熱錯雜의 寒證이다. 假熱象이 있으면서 中洲는 虛寒하여 食慾不振과 消化障碍가 있다. 婦人의 生理 前後, 出産 後는 下法太過에 해당하는 虛證이면서 熱象을 가지므로 本方으로 다스리는 경우가 많다.

요즘은 과거와 달리 穀肉果菜를 통한 補法이 충족되므로, 本方으로 調理하면서도 原始攻法을 幷行할 수 있다.

柴胡桂枝湯 : 柴胡, 子芩, 甘草, 半夏, 生薑, 人蔘, 大棗, 桂枝, 芍藥
　弱体 ≫ 瘦人　○表寒證
　溫和劑, 淸和劑

小柴胡湯과 桂枝湯을 合方하여 溫和劑에 가깝다.

桂枝人蔘湯 : 桂枝, 人蔘, 乾薑, 朮, 甘草
　弱体　○寒證

表寒이 다 풀리기 전에 攻下하여 表證은 남아 있다. 裏寒하여 下利가 그치지 않는 弱体에게 적합하다.

乾薑附子湯 : 乾薑, 附子
　弱体　○寒證
　溫和劑

낮에 煩躁하여 安臥하지 못하는데도 熱象이나 表證 症狀이 없으면서 오히려 脈沈微하고 不嘔不渴하는 경우이다. 弱体의 陰盛格陽이다.

四逆湯의 母方으로 弱体의 裏寒證에 의한 諸症을 다스린다. 임상에서
는 乾薑附子湯으로 溫裏하고 溫白元으로 攻下한다.

白通湯 : 葱白, 乾薑, 附子
弱体　○寒證
溫和劑

弱体의 脈微 下利에 쓴다.

四逆湯 : 甘草, 乾薑, 附子
弱体　○寒證
溫和劑

弱体의 四肢가 厥冷하므로 四逆이라 한다. 脈이 微弱, 無力하다. 裏
寒하여 下利清穀하고 겉으로는 惡寒, 身體疼痛한다.

茯苓四逆湯 : 茯苓, 甘草, 乾薑, 人蔘, 附子
弱体　○寒證
溫和劑

四逆湯證에 假熱로 인한 煩躁症狀이 있을 때 응용한다. 人蔘, 茯苓으
로 汗法太過, 下法太過에 의한 陰液不足을 보충한다.

四逆加人蔘湯 : 甘草, 乾薑, 附子, 人蔘
弱体　○寒證
溫和劑

四逆湯證과 心下痞, 不思飮食을 다스린다.

理中湯 : 人蔘, 白朮, 乾薑, 甘草

　　弱体　　○寒證

　　溫和劑

嘔吐, 腹滿, 消化不良, 下利, 腹痛 등 弱体의 中焦가 虛寒한 症狀을
다스린다.

吳茱萸湯 : 生薑, 吳茱萸, 人蔘, 大棗

　　弱体　　○寒證

　　溫和劑

弱体의 裏寒으로 인한 吐涎沫, 嘔逆, 頭痛을 없앤다.

　惡心, 嘔吐를 동반하는 偏頭痛에는 人蔘을 去하고 半夏를 加한다.
吳茱萸는 偏頭痛을 위시한 慢性頭痛에 뛰어난 效能을 보인다. 吳茱萸
湯 외에도 肥瘦强弱에 맞춘 처방에 吳茱萸를 加하여 立方한다. 예를 들
어 桂枝湯 加 吳茱萸, 麻黃湯 加 吳茱萸, 혹은 强体, 瘦人 경향인 경우
白虎湯 加 吳茱萸, 五苓散 加 吳茱萸 등도 가능하다. 吳茱萸의 基準 用
量은 1~2g이다. 오래된 偏頭痛은 3개월 치료기간에 瓜蒂散 涌吐法을 3
회를 기준으로 병행한다.

附子湯 : 茯苓, 芍藥, 朮, 附子, 人蔘

　　弱体　　○虛證, 寒證

　　溫和劑

弱体의 脈沈細, 但欲寐, 口中和, 背惡寒, 手足寒, 骨節痛을 다스린다.

　眞武湯과 더불어 茯苓, 朮, 附子 組合이 本方의 基本方이다. 茯苓, 朮
은 桂枝去桂加茯苓白朮湯에서 小便不利를 다스리는 主藥이다. 茯苓,

朮, 附子는 丹田의 虛寒을 溫和하므로 전립선 질환, 만성방광염, 골반염, 요실금, 정력감퇴 등에 응용한다. 溫和法이므로 附子는 黑順片을 쓴다. 溫白元 攻下를 幷行한다.

眞武湯 : 茯苓, 芍藥, 生薑, 朮, 附子
　　弱体　○寒證
　　溫和劑

汗法太過 후에도 病邪가 제거되지 않아 心悸, 頭眩, 몸이 떨리면서 쓰러질 것 같은 증상이 나타난다. 胃氣가 약해서 수분대사 장애가 생겼으므로 茯苓, 朮로 利水하고 附子로 溫腎(下焦)逐水한다.

桃花湯 : 赤石脂, 粳米, 乾薑
　　弱体　○寒證
　　溫和劑

脈微細한 弱体의 腹痛下利, 便膿血을 다스린다.
　婦人의 不定出血, 寒性 帶下에 卓效를 보인다. 藥效를 높이기 위해 他藥을 加하면 오히려 효력이 떨어지므로 주의해야 한다.

半夏散及湯 : 半夏, 桂枝, 甘草
　　弱体　○寒證
　　溫和劑

脈微細한 弱体의 咽痛이다.
　咽痛뿐만 아니라 咽喉가 不利한 제반 증상에 응용 가능하다. 半夏苦酒湯과 合方하면 목소리가 맑아지고, 말을 할 때 힘이 생긴다. 목소리를 직업으로 하는 이들의 聲帶를 보호할 수 있다.

厚朴生薑甘草半夏人蔘湯 : 厚朴, 生薑, 半夏, 炙甘草, 人蔘
弱体　○寒證
溫和劑

弱体의 發汗 후, 腹脹滿한 경우이다. 평소 胃虛嘔逆, 痞滿不食한 弱体의 裏寒證을 다스린다.

半夏瀉心湯 : 半夏, 子芩, 乾薑, 人蔘, 甘草, 大棗, 黃連
弱体　○寒證
溫和劑

弱体의 痞症을 없앤다. 瘦人인 경우에는 子芩 乾薑 黃連의 비율을 낮춘다. 小柴胡湯의 미나리과식물인 柴胡가 黃連으로, 生薑이 乾薑으로 대체되면서 裏證, 寒證 경향으로 바뀐다.

弱体인 경우 평소 便이 무르고 泄瀉가 잦다. 日常의 下法太過라 할 수 있다. 日常의 下法太過인 경우에도 항상 명치가 불편하고 痞症을 呼訴하게 된다. 弱体의 각종 胃腸疾患에 응용할 수 있다. 溫白元 攻下를 병행한다.

黃連湯 : 黃連, 炙甘草, 乾薑, 桂枝, 人蔘, 半夏, 大棗
弱体　○寒證
溫和劑

半夏瀉心湯에서 子芩이 빠지고 桂枝가 들어갔다. 黃連이 君藥이 되면서 胸中熱을 다스린다. 三法이 太過하면서 胸中은 虛熱하고 腹中은 虛

寒한 상태다.

生薑瀉心湯 : 半夏, 生薑, 人蔘, 炙甘草, 子芩, 乾薑, 黃連, 大棗
弱体　○寒證
溫和劑

心下痞하며 트림을 하면 소화되지 않은 밥 냄새가 난다. 胃弱하여 腹中雷鳴下利하는 弱体의 裏寒證이다.

甘草瀉心湯 : 半夏, 人蔘, 炙甘草, 子芩, 乾薑, 黃連, 大棗
弱体　○寒證
溫和劑

半夏瀉心湯과 동일하나 甘草比率이 조금 높다.

旋覆花代赭石湯 : 生薑, 半夏, 人蔘, 大棗, 炙甘草, 旋覆花, 代赭石
弱体　○裏寒證

傷寒 三攻法 後, 弱体의 心下痞硬, 噫氣不除를 다스린다.

清和劑

桂白虎湯 白虎加人蔘湯 葛根黃芩黃連湯 黃芩湯

黃芩加半夏生薑湯 桂枝加芍藥大黃湯 白頭翁湯

大黃黃連瀉心湯 大柴胡湯 柴胡加芒硝湯 柴胡桂枝乾薑湯

柴胡加龍骨牡蠣湯 黃連阿膠湯 茵蔯蒿湯 五苓散 梔子豉湯

梔子甘草豉湯 梔子生薑豉湯 梔子厚朴湯 枳實梔子豉湯

栀子柏皮湯 猪苓湯 四逆散 竹葉石膏湯

白虎湯 : 石膏, 粳米, 知母, 甘草
　瘦人 ≫ 强体　○熱證
　清和劑

　强体의 無形한 熱邪가 肌肉으로 뿜어져 脈洪大, 滑數하고 身熱, 自汗
出, 煩渴한다.
　肥人, 弱体 경향인 경우 땀을 흘려도 麻黃을 쓸 수 있듯이, 瘦人, 强体
경향인 경우 땀을 흘리지 않아도 石膏를 쓸 수 있다. 瘦人이면서 消化가
잘 되는(소화기능이 過亢된) 患者의 각종 질환에 汎用할 수 있다.

白虎加人蔘湯 : 石膏, 知母, 黨參, 甘草, 粳米
　强体　○熱證
　清和劑

　表證에 大汗出한 후, 煩渴이 풀리지 않는 경우인데, 汗出 후에 惡風하
고 遂漏不止하는 桂枝加附子湯證과 달리 熱多한 경향이다. 傷寒論 시
대의 人蔘은 黨參이라는 說이 있는데, 强体의 熱證에는 人蔘보다 黨參
이 적합하다.

葛根黃連黃芩湯 : 葛根, 枯芩, 黃連, 甘草
　强体　○熱證
　清和劑

　强体 裏熱證의 挾熱下利다. 舌苔黃, 舌質紅, 脈數하다. 葛根이 起陰
氣하여 水飮을 肌肉으로 發散하므로 表熱도 함께 다스린다.

過敏性大腸症候群으로 인한 잦은 배탈과 설사에 有效하다. 弱体인 경우도 本方과 溫白元 攻下를 幷行하여 다스릴 수 있다.

黃芩湯 : 子芩, 甘草, 芍藥, 大棗
　瘦人　○熱證
　淸和劑

瘦人의 熱性下利를 다스린다.

黃芩加半夏生薑湯 : 黃芩, 甘草, 芍藥, 大棗, 半夏, 生薑
　瘦人　○熱證
　淸和劑, 溫和劑

瘦人의 熱性下利와 嘔逆을 다스린다.

桂枝加芍藥大黃湯 : 芍藥, 桂枝, 生薑, 大棗, 甘草, 大黃
　瘦人　○熱證

太陰病에 속하나, 大黃으로 攻下하는 大實痛은 熱證으로 볼 수 있다.

白頭翁湯 : 黃連, 黃栢, 秦皮, 白頭翁
　强体　○熱證
　淸和劑

熱利下重하는데, 熱이 있어 欲飮水한다. 絞痛과 泄瀉, 裏急下重이 심해지면 便膿血한다.

大黃黃連瀉心湯 : 大黃, 黃連

　強体　○熱證

　清和劑

　清熱泄痞한다. 强体 裏熱證에 의한 胃中不和에 쓸 수 있다. 但 煎湯을 하지 않고 麻沸湯에 잠시 浸漬하여 大黃과 黃連의 輕清한 기운만을 얻었으므로 弱体의 痞症에도 응용 가능하다.

　大黃, 黃連, 枯芩은 대표적인 清熱燥濕藥이다. 鼻腔出血, 眼球疾患, 慢性中耳炎 등 上竅의 각종 질환에 응용한다.

大柴胡湯 : 柴胡, 生薑, 子芩, 半夏, 大棗, 芍藥, 枳實, 大黃

　○熱證

　清和劑, 攻下劑

　裏熱을 攻下, 和解한다. 小柴胡湯(去 人蔘, 甘草)과 小承氣湯(去 厚朴加 芍藥)을 合方하였다.

柴胡加芒硝湯 : 柴胡, 子芩, 人蔘, 半夏, 炙甘草, 生薑, 大棗, 芒硝

　○熱證

　清和劑, 溫和劑

　潮熱은 胃家實 때문이다. 調和胃氣하면서 下氣한다.

柴胡桂枝乾薑湯 : 柴胡, 枯芩, 桂枝, 乾薑, 甘草, 瓜蔞根, 牡蠣

　○熱證

　清和劑

　汗法太過, 下法太過 後, 寒熱往來, 胸脇滿, 渴而心煩한 熱象을 다스

린다. 小柴胡湯의 加減에 '渴者는 半夏를 去하고 人蔘, 瓜蔞根은 加한다'고 하였고, '脇下痞硬에 大棗를 去하고 牡蠣를 加한다'고 한 法을 따랐다.

柴胡加龍骨牡蠣湯 : 柴胡, 子芩, 人蔘, 半夏, 生薑, 大棗, 桂枝, 茯苓,
龍骨, 牡蠣, 大黃

　　○熱證
　　清和劑

下法太過 後, 胸滿, 煩驚, 譫語 등을 다스린다. 重鎭安神하고 和解泄熱한다.

黃連阿膠湯 : 黃連, 阿膠, 黃芩, 芍藥, 鷄子黃

　　强体　○熱證
　　清和劑

少陰病이 前提되므로 煩熱, 不得眠은 脈微細한 虛證이다. 瘦人은 阿膠를 爲君하고, 肥人에 비해 黃連의 비율을 줄인다. 瘦人은 子芩을, 肥人은 枯芩을 쓴다.
黃連, 豆豉, 梔子, 小麥, 百合 등을 加減하여 不眠症과 精神科 疾患을 다스린다.

茵蔯蒿湯 : 茵陳蒿, 梔子, 大黃

　　强体 ≫ 肥人 ≫ 弱体　○熱證
　　清和劑, 攻下劑

머리에서는 땀이 나지만 身無汗하고 小便不利한다. 瘀熱과 中焦의 濕

毒이 相搏하여 發黃한다. 黃疸은 본래 太陰病으로 弱体에게 易發한다. 단, 本方은 大黃과 梔子를 配伍하여 强体와 肥人의 경향성을 가진다. 大黃과 梔子의 비율을 줄여 弱体의 황달에 應用할 수 있다.

五苓散 : 猪苓, 茯苓, 朮, 桂枝, 澤瀉
瘦人　○熱證
淸和劑

汗法太過 후의 胃中乾, 渴欲飮水, 小便不利 등을 다스린다. 金匱要略에 '假令瘦人臍下有悸 吐涎沫而巓眩 此水也 五苓散主之'라 하여 瘦人 경향임을 알 수 있다.

梔子豉湯 : 豆豉, 梔子
瘦人 ≫ 强体　○熱證
淸和劑

津液이 부족한 瘦人에게 지나친 汗吐下 三攻法을 施行하여 虛煩不得眠한 경우다. 若劇者는 必反覆顚倒하며 心中懊憹한다. 煩은 '首의 火'라, 三法太過에 의한 가슴의 煩熱, 머리의 煩惱를 포함한다. 梔子之劑는 瘦人, 强体의 裏熱證을 다스린다.

梔子甘草豉湯 : 豆豉, 梔子, 甘草
瘦人 ≫ 强体　○熱證
淸和劑

梔子豉湯證에 심호흡이 되지 않으면서 少氣하여 숨 쉬는 것이 急迫한 경우이다.

梔子生薑豉湯 : 豆豉, 生薑, 梔子

　瘦人 ≫ 强体　○熱證

　清和劑

梔子豉湯證에 嘔逆을 겸한 경우이다.

梔子厚朴湯 : 梔子, 厚朴, 枳實

　瘦人 ≫ 强体　○熱證

　清和劑

攻下 후의 心煩腹滿을 다스린다.

枳實梔子豉湯 : 枳實, 梔子, 豆豉

　瘦人 ≫ 强体　○熱證

　清和劑

大病差後에 勞復者는 餘熱이 아직 남아있으면서 몹시 피곤하다. 枳實, 梔子로 外浮하는 熱을 내리고 豆豉로 熱을 흩어준다.

梔子柏皮湯 : 梔子, 黃栢, 甘草

　强体　○熱證

　清和劑

藥物 조합은 强体의 身黃發熱을 淸熱燥濕하기 위해 立方되었다. 蒸蒸發熱하는 强体의 裏熱證에 의한 黃疸과 心煩을 다스린다. 용량을 조절하고 暫用하면 弱体의 黃疸을 다스릴 수 있다.

猪苓湯 : 茯苓, 猪苓, 澤瀉, 滑石, 阿膠
　　強体　○熱證
　　清和劑

渴欲飮水, 小便不利, 心煩不得眠을 다스린다. 強体의 排尿痛, 血尿
에 응용할 수 있다.

四逆散 : 柴胡, 枳實, 芍藥, 甘草
　　強体 ≫ 瘦人　○熱證
　　清和劑

強体의 氣鬱에 의한 四肢厥冷이다. 假寒象이므로 손발은 차더라도 몸
에서는 熱感을 느끼면서 답답할 수 있다. 腹中痛과 泄利下重은 挾熱한
裏急後重의 熱性 下利임을 짐작할 수 있다. 藥物의 構成으로 봐서 肝氣
鬱結에 의한 胸脇苦滿, 心下痞 등을 呼訴할 수 있다.

　處方을 나누면 枳實芍藥散과 芍藥甘草湯이 보인다. 本方은 腹痛과
心下, 兩脇部의 불편함을 隨伴하는 強体의 諸症에 응용할 수 있다. 態
를 통해 氣高한 強体인지 판단한다.

竹葉石膏湯 : 石膏, 粳米, 麥門冬, 竹葉, 人蔘, 甘草, 半夏
　　瘦人　○虛證
　　清和劑

傷寒病 三法太過 후, 허약해지고 기운이 없을 때 쓴다. 胸中煩熱하고
大渴하면 半夏의 용량을 줄인다. 強体인 경우, 竹葉의 비율을 높이고 人
蔘을 黨蔘으로 바꾸고 半夏를 去한다.

金匱要略 方解

發汗劑

桂甘草麻黃湯 麻黃加朮湯 麻杏薏甘湯 麻黃醇酒湯
半夏麻黃丸 射干麻黃湯 越婢湯 越婢加朮湯 越婢加半夏湯

甘草麻黃湯 : 麻黃 甘草
肥人
發汗劑

裏水에 越婢加朮湯이 主之하나, 裏熱이 없을 경우 甘草麻黃湯으로
發散水氣한다. 麻黃이 君藥이고 甘草가 補佐하므로 肥人의 喘息, 身重
에 응용한다.

麻黃湯에서 去 杏仁, 桂枝한 처방이다. 簡單하므로 立方의 目的과 效
果가 뚜렷하다. 體脂肪이 過多한 肥人의 汗法不及, 陽氣拘束에 의한 각
종 疾患에 汎用한다.

麻黃加朮湯 : 朮, 麻黃, 杏仁, 桂枝, 炙甘草
肥人 ≫ 弱体 ○表證
發汗劑

평소 濕邪가 있는 肥人의 表寒證에 응용한다. 濕家가 表寒으로 寒濕

이 表에 엉기게 되면 머리에만 땀이 나고 怕寒하여 欲得被覆向火한다. 若
下之早하면 小便不利하고 丹田有熱, 胸上有寒하여 渴欲得飮而不能
飮, 則口燥煩한다. 肥人 濕家가 表寒으로 身煩疼할 때, 麻黃으로 表邪
를 驅逐하고 朮로 裏濕을 運行한다.

麻黃杏仁薏苡甘草湯 : 薏苡仁, 麻黃, 杏仁, 炙甘草
　　肥人　○表證 虛證
　　發汗劑

표한증의 去風濕과 久傷取冷을 목표로 한다. 역시 肥人 濕家의 表寒
證에 응용할 수 있는 처방이다. 薏苡仁이라는 穀類로 以甘爲君하였으
므로 肥人의 素有表寒한 久病, 虛證을 다스릴 수 있다. 以甘爲君(穀類)
하여 攻補兼治하는 太陰人 胃脘受寒表寒病 篇 諸方의 母胎로 볼 수
있다.
　사마귀(심상성사마귀, 편평사마귀, 물사마귀 등)와 같은 바이러스성 피부
질환에 탁월한 효과가 있다. 免疫低下의 虛證이므로 薏苡仁을 君藥으
로 하고 치료기간은 3개월을 기준으로 한다. 사마귀가 表寒證임을 알 수
있다.

半夏麻黃丸 : 半夏 麻黃等分
　　肥人 ≫弱体　○寒證
　　發汗劑

肥人, 弱体의 心下有水氣에 의한 心悸를 다스린다. 本方은 小靑龍湯
方義에 準하여 立方되었다고 볼 수 있다. 단, 丸劑이므로 그 성질이 緩
慢하다. 水飮에 의한 陽氣不舒로 발생하는 心悸躁動을 다스린다. 湯劑

로 복용하면 처음 며칠간 躁動이 더 할 수 있으나, 腠理가 열리고 拘束된 陽氣가 條達되면, 躁動은 즉시 없어진다.

射干麻黃湯 : 半夏 五味子 射干 麻黃 生薑 細辛 紫菀 款冬花 大棗

　　肥人 ≫ 弱体

　　發汗劑

肥人, 弱体 경향이다. 咳而上氣하며 목구멍에서 痰이 끓는 소리가 水鷄聲처럼 난다. 寒痰水飮에 의해 鬱肺된 경우이다.

越婢湯 : 麻黃 石膏 生薑 大棗 甘草 (惡風者 加附子 1枚炮, 風水

　　　　加朮 四兩)

　　肥人

　　發汗劑

無大熱하나 有熱하여 身熱惡風한다. 衛陽이 不固하여 惡風하는 경우는 附子를 加하고, 裏濕이 심한 風水인 경우에는 朮을 加한다.

　本方에서 甘草를 去하면 肥人의 代謝를 높여 효율적으로 體脂肪을 낮출 수 있다. 麻黃과 石膏는 脂肪을 태우면서도 煩燥를 막고, 生薑, 大棗는 穀肉果菜 攝取를 줄이더라도 虛證에 빠지지 않도록 돕는다.

越婢加朮湯 : 麻黃 石膏 蒼朮 大棗 生薑 甘草

　　肥人

　　發汗劑

'裏水 越婢加朮湯主之, 甘草麻黃湯亦主之'라고 하였는데, 裏水는 皮水를 말한다. 挾熱한 경우이므로 水氣를 發散하면서 淸和한다.

攻下劑

厚朴大黃湯 厚朴七物湯 大黃牧丹皮湯 大黃甘草湯 己椒藶黃丸
下瘀血湯

厚朴大黃湯 : 厚朴 大黃 枳實
  强体 ≫ 弱体
  攻下劑

小承氣湯證을 兼한 支飮이다.

厚朴七物湯 : 厚朴 甘草 大黃 大棗 枳實 桂枝 生薑
  弱体
  攻下劑, 溫和劑

小承氣湯과 桂枝去芍藥湯의 合方이다. 腹滿을 攻下하고 表寒을 溫
和한다.

大黃牧丹皮湯 : 大黃 牧丹 桃仁 瓜子 芒硝
  强体   ○熱證
  攻下劑

方解에 '有膿當下, 如無膿, 當下血'이라고 하였으니 膿未成, 膿已成
모든 경우에 쓸 수 있다. 瘀血로 인한 一點痛을 攻下한다.

장유착 수술 후유증과 같은 一點痛에 좋다. 强弱을 따져 溫白元, 혹
은 益胃散으로 原始攻法을 并行한다.

己椒藶黃丸 : 防己 椒目 葶藶(熬) 大黃 爲蜜丸

强体　○熱證

攻下劑

强体의 腹滿 腸間有水氣를 다스린다. 여기서 腸間有水氣는 狹義의 痰飮 症狀이다. 椒目은 性味가 寒苦辛하고 利水消腫, 治腹滿, 通二便한다.

選方의 基準은 强体 경향, 浮腫, 面赤, 上熱, 眼疼, 髮落, 皮膚發赤瘙痒, 가임기 여성인 경우는 生理痛, 下法不及에 의한 二便不利 등이다.

下瘀血湯 : 大黃 桃仁 蟅蟲

攻下劑

瘀血이 凝着되어 있으면 아랫배가 찌르듯이 통증이 심하고, 눌렀을 때 拒按한다. 아픈 곳이 고정되어 있다.

溫和劑

甘麥大棗湯 括蔞桂枝湯 當歸生薑羊肉湯 麥門冬湯 苓桂味甘湯

苓甘五味薑辛湯 黃芪桂枝五物湯 甘薑苓朮湯

桂薑棗草黃辛附湯 桂枝茯苓丸 桂枝芍藥知母湯 九痛丸

芎歸膠艾湯 橘皮枳實生薑湯 橘皮湯 大建中湯 大半夏湯

半夏厚朴湯 防己茯苓湯 防己黃芪湯 栢葉湯 白朮散

附子粳米湯 薯蕷丸 小半夏湯 小半夏加茯苓湯

苓甘五味薑辛夏湯 薏苡附子散 烏頭桂枝湯 烏豆赤石脂丸

烏頭湯 溫經湯 赤丸 枳實芍藥散 枳朮湯 天雄散 黃芪健中湯

黃土湯 括蔞薤白白酒湯 括蔞薤白半夏湯 枳實薤白桂枝湯

當歸芍藥散 茯苓澤瀉湯 茯苓杏仁甘草湯

甘麥大棗湯 : 甘草 小麥 大棗
　　瘦人　　○虛證
　　溫和劑, 淸和劑

瘦人의 神經性 疾患에 汎用한다.

小麥은 반드시 통밀을 써야한다. 肥人, 强体 경향이면 麥麩를 加할 수
있다. 三昧가 다 甘緩하므로 浮腫이 있는 肥人은 禁한다.

瓜蔞桂枝湯 : 桂枝 生薑 芍藥 栝蔞根 炙甘草 大棗
　　瘦人　　○虛證
　　溫和劑, 淸和劑

太陽病 中風의 證이 具備된 柔痓이다. 瘦人 경향으로, 天花粉은 손상
된 津液을 보충한다. 瘦人의 體液이 부족해져 筋肉을 滋養하지 못하면
서 생긴 신체의 强直, 項强, 口渴, 身熱, 汗出 등을 主治한다. 弱体, 强体
모두 운용 가능한데, 强体는 天花粉을 重用한다. 熱粥을 啜하는 것은
弱体의 中氣를 보호하면서 取微汗하기 위함이다.

當歸生薑羊肉湯 : 當歸 生薑 羊肉
　　弱体 ≫ 瘦人　　○虛證
　　溫和劑

血虛로 인한 寒疝이다. 婦人 産後血虛 少腹絞痛에 응용한다.

麥門冬湯 : 麥門冬 半夏 人蔘 甘草 粳米 大棗

　瘦人 ≫ 弱体　○虛證

　溫和劑

　麥門冬을 君藥으로 하고 半夏의 용량을 낮추면 瘦人爲主 처방이 된
다. 弱体이면서 肥人 경향이면 粳米를 君藥으로 하고 半夏 용량을 다시
높인다. 人蔘, 半夏, 大棗, 甘草는 腹中虛寒을 다스린다. 瘦人, 弱体의
虛證, 假熱象 肺痿病에 응용한다.

苓桂味甘湯 : 茯苓 桂枝 甘草 五味子

　瘦人 ≫ 弱体

　溫和劑

　血虛(血不足)한 瘦人에게 麻黃之劑를 투약했을 때, 津液의 亡失로 인
한 尺脈微, 手足痺, 小便難이 나타날 수 있다. 또한 少陰病에 强發之하
면 下厥上竭하여 上竅에서 出血을 일으키듯, 瘦人을 强發之하면 上衝
하여 술에 취한 듯 얼굴이 뜨거워지고 어지럽다. 桂苓五味甘草湯은 瘦人
의 上衝을 가라앉힌다.

苓甘五味薑辛湯 : 茯苓 甘草 五味子 乾薑 細辛

　瘦人 ≫ 弱体

　溫和劑

　桂苓五味甘草湯을 투약하여 瘦人의 氣衝을 가라앉혔으나, 다시 支飮
의 증상인 咳逆, 胸滿이 나타났으므로 桂枝를 去하고 乾薑, 細辛을 加
하여 水飮을 없앤다. 苓甘五味薑辛湯은 瘦人, 弱体 경향의 心下有水氣
를 다스린다.

小靑龍湯에서 去麻黃한 加減方에 해당한다고 볼 수 있다.

苓甘五味薑辛夏湯 : 茯苓 甘草 五味子 細辛 乾薑 半夏

弱体 ≫ 瘦人

溫和劑

冒眩하고 嘔吐하는 弱体의 支飮을 다스린다.

黃芪桂枝五物湯 : 生薑 黃芪 芍藥 桂枝 大棗

肥人 ≫ 弱体 ○虛證

溫和劑

桂枝湯에서 生薑을 增培하고 甘草를 去한 후, 黃芪를 加하였다. 仲景은 본 條文에서 尊榮人이라는 體型을 提示하여, 肥人, 弱体에게는 甘草 愼用의 根據를 밝혔다.

肥厚한 中年의 잦은 감기와 식은 땀, 무력감 등을 다스린다. 生薑의 용량을 높여 弱体의 虛寒한 中洲를 溫中하면서 黃芪로 利尿, 固表止汗한다.

甘薑苓朮湯 : 甘草 白朮 乾薑 茯苓

弱体 ○寒證

溫和劑

寒濕이 허리에 留滯되어 陽氣가 不行하는 경우이다. 下焦에 속하는 허리와 下肢가 시리고 아프고 무겁다. 甘薑苓朮湯(腎著湯)은 乾薑과 茯苓을 重用하여 弱体 腎着病을 散寒, 滲濕한다.

桂枝去芍藥加麻黃細辛附子湯：桂枝 生薑 甘草 大棗 麻黃 細辛 附子

弱体 ≫ 肥人　○寒證
溫和劑

陽衰 氣不足하여 寒飮이 停滯된 氣分病이다. 弱体가 胃弱하여 中洲에
서 水飮이 不消하면 心下가 쟁반처럼 굳어진다. 辛溫散寒을 爲主로 한다.

甲狀腺機能低下症, 嗜眠症 등에 응용할 수 있다. 桂枝湯을 기반으로
하는 처방이므로 虛證 이 깔려있음을 알 수 있다.

桂枝茯苓丸：桂枝 茯苓 牧丹 芍藥 桃仁

弱体 ≫ 强体
溫和劑, 淸和劑

"婦人 姙娠 중에 毒性이 있는 약을 쓸 수 있습니까?"라고 黃帝가 묻자,
岐伯은 "쓸 만한 이유가 있을 때는 毒性이 있는 약을 投藥하더라도 姙婦
나 胎兒가 무사합니다."고 답한다. 또 큰 積聚에는 攻法을 쓸 수 있는
데, 攻法이 지나치면 胎兒나 姙婦가 위태로워질 수 있으므로 病勢가 절
반으로 줄어들면 치료를 멈춘다고 하였다.[239]

여기서도 '그 癥을 攻下해야 한다.'고 하였지만, 桂枝茯苓丸으로 丸劑
를 만들어 가볍고 緩慢하게 癥을 내린다. 姙娠 중이거나 新產한 產婦는
弱体에 準하여 桂枝와 茯苓을 爲君하여 立方한다.

桂枝 茯苓을 重用한 것은 臍上에 癥瘤가 胎動과 비슷하기 때문이다.

---

239) 黃帝問曰 婦人重身, 毒之何如? 岐伯曰 有故無殞, 亦無殞也. 帝曰 願聞其故, 何
謂也? 岐伯曰 大積大聚, 其可犯也, 衰其太半而止, 過者死.『黃帝內經·六元正紀大論』

可姙期 女性의 자궁질환을 攻下하기 위한 목적인 경우는 桂枝 茯苓을 去하고 芒硝, 大黃을 加한다.

桂枝芍藥知母湯 : 生薑 朮 桂枝 芍藥 知母 防風 附子 甘草 麻黃
弱体 ≫ 瘦人 ≫ 肥人　○寒證
溫和劑

生薑, 朮로 調胃除濕한다. 知母, 芍藥으로 骨蒸勞熱을 없앤다. 麻黃의 용량을 줄이면 瘦人 歷節病에 적합하다.

류마티스관절염에 응용한다. 熱痺처럼 관절마디가 紅腫痛하며 화끈거리는 熱象이 있다. 烏頭湯은 桂芍知母湯에 비해 寒象이 많다.

芎歸膠艾湯 : 芎藭 阿膠 甘草 艾葉 當歸 芍藥 乾地黃
弱体
溫和劑

膠艾湯은 胎漏, 胎動不安을 主治한다. 肥人은 미나리科 식물인 當歸, 川芎을 爲君하고 瘦人은 芍藥, 乾地黃을 爲君한다.

大建中湯 : 蜀椒 乾薑 人蔘 膠飴
弱体　○寒證
溫和劑

痛症의 정도가 심하고 心胸腹部에 걸쳐 범위가 넓다. [240]

---

240) 일본에서 엑기스 제형 중 가장 많이 처방된다. 일본인의 식생활 특성과 肥瘦强弱의 경향성을 유추할 수 있다.

大半夏湯 : 半夏 人蔘 白蜜

　　弱体　○寒證

　　溫和劑

胃反은 '朝食暮吐, 暮食朝吐, 宿穀不化'를 말한다. 胃弱하여 面色이
萎黃하고 無力倦怠하며 脈弱한 弱体의 嘔吐病이다.

半夏厚朴湯 : 半夏 厚朴 茯苓 生薑 乾蘇葉

　　弱体

　　溫和劑

목구멍에 凝痰, 結氣하는 症狀으로 주로 정서장애에 의해 생긴다. 丹
溪는 "痰이 咽喉에 단단하게 뭉치면 化痰藥에 軟堅하는 鹹味를 보탠다."
고 하였다. 芒硝를 少佐할 수 있다.

防己茯苓湯 : 防己 黃芪 桂枝 茯苓 甘草

　　弱体 ≫ 强体

　　溫和劑, 淸和劑

氣虛로 水濕이 제대로 運化하지 못해 皮水가 발생한다. 四肢가 경미
하게 떨리고 發腫한다.
　지루성피부염, 지루성두피염에 응용한다. 3~6개월 치료기간동안 瓜蒂
散 涌吐法을 3회 기준으로 幷行한다.

防己黃芪湯 : 黃芪 防己 白朮 炙甘草 生薑 大棗

　　弱体 ≫ 肥人　○虛證

　　溫和劑

表虛하여 이미 汗出하므로 黃芪를 君藥으로하여 固表止汗하면서, 防己로 下行利水한다.

肥人 弱体는 代謝가 떨어지고 陽氣를 發散하는 힘이 不足하다. 그 결과 血行 障碍로 浮腫이 易發한다. 肥人 弱体의 虛汗은 陽氣가 通暢하는 爽快한 汗出이 아니라, 지나친 浮腫을 해결하기 위한 자구책이므로 찝찝한 땀이 난다. 이때 黃芪는 益氣하여 淸陽의 上越과 陽氣의 發散을 도와 血行을 원활하게 하고 防己는 前陰으로 利水한다. 黃芪와 防己에 의해 水氣의 運行이 正常化되면 虛汗과 浮腫은 저절로 사라지게 된다.

附子粳米湯 : 附子 半夏 甘草 大棗 粳米
弱体　○寒證 虛證
溫和劑

湯味가 몹시 甘淡하다. 弱体의 虛證과 裏寒에 의한 腹痛, 消化不良, 嘔吐 등을 다스린다.

小半夏湯 : 半夏 生薑
弱体　○寒證
溫和劑

弱体의 支飮으로 인한 嘔吐病을 다스린다. 弱体이므로 평소 심한 渴症이 없고 不渴한 듯하나 中焦에 支飮이 있으므로 嘔吐가 지속된다. 嘔吐 직후에는 渴症이 있을 것이고, 胃弱하므로 물을 마시면 다시 支飮이 뭉치게 된다. 中焦의 支飮 때문에 穀이 不得下한다.

小半夏湯은 小半夏加茯苓湯, 半夏厚朴湯, 導痰湯, 六君子湯 등으로 擴充된다.

小半夏加茯苓湯 : 半夏 生薑 茯苓

　弱体　　○寒證

　溫和劑

嘔吐 후에 亡津液하여 口渴이 생기는 것이 원칙이다. 그러나 반대로 渴
症이 있다가 토하는 것은 평소 水飮이 心下에 있었기 때문이고 弱体 경
향이라 할 수 있다. 渴症으로 물을 더욱 마시게 되나, 胃弱하여 물을 소
화시키지 못하고 水飮이 증가하여 쉽게 嘔吐한다. 渴欲飮水 水入卽吐
하는 五苓散의 '水逆'과 같다. 단, 水逆은 水停下焦하여 小便不利가 있
고, 小半夏加茯苓湯證은 水停中焦하여 小便不利가 없다.

薏苡附子散 : 薏苡仁 大附子

　弱体

　溫和劑

緩急은 急에 뜻이 偏重된다. '胸痺緩急'이란 緩慢하다가 심하게 아프
다는 뜻이다.

烏頭湯 : 麻黃 芍藥 黃芪 甘草 川烏

　弱体 ≫ 肥人 ≫ 瘦人　　○寒證

　溫和劑

歷節病 主治方이다. 烏頭, 附子, 草烏, 三味를 加減하여 藥力을 조절
한다. 肥人은 黃芪, 麻黃을 重用하고 瘦人은 芍藥 炙甘草를 重用한다.
烏頭는 반드시 蜜煎할 필요는 없다. 烏頭 대신 法製草烏나 生附子를
代用할 수 있다. 퇴행성관절염 등 골절동통에 常用한다. 痛隨利減이라,
益胃散 혹은 溫白元 攻下를 幷行한다.

溫經湯 : 吳茱萸 當歸 芎藭 芍藥 人參 桂枝 阿膠 生薑 牡丹皮 甘草
　　　　半夏 麥門冬
　　弱体　○虛證
　　溫和劑

更年期 전후의 下血, 月經障碍를 主治한다. 帶下는 帶脈 以下의 질
병, 즉 婦人雜病을 뜻한다.

枳朮湯 : 枳實 朮
　　弱体
　　溫和劑

弱体의 水飮所作 心下痞滿을 主治한다.

黃芪健中湯 : 小建中湯 加 黃芪
　　弱体　○虛證
　　溫和劑

諸不足하나, 氣虛의 경향이 심한 경우다. 지속적인 胃脘痛, 喜腹按,
食慾不振, 疲勞, 無力을 다스린다. 舌淡, 苔白한 脾胃虛寒의 胃脘痛에
有效하다.

黃土湯 : 甘草 乾地黃 白朮 附子 阿膠 黃芩 竈中黃土
　　弱体　○虛證
　　溫和劑

출혈부위가 肛門으로부터 멀어 遠血이라 한다. 竈中黃土는 伏龍肝이
다. 伏龍肝은 溫辛하여 溫中燥濕, 澁腸, 止血한다.

臨床에서는 竈中黃土 代用으로 赤石脂를 쓴다. 本方으로 潰瘍性大腸炎을 다스린다. 潰瘍性大腸炎은 자가면역질환이므로 6개월~1년 지속적으로 服藥하고 治療始作日부터 약 3년간 관리해야 한다.

栝蔞薤白白酒湯 : 栝樓實 薤白 白酒
弱体 ≫ 强体
溫和劑, 清和劑

胸痺에 의해 喘息, 咳唾, 胸背痛, 短氣 등의 症狀이 있는 경우다. 薤白, 白酒의 辛味로 開痺, 通陽하고 瓜蔞仁으로 痰濁을 없앤다. 强体인 경우에는 瓜蔞仁을 君藥으로, 弱体인 경우에는 薤白을 君藥으로 한다.

瓜蔞仁, 薤白이 主藥이다. 瓜蔞仁, 薤白이 基本方이 되고 肥瘦强弱에 따라 白酒, 黃連, 半夏, 桂枝, 枳實, 厚朴 등을 加減한다. 胸痺, 心痛에 屢試屢驗이라 의심의 여지가 없는 名方이다.

當歸芍藥散 : 當歸 芍藥 芎藭 茯苓 白朮 澤瀉
溫和劑, 清和劑

芍藥이 君藥으로 緩急止痛한다. 當歸, 川芎으로 養血하고, 茯苓, 朮로 健脾化濕하고, 澤瀉로 滲濕한다. 血이 不足한 상태에서 水邪가 腹中에 侵襲해 胎가 營養을 받지 못하면서 발생하는 姙婦의 疝痛을 다스린다.

그 외 血의 凝滯와 水濕에 의한 가임기 여성의 腹中諸疾痛을 主治한다. 芍藥, 當歸, 川芎은 滋潤, 活血하고 茯苓, 澤瀉, 蒼朮은 水邪를 없앤다.

茯苓澤瀉湯 : 茯苓 澤瀉 桂枝 朮 生薑 甘草

   弱体 ≫ 强体

   溫和劑

  茯苓澤瀉湯과 五苓散은 渴欲飮水, 嘔吐 등을 主症으로 하지만, 前者는 飮停于胃하므로 生薑, 甘草를 응용하여 健脾利水하고, 後者는 飮停下焦하므로 猪苓을 응용하여 膀胱 氣化不行을 다스린다.

茯苓杏仁甘草湯 : 茯苓 杏仁 甘草

   瘦人

   溫和劑, 淸和劑

  茯苓은 性平하고 甘草는 緩하여 瘦人의 대표적인 和解 처방이다. 瘦人의 心煩動悸, 吞酸嘈雜, 心下痞 등을 다스린다.

  임상에서 過敏한 瘦人의 역류성식도염, 梅核氣에 응용한다. 藥味가 부드럽고 杏仁의 芳香이 우아하다. '한약을 복용하고 탈이 안 난적이 없다. 한약을 이틀 이상 먹어본 적이 없다.'는 예민한 瘦人의 胃腸障碍, 소화불량, 속쓰림, 咽喉不利, 心悸亢進, 胸壓, 上熱 등을 다스린다.

淸和劑

百合地黃湯 百合知母湯 百合滑石散 酸棗仁湯 三物黃芩湯
葶藶大棗瀉肺湯 八味丸 木防己湯 澤瀉湯

百合地黃湯 : 百合 生地黃

　　强体 ≫ 瘦人　○熱證
　　清和劑

　百合은 甘苦하여 潤肺寧心하며 淸熱한다. 血熱을 없애고 淸熱養陰
하는 生地黃과 配合하여 瘦人, 强体 경향의 口苦, 小便赤, 脈數을 主治
한다.

酸棗仁湯 : 酸棗仁 知母 茯苓 川芎 甘草

　　瘦人　○虛證
　　清和劑

　養心, 安神하는 酸棗仁을 重量으로 爲君하였다. 血不足에 의한 陰虛
內熱로 발생한 虛煩 不得眠이므로 瘦人 경향이다. 養血하고 淸熱除煩
한다.
　瘦人의 不眠症에 응용할 때는 일반적으로 川芎은 去하고 처방한다.
수면부족에 의한 疲勞를 호소하며 피부가 거칠고 乾燥한 경우가 많다.

三物黃芩湯 : 黃芩 苦蔘 乾地黃

　　强体　○熱證
　　清和劑

　尤怡는 産後血虛한 틈을 타고 風入成熱한 것이라 하였다. 黃芩, 苦
蔘은 淸熱除煩하고 地黃은 涼血한다.
　手足煩熱뿐만 아니라 원인불명의 身熱을 내린다. 黃芩은 枯芩을 쓰
고, 乾地黃은 生地黃으로 대용할 수 있다. 소화가 잘 되는 强体에게 적
합하다.

葶藶大棗瀉肺湯 : 葶藶子 大棗
　强体
　清和劑

　葶藶子는 辛苦寒하다. 清熱利水하며 瀉肺氣한다. 瓜蔞仁과 配伍하면 强体의 上焦(心肺) 實證疾患에 汎用할 수 있다.

　葶藶子에 瓜蔞仁과 麻黃을 配伍하면 호흡기 질환을 다스리는 主方으로서 瀉肺라는 方名에 符合하는 卓效를 보인다.

木防己湯 : 防己 石膏 桂枝 人蔘
　强体 ≫ 弱体
　清和劑, 溫和劑

　膈間支飲이 上逆하여 心肺를 壓迫하므로 喘滿, 咳嗽한다. 痰飲咳嗽라는 篇名에서의 '咳嗽'는 痰飲病의 主症狀을 의미한다. 心下痞堅을 겸한 飲病이다.

　防己, 石膏는 清和藥이고 桂枝, 人蔘은 溫和藥이다. 처방의 구성처럼 寒象, 熱象이 錯雜된 경우 强弱을 막론하고 처방할 수 있다. 疲勞, 心下痞, 上熱, 面赤, 口渴, 小便不利 浮腫 등이 主症狀이다. 本方은 强体 虛證의 假寒象에 奏效하므로 弱体보다 强体 경향인 경우 예후가 좋다. 强体의 寒象은 三法太過 虛證에 의해 發顯된다.

澤瀉湯 : 澤瀉 朮
　强体 ≫ 弱体
　清和劑

　나뭇가지(支)가 위를 향하여 치솟듯이, 支飲이 上逆하여 清竅를 흐리므로 冒眩한다.

眩暈은 虛象이나 현대인의 眩暈은 痰飮 實證인 경우가 많다. 대부분의 眩暈은 澤瀉湯으로 다스릴 수 있다. 加減을 하면 오히려 효력이 떨어지므로 주의해야하고 朮은 蒼朮을 써야한다.

임상에서 양성 자세 현운(이석증, benign paroxysmal positional vertigo), 전정신경염, 메니에르 증후군 등에 응용한다. 痰飮에 의한 眩暈이므로 益胃散 攻下를 幷行한다.

康平傷寒論 15字行 解説

241)

241)『康平本傷寒論』은 日本 康平 3년(1060년) 丹波雅忠이 抄錄하였는데, 1936년 大塚敬이 학계에 처음 보고한 傷寒論의 古本이다. 傷寒論 판본들이 北宋 교정의서국의 교정을 거친 宋本(1065년경) 이후에 제작되는데, 康平本은 교정 이전의 傷寒論 모습을 유지하고 있다. 康平本의 중요한 의미는 각 조문별로 시대적 구분이 가능하다는 것이다. 즉 가장 초기 조문은 15字行이고, 보다 후대에 첨가된 조문들은 14字行, 13字行으로 이루어져 있다. 15字行 조문이 傷寒論의 舊文, 혹은 原文이라는 것을 알 수 있다.

15字行의 특징은 철학적으로 深化된 내용이 없다는 점이다. 특히 五臟六腑, 陰陽五行(陰陽도 철학적으로 심화된 것은 後代條文이다)에 대한 언급도 없다. 이런 사실을 바탕으로 金匱要略 조문의 眞假를 분석할 수 있는데, 金匱要略 조문 중 철학적으로 심화된 내용, 五臟六腑, 陰陽五行, '師曰' 등으로 시작하는 글들은 仲景의 글이 아니고 후대 醫家들이 첨가한 것임을 알 수 있다.

현재 傷寒論 교정국본(1065년경)도 散失되고 없는데, 우리가 보고 있는 교정국본 傷寒論은 1599년 明나라 말엽의 趙開美가 復刻한 것이다. 傷寒論 연구가 趙開美는 성무기의『注解傷寒論』,『校正局本傷寒論』, 자신의 저술인『集註傷寒論』, 총 3가지 판본을 간행한다.

1. 辨太陽病

1. 太陽之爲病, 脈浮, 頭項强痛而惡寒.

太陽病은 表證 爲主의 病證이다. 人身은 生理的 吐法을 통해 淸陽을 上越하고 生理的 汗法을 통해 陽氣를 發散하며 生理的 下法을 통해 濁陰을 排出한다. 太陽病 症狀들은 寒邪에 의해 生理的 汗法이 抑鬱되고 陽氣의 發散이 阻滯될 때 나타난다. 後漢 末에는 傷寒(大病)에 의해 陽氣가 拘束되었는데, 後代의 醫家들은 다른 病因에 의해 陽氣가 拘束되더라도 傷寒論을 典範으로 삼아 그 疾病들을 다스렸다. 病因과 疾病은 달라도 陽氣의 拘束에 의한 症狀들과 陽氣의 救出 방법은 큰 차이가 없었던 것이다. 의식주가 안정된 요즘은 寒邪보다 과다한 체지방에 의해 陽氣가 拘束되는 경우가 대부분이다.

太陽病 提綱은 寒邪가 體表를 侵襲하여 陽氣가 拘束되었을 때 나타날 수 있는 主症狀들이다. 頭部의 痛症은 寒邪가 生理的 吐法도 抑鬱

했음을 알 수 있다. 惡寒은 寒氣를 싫어하는 怕寒뿐만 아니라 振寒, 戰慄도 포함한다. 惡寒하다가 振寒戰慄이 이어진다. 즉, 惡寒은 體溫을 높여 寒邪를 극복하기 위한 衛氣의 始動으로, '덜덜 떨면서' 피부에 소름이 돋게 하고 不隨意的으로 근육수축을 일으켜 發熱을 유도한다.

증상의 앞면은 질병이고 뒷면은 자기 방어체계다. 방어체계에 힘을 실어주는 것이 發汗法이다. 太陽病 提綱은 汗法不及의 主症狀이므로 發汗法으로 다스리는 表證의 主症狀이기도 하다. 차후 條文의 冒頭에 太陽病이라고 시작되면 上記 提綱의 症狀들이 기본적으로 포함된다.

2. 太陽病, 發熱汗出, 惡風脈緩者, 名爲中風.

위의 提綱을 이어받는다. 크게 두 가지 경우를 추정할 수 있다. 첫째, 振寒, 戰慄이 있었으므로 몸의 深部溫度가 상승하면서 發熱, 汗出한다. 汗出이 되면 陽氣는 救出된다. 이 상황은 陽氣 救出의 道程으로 아직 寒邪가 완전히 물러난 것은 아니다. 그러므로 桂枝湯으로 한편으로는 和解하고, 한편으로는 '이불을 덮고 약간 땀을 내' 體表에 머물고 있는 餘邪를 몰아낸다. 汗出이 진행되므로 더 이상 深部溫度를 높이지 않도록 芍藥으로 筋肉의 收縮을 풀고, 生薑, 大棗, 甘草로 溫和한다. 둘째로는 환자 자체의 素因으로, 寒邪가 侵襲했을 때 衛氣의 發動이 제대로 되지 않으면서 腠理가 不固하여 汗出하고 脈緩하는 경우다. 이는 虛證, 弱体, 瘦人 경향성이라 할 수 있다. 瘦人, 弱体인 경우의 汗出은 陽氣의 손실이 危重하여 亡陽의 위험이 있으므로 즉시 益氣, 溫和하여야 한다.

3. 太陽病, 或已發熱, 或未發熱, 必惡寒, 體痛嘔逆, 脈陰陽俱緊者, 名爲傷寒.

汗法不及이다. 正邪相爭의 典型으로 汗法을 회복하기 위해 寒邪에 대항하므로 惡寒發熱하면서 脈이 緊하다. 發汗法으로 陽氣를 救出한다.

4. 大陽病, 發熱而渴, 不惡寒者爲溫病.

肥瘦强弱의 시각에서 본다면 太陽病 初得時에 發熱而渴하는 경우는 强体, 瘦人 경향이다. 傷寒論에서 太陽病을 다스리는 正治法은 寒邪를 發散하기 위한 辛溫한 약 위주로 구성되어 있다. 그러므로 傷寒方은 瘦人보다 肥人, 强体보다 弱体에게 적합하다. 이 條文의 증상은 傷寒論 太陽病 正治法으로는 치료할 수 없다. 淸代에 이르러 啓發된 溫病學에서 瘦人, 强体 치료의 길을 열었다.

5. 風溫爲病, 脈陰陽俱浮, 自汗出, 身重, 多眠睡, 鼻息必鼾, 語言難出.

4번 조문에 이어진다. 汗下, 火熏 등 三法不及을 救濟하는 三攻法으로는 오히려 생명을 재촉한다. (再逆促命期) 發汗法을 삼가야 되고, 解表를 하더라도 辛凉解表해야한다. 傷寒論에서는 白虎湯, 『溫病條辨』에서는 上焦篇을 참고한다.

6. 太陽中風, 脈陽浮而陰弱, 嗇嗇惡寒, 淅淅惡風, 翕翕發熱, 鼻鳴乾嘔者, 桂枝湯主之.

桂枝는 辛甘하다. 君藥에 단맛이 있으므로 桂枝湯은 瘦人, 弱体에게 적합하다. 芍藥으로 근육의 수축을 풀어 지나친 振寒, 發熱, 汗出을 緩和하고, 甘草 大棗 등의 甘味로 佐使를 이룬다. 服用法에 뜨거운 죽으로 藥力을 돕고, 取微汗한다고 밝혀 瘦人, 弱体, 虛證, 表證 경향의 대표 처방이라 할 수 있다. 肥人 경향은 甘草를 減하고 桂枝, 生薑을 增한다.

7. 太陽病, 頭痛發熱, 汗出惡風者, 桂枝湯主之.
　증상 중에 汗出이 診斷의 要旨다. 虛證, 弱体, 瘦人 등으로 방향을 잡는다.

8. 太陽病, 項背强几几, 反汗出惡風者, 桂枝加葛根湯主之.
　仲景은 桂枝湯의 加減方을 통해 本草 運用의 指針을 밝혔다. 項背强几几가 葛根의 適應症이라는 것을 알 수 있다.

9. 太陽病, 下之後, 其氣上衝者, 可與桂枝湯.
　冒頭에 太陽病 前提가 있으므로 表證 誤下之임을 알 수 있다. 誤下之하였으나 氣가 上衝하는 것은 아직 表證未解다. 氣의 上衝은 抑鬱된 陽氣를 救濟하기 위한 자구책이다. 汗法不及이므로 桂枝湯으로 發汗한다.

10. 太陽病, 三日, 已發汗, 若吐, 若下, 若溫針, 仍不解者, 此爲壞病.
　汗吐下 三攻法을 시술했으나 병이 풀리지 않고 壞病이 되었다. 그러므로 仲景은 '觀其脈證 知犯何逆 隨證治之'하기 위해 '勤求古訓 博采衆方'하고 傷寒論을 저술하였다. 壞病은 대부분 三法太過에 의해 發病했다는 것을 알 수 있다.

11. 太陽病, 發汗, 遂漏不止, 其人惡風, 小便難, 四肢微急, 難而
　　屈身者, 桂枝加附子湯主之.

10번 조문의 汗法太過에 해당한다. 瘦人, 弱体 경향이다.

12. 太陽病, 下之後, 脈促胸滿者, 桂枝去芍藥湯主之, 若微惡寒
    者, 桂枝去芍藥附子湯主之.

10번 조문의 下法太過에 해당한다. 胸腹으로만 나눈다면 芍藥의 病
位는 腹部임을 알 수 있다.

13. 太陽病, 得之八九日, 如虐狀, 發熱惡寒, 熱多寒少, 其人不嘔,
    清便欲自可, 一日二三度發, 以其不能得少汗出, 身必痒, 宜
    桂枝麻黃各半湯.

太陽病이 八九日이 경과하도록 少陽이나 陽明으로 진행되지 않았고
(其人不嘔 清便欲自可) 發汗도 제대로 되지 않아 陽氣怫鬱하여 몸이 가
려운 것이다. 臨床에서는 肥瘦, 虛實의 경향성을 따져 桂枝湯, 麻黃湯의
용량을 조절한다.

14. 太陽病, 初服桂枝湯, 反煩不解者, 先刺, 却與桂枝湯則愈.

施鍼이 포함된 이 조문은 13자항이나 14자항이 誤入된 듯하다.

15. 服桂枝湯, 大汗出, 脈洪大者, 與桂枝湯, 如前法, 若形如虐,
    一日再發者, 汗出必解, 宜桂枝二麻黃一湯.

14번 조문에 이어진다. 肥瘦, 虛實을 따져 汗法不及을 다스린다.

16. 服桂枝湯, 大汗出後, 大煩渴不解, 脈洪大者, 白虎加人蔘湯
    主之.

白虎湯은 瘦人, 强体의 汗法太過를 다스린다. 瘦人, 强体 경향인 경우, 辛溫한 약으로 解表하고 溫中하면 오히려 胃熱이 熾盛해지고 陰血이 枯燥해진다. 養血, 辛凉解表해야 할 瘦人, 强体 表證에 辛溫發表 후 大煩渴하는 것이다. 白虎加人蔘湯은 以甘凉爲主로 生津止渴한다.

17. 太陽病, 發熱惡寒, 熱多寒少, 脈微弱者, 不可發大汗, 宜桂枝
    二越婢一湯.

桂麻各半湯, 桂枝二麻黃一湯과 같은 맥락이다. 脈이 微弱하므로 不可發大汗한다.

18. 服桂枝湯, 復下之, 仍頭項强痛, 翕翕發熱, 無汗, 心下滿微痛,
    小便不利者, 桂枝去芍藥加茯苓白朮湯主之.

'服桂枝湯, 復下之'는 發汗法과 攻下法을 거쳤다는 뜻이다. 茯苓과 朮로 中洲의 停飮을 前陰으로 滲泄시킨다. 傷寒 初期에 三攻法을 거친 후 停飮이 되는 경우는 弱体, 虛證 경향이다. 桂枝去芍藥加茯苓白朮湯의 전반적인 藥味가 甘味 爲主이므로 瘦人, 弱体에 적합하다.

19. 傷寒, 脈浮, 自汗出, 小便數, 心煩, 微惡寒, 脚攣急, 反與桂枝
    湯, 得之便厥, 咽中乾, 煩躁吐逆者, 作甘草乾薑湯與之. 若厥
    愈, 足溫者, 更作芍藥甘草湯, 與之. 若胃氣不和, 譫語者, 少
    與調胃承氣湯. 若重發汗 復加燒鍼, 得之者, 回逆湯主之.

이미 三攻法이 진행되었으나 病仍不解하여 餘邪의 實證이 있어도 三法太過에 의한 虛證이 危重한 경우는 桂枝湯으로도 發表할 수 없다. 裏를 먼저 구하고 扶正하여 陽氣의 손실을 막는 仲景의 奧義를 이해할 수 있는 조문이다. 乾薑으로 溫中하고, 芍藥으로 攣急을 풀며, 附子로 溫中回陽한다. 附子, 芍藥, 乾薑, 甘草는 三法太過에 의한 弱体의 虛 證을 調理한다. 汗法 後 便燥, 譫語는 調胃承氣湯을 暫用하여 和解, 攻下한다.

2. 辨太陽病

20. 太陽病, 項背强几几, 無汗惡風, 葛根湯主之.
無汗한 상태이므로 汗法不及이다. 無汗이 麻黃의 適應症이라는 것을 알 수 있다.

21. 太陽與陽明合病者, 必自下利, 葛根湯主之.
陽明과 太陰은 胃(胃腸管)를 뜻한다. 汗法不及이 胃를 압박하여 下利 한다.

22. 太陽與陽明合病, 不下利, 但嘔者, 葛根加半夏湯主之.
下利하지 않으면 嘔吐하는데, 嘔吐가 半夏의 適應症이라는 것을 알 수 있다.

23. 太陽病, 桂枝證, 醫反下之, 利遂不止, 喘而汗出者, 葛根黃連 黃芩甘草湯主之.

誤下之에 의한 下法太過다. 利遂不止하나 熱化되었으므로 葛根芩連湯으로 淸和한다. 强体의 挾熱下利라 下利를 통해 熱을 내리며 自救하는 과정이므로 辛溫澁劑로 止瀉하면 안 된다.

24. 太陽病, 頭痛發熱, 身疼腰痛, 骨節疼痛, 惡風, 無汗而喘者, 麻黃湯主之.

汗法不及 表寒證의 대표적인 症狀이다.

25. 太陽中風, 脈浮緊, 發熱惡寒, 身疼痛, 不汗出而煩躁者, 大靑龍湯主之. 若脈微弱汗出惡者, 不可服之. 服之則厥逆, 筋惕肉瞤.

汗法不及에 의한 邪熱이 入裏하면서 발생한 煩躁다. 大靑龍湯은 肥人, 强体 경향의 不汗出 表寒證에 응용한다. 만약 이미 汗出하고 脈이 微弱한 虛證, 瘦人, 弱体 경향에게 투약하면 四肢厥逆하며 筋惕肉瞤할 수 있다. 특히 瘦人, 弱体에게는 麻黃을 쓸 수 없다.

26. 傷寒, 脈浮緩, 身不疼, 但重, 乍有輕時, 大靑龍湯主之.

肥人 경향이며 不汗出煩躁 등 前條의 症狀들이 내포되었다고 보아야 한다.

27. 傷寒表不解, 心下有水氣, 乾嘔發熱而咳, 或渴, 或噎, 或小便不利, 小腹滿, 或喘者, 小靑龍湯主之.

傷寒 初期에 發汗法을 위주로 한 三攻法이 시행되면 津液의 損失이 심하므로 환자는 渴症을 느끼게 되고 물을 찾게 된다. 이때 胃가 强한 强

体는 물을 잘 消化시켜 문제가 없지만, 평소 不勝穀氣하는 弱体는 물을 이기지 못해 停飲이 생길 수 있다. 小靑龍湯은 아직 表證이 제거되지 않은 肥人, 弱体의 心下有水氣를 다스린다.

28. 傷寒, 心下有水氣, 咳而微喘, 發熱不渴, 小靑龍湯主之.
27번 조문에 해당한다.

29. 太陽病, 外證未解, 脈浮弱者, 當以汗解, 宜桂枝湯.
虛證, 瘦人, 弱体 경향의 表證에 當以桂枝汗解한다.

30. 太陽病, 下之微喘者, 表未解故也, 桂枝加厚朴杏子湯主之.
微喘이 厚朴, 杏子의 適應症이라는 것을 알 수 있다.

31. 太陽病, 外證未解, 不可下也, 欲解外者, 宜桂枝湯.
表寒證은 汗法不及이므로 반드시 發汗法으로 다스린다. 下法不及은 攻下法으로 다스린다.

32. 太陽病, 脈浮緊, 無汗發熱身疼痛, 八九日不解, 表證仍在, 其
　　人發煩, 目瞑, 劇者必衄, 所以然者 陽氣重故也, 麻黃湯主之.
太陽病 8,9일에도 表證仍在하므로 麻黃湯을 主之한다. 그러나 麻黃湯으로도 表邪가 완전히 해결되지 않았다. 汗法不及상태에서 陽氣가 抑鬱되며 발생한 餘熱이 入裏 上衝한 것이다. 肥人, 强体 경향으로 衄血을 따라 熱邪가 빠져나가면 表證이 풀어진다. 血을 紅汗이라고 한다.

33. 二陽倂病, 太陽初得病時, 發其汗, 汗先出而不徹, 因轉屬陽
明, 續自微汗出, 不惡寒, 如此可以小發汗, 設面色緣緣正赤
者, 陽氣怫鬱, 不得越, 其人短氣但坐, 更發汗則愈.

역시 發汗하였으나 不徹하여 表邪가 邪熱로 변한 경우이다. 汗法不及
이므로 다시 發汗法을 시행한다. 表寒證은 發汗法이 最善의 다스림이다.
肥人인 경우에는 의심의 여지없이 麻黃으로 충분히 發其汗해야 한다.

34. 傷寒, 脈浮緊, 不發汗, 因到衄者, 麻黃湯主之.

32번 條文에 해당한다.

35. 傷寒, 若吐若下後, 心下逆滿, 氣上衝胸, 起則頭眩, 脈沈緊,
發汗則動經, 身爲振振搖者, 茯苓桂枝白朮甘草湯主之.

吐法太過, 下法太過에 의한 心下逆滿, 上衝, 頭眩이다. 三攻法이 太
過하면 寒化하거나 熱化한다. 여기서는 寒化하였으므로 桂枝, 朮, 甘草
등으로 溫和한다. 胃弱 胃虛한 瘦人, 弱体는 三攻法을 거친 후 섭취한
水分을 消磨하지 못하여 停飮이 발생할 수 있다. 어지러움과 心下逆滿
은 胃內停水에 의한 것으로, 茯苓과 朮로써 水飮을 滲利한다. 三法太過
는 虛證이고, 停飮은 實證이다. 모든 질병은 虛實錯雜인데, 苓桂朮甘湯
은 虛證 경향을 위한 立方임을 알 수 있다. 發汗則動經, 身爲振振搖者
는 眞武湯 조문의 錯簡으로 보인다.

36. 發汗, 病不解, 反惡寒者, 芍藥甘草附子湯主之.

汗法太過 後 反惡寒이다. 瘦人, 弱体는 寒邪가 體表를 侵襲하여도
愼發其汗해야한다. 瘦人, 弱体를 誤發之하여 病은 풀어지지 않고 陽氣

가 위축되는 惡寒이 發하므로, 芍藥과 甘草로 근육의 攣縮을 풀어서 振寒을 가라앉히고 附子로 溫中回陽한다.

37. 發汗若下之, 病仍不解, 煩躁者, 茯苓回逆湯主之.
汗法太過, 下法太過 후 나타나는 煩躁다. 寒化되어 나타나는 煩躁는 乾薑으로 다스린다. 瘦人, 弱体 경향의 寒證 虛煩임을 알 수 있다.

38. 發汗後惡寒者, 虛故也, 不惡寒, 但熱者, 實也, 與調胃承氣湯.
汗法太過 후의 惡寒과 但熱이다. 36번 條文과 이어지므로 惡寒은 芍藥甘草附子湯으로 다스린다. 瘦人, 弱体는 胃弱하여 中氣下陷하면서 寒證으로 轉變되기 쉽고, 瘦人, 强体는 胃强하여 熱證으로 轉變되기 쉽다. 瘦人, 强体가 汗法太過 이후, 胃腸管에 燥屎가 생기면서 裏實證이 되면 調胃承氣湯으로 攻下한다. 여기서 汗法太過는 虛證, 燥屎는 實證이다. 調胃承氣湯이나 小承氣湯은 攻下와 淸和를 幷行한다.

39. 太陽病, 發汗後, 大汗出, 胃中乾, 煩躁不得眠, 欲得飮水者,
    少少與飮之, 令胃氣和則愈. 若脈浮, 小便不利, 微熱, 消渴者,
    五苓散主之.
汗法太過 이후, 津液의 消失로 煩躁하고 渴症이 나면 물을 찾게 되는데, 三法太過에 의해 胃虛하므로 물을 조금씩 마시게 하여 胃의 부담을 줄여준다. 三法太過 이후 津液이 고갈되면 肥瘦强弱을 막론하고 물을 많이 찾게 된다. 이때 瘦人은 肥人에 비해 津液損失이 심각하여 胃中乾, 煩躁不得眠하고, 膀胱熱로 小便不利하고, 微熱이 나며 渴症이 심하다. 五苓散證은 瘦人 경향에 해당한다.

40. 發汗已, 脈浮數, 煩渴者, 五苓散主之.
39번 조문에 이어진다. 瘦人 경향이다.

41. 傷寒汗出而渴者, 五苓散主之. 不渴者, 茯苓甘草湯主之.
汗法太過 후 熱化는 五苓散, 寒化는 茯苓甘草湯으로 다스린다. 그러므로 茯苓甘草湯의 君藥은 生薑이다. 心下에 停飮이 있어 心下悸하며 渴症은 없다.

42. 中風, 發熱六七日, 不解而煩, 渴欲飮水, 水入則吐者, 五苓散主之.
弱体는 氣가 下陷하기 쉽고, 强体는 氣가 逆上하기 쉽다. 水入則吐者는 强体 경향이라고 볼 수 있다.

43. 發汗吐下後, 虛煩不得眠, 若劇者, 必反覆顚倒, 心中懊憹, 梔子豉湯主之. 若少氣者, 梔子甘草豉湯主之. 若嘔者, 梔子生薑豉湯主之.
三法太過 후의 虛證으로 熱化 症狀이다. 여기서 發汗吐下는 病邪에 對抗하는 患者의 自發的 三法일 수도 있고, 醫工의 三攻法 施治일 수도 있다. 瘦人, 强体 경향으로 津液이 부족해지고 熱化된 胸中을 淸和하기 위한 淸和劑지 湧吐劑가 아니다.

44. 發汗若下之, 而煩熱胸中窒者, 梔子豉湯主之.
43번 조문에 해당한다.

45. 傷寒五六日, 大下之後, 身熱不去, 心中結痛者, 未欲解也, 梔子豉湯主之.

43번 조문에 해당한다.

46. 傷寒下後, 心煩腹滿, 臥起不安者, 梔子厚朴湯主之.

43번 조문에 해당하며, 厚朴과 枳實의 適應症이 腹滿임을 알 수 있다.

47. 傷寒醫以丸藥, 大下之, 身熱不去, 微煩者, 梔子乾薑湯主之.

後漢 末葉 以前에는 外感, 雜病 등 각종 질병을 다스리는 보편적인 治法으로 응용되었으리라고 보는 原始攻法의 實際를 推定할 수 있는 條文이다. 여기서 丸藥은 甘遂나 巴豆를 主劑로 立方된 攻下劑다. 瞑眩이 발생할 수 있는 강력한 치료법인 攻下法은 醫工에 의해 施術되었음을 알 수 있다.

당시 傷寒(大病)은 장티푸스와 유사한 疫疾로 발병 초기에 환자 스스로 이미 자구책으로 발열, 구토, 설사와 같은 강력한 三法을 일으키게 된다. 환자는 發病 후 짧은 기간 내 三法太過에 의한 심한 虛證과 外感實證이 錯雜될 수밖에 없다. 이때, 醫工은 환자의 虛證은 考慮하지 않고 當代의 기본적 치료법인 汗吐下 三攻法을 施治했을 것이고, 三法이 이미 太過한 환자에게 거듭 施治된 醫工의 三攻法은 病勢를 회복시키기는커녕 오히려 환자의 命을 재촉했음을 짐작할 수 있다. 傷寒論에 攻下法으로 施治한 丸藥을 포함해서 많은 條文의 發汗法과 攻下法이 非其治인 까닭이다. [242]

---

242) 理中丸은 溫和藥이다.

이 條文은 下法太過 후, 心中은 熱化하고 中洲는 寒化해진 경우이다. 胸部는 梔子로 淸和하고, 腹部는 乾薑으로 溫和한다. 일반적으로 三法 이 太過하면 胸部는 虛熱하고 腹部는 虛寒한다.

48. 下之後 復發汗, 晝日煩躁, 不得眠, 夜而安靜, 不嘔不渴, 無表
    證, 脈沈微, 身無大熱者, 乾薑附子湯主之.
汗法太過, 下法太過 이후에 不渴한 경우는 肥人, 弱体 경향이다. 寒 化해진 中洲를 乾薑과 附子로 急當救裏한다.

49. 太陽病, 發汗, 汗出不解, 其人仍發熱, 心下悸, 頭眩, 身瞤動,
    振振欲擗地者, 玄武湯主之.
汗法太過로 寒化되었다. 亡陽으로 진행되므로 附子로 溫中回陽한 다.[243]

50. 傷寒, 醫下之, 續得下利, 淸穀不止, 身疼痛者, 急當救裏, 後身
    疼痛, 淸便自調者, 急當救表, 救裏宜四逆湯, 救表宜桂枝湯.
下法太過에 의해 寒化되어 淸穀不止한다. 三法太過에 의한 虛證이므 로 四逆湯으로 溫和하고 桂枝湯으로 溫和, 發表한다.

51. 大陽病, 先下而不愈, 因後發汗, 其人因致冒.
下法太過, 汗法太過 후 表裏가 俱虛하면서 致冒하므로 和法으로 다

---

243) 宋나라 宣祖의 諱字 '玄'을 避하여 玄武湯이 眞武湯으로 바뀌었다. 玄武湯을 통해 康平本이 宣祖 이전 板本임을 알 수 있다.

스려야 한다. 본 條文에 이어지는 十四字行의 發汗法, 攻下法은 적절하다고 볼 수 없다.

52. 大陽病未解, 脈陰陽俱停, 下之必先振慄汗出而解, 若欲下之, 宜調胃承氣湯.

停은 微의 誤寫다. 弱体, 瘦人 경향은 胃氣 損傷을 피하기 위해 調胃承氣湯으로 淸和, 攻下한다.

53. 傷寒五六日, 往來寒熱, 胸脇苦滿, 黙黙不欲飲食, 心煩喜嘔, 或胸中煩而不嘔, 或渴, 或腹中痛, 或脇下痞硬, 或心下悸, 小便不利, 或不渴身有微熱, 或咳者, 小柴胡湯主之.

이미 三法太過로 더 이상 汗吐下 三攻法을 施治할 수 없는 血弱氣盡한 상태다. 혹은 所稟한 體形이 瘦人, 弱体라 傷寒이든, 雜病이든 三攻法을 쓸 수 없는 환자다. 小柴胡湯은 虛證으로 인한 胸中虛熱, 腹中虛寒을 다스린다.

54. 傷寒四五日, 身熱惡風, 頸項强, 脇下滿, 手足溫而渴者, 小柴胡湯主之.

53번 조문에 해당한다. 三法太過 虛證이거나 瘦人, 弱体 경향이 본 조문의 증상에 先行된다.

55. 傷寒, 陽脈澁, 陰脈弦, 法當腹中急痛, 先與小建中湯, 不差者, 小柴胡湯主之.

小建中湯은 桂枝湯에 以甘補中하는 膠飴를 爲君하여 瘦人, 弱体의 虛

證에 적합하다. 甘緩하여 瘦人의 腹中急痛에 適方이나, 차도가 없으면 三法太過 血弱氣盡에 의한 腹中急痛으로 보고 小柴胡湯을 투약한다.

56. 傷寒二三日, 心中悸而煩者, 小建中湯主之.

傷寒二三日이지만 이미 三法太過를 거쳤거나, 三法太過를 거치지 않아도 瘦人, 弱体 경향인 경우는 傷寒 初期에 正邪의 相爭없이 虛證 悸煩이 發할 수 있다. 溫和建中한다.

57. 太陽病, 十餘日, 反二三下之, 後四五日, 柴胡證仍在者, 先與小柴胡湯, 嘔不止, 心下急, 鬱鬱微煩者, 爲未解也, 與大柴胡湯, 下之則愈.

下法太過, 吐法太過 이후 少陽陽明倂病으로 轉變하였다.

58. 傷寒十三日不解, 胸脇滿而嘔, 日晡所發潮熱, 已而微利, 先宜服小柴胡湯以解外, 後以柴胡加芒硝湯主之.

57번 조문에 해당한다.

59. 傷寒十三日, 不解, 時譫語者, 以有熱也, 當以湯下之.

傷寒十三日을 거치면 당연히 三法太過로 虛證에 빠지게 된다. 그러나 譫語와 같은 實象을 보이면 虛證이 主導하는 虛實錯雜이므로 丸藥(原始攻法 强攻下)이 아닌 湯藥으로 攻下한다. 柴胡加芒硝湯, 調胃承氣湯과 같이 攻下와 淸和를 겸한 湯劑를 暫用하리라 본다.

60. 太陽病不解, 熱結膀胱, 其人如狂, 血自下, 血自下者愈, 其外

不解者, 尙未可攻, 當先解其外, 外解已, 但小腹急結者, 乃可
攻之, 宜桃核承氣湯.

不解한 太陽病의 餘熱이 下焦에 뭉쳐졌을 때 血自下하면 낫는다. 瘀
血에 의한 下焦蓄血로 小腹急結하면 桃仁을 爲君하여 攻下한다.

61. 傷寒八九日, 下之, 胸滿煩驚, 小便不利, 譫語, 一身盡重, 不
　　可轉側者, 柴胡加龍骨牡蠣湯主之.

熏이나 熨, 燒針등으로 火迫劫之(汗法太過)하여 억지로 땀을 낸 경우
이다. 肥人에 비해서 瘦人이 더 큰 피해를 보았을 것이다.

62. 大陽病二日, 反躁, 反熨背而大汗出, 大熱入胃, 胃中水竭, 躁
　　煩, 必發譫語, 故其發汗, 後腰以下不得汗, 欲小便不得, 反嘔
　　欲失溲, 足下惡風, 大便硬, 大便已, 頭卓然而痛, 其人足心必
　　熱.

역시 火逆에 汗法太過다.

63. 大陽病中風, 以火劫發汗, 邪風被火熱, 血氣流溢, 其身必發
　　黃, 但頭汗出, 劑頸而還, 腹滿微喘, 口乾咽爛, 或不大便, 久
　　則譫語, 甚者至噦, 手足躁擾, 捻衣摸床.

62번 조문에 해당한다.

64. 傷寒, 脈浮, 醫以火迫劫之, 必驚狂, 臥起不安者, 桂枝去芍藥
　　加蜀漆牡蠣龍骨救逆湯主之.

62번 조문에 해당한다.

65. 太陽病, 以火熏之, 不得汗, 其人必躁, 必淸血, 名爲火邪.

62번 조문에 해당한다.

66. 燒針令其汗, 針處被寒, 核起而赤者, 必發奔豚, 灸其核上各
    一壯, 與桂枝加桂湯.

역시 火逆이다.

67. 火逆, 下之, 因燒針, 煩躁者, 桂枝甘草龍骨牡蠣湯主之.

火逆, 下之, 因燒鍼은 汗法太過, 下法太過를 의미한다. 三法太過에
의한 虛證 煩躁로, 특히 瘦人에게 强發汗 施術은 誤治다.

68. 大陽病, 當惡寒發熱, 今自汗出, 反不惡寒發熱, 脈細數者, 以
    醫吐之過也.

細와 數은 虛와 熱을 뜻한다. 吐法太過로 인한 虛熱이다. 太陽病은
發汗法으로 發散해야한다. 단, 吐法을 통해 淸陽이 上越될 때 束縛된
陽氣도 일부 救出되므로 不惡寒하며 汗出한다.

69. 太陽病, 十餘日, 心下溫溫欲吐, 而胸中痛, 大便反溏, 腹微煩,
    鬱鬱微煩, 先此時, 自極吐下者, 與調胃承氣湯.

吐法太過, 下法太過 후 調胃承氣湯으로 다스린다. 調胃承氣湯을 攻
下劑보다 淸和劑로 운용함을 알 수 있다.

70. 太陽病, 六七日, 表證仍在, 脈微而沈, 反不結胸, 其人發狂
    者, 以熱在下焦, 小腹當硬滿, 小便自利者, 下血乃愈, 抵當湯

主之.

熱在下焦하나 소변에 이상이 없으므로 蓄血로 인한 熱證이다. 抵當湯
으로 攻下한다.

71. 太陽病, 身黃, 脈沈結, 小腹硬, 小便自利, 其人如狂者, 抵當
    湯主之.

70번 조문에 해당한다.

72. 傷寒有熱, 小腹滿, 應小便不利, 今反利者, 當下之, 宜抵當丸.

70번 조문에 해당한다.

---

3. 辨太陽病 結胸

---

73. 太陽病, 脈浮而動數, 頭痛發熱, 微盜汗出, 而反惡寒者, 表未
    解也, 醫反下之, 動數變遲, 膈內拒痛, 短氣躁煩, 心中懊憹,
    陽氣內陷, 心下因硬, 則爲結胸, 大陷胸湯主之, 若不結胸, 但
    頭汗出, 餘處無汗, 劑頸而還, 小便不利, 身必發黃也 宜大陷
    胸丸.

十四字行을 보면 病發於陽헸는데 反下之하여 熱入因作結胸이라 하
였다. 그리고 下之太早하여서 結胸이 생겼다고 하였다. 여기서 陽은 體
形的 所因, 즉 强体를 의미한다. 弱体를 誤下之하였다고 熱實이 되지는

않는다. 寒邪가 體表에 侵襲하면 惡寒과 동시에 發熱이 생기는데, 太陽病을 다스리는 과정에서 正治건 誤治건 强体는 熱化, 弱体는 寒化되기 쉽다. 즉 强体인 경우, 寒邪가 入裏하면 化熱하여 熱證으로 바뀐다. 이런 轉變은 시간적으로 명확하게 구분되는 것도 아니고, 表裏 症狀들도 錯雜되어 있는 경우가 대부분이다. 그러므로 醫工이 下之太早하거나 病發於陽反下之 할 수 있는 것이다. 結胸은 强体의 症狀이다. 强体이므로 入裏한 熱實을 强攻下한다.

74. 傷寒六七日, 結胸熱實, 脈沈而緊, 心下痛, 按之石硬者, 大陷胸湯主之.

結胸은 心下를 중심으로 胸下腹 전반으로 심한 痛症을 유발한다. 통증의 주된 原因은 胸脇에 뭉친 水結이므로 甘遂로 逐水한다. 痛隨利減이라, 大泄하면 痛症이 半減한다.

75. 傷寒十餘日, 熱結在裏, 復往來寒熱者, 與大柴胡湯, 但結胸無大熱, 但頭微汗出者, 大陷胸湯主之.

73번 조문에 해당한다. 大柴胡湯은 裏熱로 인한 大便秘와 전신적인 熱象을 보이나, 結胸은 水結이라 大熱은 없다.

76. 太陽病, 重發汗而復下之, 不大便五六日, 舌上燥而渴, 日晡所有潮熱, 從心下至小腹, 硬滿而痛, 不可近者, 大陷胸湯主之.

73번 조문에 해당한다. 汗法太過, 下法太過에 의한 陽明腑實로 보이나, '從心下至小腹, 硬滿而痛'을 통해 胃家實과 水結을 겸한 大陷胸湯證으로 본다.

77. 小結胸者, 正在心下, 按之則痛, 脈浮滑者, 小陷胸湯主之.

下法太過에 의한 心下痛이다. 黃連은 胸中熱을, 半夏는 腹中寒을 다스린다. 半夏, 黃連 조합은 反佐로서, 肥瘦强弱을 막론하고 三法太過에 의해 발생하는 胸腹 諸疾患에 응용할 수 있다.

下法太過에 의한 痞症을 다스리는 瀉心湯類나 黃連湯도 半夏, 黃連을 기본으로 한다. 人身에서 胸腹之間만 따진다면 배는 따뜻하고 가슴은 시원해야 地天泰가 되는데, 胸中은 虛熱하고 腹中은 虛寒하면 天地否가 된다.

특히 胃弱한 弱体는 평소 生冷이나 飮酒, 暴食 등으로 便溏, 易泄하여 日常의 下法太過에 시달리는 경우가 많다. 弱体의 痞症은 溫白元으로 攻下하고, 半夏, 黃連을 조합한 처방으로 調理한다.

78. 病在陽, 應以汗解之, 反以冷水潠之, 若灌之, 其熱被劫不得去, 彌更益煩, 肉上粟起, 意欲飮水反小渴者, 服文蛤散. 若不差者, 與五苓散, 若寒實結胸, 無熱證者, 與三物小白散.

强体의 熱實에는 大陷胸湯으로 攻下하고, 弱体의 寒實에는 三物小白散으로 攻下한다.

79. 婦人中風七八日, 續得寒熱, 發作有時, 經水適斷者, 其血必結, 故使如瘧狀, 發作有時, 小柴胡湯主之.

가임기 여성의 生理 역시 下法에 속한다. 三攻法을 쓸 수 없으므로 小柴胡湯으로 和解한다. 婦人이 生理 즈음에 得傷寒하면 血結하여 瘧狀이 나타날 수 있는데, 이때는 虛證에 준하여 小柴胡湯으로 다스린다.

80. 傷寒六七日, 發熱微惡寒, 支節煩疼, 微嘔, 心下支結, 外證未
    去者, 柴胡桂枝湯主之.

桂枝湯과 小柴胡湯의 合方으로 弱体의 虛證이다.

81. 傷寒五六日, 已發汗, 而復下之, 胸脇滿微結, 小便不利, 渴而
    不嘔, 但頭汗出, 往來寒熱, 心煩者, 柴胡桂枝乾薑湯主之.

汗法太過, 下法太過 후의 寒熱錯雜을 다스린다.

82. 傷寒五六日, 頭汗出, 微惡寒, 手足冷, 心下滿, 口不欲食, 大
    便硬, 脈細者, 可與小柴胡湯, 設不了了者, 得屎而解.

傷寒 5~6일 만에 三法이 太過하였음을 알 수 있다. 瘦人, 弱体 경향의
虛證이라 小柴胡湯으로 和解한다. 燥屎가 있어 不了了하더라도 强攻
下하지 않고 調胃承氣湯으로 和之, 下之한다.

83. 傷寒五六日, 嘔而發熱者, 柴胡湯證具, 而以他藥下之, 柴胡
    證仍在者, 服與柴胡湯, 必蒸蒸而振, 却發熱汗出而解, 若心
    下滿而硬痛者, 大陷胸湯主之, 但滿而不痛者, 柴胡不中與之,
    宜半夏瀉心湯.

但滿而不痛者는 痞症이다. 病發於陰反下之하여 發한 것으로, 여기서
'陰'은 弱体를 의미한다. 즉 瀉心湯 諸症은 三攻法 이후 寒化한 弱体의
病症이다.

84. 太陽中風, 下利嘔逆, 其人蟄蟄汗出, 發作有時, 頭痛, 心下痞
    硬滿, 引脇下痛, 乾嘔短氣, 汗出不惡寒者, 十棗湯主之.

'太陽中風'이라 하였지만 不惡寒하므로 裏證 水飮으로 보고 攻下한
다. 引脇下痛이 十棗湯의 主症狀이다. 臨床에서 痰飮에 의한 諸般 痛症
은 益胃散을 응용한 原始攻法으로 攻下하고, 十棗湯의 용량을 조절하
여 和法을 겸한 攻下法으로 調理한다.

85. 太陽病, 醫發汗, 遂發熱惡寒, 因復下之, 心下痞, 按之濡, 其
    脈浮者, 大黃黃連瀉心湯主之. 心下痞, 而復惡寒, 汗出者, 附
    子瀉心湯主之. 心下痞, 與瀉心湯, 痞不解, 其人渴而口燥, 煩,
    小便不利者, 五苓散主之.
汗法太過, 下法太過로 83번 조문에 해당한다. 大黃黃連瀉心湯은 苦
燥하여 濕熱을 동반한 痞症을 없앤다. 附子瀉心湯은 大黃黃連瀉心湯
에 附子가 加해진 것으로, 弱体를 溫中回陽하여 惡寒과 汗出을 멈춘다.
五苓散은 水飮의 內蓄이 심하고 津液이 不行한 경우이다.

86. 傷寒, 汗出解之後, 胃中不和, 心下痞硬, 乾噫食臭, 脇下有水
    氣, 腹中雷鳴下利者, 生薑瀉心湯主之.
汗法太過, 下法太過에 의한 弱体의 痞症이다.

87. 傷寒中風, 醫反下之, 其人下利日數十行, 穀不化, 腹中雷鳴,
    心下痞硬而滿, 乾嘔, 心煩不得安, 醫見心下痞, 謂病不盡, 復
    下之, 其痞益甚, 甘草瀉心湯主之.
下法太過에 의한 弱体의 痞症이다. 醫工이 謂病不盡하는 이유는 虛
象과 實象이 동시에 나타나는 虛實錯雜에서 虛證은 무시하고 實證만
보았기 때문이다. 復下之 이전에 和法으로 다스렸어야 한다.

88. 傷寒, 服湯藥, 下利不止, 心下痞硬, 服瀉心湯已, 復以他藥下
    之, 利不止, 醫以理中與之, 利益甚, 赤石脂禹餘糧湯.

　下法太過와 誤下之가 반복된 下利不止. 理中湯으로 救濟되지 않
으므로 中焦가 아니고 下焦가 滑脫했기 때문이다.

89. 傷寒, 發汗, 若吐, 若下, 解後, 心下痞硬, 噫氣不除者, 旋覆花
    代赭石湯.

　汗吐下 三攻法이 끝난 후, 傷寒이 물러간 다음 調理하는 처방이다. 發
汗法, 涌吐法, 攻下法을 거쳐 陰陽自和, 自愈하더라도 氣血의 損失이
심할 수밖에 없다. 本方도 小柴胡湯, 瀉心湯, 黃連湯, 竹葉石膏湯 등과
마찬가지로 人蔘, 半夏, 生薑, 大棗, 甘草를 위주로 한 和解之劑로 立
方되었음을 알 수 있다.

90. 太陽病, 外證未除, 而數下之, 遂協熱而利, 利下不止, 心下痞
    硬, 表裏不解者, 桂枝人蔘湯主之.

　下法太過, 誤下之에 해당한다. 弱体 경향이다.

91. 傷寒, 若吐若下後, 七八日不解, 表裏俱熱, 時時惡風, 大渴,
    舌上乾燥而煩, 欲飲水數升者, 白虎加人蔘湯主之.

　瘦人의 熱證이다. 吐法太過, 下法太過를 거치면 瘦人은 肥人에 비해
津液 損傷이 심하다. 또한 强体가 弱体에 비해 熱化되기 쉽다.

　臨床 雜病에서 瘦人, 强体 경향은 눈에 띄는 汗出 증상이 없더라도 이
미 日常의 汗法이 太過하다고 보아야 한다. 白虎湯은 瘦人, 强体를 다
스린다.

92. 傷寒, 無大熱, 口燥渴, 心煩, 背微惡寒者, 白虎加人蔘湯主之.

91번 조문에 해당한다. 背微惡寒은 白虎加人蔘湯의 감별증상이 아니다.

93. 傷寒脈浮, 發熱無汗, 渴欲飮水, 無表證者, 白虎加人蔘湯主之.

91번 조문에 해당한다.

94. 太陽與少陽合病, 自下利者, 與黃芩湯. 若吐者, 黃芩加半夏生薑湯.

본 條文의 下法太過는 强体가 裏熱을 스스로 放下하기 위한 자구책이다. 强体 경향의 裏熱證 下利는 黃芩湯으로 다스린다. 半夏, 生薑이 加해지면 反佐法으로 强弱을 아우르는 보편적인 嘔吐症에 응용할 수 있다.

95. 傷寒, 胸中有熱, 胃中有邪氣, 腹中痛, 欲嘔吐者, 黃連湯主之.

傷寒이므로 역시 본 條文의 冒頭에 이미 三法太過를 거쳤음이 생략되어있다. 三法太過 後의 胸中熱, 腹中寒이다.

臨床 雜病에서는 日常의 三法太過에 의한 胸中熱, 腹中痛에 응용한다. 瘦人 경향은 黃連과 乾薑의 용량을 減하여 苦辛之味를 줄인다.

96. 傷寒八九日, 風濕相搏, 身體疼痛, 不能自轉側, 不嘔不渴, 脈浮虛而澁者, 桂枝附子湯主之. 若其人大便硬, 小便自利者, 去桂加白朮湯主之.

弱体의 虛證이다. 朮, 附子는 丹田을 調理하는 主藥으로 小便自利

(不禁)와 小便不利를 다스린다.

97. 風濕相搏, 骨節疼煩, 製痛, 不得屈伸, 近之則痛劇, 汗出短氣,
   小便不利, 惡風不欲去衣, 或身微腫者, 甘草附子湯主之.
弱体의 寒證이다.

98. 傷寒, 脈浮滑, 白虎湯主之.
强体의 熱證이다.

99. 傷寒 解而後, 脈結代, 心動悸, 炙甘草湯主之.
三法太過 後의 虛證, 熱證이다. 心은 水中의 一陽이라, 津液이 亡失
되면 '물 밖의 물고기' 꼴이 되어 펄떡펄떡 요동치게 된다. 그러므로 心動
悸는 三法 中 汗法太過가 主因이다. 人蔘, 生地黃, 阿膠, 麥門冬 등의
甘凉 質潤한 약으로 養血, 益氣한다.

---

4. 辨陽明病

---

100. 陽明之爲病, 胃家實是也.
陽明病은 熱證 爲主의 病證이다. 陽明病과 太陰病은 胃腸管의 病이
다. 胃家實이란, 胃腸管의 實證으로 虛證이 錯雜되었다하더라도 攻下
法 위주로 다스려야 하는 상황을 의미한다. 虛證이 錯雜되었다는 것은

發汗法, 攻下法 등, 三法太過를 거쳐 陽明病이 되기 때문이다. 胃家實은 攻下로 다스리는 熱實 위주이지만, 食穀欲嘔하는 吳茱萸湯證과 같은 寒實도 포함된다. 熱實은 攻下法으로, 寒實은 溫和法으로 다스리고 있다. 强体는 熱化된 陽明腑實證, 弱体는 寒化된 陽明腑實證이다.

　虛證과 實證의 무게, 强体와 弱体의 경향성, 譫語發狂과 같은 險症 여부에 따라 攻下의 適期와 强度를 조절한다.

101. 陽明病, 脈遲, 食難用飽, 飽則微煩頭眩, 必小便難, 雖下之,
　　 腹滿如故.

陽明病 胃家實이지만 寒化되어 寒藥으로 攻下하면 腹滿이 줄지 않는다. 弱体의 寒實證이므로 溫和한다.

　臨床 雜病에서는 溫白元을 응용한 原始攻法으로 攻下하고 溫和劑로 調理한다.

102. 陽明病, 脈遲, 雖汗出, 不惡寒者, 其身必重, 短氣, 腹滿而喘,
　　 手足濈然汗出者, 大承氣湯主之.

陽明 胃家實로 大承氣湯으로 攻下한다.

103. 傷寒 若吐若下後不解, 不大便五六日以上, 至十餘日, 日晡
　　 所發潮熱, 不惡寒, 獨語如見鬼狀, 若劇者, 發則不識人, 循
　　 衣模上, 惕而不安, 微喘直視, 譫語者, 大承氣湯主之.

吐法太過, 下法太過 後 實證이 極甚하여 發潮熱, 譫語한다. 不大便하며 燥屎가 있으므로 大承氣湯으로 急攻下시킨다. 虛實錯雜이므로 攻下 後 弱体는 人蔘, 黃芪, 甘草 등으로 瀉熱, 益氣하고 强体는 麥門冬,

乾地黃, 沙蔘 등으로 淸熱, 養血한다.

104. 三陽合病, 腹滿身重, 難以轉側, 口不仁, 面垢, 譫語, 遺尿,
　　 發汗則譫語甚, 下之則 額上生汗, 手足厥冷, 若自汗出者, 白
　　 虎湯主之.

强体의 裏熱證이다. 熱氣가 熏蒸하여 口不仁, 面垢한다.

105. 二陽併病, 太陽證罷, 但發潮熱, 手足蟄蟄汗出, 大便難而譫
　　 語者, 下之則愈, 宜大承氣湯.

强体의 陽明腑實證이다.

106. 陽明病, 脈浮而緊, 咽燥口苦, 腹滿而喘, 發熱汗出, 不惡寒,
　　 反惡熱, 身重, 若發汗則躁. 心憒憒反譫語, 若加溫針, 必怵
　　 惕, 煩躁不得眠, 若下之則胃中空虛, 客氣動膈, 心中懊憹,
　　 舌上苔者 梔子豉湯主之, 若渴欲飮水, 口乾舌燥者, 白虎加
　　 人蔘湯主之, 若渴欲飮水, 小便不利者, 猪苓湯主之.

咽燥口苦하므로 三攻法 不可한 小柴胡湯證에 準한다고 보아야 한
다. 이미 三法太過에 의한 虛熱證이다. 冒頭에 陽明病이라고 밝혔지만
攻下法을 쓸 수 없으므로 淸和法으로 다스린다. 각각의 症狀에 따라 梔
子豉湯, 白虎加人蔘湯, 猪苓湯을 選方한다.

107. 陽明病下之, 其外有熱, 手足溫, 心中懊憹, 飢不能食, 但頭
　　 汗出者, 梔子豉湯主之.

106번 조문의 梔子豉湯證에 해당한다. 燥屎가 없으므로 攻下하면 客

氣動膈한다.

108. 陽明病, 發潮熱, 大便溏, 小便自可, 胸脇滿不去者, 與柴胡
湯.

弱体의 胃家實로 寒實이므로 寒藥으로 攻下할 수 없다. 柴胡之劑로
和解한다. 臨床 雜病에서는 溫白元을 응용한 原始攻法으로 攻下하고,
柴胡之劑로 調理한다.

109. 陽明中風, 脈弦浮大, 而短氣, 腹都滿, 脇下及心痛, 久按之
氣不通, 鼻乾不得汗, 嗜臥, 一身及面目悉黃, 小便難, 有潮
熱, 時時噦, 耳前後腫, 刺之小差, 外不解, 病過十日, 脈續浮
者, 與小柴胡湯, 脈但浮, 無餘證者, 與麻黃湯.

三法太過에 의한 三陽合病으로 表裏寒熱虛實이 錯雜되어 있다. 小柴
胡湯으로 和解하고 있으나, 肥瘦强弱과 症狀의 輕重을 따져 隨證 選方
해야 한다.

110. 陽明病, 發熱汗出者, 不能發黃也. 但頭汗出, 身無汗, 劑頸
而還, 小便不利, 渴引水漿者, 身必發黃, 茵蔯蒿湯主之.

胃家는 邪實한데 汗出이 원활하지 못하면서 小便도 不利하면 濕熱이
內鬱하여 發黃한다. 茵蔯은 中洲의 濕毒을 없애고 大黃은 胃家實을 攻
下한다.

111. 陽明證, 其人喜忘者, 必有畜血, 屎雖硬, 大便反易, 其色必
黑, 宜抵當湯下之.

下焦蓄血이다.

112. 陽明病, 下之, 心中懊憹而煩, 胃中有燥屎者, 宜大承氣湯.
下之 후 心中懊憹는 梔子豉湯證이다. 燥屎가 大承氣湯의 的證이다.

113. 大下後, 六七日不大便, 煩不解, 腹滿痛者, 此有燥屎也, 宜
   大承氣湯.
燥屎가 大承氣湯의 的證이다.

114. 食穀欲嘔者, 屬陽明也, 吳茱萸湯主之.
弱体 경향이다. 胃가 虛寒하여 不勝穀氣하는 弱体의 胃家實은 寒藥
으로 攻下할 수 없다.

115. 太陽病三日, 發汗不解, 蒸蒸發熱者, 屬胃也, 調胃承氣湯主
   之.
汗法太過 후 大便秘하면서 蒸蒸發熱한다. 아직 險症은 없으므로 調
胃承氣湯으로 淸和, 攻下한다.

116. 傷寒七八日, 身黃如橘子色, 小便不利, 腹微滿者, 茵蔯蒿湯
   主之.
110번 조문에 해당한다.

117. 傷寒, 身黃, 發熱者, 梔子蘗皮湯主之.
茵蔯蒿湯은 淸熱, 祛濕, 攻下를 겸하나, 梔子柏皮湯은 淸熱 중심이다.

5. 辨少陽病

118. 少陽之爲病, 口苦, 咽乾, 目眩也.

少陽病은 虛證 爲主의 病證이다. 少陽을 太陽과 陽明의 중간으로 보고 半表半裏라 한다. 그러나 五行體系도 받아들이지 않았던 仲景이 六經體系에 의해 傷寒論을 편찬했을 리가 없다고 본다. 傷寒論의 六經體系 분류는 仲景의 醫案을 정리한 王叔和나 後代의 인물에 의해 이루어졌으리라 짐작한다. 그러므로 少陽病을 半表半裏로 볼 것이 아니라, 不可吐下, 不可發汗한 病情, 혹은 體形이라 보는 것이 타당하다. 小柴胡湯의 立方은 柴胡와 黃芩으로 膈上의 虛熱을 淸和하고 人蔘, 半夏, 甘草, 生薑, 大棗로 腹部의 虛寒을 溫和한다. 三法太過하여 血弱氣盡한 상태이므로 和法으로 다스린다. 여기서 밝힌 口苦 咽乾 目眩은 虛熱 症狀이라 할 수 있다.

119. 本太陽病不解, 轉入少陽者, 脇下硬滿, 乾嘔不能食, 往來寒熱, 尙未吐下, 脈沈緊者, 與小柴胡湯, 若已吐下, 發汗, 溫針, 譫語, 柴胡證罷, 此爲壞病.

小柴胡湯證에 小柴胡湯을 써야하나, 오히려 汗吐下 三攻法을 쓴 후 譫語가 나타나고 柴胡證도 보이지 않으면 壞病이다.

6. 辨太陰病

120. 太陰之爲病, 腹滿而吐, 食不下, 自利益甚, 時腹自痛, 若下
之, 必胸下結硬.
太陰病은 寒證 爲主의 病證이고, 胃腸管의 病이다. 太陰病은 弱体의
裏寒證이다. 寒邪가 入裏하여 寒化되었으므로 四逆輩로 溫和한다. 寒
證이므로 攻下法을 써서는 안 된다.

121. 本太陽病, 醫反下之, 因爾腹滿時痛者, 桂枝加芍藥湯主之,
大實痛者, 桂枝加大黃湯主之.
桂枝湯을 기본으로 立方하므로 三法太過에 의한 虛證이 깔려있다. 桂
枝加芍藥湯은 弱体의 腹痛에, 桂枝加大黃湯은 强体의 腹痛에 적당하다.

7. 辨少陰病

122. 少陰之爲病, 脈微細, 但欲寐也.
少陰病은 虛證 爲主의 病證이다. 冒頭에 少陰病으로 시작되는 모든
條文은 三法太過에 의한 虛證 提綱이 前提된다. 血弱氣盡한 상태로 虛

320

熱에 의한 欲寐而不寐의 뜻도 있다. 虛證 提綱을 기본으로 弱体는 寒化되기 쉽고, 强体는 熱化되기 쉽다.

123. 少陰始得之, 反發熱, 脈沈者, 麻黃細辛附子湯主之.

肥人, 弱体 경향이다. 外感 초기에 太陽病과 少陰病을 동시에 得한 것으로, 附子와 細辛으로 逐寒溫中하고 麻黃으로 表寒을 發散한다.

124. 少陰病, 得之二三日, 麻黃附子甘草湯, 微發汗.

123번 조문에 해당한다. 甘草로 細辛을 대신하여 甘緩한 藥性으로 微發汗한다.

125. 少陰病得之, 二三日以上, 心中煩不得臥, 黃連阿膠湯主之.

黃連阿膠湯은 梔子豉湯에 비해 養血, 潤燥의 功效가 강하다. 臨床 雜病에서는 慢性, 血不足, 虛證 경향이 뚜렷하다.

126. 少陰病, 得之一二日, 口中和, 其背惡寒者, 附子湯主之.

口中和는 渴症이나 熱證이 없다는 뜻이다. 弱体의 裏寒證이다. 여기서의 '背惡寒'은 表證이 아니라 身冷, 陽虛에 의한 惡寒이다.

127. 少陰病, 身體痛, 手足寒, 骨節痛, 脈沈者, 附子湯主之.

126번 조문에 해당한다. 筋骨에 들어간 寒邪가 寒化하여 痛症을 일으킨다.

128. 少陰病, 下利, 便膿血者, 桃花湯主之.

弱体가 寒化하여 滑脫하는 下利이다. 腸出血을 겸하므로 桃花湯으로 溫中固脫한다.

129. 少陰病, 二三日, 至四五日, 腹痛, 小便不利, 下利不止, 便膿血者, 桃花湯主之.

128번 조문에 해당한다.

130. 少陰病, 吐利手足逆冷, 煩躁欲死者, 吳茱萸湯主之.

弱体의 裏寒證이다.

131. 少陰病, 下利, 咽痛, 胸滿, 心煩者, 猪膚湯主之.

白蜜과 白粉으로 溫中補脾한다. 猪皮는 潤燥, 養血之劑로, 猪皮로 만든 膠를 新膠라고 한다.

132. 少陰病, 二三日, 咽痛者, 可與甘草湯, 不差與桔梗湯.

甘草湯은 瘦人의 咽痛에 쓴다. 臨床 雜病에서의 咽痛은 桔梗湯으로 主治한다.

133. 少陰病, 下利, 白通湯主之.

少陰病은 모두 三法太過에 의한 虛證이다. 弱体의 寒化 虛證 下利이다.

134. 少陰病, 下利, 脈微者, 與白通湯, 利不止, 厥逆無脈, 乾嘔煩者, 白通加猪膽汁湯主之.

133번 조문에 해당한다. 猪膽, 人尿로 虛火上浮하는 것을 가라앉혀 虛煩을 없앤다.

135. 少陰病, 二三日不已, 至四五日, 腹痛, 小便不利, 四肢沈重疼痛, 自下利, 其人或咳, 或小便利, 或不利, 或嘔者, 玄武湯主之.

弱体의 下焦虛寒에 水邪를 겸한 증상이다.

136. 少陰病, 下利清穀, 裏寒外熱, 手足厥逆, 脈微欲絶, 身反不惡寒, 其人面色赤, 或腹痛, 或乾嘔, 或咽痛, 或利止脈不出者, 通脈回逆湯主之.

弱体의 裏寒證으로, 表熱은 虛火가 浮越한 無根之火이다. 假象은 주로 顔面과 四肢에 잘 나타난다.

137. 少陰病, 其人或咳, 或悸, 或小便不利, 或腹中痛, 或泄利下重者, 回逆散主之.

三法太過 後 熱化된 病情이다. 熱厥이지만 症狀이 四逆湯證과 類似하므로 少陰病에 배속하였다. 强体의 裏熱證으로 四肢厥冷은 熱證의 假寒象이다.

138. 少陰病, 下利六七日, 咳而嘔, 渴, 心煩不得眠者, 猪苓湯主之.
三法太過 後 熱化된 病情이다.

139. 少陰病, 得之二三日, 口燥咽乾者, 急下之, 宜大承氣湯.

少陰病이지만, 陽明腑實을 겸한다.

140. 少陰病, 自利淸水, 色純靑, 心下必痛, 口乾燥者, 急下之, 宜
　　　大承氣湯.

自利淸水는 熱毒을 스스로 自下하는 것인데, 아직 下法不及이라 판
단하고 大承氣湯으로 急下之한다. 發熱汗出하더라도 아직 汗法不及이
라 보고 桂枝湯과 溫覆으로 發汗하는 것과 같은 맥락이다.

141. 少陰病, 脈沈者, 急溫之, 宜回逆湯.

弱体 少陰病의 正治法이다.

142. 少陰病, 飮食入口則吐, 心中溫溫欲吐, 復不能吐, 始得之,
　　　手足寒, 脈弦遲, 不可下也, 若膈上有寒飮, 乾口者, 不可吐
　　　也, 當溫之, 宜回逆湯.

不可下也는 胸中에 邪氣가 有實하기 때문에 瓜蒂散으로 涌吐해야 한
다는 뜻이다. 胸中에 寒飮이 있으면 湧吐法을 써서는 안 되고 回逆湯으
로 溫之한다.

---

8. 辨厥陰病

---

143. 厥陰之爲病, 氣上撞心, 心中疼熱, 飢而不欲食, 食則吐, 下
之, 利不止.

厥陰病은 寒熱錯雜 爲主의 病證이다. 心中疼熱은 胸中 虛熱이고, 飢
而不欲食, 食則吐는 腹中 虛寒이다. 三法太過에 의한 虛熱, 虛寒이므
로 攻下할 수 없다.

144. 傷寒, 脈滑而厥者, 裏有熱, 白虎湯主之.

强体의 手足厥冷은 裏熱證이다. 裏熱에 의해 胸腹之間으로 많은 혈액
이 몰리면 手足으로는 혈액공급이 부족해진다. 臨床 雜病에서 난치성 手
足厥冷은 强体의 熱厥인 경우가 많다. 감별 주안점은 氣高, 胃强이고 白
虎湯이 奏效한다.

145. 手足厥寒, 脈細欲絶者, 當歸回逆湯主之, 若其人內有久寒
者, 宜當歸回逆加吳茱萸生薑湯.

弱体의 裏寒證이다.

146. 傷寒, 本自寒下, 醫復吐下之, 寒格, 更逆吐下, 若食入口卽
吐, 乾薑黃芩黃連人蔘湯主之.

自寒下는 下法을 통한 자구책이다. 醫工이 다시 吐下시키면 三法太
過에 의한 虛證이 더욱 심해지면서 음식을 먹으면 즉시 토하게 된다. 寒
熱錯雜이라 寒藥, 熱藥을 反佐하여 다스린다.

9. 辨厥陰病 霍亂

147. 吐利, 惡寒, 脈微而復利, 回逆加人蔘湯主之.

三法에는 日常의 生理的 三法, 發病 時 病者 스스로 일으키는 三法, 醫工의 施治에 의한 三攻法 등이 있다. 寸刻을 다투는 疫疾과 같은 重病은 醫工의 施治 이전에 이미 病者 스스로 자구책으로 극심한 구토와 설사를 하면서 吐法, 下法을 일으킨다. 回逆加人蔘湯은 弱体 경향이다.

148. 吐利, 頭痛發熱, 熱多欲飮水者, 五苓散主之, 寒多不用水者, 理中丸主之.

五苓散은 强体 경향, 理中丸은 弱体 경향임을 알 수 있다.

149. 吐利, 汗出, 發熱惡寒, 四肢拘急, 手足厥冷者, 回逆湯主之.

三法太過에 의한 手足厥冷이다. 血弱氣盡, 亡津液으로 四肢拘急한다. 弱体의 虛寒證이다.

150. 旣吐且利, 小便復利, 而大汗出, 下利淸穀, 內寒外熱, 脈微欲絶者, 回逆湯主之.

149번 조문에 해당한다.

151. 吐已, 下斷, 汗出而厥, 四肢拘急不解, 脈微欲絶者, 通脈回逆加豬膽汁湯主之.
149번 조문에 해당한다.

152. 吐利發汗, 脈平, 小煩者, 新虛不勝穀氣故也.
三法太過 後에 虛證으로 不勝穀氣한다.

10. 辨陰陽易差後勞復病

153. 大病差後, 勞復者, 枳實梔子豉湯主之.
枳實梔子豉湯의 약물구성으로 볼 때 大病 後 餘熱이 다시 發興한 것
으로 보인다. 强体 경향이므로 淸和한다.

154. 傷寒, 差以後, 更發熱者, 小柴胡湯主之, 脈浮者, 少以汗解
之, 脈沈實者, 少以下解之.
三法太過 이후 血弱氣盡하므로 小柴胡湯으로 和解한다. 脈浮한 경
우는 溫和, 發汗을 겸하는 桂枝湯으로 가볍게 汗出하고, 脈沈實한 경우
는 淸和, 攻下를 겸하는 調胃承氣湯으로 가볍게 瀉下한다.

155. 大病差後, 從腰以下, 有水氣者, 牡蠣澤瀉散主之.
三法太過 後 發한 下半身 浮腫이다.

156. 大病差後, 喜唾, 久不了了, 宜理中丸.

喜唾는 三法太過 후 弱体의 寒證으로 理中丸으로 溫和한다.

157. 傷寒解後, 虛羸少氣, 氣逆欲吐, 竹葉石膏湯主之.

三法太過 후 血弱氣盡한데 虛熱로 氣逆欲吐한다. 寒藥, 熱藥 反佐法으로 竹葉, 石膏로 淸和하고 人參, 半夏, 甘草 등으로 溫和한다.

金匱要略簡編解説

244)『金匱要略』은 『傷寒雜病論』의 雜病 부분이다. 『傷寒雜病論』은 총 16권으로 구성
되었는데, 이중 10권이 傷寒, 6권이 雜病이다. 雜病 부분은 戰亂으로 散失되었다가 北
宋 때 翰林學士 王洙가 翰林院의 도서관에 소장되었던 옛 醫書의 殘本 중 『金匱玉函要
略方』이라는 책을 발견하면서 빛을 보게 된다. 『金匱玉函要略方』은 上中下 三卷으로,
上卷은 傷寒論, 中卷은 雜病, 下卷은 方劑 및 婦人科로 구성되어 있었다. 이후 林億이
중권, 하권을 정리하고 후세의 良方을 모아 『金匱要略方論』을 지었는데, 『金匱要略方
論』이 곧, 오늘날의 『金匱要略』이다.

異病同治에 입각하면 처방 두세 가지로도 평생 의사 노릇할 수도 있다. 그러나 100方
을 운용하는 의사의 결과가 좋을까, 두세 가지로 異病同治 하는 의사의 결과가 좋을까.
『金匱要略』은 처방 백화점으로 傷寒方과 金匱方을 아우르면 萬病을 다스릴 수 있다.

단, 『金匱要略』의 편찬과정이 脫簡, 錯簡 등으로 거칠어 原文 접근이 難解하다. 천하
의 보검이라도 사용하지 못하는 칼집 속의 칼은 의미가 없다. 同徒들의 편안한 一讀을 위
해 尤怡의 『金匱要略心典』, 曹穎甫의 『金匱要略發微』, 현대 中醫學者들의 『金匱要略』
관련 저술 등을 참고하여 『金匱要略』을 簡編한 후, 해설을 붙여보았다.

痙病 [245)]

瓜蔞桂枝湯 葛根湯 大承氣湯

痙病은 項背强急, 口噤不開, 角弓反脹 등이 主症狀으로, 津液不足에 의해 발생한다. 尤怡는 '痙은 筋의 病이다. 血虛한 상태에서 땀을 많이 흘리면 筋脈이 滋養을 받지 못하고, 風邪가 침습하면 筋이 더욱 굳어진다.'고 하였다. 本篇은 外感風寒에 의해 야기된 痙病이므로 內傷이나 熱病에 의한 津液 消失로 발생하는 痙厥과 비교 감별이 필요하다.

原因

太陽病, 發汗太多, 因致痙.

夫風病, 下之則痙, 復發汗, 必拘急.

瘡家雖身疼痛, 不可發汗, 汗出則痙.

---

245) 金匱要略 편집은 한 가지 질병이 독자적으로 分篇된 것도 있지만, 유사하나 각기 다른 질병을 한 편으로 묶은 경우가 더 많다. 예를 들어 痙, 濕, 喝 세 종류의 질병은 外邪에 의한 질병을 한 편으로 묶은 것이고, 消渴, 小便不利, 淋病은 腎 膀胱 질병을 한 편으로 묶은 것이다. 여기서는 각 질병을 하나로 독립시켜 可讀性을 높여 보았다.

太陽中風에 지나치게 發汗하였거나, 誤下한 결과 亡津液하여 발생한다.

症狀

病者身熱足寒, 頸項强急, 惡寒, 時頭熱, 面赤, 目赤, 獨頭動搖, 卒口噤, 背反張者, 痙病也.

太陽病, 發熱, 脈沈而細者, 名曰痙, 爲難治.

痙病의 증상으로, 頸項强急과 背反張하는 痙攣이 主症이다.

剛痙과 柔痙

太陽病, 發熱無汗, 反惡寒者, 名曰剛痙.

太陽病, 發熱汗出, 而不惡寒, 名曰柔痙.

痙病은 크게 두 가지로 분류된다. 表虛한 경우는 柔痙, 表實한 경우는 剛痙이다.

瓜蔞桂枝湯 : 桂枝 生薑 芍藥 栝蔞根 甘草 大棗
瘦人 　○虛證

太陽病, 其證備, 身體强, 几几然, 脈反沈遲, 此爲痙, 栝蔞桂枝湯主之.

太陽病 中風證이 具備된 柔痙이다. 瘦人 경향으로, 栝蔞根은 손상된 津液을 보충한다. 瘦人의 體液이 부족해져 筋肉을 滋養하지 못하면서 생긴 신체의 强直, 項强, 口渴, 身熱, 汗出 등을 主治한다. 근육 경련이 심하면 芍藥을 重用한다.

熱粥을 啜하는 것은 弱体의 中氣를 보호하면서 取微汗하기 위함이다.

葛根湯：葛根 麻黃 生薑 桂枝 芍藥 大棗 甘草

　　　肥人　　○實證

　太陽病, 無汗而小便反少, 氣上衝胸, 口噤不得語, 欲作剛痓, 葛根湯主之.

　太陽病 表實, 表寒이다. 肥人의 剛痓으로, 無汗하면서 痓病을 發하는 경우다. 葛根은 津液을 頸項部로 散布하고 舒筋하며, 麻黃은 腠理를 열어 逐寒祛邪한다. 肥人 경향이므로 熱粥을 마실 필요는 없다.

大承氣湯：大黃, 厚朴, 枳實, 芒硝

　　　强体　　○熱證

　痓爲病, 胸滿, 口噤, 臥不着席, 脚攣急, 必齘齒, 可與大承氣湯.

　瓜蔞桂枝湯과 葛根湯 條文에는 太陽病이라고 밝혔으나 여기에는 痓爲病이라고만 하였다. 尤怡는 '痓病은 太陽과 陽明이 만나는 곳에 많다. 痓病多在太陽陽明之交.'라고 하였는데, 本條文은 陽明痓病이라 볼수 있다. 陽明裏實하여 熱傷津液하는 痓病이므로, 뜨거운 솥 밑의 땔감을 빼듯 급히 攻下한다. 外感과 內傷 熱病의 연결고리가 되는 條文이다.

濕病

　　瓜蒂散 麻黃加朮湯 麻黃杏仁薏苡甘草湯 防己黃芪湯

　　桂枝附子湯 白朮附子湯 甘草附子湯

　濕病은 病因을 爲主로 한 病名이다. 濕病은 風寒과 더불어 侵襲한 外濕에 의해서 發病한다. 關節까지 침범하면 發熱身重하고 骨節煩疼한다. 說文에 '痺 濕病也'라고 하였다. 즉 濕邪에 의해 痺가 발생한다는 뜻이다. 濕은 주로 風寒과 겸하나, 陽氣가 울체되어 發熱하면 연기에 그을린 듯 누렇고 어두운 身色으로 바뀐다. 濕家는 일반적으로 寒邪를 겸하여 欲得被覆向火하면서 渴欲得飮而不能飮한다.

症狀

太陽病, 關節疼痛而煩, 脈沈而細者, 此名中濕, 亦名濕痺. 濕家之爲病, 一身盡疼, 發熱, 身色如熏黃也. 濕家, 其人但頭汗出, 背强, 欲得被覆向火. 若下之早則噦, 或胸滿, 小便不利, 舌上如胎者, 以丹田有熱, 胸上有寒, 渴欲得飮而不能飮, 則口燥煩也.

治法

濕痺之候, 小便不利, 大便反快, 但當利其小便.

風濕相搏, 一身盡疼痛, 法當汗出而解, 値天陰雨不止, 醫云此可發汗, 汗之病不愈者, 何也? 蓋發其汗, 汗大出者, 但風氣去, 濕氣在, 是故不愈也. 若治風濕者, 發其汗, 但微微似欲出汗者, 風濕俱去也.

濕病의 治法은 크게 發汗과 利小便, 두 가지이다. 弱体인 경우, 胃弱하므로 外濕이 入裏하여 內濕을 형성할 수 있는데, 朮, 附子 등으로 中洲의 陽氣를 북돋우며 利小便한다. 그리고 風과 濕을 함께 없애기 위해서는 汗法을 구사하기도 하는데, 서서히 약하게 發汗해야 한다.

瓜蒂散

實證

濕家病身疼發熱, 面黃而喘, 頭痛鼻塞而煩, 其脈大, 自能飮食, 腹中和無病, 病在頭中寒濕, 故鼻塞, 內藥鼻中則愈.

諸家들은 瓜蒂散을 鼻中에 넣는다고 하였다. 寒濕이므로 辛夷, 細辛, 白芷 등의 辛香한 약물을 쓸 수도 있다.

麻黃加朮湯 : 朮 麻黃 杏仁 桂枝 甘草
肥人 ≫ 弱体 ○表寒證

濕家身煩疼, 可與麻黃加朮湯發其汗爲宜, 愼不可以火攻之.

濕家가 表寒으로 寒濕이 表에 엉기게 되면 머리에만 땀이 나고 怕寒하여 欲得被覆向火한다. 若下之早하면 小便不利하고 丹田有熱, 胸上有寒하여 渴欲得飮而不能飮, 則口燥煩한다. 肥人 濕家가 表寒으로 身煩疼할 때, 麻黃으로 表邪를 驅逐하고 朮로 裏濕을 運行한다.

麻黃杏仁薏苡甘草湯 : 薏苡仁 麻黃 杏仁 炙甘草
肥人 ≫ 弱体 ○表寒證

病者一身盡疼, 發熱, 日晡所劇者, 名風濕. 此病傷於汗出當風, 或久傷取冷所致也. 可與麻黃杏仁薏苡甘草湯.

肥人 濕家의 表寒證에 응용한다. 薏苡仁이라는 穀類로 以甘爲君하였으므로 肥人의 素有表寒한 久病, 虛證을 다스린다. 임상에서는 体肥하면서 면역기능 저하로 발생하는 각종 피부질환에 奏效한다. 면역장애 질환은 기본적으로 6개월 이상의 장기적인 치료기간을 要한다. 치료를 종료한 후에도 3~6개월 간격으로 내원케 하면서 2~3년은 관리해야 한다.

防己黃芪湯 : 黃芪 防己 朮 甘草 生薑 大棗
弱体 ≫ 肥人 ○虛證

風濕, 脈浮, 身重, 汗出惡風者, 防己黃芪湯主之.

表虛하여 이미 汗出하므로 黃芪로 固表止汗하고 防己로 下行利水한다. 임상에서는 항상 피로하고 잘 붓고 무력감을 호소하는 경우에 응용한다. 薑棗의 配伍는 和法(補法)을 기본으로 깐다는 의미다.

桂枝附子湯 白朮附子湯 甘草附子湯

弱体　○寒證

傷寒八九日, 風濕相搏, 身體疼煩, 不能自轉側, 不嘔不渴, 脈浮虛而濇者, 桂枝附子湯主之. 若大便堅, 小便自利者, 去桂枝加白朮湯主之.

風濕相搏, 骨節疼煩掣痛, 不得屈伸, 近之則痛劇, 汗出短氣, 小便不利, 惡風不欲去衣, 或身微腫者, 甘草附子湯主之.

세 가지 처방 共히 弱体의 風寒濕痺 主方이다. 虛證을 겸한다. 白朮附子湯(去桂枝加白朮湯) 복용 시 나타나는 현상이 바로 '瞑眩'이다.

暍病

白虎加人蔘湯 一物瓜蒂散

暍病은 더위를 먹은 병이다. 여기서 身重한 것은 濕邪를 겸했기 때문이다. 發熱, 汗出, 煩渴, 少氣脈虛 등이 主症이다.

症狀

太陽中暍, 發熱惡寒, 身重而疼痛, 其脈弦細芤遲. 小便已, 洒洒然毛聳, 手足厥冷, 小有勞, 身卽熱, 口開, 前板齒燥. 若發其汗, 則惡寒甚. 加溫鍼, 則發熱甚. 數下之, 則淋甚.

白虎加人蔘湯 : 石膏 知母 人蔘(黨蔘) 甘草 粳米

강체 ≫ 瘦人   ○熱證

太陽中熱者, 暍是也. 汗出惡寒, 身熱而渴, 白虎加人參湯主之.

熱盛한 强體의 中暍이다. 淸熱生津과 益氣養陰을 爲主로 한다. 强體
傾向이 뚜렷한 경우, 黨蔘으로 代用한다.

一物瓜蒂湯 : 瓜蒂

太陽中暍, 身熱疼重, 而脈微弱, 此以夏月傷冷水, 水行皮中所致也,
一物瓜蒂湯主之.

疼重은 暍病이 濕邪를 挾했기 때문이다. 더위 때문에 찬물을 많이 마
셨으나 弱體 傾向이라 胃陽이 부족하여 不勝其冷하면서 濕이 생긴다. 脈
微弱하므로 愼服하고 吐下 후에 부드러운 음식으로 調理한다.

百合病

百合知母湯 百合滑石代赭湯 百合鷄子黃湯 百合地黃湯

百合洗方 栝樓牡蠣散 百合滑石散

百合病은 熱病 후, 熱이 완전히 제거되지 않아 발생한다. 精神이 不定
하며 口苦, 小便赤, 脈微數이 主症狀이다. 熱＞寒, 瘦＞肥 傾向이다.

症狀

論曰: 百合病者, 百脈一宗, 悉致其病也. 意欲食復不能食, 當黙黙,
欲臥不能臥, 欲行不能行, 欲飮食, 或有美時, 或有不用聞食臭時, 如寒
無寒, 如熱無熱, 口苦, 小便赤, 諸藥不能治, 得藥則劇吐利, 如有神靈

者, 身形如和, 其脈微數. 每溺時頭痛者, 六十日乃愈; 若溺時頭不痛, 淅然者, 四十日愈; 若溺快然, 但頭眩者, 二十日愈. 其證或未病而預見 或病四五日而出, 或病二十日或一月微見者, 各隨證治之.

百合地黃湯 : 百合 生地黃

强体 ≫ 瘦人　○熱證

百合病, 不經吐下發汗, 病形如初者, 百合地黃湯主之.

百合은 甘苦하여 潤肺寧心하며 淸熱한다. 血熱을 없애고 淸熱養陰 하는 生地黃과 配合하여 瘦人, 强体 경향의 口苦, 小便赤, 脈數을 主治 한다.[246]

百合知母湯 百合滑石代赭湯 百合鷄子黃湯 百合洗方 栝樓牡蠣散 百合滑石散

百合病 發汗後者, 百合知母湯主之.

百合病 下之後者, 百合滑石代赭湯主之.

百合病 吐之後者, 百合鷄子黃湯主之.

百合病 一月不解, 變成渴者, 百合洗方主之.

百合病 渴不差者, 栝樓牡蠣散主之.

百合病 變發熱者, 百合滑石散主之.

---

246) 本方에 黃連, 梔子, 小麥, 麥麸, 大棗, 酸棗仁, 甘草 등을 加減하여 불면증, 불안 장애, 虛煩 등 각종 정신과질환을 다스린다.

狐惑病

甘草瀉心湯 苦蔘湯 雄黃 赤豆當歸散

狐惑病은 濕熱과 蟲毒에 의해 발생한다. 目赤, 咽喉, 前後陰의 潰瘍이 主症狀이다. 환자의 정신상태는 百合病의 神志不爽과 유사하다.

症狀

狐惑之爲病, 狀如傷寒, 黙黙欲眠, 目不得閉, 臥起不安, 蝕於喉爲惑, 蝕於陰爲狐, 不欲飮食, 惡聞食臭, 其面目乍赤乍黑乍白.

甘草瀉心湯 : 半夏, 人蔘, 炙甘草, 子芩, 乾薑, 黃連, 大棗
弱体 ○寒證

蝕於上部則聲喝, 甘草瀉心湯主之.

甘草가 君藥이고 黃連, 黃芩이 臣藥이다. 임상에서는 면역장애로 인한 婦人의 陰部搔痒, 瘡瘍, 潰瘍 등에 응용한다. 上熱, 面赤, 睡眠難, 憂鬱感 등을 동반하는 경우가 많다. 베체트병도 本方으로 다스릴 수 있다.

苦蔘湯

蝕於下部則咽乾, 苦蔘湯洗之.

陰部搔痒, 帶下 등에 苦蔘10g, 蛇床子10g을 煎湯하여 坐浴한다. 큰 용기에 煎湯液을 붓고 1시간 이상 앉아있게 한다.

雄黃 赤豆當歸散

蝕於肛者, 雄黃熏之. 病者脈數, 無熱, 微煩, 黙黙但欲臥, 汗出, 初得

之三四日, 目赤如鳩眼, 七八日, 目四眥黃黑. 若能食者, 膿已成也, 赤豆當歸散主之.

陰陽毒病

陰陽毒病은 發斑, 咽喉痛 등을 主症으로 하는 急性 熱病이다.

升麻鱉甲湯

陽毒之爲病, 面赤斑斑如錦紋, 咽喉痛, 唾膿血. 五日可治, 七日不可治, 升麻鱉甲湯主之.

陰毒之爲病, 面目青, 身痛如被杖, 咽喉痛, 五日可治, 七日不可治, 升麻鱉甲湯去雄黃蜀椒主之.

瘧病

鱉甲煎丸 白虎加桂枝湯 蜀漆散

瘧病은 癉瘧, 溫瘧, 牝瘧, 瘧母 등으로 구분되고, 汗吐下三攻法, 淸和法, 溫和法, 刺鍼, 飮食調理 등으로 치료한다.

治法

師曰: 瘧脈者弦, 弦數者多熱; 弦遲者多寒. 弦小緊者下之差, 弦遲者可溫之, 弦緊者可發汗, 鍼灸也, 浮大者可吐之, 弦數者風發也, 以飮食消息止之.

鼈甲煎丸

病瘧以月一日發, 當以十五日愈, 設不差, 當月盡解; 如其不差, 當云何? 師曰: 此結爲癥瘕, 名曰瘧母, 急治之, 宜鼈甲煎丸.

白虎加桂枝湯 : 石膏 知母 甘草 粳米 桂枝

溫瘧者, 其脈如平, 身無寒但熱, 骨節疼煩, 時嘔, 白虎加桂枝湯主之.

蜀漆散 : 蜀漆 雲母 龍骨

瘧多寒者, 名曰牝瘧, 蜀漆散主之.

中風病

風引湯

金匱의 中風病은 正氣가 虛弱한 상태에서 外邪가 侵襲한 病으로 論述되고 있다. 中風病은 卒然昏倒, 半身不遂, 口眼喎斜 등이 主症狀이다. 그러나 半身不遂, 舌難言하는 中風病은 傷寒論의 太陽中風과는 근본적으로 다른 疾患으로 外風이 아니라 內風이다. 그러므로 本篇에서 中風病에 적절한 處方은 風引湯 한 가지 뿐이라 할 수 있다.[247]

---

247) 傷寒 太陽中風은 汗法不及에 의한 實證 病症이고, 본편의 中風病은 三法太過에 의한 虛證 病症이다. 卒然昏倒, 半身不遂, 舌難言과 같은 초기 급성기에는 뇌혈관장애 (中風 cerebrovascular accident)에 의한 뇌실질의 손상을 줄이기 위한 절대안정과 淸熱降氣가 급선무다. 급성기에 攻法을 시행하더라도 益胃散이나 承氣類, 蜜煎導등과 같은 攻下法을 愼用할 수 있으나, 發汗法이나 麻黃之劑는 금한다. 급성기가 지나면 淸和나 溫和를 통하여 調理한다.

症狀

夫風之爲病, 當半身不遂, 或但臂不遂者, 此爲痺. 脈微而數, 中風使然. 寸口脈浮而緊, 緊則爲寒, 浮則爲虛, 寒虛相搏, 邪在皮膚, 浮者血虛, 絡脈空虛, 賊邪不瀉, 或左或右, 邪氣反緩, 正氣卽急, 正氣引邪, 喎僻不遂. 邪在于絡, 肌膚不仁, 邪在于經, 卽重不勝, 邪入于腑, 卽不識人, 邪入于臟, 舌卽難言, 口吐涎.

風引湯 : 寒水石 滑石 赤石脂 白石脂 紫石英 石膏 大黃 乾薑 龍骨 桂枝 牡蠣 甘草

强体 ≫ 弱体　○裏熱證

風引湯 除熱癱癇.

癱은 半身不遂를 뜻하고 癇은 癲癇을 뜻한다. 陽熱이 亢盛하고 內風이 머리로 上逆하면서 치밀어 오르는 風에 適中된 경우에 쓴다.[248]

歷節病

桂枝芍藥知母湯 烏頭湯 礬石湯 崔氏八味丸

歷節病은 전신의 마디가 두루 아픈 것이다. 正氣가 虛弱하거나, 風寒濕의 侵襲에 의하여 발생한다. 水濕이 鬱結되어 濕熱이 발생하므로 水氣病 黃汗과 비슷하나, 黃汗은 정강이가 시리고 歷節은 열이 난다. 痿는 萎를 뜻한다. 濕熱이 지속되다가 결국 가을 燥金에 의해 잎사귀가 시들

---

248) 金石之劑는 성질이 차고 肅降하는 金氣가 많다. 風引湯은 淸和之劑로 熱化된 强体의 뇌전증(epilepsy)에 응용할 수 있다.

듯이 血衰해지면서 수족이 痿弱無力하게 된다. 時日이 경과하면서 血氣俱虛해지면 '泄, 痿, 枯, 斷泄' 등으로 심해지게 된다. 이는 歷節과 脚氣 등의 重證이라 할 수 있다.

原因

寸口脈沈而弱, 沈卽主骨, 弱卽主筋, 沈卽爲腎, 弱卽爲肝. 汗出入水中, 如水傷心, 歷節黃汗出, 故曰歷節.(肝腎不足)

味酸則傷筋, 筋傷則緩, 名曰泄. 鹹則傷骨, 骨傷則痿, 名曰枯. 枯泄相搏, 名曰斷泄. 營氣不通, 衛不獨行, 營衛俱微, 三焦無所御, 四屬斷絶, 身體羸瘦, 獨足腫大, 黃汗出, 脛冷. 假令發熱, 便爲歷節也.(內傷肝腎)

盛人脈澁小, 短氣, 自汗出, 歷節痛, 不可屈伸, 此皆飮酒汗出當風所致.(汗出當風)

桂枝芍藥知母湯:生薑 朮 桂枝 芍藥 知母 防風 附子 甘草 麻黃
弱体 ≫ 瘦人 ≫ 肥人　○寒證

諸肢節疼痛, 身體尫羸, 脚腫如脫, 頭眩短氣, 溫溫欲吐, 桂枝芍藥知母湯主之.

生薑, 朮로 調胃除濕한다. 知母, 芍藥으로 骨蒸勞熱을 없앤다. 麻黃의 용량을 줄이거나 去 하면 瘦人 歷節病에 적합하다. 烏頭湯에 비해 骨蒸하는 熱象이 많다.

烏頭湯:麻黃 芍藥 黃芪 炙甘草 川烏 (烏頭 不必經 蜜煎)
弱体 ≫ 肥人 ≫ 瘦人　○寒證

病歷節不可屈伸, 疼痛, 治脚氣疼痛, 不可屈伸 烏頭湯主之.

歷節病 主治方이다. 烏頭, 附子, 草烏를 加減하여 藥力을 조절한다. 肥人은 黃芪, 麻黃을 重用하고 瘦人은 芍藥 炙甘草를 重用한다.[249)]

礬石湯 : 礬石 湯脚

治脚氣沖心 礬石湯.

脚氣의 옛 이름은 緩風으로 水濕에 의해 발생한다. 脚氣는 처음에 다리나 무릎이 약해지다가, 痺症이 생기고 붓다가 점차 全身으로 퍼지게 된다. 아랫배로 올라가면 小腹不仁하고 가슴으로 올라가면 胸滿 喘息 煩悶한다. 礬石은 白礬이다.

崔氏八味丸 : 乾地黃 山茱萸 山藥 澤瀉 牧丹皮 茯苓 桂枝 附子

强体 ≫ 瘦人 ≫ 肥人　○虛證

治脚氣上入, 少腹不仁 崔氏八味丸.

'天地不仁 以萬物爲芻狗'에서의 不仁처럼 '생각하거나 뜻하는 바가 전혀 없거나 있더라도 실행되지 않는 상태'를 말한다. 그러므로 少腹不仁은 아랫배의 감각뿐만 아니라 기능 역시 통제를 벗어난 상태를 뜻한다. 風寒濕 三氣가 脚部에서 雜至成痺하다가 上衝하여 少腹으로 침범한다.

---

249) 임상에서 퇴행성관절염을 다스리는 主治方이다. 본방과 二妙散을 가감하여 각종 관절질환을 다스린다. 痛隨利減이라, 6개월의 치료기간이면 益胃散, 溫白元을 응용한 原始攻法을 5회 정도 幷行한다.

血痺病

黃芪桂枝五物湯

尊榮人은 전형적인 肥人, 弱体에 해당한다. 微風에 被襲하였으나 風痺로 보지 않고 血痺로 본 것은 骨弱肌膚盛한 체질적 특성을 중심으로 보았기 때문이다. 그러므로 血痺病과 虛勞病 條文을 함께 묶었다. 後漢末 仲景時代의 의학은 外感 중심인데, 여기서는 특이하게 환자 개인의 체질적 특성을 중심으로 관찰하고 있다.

針刺는 發汗法에 해당하므로 肥人에게 적합하다. 특히 肥人, 弱体는 肌膚盛하여 항상 陽氣怫鬱하므로 針으로 陽氣를 救出한다.[250]

原因

問曰: 血痺病從何得之? 師曰: 夫尊榮人骨弱肌膚盛, 重困疲勞汗出, 臥不時動搖, 加被微風, 遂得之. 但以脈自微澀, 在寸口, 關上小緊, 宜針引陽氣, 令脈和緊去則愈.

黃芪桂枝五物湯 : 生薑 黃芪 芍藥 桂枝 大棗

肥人 ≫ 弱体 ○表虛證

血痺陰陽俱微, 寸口關上微, 尺中小緊, 外證身體不仁, 如風痺狀, 黃芪桂枝五物湯主之.

桂枝湯에서 辛溫한 生薑을 增培하고 甘草를 祛한 후, 黃芪를 加하였

---

250)『儒門事親』所謂三法可以兼衆法者, 如引涎漉涎嚏氣追淚, 凡上行者皆吐法也. 灸蒸熏渫洗熨烙針刺砭射導引按摩, 凡解表者皆汗法也. 催生下乳磨積逐水破經泄氣, 凡下行者皆下法也.

다. 陽氣怫鬱한 肥人은 甘草를 愼用해야 한다는 것을 알 수 있다. 仲景은 본 條文에서 尊榮人이라는 體型을 提示하여, 肥人, 弱体에게는 甘草 不敢用의 根據를 밝혔다.

虛勞病

桂枝加龍骨牡蠣湯 天雄散 小建中湯 黃芪健中湯 八味腎氣丸

薯蕷丸 酸棗仁湯 大黃蟅蟲丸 炙甘草湯

氣血不足에 의한 虛勞를 설명하고 있다. 面色薄, 口渴, 面白, 目暝, 手足煩, 春夏劇, 秋冬瘥 등은 血不足 증상이고 脈虛沈, 手足逆寒, 短氣, 少腹滿, 裏急, 小便不利, 陰寒精自出, 瘦削不能行, 腹滿溏泄, 食不消化, 腸鳴 등은 氣不足 증상이다. [251]

分類

血虛 : 男子面色薄者, 主渴及亡血, 卒喘悸, 脈浮者, 裏虛也.

氣血不足 : 男子脈虛沈弦, 無寒熱, 短氣裏急, 小便不利, 面色白, 時目暝, 兼衄, 少腹滿, 此爲勞使之然.

虛勞 : 勞之爲病, 其脈浮大, 手足煩, 春夏劇, 秋冬瘥, 陰寒精自出, 瘦削不能行.

虛勞 : 脈弦而大, 弦則爲減, 大則謂芤, 減則爲寒, 芤則爲虛, 虛寒相搏, 此名爲革. 婦人則半產漏下, 男子則亡血失精.

---

251) 三法太過에 의한 諸症狀이다. 虛勞病의 主治方으로는 桂枝湯과 八味丸, 君藥의 主味는 甘味, 주요 本草는 人蔘 阿膠 黃芪 熟地黃 生薑 大棗 甘草 등이라 할 수 있다.

無子：男子脈浮弱而澀, 爲無子, 精氣淸冷.

盜汗：男子平人, 脈虛弱細微者, 喜盜汗也.

虛勞：人年五六十, 其病脈大者, 痺俠背行, 若腸鳴, 馬刀俠癭者, 皆爲勞得之.

脫氣：脈沈小遲, 名脫氣, 其人疾行則喘喝, 手足逆寒, 腹滿, 甚則溏泄, 食不消化也.

桂枝加龍骨牡蠣湯：桂枝 芍藥 生薑 甘草 大棗 龍骨 牡蠣

　○虛證

夫失精家, 少腹弦急, 陰頭寒, 目眩, 髮落, 脈極虛芤遲, 爲淸穀亡血, 失精, 脈得諸芤動微緊, 男子失精, 女子夢交, 桂枝加龍骨牡蠣湯主之.

弱体, 瘦人 경향의 虛勞에 의한 失精, 夢交이다. 桂枝湯을 和法(補法)에 응용했다. 肥人이나 强体인 경우에도 神志不爽하며 心火가 浮越하면 갑자기 食不下하면서 급격히 수척해지고 무력해질 수 있다. 强体가 虛證에 빠지면 다양한 寒象을 보이는데, 이때 强体에게도 溫和之劑를 暫用할 수 있다. 肥瘦强弱을 막론한 각종 虛證 心因性疾患에 응용한다.

天雄散：天雄 白朮 桂枝 龍骨

小建中湯：膠飴 芍藥 桂枝 生薑 大棗 甘草

　瘦人 ≫ 弱体　○虛證

虛勞裏急, 悸, 衄, 腹中痛, 夢失精, 四肢痠疼, 手足煩熱, 咽乾口燥, 少建中湯主之.

瘦人, 弱体 경향의 裏急이다. 氣血이 부족하고 寒象, 熱象이 錯雜된

寒證이다. 裏急은 腹中이 당기고 아픈 것이다. 본 條文은 少腹部의 裏急을 뜻한다. [252]

黃芪健中湯 : 小建中湯 加 黃芪
瘦人 ≫ 弱体 ○虛證

虛勞裏急, 諸不足, 黃芪健中湯主之.

諸不足하나, 氣虛의 경향이 심한 경우이다. 지속적인 胃脘痛, 喜腹按, 食慾不振, 疲勞, 無力, 舌淡, 苔白한 脾胃虛寒의 胃脘痛에 有效하다.

八味腎氣丸 : 熟地黃 山茱萸 山藥 澤瀉 茯苓 牧丹皮 肉桂 附子
○虛證

虛勞腰痛, 少腹拘急, 小便不利者, 八味腎氣丸主之.

八味는 錢乙에 의해 六味로 다듬어진다. 經方의 立方 本旨를 파악하여, 桂와 附子를 去하고 六味를 創方하였다. 錢乙은 肥瘦强弱을 바탕으로 經方과 旣成方을 加減하는 後人의 師表라 할 수 있다. 熟地黃은 六坎水의 形質이 되고, 山藥은 熟地黃을 補佐하며, 山茱萸는 腎間動氣를 일으킨다. 澤瀉, 茯苓은 三補藥(熟地黃, 山藥, 山茱萸)을 前陰으로 嚮導하고 牧丹皮는 少腹의 伏火를 없앤다. 이러한 六味의 德性을 바탕으로 附子, 肉桂는 興陽益氣하며 少腹不仁을 없앤다.

---

252)『傷寒論』太陽病 小便利者 以飮水多 必心下悸 小便少者 必苦裏急也.
　『金匱要略』問曰:婦人年五十所, 病下利數十日不止, 暮卽發熱, 少腹裏急, 腹滿, 手掌煩熱, 唇口乾燥, 何也? 師曰:此病屬帶下. 何以故? 曾經半產, 瘀血在少腹不去. 何以知之? 其證唇口干燥, 故知之. 當以溫經湯主之.

薯蕷丸

虛勞諸不足, 風氣百疾, 薯蕷丸主之.

酸棗仁湯 : 酸棗仁 知母 茯苓 川芎 甘草
　瘦人　○虛證, 熱證

虛勞虛煩不得眠, 酸棗仁湯主之.

血不足에 의한 陰虛內熱이다. 養陰하고 淸熱除煩한다.

大黃䗪蟲丸

五勞虛極羸瘦, 腹滿不能飮食, 食傷, 憂傷, 飮傷, 房室傷, 飢傷, 勞傷, 經絡營衛氣傷, 內有乾血, 肌膚甲錯, 兩目黯黑. 緩中補虛, 大黃䗪蟲丸主之.

炙甘草湯 : 生地黃 麥門冬 麻仁 炙甘草 桂枝 生薑 人蔘 阿膠 大棗
　瘦人 ≫ 弱体　○虛證

炙甘草湯 治虛勞不足, 汗出而悶, 脉結悸, 行動如常, 不出百日, 危急者十一日死.

『金匱要略心典』에는 "脉이 結한 것은 營氣不行하기 때문이고, 心悸한 것은 血虧하여 心無所養하기 때문이다"고 하였다. 또, "人蔘, 桂枝, 甘草, 生薑은 몸의 陽을 움직이고, 生地黃, 阿膠, 麥門冬, 麻仁은 몸의 陰을 움직인다. 이는 陽이 陰中에서 다시 운행하게 하여 脈이 저절로 회복되게(自復)하려 함이다."고 하여 炙甘草湯이 곧 復脈湯임을 밝히고 있다. 氣血이 모두 虧損된 경우, 弱体는 人桂甘生 爲主로 强体는 生阿麥麻 爲主로 加減한다.

肺痿病

麥門冬湯 甘草乾薑湯 炙甘草湯 甘草湯 生薑甘草湯
桂枝去芍藥加皂莢湯

肺痿는 萎를 뜻하는데, 가을 燥金에 의해 나뭇잎이 시들고 마르는 것과 같다. 肺氣가 약해지고 호흡이 짧아지면서, 짙거나 묽은 가래를 많이 뱉는다. 麥門冬湯은 虛證, 熱證, 甘草乾薑湯은 虛證, 寒證에 속한다.

原因과 鑑別

問曰: 熱在上焦者, 因咳爲肺痿. 肺痿之病, 從何得之? 師曰 : 或從汗出, 或從嘔吐, 或從消渴, 小便利數, 或從便難, 又被快藥下利, 重亡津液, 故得之.

曰: 寸口脈數, 其人咳, 口中反有濁唾涎沫者何? 師曰 : 爲肺痿之病. 若口中辟辟燥, 咳卽胸中隱隱痛, 脈反滑數, 此爲肺癰, 咳唾膿血. 脈數虛者爲肺痿, 數實者爲肺癰.

肺痿는 上焦의 熱 때문에 발생한다. 上焦의 熱은 發汗過多, 잦은 嘔吐, 消渴 小便頻數, 攻下 등으로 亡津液하면서 발생한 虛熱象이다. 그 다음 구절은 肺痿와 肺癰에 대한 鑑別點이나, 尤怡는 肺痿肺癰 전체 條文을 相參하여 "肺痿와 肺癰의 症狀은 대부분 동일하고, 오직 胸中痛, 脈滑數, 唾膿血 만이 肺癰의 특징이다"고 밝혔다. [253]

---

253) 肺痿病의 원인이 汗吐下 三法太過에 의한 虛證임을 밝히고 있다.

麥門冬湯 : 麥門冬 半夏 人蔘 甘草 粳米 大棗

　瘦人 ≫ 弱体　○虛證

火逆上氣, 咽喉不利, 止逆下氣, 麥門冬湯主之.

假熱象이 錯雜된 瘦人, 弱体의 虛證, 寒證 肺痿病이다.

甘草乾薑湯 : 甘草 炮乾薑

　弱体　○虛證, 寒證

肺痿吐涎沫而不咳者, 其人不渴, 必遺尿, 小便數, 所以然者, 以上虛
不能制下故也. 此爲肺中冷, 必眩, 多涎唾, 甘草乾薑湯以溫之.

　弱体의 虛證, 寒證 肺痿이므로 益氣溫中하여 肺를 溫養한다. 強体는
勿用한다. 多唾涎沫이 主訴이고 기침이나 渴症은 없다.

炙甘草湯

炙甘草湯 治肺痿涎唾多, 心中溫溫液液者.

甘草湯 : 甘草

　瘦人 ≫ 弱体 ≫ 強体　○熱證, 寒證

甘草 單方이다. 強弱을 막론하고 瘦人의 急迫한 증상을 빠르게 緩和
시킨다.

生薑甘草湯 : 生薑 人蔘 甘草 大棗

　弱体　○虛證, 寒證

生薑甘草湯 治肺痿咳唾涎沫不止, 咽燥而渴.

　弱体, 瘦人 경향이다. 임상에서 食慾不振, 食不下하며 의욕이 없으면

서 疲勞, 無力感을 호소하는 경우에 奏效한다. [254]

桂枝去芍藥加皂莢湯 : 桂枝 生薑 甘草 大棗 皂莢

桂枝去芍藥加皂莢湯 治肺痿吐涎沫

肺癰病

葶藶大棗瀉肺湯 葦莖湯 桔梗湯 桔梗白散

肺癰은 外感 熱毒에 의해 발생한다. 肺에 癰膿이 생기고, 咳嗽, 胸痛, 비린내 나는 膿痰을 토하는 것이 主症이다. 肺癰은 초기, 중기, 말기 삼단계로 나뉜다.

原因과 豫候

問曰: 病咳逆, 脈之何以知此爲肺癰? 當有膿血, 吐之則死, 其脈何類? 師曰 : 寸口脈微而數, 微則爲風, 數則爲熱; 微則汗出, 數則惡寒. 風中於衛, 呼氣不入; 熱過於營, 吸而不出. 風傷皮毛. 熱傷血脈. 風舍於肺, 其人則咳, 口乾喘滿, 咽燥不渴, 多唾濁沫, 時時振寒. 熱之所過, 血爲之凝滯, 蓄結癰膿, 吐如米粥. 始萌可救, 膿成則死.

肺癰의 초기는 風傷皮毛 단계이고, 중기는 風熱毒이 血脈과 肺로 入裏하는 風舍於肺 단계로서 癰膿이 생기기 시작하고 기침, 숨참, 비린내 나는 가래와 짙은 痰을 뱉어내게 된다. 말기에는 결국 癰膿이 터져서 쌀

---

254) 生薑甘草湯은 성장기 어린이의 食慾不振에 좋다. 弱体인 경우는 本方으로, 强体인 경우는 益胃湯으로 다스린다.

죽 같은 膿血을 토한다.

葶藶大棗瀉肺湯 : 葶藶子 大棗
强体

肺癰, 喘不得臥, 葶藶大棗瀉肺湯主之.

葶藶子는 辛苦寒하다. 清熱利水하며 瀉肺氣한다. 瓜蔞仁과 配伍하면 强体의 上焦(心肺) 實證疾患에 汎用할 수 있다.[255]

葦莖湯 : 葦莖 薏苡仁 桃仁 瓜瓣(冬瓜子)

葦莖湯 治咳有微熱, 煩滿, 胸中甲錯 是爲肺癰.

갈대줄기는 清肺瀉熱한다. 胸中甲錯은 瘀血 所致이므로 桃仁으로 活血祛瘀한다. 實證 肺癰이다.

桔梗湯 : 桔梗 甘草
弱体

咳而胸滿, 振寒脈數, 咽乾不渴, 時出濁唾腥臭, 久久吐膿米粥者, 爲肺癰, 桔梗湯主之.

肺癰이 진행되어 이미 膿潰한 상태이다. 단, 弱体인 경우 膿潰와 관계없이 초기, 중기의 肺癰에도 응용할 수 있다.[256]

---

255) 북채로 치면 소리로 응하듯, 호흡기 질환에 奏效한다. 단, 약재 유통과정에서 葶藶子의 眞假를 잘 살펴야 한다. 반드시 熬令黃色(노랗게 볶는 것)할 필요는 없으나, 入湯 전에 주발로 가볍게 麤末하는 것이 좋다.

256) 下咽卽愈라, 咽喉痛에 卽效다. 탕약을 복용하고 30분 내 咽痛이 줄어든다. 屢試屢驗으로 桔梗4g, 甘草2g이 적당하다. 桔梗은 留皮해야한다. 현재 유통되는 길경 중 백두산 자락에서 거의 야생 상태로 키우고 있는 4~5년 이상 된 길경의 효능이 가장 뛰어나다.

桔梗白散 : 桔梗 貝母 巴豆
　弱体

　桔梗白散 治咳而胸滿 振寒脈數, 咽乾不渴 時出濁唾腥臭, 久久吐膿
如米粥者 爲肺癰.

　弱体의 肺癰을 攻下한다. 催吐法으로 搖痰하여 吐膿血할 수 있다.

咳嗽上氣病

　　射干麻黃湯 皂莢丸 越婢加半夏湯 厚朴麻黃湯 澤漆湯
　　小靑龍加石膏湯

　咳嗽上氣病은 기침이 나면서 氣가 위로 치밀어 오르는 病이다. 虛證과
實證으로 나뉜다.

虛實과 豫候

　上氣喘而躁者, 屬肺脹, 欲作風水, 發汗則愈.
　上氣面浮腫, 肩息, 其脈浮大, 不治, 又加利尤甚.
　咳嗽上氣의 實證과 虛證이다. 實證은 發汗宣肺로 다스린다. 虛證은
浮大無根한 脈象의 脾腎虛損으로 不治에 속한다. 가벼운 咳嗽上氣는
宣肺하기 위한 生理的 吐法으로 몸의 自律, 自淨反應이다. 自律反應으
로는 宣肺不及하여 咳嗽上氣가 지속되면 辛溫之劑로 發散 宣肺한다.

射干麻黃湯 : 半夏 五味子 射干 麻黃 生薑 細辛 紫菀 款冬花 大棗
　　○寒實證

　咳而上氣, 喉中水鷄聲, 射干麻黃湯主之.

水鷄聲은 痰이 끓는 소리를 말한다. 寒痰水飮에 의해 鬱肺된 경우다.

皂莢丸 : 皂莢 蜜丸, 以棗膏和湯 服三丸

咳逆上氣, 時時吐濁, 但坐不得眠, 皂莢丸主之.

越婢加半夏湯 : 石膏 麻黃 生薑 大棗 甘草 半夏

咳而上氣, 此爲肺脹, 其人喘, 目如脫狀, 脈浮大者, 越婢加半夏湯主之.
肺脹으로 外邪內飮할 때 半夏를 加하여 內飮을 驅逐한다.

厚朴麻黃湯 : 厚朴 麻黃 石膏 杏仁 半夏 乾薑 細辛 小麥 五味子

咳而脈浮者, 厚朴麻黃湯主之.

澤漆湯 : 半夏 澤漆 紫蔘 生薑 白前 甘草 黃芩 人蔘 桂枝

脈沈者, 澤漆湯主之.

小靑龍加石膏湯 : 麻黃 芍藥 桂枝 細辛 甘草 乾薑 五味子 半夏 石膏
　　弱体 ≫ 肥人

肺脹, 咳而上氣, 煩躁而喘, 脈浮者, 心下有水, 小靑龍加石膏湯主之.
弱体의 外邪, 心下有水氣의 小靑龍湯證에 煩躁를 겸하고 있다.

奔豚氣病

奔豚湯 桂枝加桂湯 苓桂甘棗湯

奔豚氣病은 발작성 질환이다. 갑자기 氣가 아랫배에서 가슴이나 목까지 치밀어 올라왔다가 내려간다. 발작이 일어날 때는 죽을 것처럼 고통스럽지만, 발작이 끝나고 나면 다시 평상시처럼 아무런 이상이 없다.[257]

原因과 症狀

師曰: 病有奔豚, 有吐膿, 有驚怖, 有火邪, 此四部病, 皆從驚發得之.

師曰: 奔豚氣病, 從少腹起, 上沖咽喉, 發作欲死, 復還止, 皆從驚恐得之.

奔豚湯 : 甘草 川芎 當歸 黃芩 芍藥 半夏 生薑 生葛 甘李根白皮

奔豚氣上沖胸, 腹痛, 往來寒熱, 奔豚湯主之.

桂枝加桂湯 : 桂枝 芍藥 生薑 炙甘草 大棗

瘦人 ≫ 弱体

發汗後, 燒針令其汗, 針處被寒, 核起而赤者, 必發奔豚, 氣從少腹上至心, 灸其核上各一壯, 與桂枝加桂湯主之.

桂枝湯에서 辛甘溫한 桂枝의 用量을 늘여 通脈, 止衝逆한다.

---

257) 奔豚氣는 공황장애와 유관한 질환이다. 공황장애는 三法太過에 의한 虛證 베이스로 發病한다. 三法太過 虛證이 지속되다가 '몸'이 더 이상 견딜 수 없을 때 '공황발작'이 오게 된다. 공황발작은 '虛中實'로서 발작 상황에서 경험하는 두려움(恐)은 강박적인 생각(思)에 의해 극심하게 과장, 증폭된다. 吐法太過不及錯雜이므로 實證 부분은 吐法으로 다스려야한다.

본편의 처방 등을 응용하여 調理하고 瓜蒂散 原始攻法을 병행하면 대부분 3개월 이내에 거의 再發없이 完治된다. 涌吐法은 3개월 사이에 3회를 기준으로 2~5회 정도 施行한다.

苓桂甘棗湯 : 茯苓 桂枝 甘草 大棗

瘦人 ≫ 弱体 ○虛證

發汗後, 臍下悸者, 欲作奔豚, 茯苓桂枝甘草大棗湯主之.

汗法太過 後 발생한 증상으로 瘦人, 弱体의 경향이다. 下焦의 水飮에 의해 臍下悸가 발생한다. 茯苓 桂枝로 溫陽 化氣 行水하고, 炙甘草 大棗로 瘦人, 弱体의 中洲를 益氣 溫中한다.

胸痺病

栝蔞薤白白酒湯 枳實薤白桂枝湯 人蔘湯 茯苓杏仁甘草湯
橘枳薑湯

胸痺病의 痺는 가슴이 답답하고 꽉 막힌 느낌을 뜻한다. 심하면 疼痛이 있으면서 숨이 차거나 기침을 하게 된다. 短氣는 호흡이 짧아지고 급해지는 것으로 胸痺病과 心痛病에 나타나는 하나의 症狀이다.

原因

師曰: 夫脈當取太過不及, 陽微陰弦, 卽胸痺而痛, 所以然者, 責其極虛也. 今陽虛知在上焦, 所以胸痺,心痛者, 以其陰弦故也.

陽微는 寸脈이 微한 것이고, 陰弦은 尺脈이 弦한 것이다. 上焦의 陽氣가 부족하여 陽微하고, 陰寒이 지나치고 水飮이 停滯하여 陰弦하다. 血痺가 환자의 체질적 특성 중심의 痺證이라면, 胸痺는 발병부위 중심의 痺證이다.

栝蔞薤白白酒湯 : 栝樓實 薤白 白酒

胸痺之病, 喘息咳唾, 胸背痛, 短氣, 寸口脈沈而遲, 關上小緊數, 栝樓薤白白酒湯主之.

胸痺에 의해 喘息, 咳唾, 胸背痛, 短氣 등의 症狀이 있는 경우이다. 薤白, 白酒의 辛味로 開痺, 通陽하고 瓜蔞仁으로 痰濁을 없앤다. 強体인 경우에는 瓜蔞仁을 君藥으로, 弱体인 경우에는 薤白을 君藥으로 한다. [258]

枳實薤白桂枝湯 人蔘湯

枳實薤白桂枝湯 : 枳實 厚朴 薤白 桂枝 栝蔞實

人蔘湯 : 人蔘 甘草 乾薑 白朮

胸痺心中痞, 留氣結在胸, 胸滿, 脅下逆搶心, 枳實薤白桂枝湯主之; 人蔘湯亦主之.

枳實薤白桂枝湯은 新病, 實證에 通陽祛痰하고, 人蔘湯은 弱体의 久病, 虛證에 散寒 溫中益氣한다.

茯苓杏仁甘草湯 橘枳薑湯

茯苓杏仁甘草湯 : 茯苓 杏仁 甘草

橘枳薑湯 : 橘皮 枳實 生薑

胸痺, 胸中氣塞, 短氣, 茯苓杏仁甘草湯主之; 橘枳薑湯亦主之.

茯苓杏仁甘草湯은 宣肺化飲하여 水飲의 阻滯에 능하고, 橘枳薑湯은

---

258) 瓜蔞仁, 薤白의 配伍 역시 胸痺에 반드시 奏效한다. 屢試屢驗이라 의심의 여지가 없다. 이처럼 한결같은 효능을 경험하게 되면 金匱要略이 傷寒雜病論의 雜病 부분임을, 그리고 仲景이 萬世의 宗師임을 다시금 깨닫게 된다.

行氣散結하여 氣滯에 능하다. 橘枳薑湯은 肥人, 弱体의 경향이다.

心痛病

栝蔞薤白半夏湯 薏苡附子散 烏豆赤石脂丸 九痛丸

心痛病은 胸痺病과 유사하나 심한 痛症이 주증상이다. 가슴에서 등까지 관통하는 듯한 徹背痛을 호소하는데, 寒證이라 附子를 主藥으로 다스린다.[259]

栝蔞薤白半夏湯：栝蔞實 薤白 半夏 白酒
　　弱体

胸痺不得臥, 心痛徹背者, 栝蔞薤白半夏湯主之.
기본적인 胸痺 症狀에 더하여 心痛徹背까지 加重된 상태이다.

薏苡附子散：薏苡仁 大附子
　　弱体

胸痺緩急者, 薏苡附子散主之.
緩急은 急에 뜻이 偏重된다. 緩慢하다가 심하게 아프다는 뜻이다.

---

259) 胸痺心痛은 陽微陰弦이라, 임상에서 瓜蔞薤白類의 처방으로 胸痛이 가라앉지 않을 때 附子를 加하면 得效하는 것을 경험할 수 있다. 瓜蔞薤白類의 처방에 附子를 加하는 법은 처음에는 黑順片으로 시작하고 점차 法製草烏나 生附子 등으로 강도나 용량을 높인다.

烏豆赤石脂丸 : 蜀椒 烏頭 附子 乾薑 赤石脂, 蜜丸如桐子大

　弱体

心痛徹背, 背痛徹心, 烏頭赤石脂丸主之.

九痛丸 : 附子 生狼牙 巴豆 人參 乾薑 吳茱萸

　弱体

九痛丸 治九種心痛.

腹滿病

　厚朴七物湯 附子粳米湯 厚朴三物湯 大柴胡湯 大承氣湯

　大建中湯 大黃附子湯 赤丸

　腹滿病의 主症狀은 腹部脹滿이다. 대표적인 胃腸管 질환으로 實證과
虛證으로 나뉜다. 實證은 攻下하고 虛證은 溫中한다. [260]

症狀과 治法

　病者腹滿, 按之不痛爲虛, 痛者爲實, 可下之. 舌黃未下者, 下之黃
自去.

　趺陽脈微弦, 法當腹滿, 不滿者必便難, 兩胠疼痛, 此虛寒從下上也,
當以溫藥服之. 腹滿時減, 復如故, 此爲寒, 當與溫藥. 病者痿黃, 躁而
不渴, 胸中寒實, 而利不止者, 死. 寸口脈弦, 卽脇下拘急而痛, 其人嗇

---

260) 腹滿은 下法不及과 下法太過의 감별이 가장 중요하다.

嗇惡寒也. 夫中寒家, 喜欠, 其人淸涕出, 發熱色和者, 善嚔. 中寒, 其人
下利, 以裏虛也, 欲嚔不能, 此人肚中寒. 夫瘦人繞臍痛, 必有風冷, 穀
氣不行, 而反下之, 其氣必衝, 不衝者, 心下則痞也.

舌苔黃, 按之痛, 腹滿不減, 減不足言인 경우에는 可下之한다. 그 외
의 경우는 脾胃虛寒하므로 溫藥으로 溫中한다.

厚朴七物湯：厚朴 甘草 大黃 大棗 枳實 桂枝 生薑
弱体

病腹滿, 發熱十日, 脈浮而數, 飮食如故, 厚朴七物湯主之.

太陽 表寒이 未解하였으므로 脈浮, 發熱한다. 腹滿과 表寒(表裏兼治)
를 함께 다스린다.

附子粳米湯：附子 半夏 甘草 大棗 粳米
弱体　○寒證

腹中寒氣, 雷鳴切痛, 胸脅逆滿, 嘔吐, 附子粳米湯主之.

久冷에 의한 弱体의 위장관 질환을 다스린다. 藥味는 甘淡하나 藥性
이 강하므로 强体는 禁한다.

厚朴三物湯：厚朴 大黃 枳實
痛而閉者, 厚朴三物湯主之.

厚朴三物湯은 厚朴이 主藥이고, 小承氣湯은 大黃이 主藥이다.

두 처방만 비교한다면 厚朴三物湯은 弱体 爲主이고 小承氣湯은 强体
爲主이다. 단, 용량은 適宜加減하여야 한다.

大柴胡湯：柴胡 黃芩 芍藥 半夏 枳實 大黃 大棗 生薑

按之心下滿痛者, 此爲實也, 當下之, 宜大柴胡湯.

大承氣湯：大黃 厚朴 枳實 芒硝

腹滿不減, 減不足言, 當須下之, 宜大承氣湯.

强体, 弱体를 막론하고 누구에게나 實證이 생긴다. 단, 弱体인 경우에는 신중하게 투약하고 中病하면 즉시 止後服한다.

大建中湯：蜀椒 乾薑 人蔘 膠飴

心胸中大寒痛, 嘔不能飲食, 腹中寒, 上衝皮起, 出現有頭足, 上下痛而不可觸近, 大建中湯主之.

痛症의 정도가 심하고 心胸腹部에 걸쳐 범위가 넓다.

大黃附子湯：大黃 附子 細辛

脅下偏痛, 發熱, 其脈緊弦, 此寒也, 以溫藥下之, 宜大黃附子湯.

赤丸：茯苓 烏頭 半夏 細辛, 煉蜜丸

寒氣厥逆, 赤丸主之.

寒疝病

大烏頭煎 當歸生薑羊肉湯 烏頭桂枝湯 柴胡桂枝湯 走馬湯

疝은 睾丸에서 少腹까지 이어서 急痛이 생기는 病으로서, 寒氣가 結聚된 까닭이다. 七疝으로 분류하나 寒疝이 七疝을 總稱한다.[261]

大烏頭煎 : 烏頭(大者五枚) 以水三升, 煮取一升, 去滓, 內蜜二升,

　　　　　煎令水氣盡.

　　弱体　○裏寒證

腹痛, 脈弦而緊, 弦則衛氣不行, 卽惡寒, 緊則不慾食, 邪正相搏, 卽

爲寒疝. 寒疝 繞臍痛, 若發則白汗出, 手足厥冷, 其脈沈緊者, 大烏頭

煎主之.

當歸生薑羊肉湯 : 當歸 生薑 羊肉

寒疝 腹中痛, 及脇痛裏急者, 當歸生薑羊肉湯主之

血虛로 인한 寒疝이다. 婦人 産後血虛 少腹絞痛에 응용한다.[262]

烏頭桂枝湯 : 烏頭 桂枝 芍藥 生薑 炙甘草 大棗

寒疝 腹中痛, 逆冷, 手足不仁, 若身疼痛, 灸刺諸藥不能治, 只當, 烏

頭桂枝湯主之.

柴胡桂枝湯 : 柴胡 子芩 人蔘 芍藥 桂枝 生薑 甘草 半夏 大棗

柴胡桂枝湯 治心腹卒中痛者

走馬湯 : 巴豆 杏仁

　　弱体 ≫ 强体　○寒證, 實證

---

261) 七疝 : 寒疝 水疝 筋疝 血疝 氣疝 狐疝 㿗疝. 七疝으로 분류하는 것은 七艮山이라
는 철학적 프레임에 起因한다.

262) 민간에서 산후조리로 복용하는 흑염소탕의 기원이라 할 수 있다. 양은 華夏族에게
가장 귀한 먹거리로 美, 祥, 義, 善 등 羊이 포함된 글자는 좋은 뜻을 의미한다.

走馬湯 治中惡, 心痛腹脹, 大便不通.

中惡는 정신이 昏迷하여 갑자기 쓰러지면서 心腹部가 아프고 脹滿하며 大便이 소통되지 않는 증상이다. 장중첩이나 장폐색과 같은 급성질환이다. 巴豆가 大熱하여 弱体 경향성이나, 强体인 경우에도 急 攻下할 수 있다. 强体는 杏仁의 용량을 늘리면서 빠른 속도로 快下시킨다. 多備少服法에 의해 복용하되, 반드시 得便 후에 止後服해야한다. [263]

宿食病

大承氣湯 瓜蒂散

宿食病은 傷食, 혹은 食積을 뜻한다. 胃腸이 약하거나 暴飮, 暴食에 의해 음식물이 胃腸間에 오랫동안 阻滯되어 발생한다. 涌吐法과 攻下法으로 다스린다.

診斷

脈緊如轉索無常者, 有宿食也.

脈緊, 頭痛風寒, 腹中有宿食不化也.

宿食病은 噯腐, 吞酸, 食臭, 不欲食, 胸悶, 腹痛, 飮食不節 등의 증상을 수반한다.

---

263) 通便시키지 못하면 위험한 상황이 되므로, 通便을 돕기 위해 따뜻한 미음을 복용한다. 丸散劑 原始攻法에 준하여 施行한다.

大承氣湯 : 大黃 厚朴 枳實 芒硝

問曰 : 人病有宿食, 何以別之? 師曰 : 寸口脈浮而大, 按之反澁, 尺中亦微而澁, 故知有宿食, 大承氣湯主之. 脈數而滑者, 實也, 此有宿食, 下之愈, 宜大承氣湯. 下利不欲食者, 有宿食也, 當下之, 宜大承氣湯.

瓜蒂散

宿食在上脘, 當吐之, 宜瓜蒂散.

『素問·陰陽應象大論』에서 其高者因而越之라고 하였다. 多備少服法으로 복용하고 快吐爲度한다.

五臟風寒病

旋覆花湯 麻子仁丸 甘薑苓朮湯

五臟風寒과 眞藏脈 등을 論하였으나, 脫簡이 많아서 일관되지 않다. 肝着, 脾約, 腎着 세 가지 질병에 대한 처방만 밝혔다.

旋覆花湯 : 旋覆花 葱 新絳(鮮茜草)

肝着, 其人常欲蹈其胸上, 先未苦時, 但欲飮熱, 旋覆花湯主之.

肝着은 怒氣나 寒氣에 의해 肝氣鬱滯된 것이다. 肝着이 본격적으로 發病되기 전에는 胸脇痞塞이 가벼우므로 熱湯으로 陽氣를 소통시킨다. 發病하여 血凝氣滯하면 熱湯으로는 부족하므로 通陽散瘀하는 旋覆花湯을 투여한다. 蹈는 '搯'의 誤字다.

麻子仁丸 : 麻子仁 芍藥 枳實 大黃 厚朴 杏仁 煉蜜和丸

趺陽脈浮而澁, 浮則胃氣强, 澁則小便數, 浮澁相搏, 大便則堅, 其脾
爲約, 麻子仁丸主之.

麻子仁, 杏仁, 芍藥은 養陰潤燥하고 大黃, 枳實, 厚朴은 攻下한다.
陽明腑熱은 淸泄하여 胃强을 억제하고, 太陰脾弱은 滋潤하여 脾約을
풀어준다.

甘薑苓朮湯 : 甘草 朮 乾薑 茯苓
　弱体　○裏寒證

腎着之病, 其人身體重, 腰中冷, 如坐水中, 形如水狀, 反不渴, 小便
自利, 飮食如故, 病屬下焦, 身勞汗出, 衣裏冷濕, 久久得之, 腰以下冷
痛, 腰重如帶五千錢, 甘薑苓朮湯主之.

寒濕이 허리에 留滯되어 陽氣가 不行한다. 下焦에 속하는 허리와 下
肢까지 시리고 아프고 무거워진다. 甘薑苓朮湯(腎着湯)은 乾薑과 茯苓
을 重用하여 弱体 腎着病의 散寒과 滲濕을 다스린다.

三焦病

師曰: 熱在上焦者, 因咳爲肺痿; 熱在中焦者, 則爲堅; 熱在下焦者,
則尿血. 亦令淋秘不通, 大腸有寒者, 多鶩溏; 有熱者, 便腸垢. 小腸有
寒者, 其人下重便血, 有熱者, 必痔.

三焦 各 部位의 증상, 大小腸의 寒熱에 따른 증상을 밝혔다.

積聚病

問曰: 病有積, 有聚, 有穀氣, 何謂也? 師曰: 積者, 臟病也, 終不移. 聚者, 腑病也, 發作有時, 展轉痛移, 爲可治. 穀氣者, 脅下痛, 按之則癒, 復發爲穀氣.

積과 聚와 穀氣의 鑑別 症狀이다.

痰飮病

苓桂朮甘湯 腎氣丸 甘遂半夏湯 五苓散 小半夏加茯苓湯

己椒藶黃丸

十棗湯

大靑龍湯 小靑龍湯

木防己湯 木防己去石膏加茯苓芒硝湯 澤瀉湯 厚朴大黃湯

葶藶大棗瀉肺湯 十棗湯 桂苓五味甘草湯 苓甘五味薑辛湯

苓甘五味薑辛夏湯

苓甘五味薑辛夏仁湯 苓甘五味薑辛夏仁大黃湯

痰飮病이란 飮邪에 의한 질병이다. 廣義와 狹義의 痰飮이 있다. 廣義의 痰飮은 痰飮, 懸飮, 溢飮, 支飮 네 가지 飮病을 아우른다. 그러므로 廣義의 痰飮에서 '痰'은 '澹'과 상통하며 '물이 움직이는 모양'을 의미하는 형용사다. 즉 篇名에서 뜻하는 痰飮病이란 流動하는 성질을 가진 네 가지 飮病을 뜻한다. [264] 狹義의 痰飮은 腸胃에 停滯된 飮邪만을 指稱한다.

原因

夫病人飲水多, 必暴喘滿. 凡食少飲多, 水停心下. 甚者則悸, 微者短氣. 脈雙弦者寒也, 皆大下後善虛. 脈偏弦者飲也.

分類와 症狀

問曰: 夫飲有四, 何謂也? 師曰: 有痰飲, 有懸飲, 有溢飲, 有支飲.

問曰: 四飲何以爲異? 師曰: 其人素盛今瘦, 水走腸間, 瀝瀝有聲, 謂之痰飲; 飲後水流在脇下, 咳唾引痛, 謂之懸飲; 飲水流行, 歸於四肢, 當汗出而不汗出, 身體疼重, 謂之溢飲; 咳逆倚息, 短氣不得臥, 其形如腫, 謂之支飲.

痰飲病은 痰飲, 懸飲, 溢飲, 支飲, 네 가지로 나뉜다. 留飲은 飲邪가 오랜 시간 머문다는 뜻이고, 伏飲은 體內에 뿌리 깊게 潛伏해 있는 飲邪라는 뜻이지 四飲외 또 다른 종류의 痰飲은 아니다.

治法

病痰飲者, 當以溫藥和之.

廣義의 痰飲病에 대한 기본적인 治療原則이다. 그밖에 發散, 利水, 攻下 등의 치료 방법이 있다.

---

264) '痰' 字는 魏晋시대 이후에 만들어진 글자로서 『爾雅』뿐만 아니라 『黃帝內經』에서도 찾아볼 수 없다. 『康熙字典』에는 '淡'이 '痰'의 古字라고 하였다. 그러므로 이 編이 後漢時代 仲景所著라면 '淡飲'이어야 한다. '稠濁者爲痰 淸稀者爲飲'의 개념은 宋代 『直指方』이후에 나오는데, 『金匱要略』의 '痰飲'과는 그 의미가 다르다.

痰飮 : 苓桂朮甘湯 腎氣丸 甘遂半夏湯 五苓散 小半夏加茯苓湯

　　己椒藶黃丸

苓桂朮甘湯 : 茯苓 桂枝 朮 甘草

　　弱体 ≫ 瘦人　○虛證, 寒證

　心下有痰飮, 胸脇支滿, 目眩, 苓桂朮甘湯主之.

　心下는 胃部로서 狹義의 痰飮이 발생하는 곳이다. 胃弱한 弱体의 中
洲에 飮邪가 停滯되어 淸陽은 不升하고 痰濁에 의해 上竅가 흐려지면서
目眩한다. '溫藥和之'의 치료원칙에 의해 溫中化飮한다. 弱体, 瘦人 경
향이다.

　　腎氣丸 : 熟地黃 山茱萸 山藥 澤瀉 茯苓 牧丹皮 肉桂 附子

　　　○虛證

　夫短氣有微飮, 當從小便去之, 苓桂朮甘湯主之; 腎氣丸亦主之.

　少腹不仁을 兼하면 腎氣丸을 主之한다.

　　甘遂半夏湯 : 甘遂 半夏 芍藥 甘草 蜜

　病者脈伏, 其人欲自利, 利反快, 雖利, 心下續堅滿, 此爲留飮欲去故
也, 甘遂半夏湯主之.

　오래 머물러있는 留飮을 환자 스스로 下利시키는데, 미진한 부분을 醫
工이 攻下法으로 도와준다. 强攻下는 肥瘦强弱을 막론하고 多備少服
하여 반드시 得中 後, 止後服한다.

己椒藶黃丸 : 防己 椒目 葶藶(熬) 大黃 爲蜜丸

腹滿, 口舌乾燥, 此腸間有水氣, 己椒藶黃丸主之.

腸間有水氣는 狹義의 痰飮 症狀이다. 强体 경향으로 大小便不利와 浮腫이 主症이다. 上熱, 面赤, 皮膚搔痒 등의 熱象을 보인다. 葶藶子는 生用해도 무방하고, 임상에서는 蜜을 去하고 四味를 湯劑로 응용한다.

小半夏加茯苓湯 : 半夏 生薑 茯苓
弱体　○寒證

先渴後嘔, 爲水停心下, 此屬飮家, 小半夏加茯苓湯主之.

嘔吐 후에 亡津液하여 口渴이 생기는 것이 원칙이다. 그러나 반대로 渴症이 있다가 토하는 것은 평소 水飮이 心下에 있었기 때문이고 弱体 경향이라 할 수 있다. 渴症으로 물을 더욱 마시게 되나, 胃弱하여 물을 소화시키지 못하고 水飮이 증가하여 쉽게 嘔吐한다. 渴欲飮水 水入卽吐하는 五苓散의 '水逆'과 같다. 단, 水逆은 水停下焦하여 小便不利가 있고, 小半夏加茯苓湯證은 水停中焦하여 小便不利가 없다.

五苓散 : 澤瀉 猪苓 茯苓 朮 桂
上五味, 爲末, 白飮服方寸匕, 日三服, 多飮暖水, 汗出愈.
瘦人

假令瘦人 臍下有悸, 吐涎沫而癲眩, 此水也, 五苓散主之.

瘦人의 水停下焦에 의한 臍下悸, 吐涎沫, 頭暈目眩, 小便不利에 쓴다.

懸飮:十棗湯

十棗湯:芫花 甘遂 大戟 大棗

　　強体 ≫ 肥人　○熱證, 實證

脈沈而弦者, 懸飮內痛. 病懸飮者, 十棗湯主之.

傷寒論에서 '太陽中風 下利 嘔逆 表解者 乃可攻之 其人漐漐汗出 發作有時 頭痛 心下痞硬滿 引脇下痛 乾嘔 短氣 汗出不惡寒者 此表解裏未和也 十棗湯主之'라 하였다. 惡寒發熱의 表證을 小靑龍湯과 같은 처방으로 發散한 후, 十棗湯으로 裏未和를 다스린다. 懸飮內痛은 胸脇部가 당기고 아픈 것으로 傷寒論의 十棗湯 症狀과 일치한다.

溢飮:大靑龍湯 小靑龍湯

病溢飮者, 當發其汗, 大靑龍湯主之; 小靑龍湯亦主之.

溢飮은 風寒을 겸한 飮病이다. 그러므로 發熱惡寒 身體疼痛 등의 外感症狀이 나타난다.

支飮:木防己湯 木防己去石膏加茯苓芒硝湯 澤瀉湯 厚朴大黃湯

　　　葶藶大棗瀉肺湯 十棗湯 小靑龍湯 桂苓五味甘草湯

　　　苓甘五味薑辛湯 苓甘五味薑辛夏湯

　　　苓甘五味薑辛夏仁湯 苓甘五味薑辛夏仁大黃湯

木防己湯:防己 石膏 桂枝 人蔘

木防己去石膏加茯苓芒硝湯:防己 桂枝 人蔘 芒硝 茯苓

　　強体 ≫ 弱体

膈間支飲, 其人喘滿, 心下痞堅, 面色黧黑, 其脈沈緊, 得之數十日,
醫吐下之不愈, 木防己湯主之. 虛者卽愈, 實者三日復發, 復與不愈者,
宜木防己湯去石膏加茯苓芒硝湯主之.

膈間支飲이 上逆하여 心肺를 壓迫하므로 喘滿, 咳嗽한다. 痰飮咳嗽
라는 篇名에서의 '咳嗽'는 痰飮病의 主症狀을 의미한다. 心下痞堅이 심
하고 不欲食하는 胃弱한 弱体의 飮病인 경우는 人蔘, 桂枝를 重用한다.

澤瀉湯 : 澤瀉 朮

心下有支飲, 其人苦冒眩, 澤瀉湯主之.

나뭇가지(支)가 위를 향하여 치솟듯이, 支飮이 上逆하여 淸竅를 흐리
므로 冒眩한다. [265]

厚朴大黃湯 : 厚朴 大黃 枳實

支飲胸滿者, 厚朴大黃湯主之.

小承氣湯證을 兼한 支飮이다.

---

265) 거의 모든 眩暈에 奏效한다. 澤瀉5g, 蒼朮2g이 적절하며 他藥이 加해지면 오히려
효과가 떨어진다. 메니에르병인 경우, 3~6개월 정도의 치료기간을 결정하고 益胃散 原始
攻法을 병행한다. 3개월을 치료하면 3~5회 정도 攻下한다. 대부분 치료 예상 기간보다
빨리 회복되지만, 재발 방지를 위해 기본적으로 3개월은 服藥해야 한다.
　蒼朮(Atractylodes japonica)은 우리나라 各地의 산중턱에서 자생한다. 여름이나 가
을에 약초 답사를 하면서 根莖을 채취하여 소량을 잘라 씹어보면 그 강렬한 맛에 깜짝
놀라게 된다. 건조한 蒼朮2g은 결코 적은 용량이 아니다.

葶藶大棗瀉肺湯：葶藶子 大棗

　　强体

支飲不得息, 葶藶大棗瀉肺湯主之.

十棗湯：芫花 甘遂 大戟 大棗

咳家其脈弦, 爲有水, 十棗湯主之.

夫有支飲家, 咳煩胸中痛者, 不卒死, 至一百日或一歲, 宜十棗湯.

小靑龍湯：麻黃 桂枝 芍藥 甘草 五味子 細辛 乾薑 半夏

　　肥人 ≫ 弱体　　○寒證

咳逆倚息不得臥, 小靑龍湯主之.

咳逆倚息, 短氣不得臥는 支飲의 主症狀이다. 小靑龍湯은 肥人, 弱体의 心下有水氣에 적합하다.

桂苓五味甘草湯：茯苓 桂枝 甘草 五味子

　　瘦人 ≫ 弱体

靑龍湯下已, 多唾口燥, 寸脈沈, 尺脈微, 手足厥逆, 氣從小腹上衝胸咽, 手足痺, 其面翕熱如醉狀, 因復下流陰股, 小便難, 時復冒者, 與茯苓桂枝五味甘草湯, 治其氣衝.

그러나 만일 血虛(血不足)한 瘦人에게 麻黃之劑를 투약했을 때는 津液의 亡失로 인한 尺脈微, 手足痺, 小便難 등이 나타난다. 또한 少陰病에 强發之하면 下厥上竭하여 上竅에서 출혈을 일으키듯, 瘦人을 强發之하면 上衝하여 술에 취한 듯 얼굴이 뜨거워지고 어지럽다. 瘦人의 上衝을 가라앉히기 위해 桂苓五味甘草湯을 與之한다.

苓甘五味薑辛湯 : 茯苓 甘草 五味子 乾薑 細辛

瘦人 ≫ 弱体

衝氣卽低, 而反更咳, 胸滿者, 用桂苓五味甘草湯去桂加乾薑, 細辛, 以治其咳滿.

桂苓五味甘草湯을 投藥하여 瘦人의 氣衝을 가라앉혔으나, 다시 支飮의 증상인 咳逆, 胸滿이 나타났으므로 桂枝를 去하고 乾薑, 細辛을 加하여 水飮을 없앤다. 苓甘五味薑辛湯을 與之한다.

苓甘五味薑辛夏湯 : 茯苓 甘草 五味子 細辛 乾薑 半夏

弱体 ≫ 瘦人

咳滿卽止, 而更復渴, 衝氣復發者, 以細辛, 乾薑爲熱藥也. 服之當遂渴, 而渴反止者, 爲支飮也. 支飮者法當冒, 冒者必嘔, 嘔者復內半夏以去其水.

그래도 支飮이 완전히 제거되지 않아서 冒眩하고 嘔吐하므로 半夏를 加한다. 苓甘五味薑辛夏湯을 與之한다.

苓甘五味薑辛夏仁湯 : 茯苓 甘草 五味子 乾薑 細辛 半夏 杏仁

弱体 ≫ 瘦人

水去嘔止, 其人形腫者, 加杏仁主之. 其證應內麻黃, 以其人遂痺, 故不內之. 若逆而內之者, 必厥, 所以然者, 以其人血虛, 麻黃發其陽故也.

形腫은 浮腫으로 水氣病의 風水처럼 麻黃之劑로 發散할 수 있다. 그러나 其人(瘦人)은 麻黃으로 强發之하면 津液이 亡失되어 痺症과 厥症이 생긴다. 血虛한 瘦人에게 麻黃의 辛溫을 投藥하면 血과 形이 더욱 消爍되어 陽無所附하기 때문이다. 麻黃 대신 杏仁을 加한다. 苓甘五味薑

辛夏仁湯을 與之한다.

苓甘五味薑辛夏仁大黃湯 : 茯苓 甘草 五味子 乾薑 細辛 半夏 杏仁
大黃

若面熱如醉, 此爲胃熱上衝熏其面, 加大黃以利之.

陽明 腑實에 의한 熱이 얼굴로 上衝하므로 大黃을 加한다. 苓甘五味
薑辛夏仁黃湯을 與之한다.

消渴病

白虎加人蔘湯 腎氣丸

消渴病은 口渴多飮, 多食善飢, 小便頻數, 그리고 오랜 시일이 경과하
면서 몸이 消瘦하는 특징을 가진 雜病이다.[266] 上消, 中消, 下消, 三消
에 대한 원인과 기본적인 치료 원칙을 제시하고 있다.

原因

寸口脈 浮而遲, 浮卽爲虛, 遲卽爲勞; 虛則衛氣不足, 勞則營氣竭.
趺陽脈 浮而數, 浮卽爲氣, 數卽消穀而大堅, 氣盛則溲數, 溲數卽堅,
堅數相搏, 卽爲消渴. 趺陽脈數, 胃中有熱, 卽消穀引食, 大便必堅, 小
便卽數.

---

266) 原文에 나오는 '厥陰之爲病, 消渴, 氣上衝心, 心中疼熱, 飢而不欲食, 食卽吐蚘,
下之利不止'라는 厥陰病 提綱의 消渴은 傷寒 急性期에 '목이 말라 물을 마시는' 하나의
증상에 불과하다. 그러므로 雜病 消渴病과 혼동하면 안 된다.

浮虛한 寸口脈은 上焦를 의미한다. 上焦의 虛勞로 인하여 上消가 發病하여 口渴多飮한다. 浮數한 趺陽脈은 胃熱을 뜻한다. 胃熱에 의해 中消가 發病하여 消穀善飢하고 小便數, 大便堅한다.

白虎加人蔘湯

渴欲飮水, 口乾舌燥者, 白虎加人參湯主之.

腎氣丸

男子消渴, 小便反多, 以飮一斗, 小便一斗, 腎氣丸主之.

小便不利病

五苓散 栝樓瞿麥丸 茯苓戎鹽湯 猪苓湯

小便不利가 主症이다. 消渴病과 구분되므로 별도의 疾患群으로 나눈다.

五苓散

脈浮, 小便不利, 微熱消渴者, 宜利小便發汗, 五苓散主之.[267] 渴欲飮水, 水入則吐者, 名曰水逆, 五苓散主之.

---

267) 이 조문에서 언급한 '消渴' 역시 消渴病이 아니라 단순히 口渴飮水하는 증상을 뜻한다.

栝樓瞿麥丸：瓜蔞根 茯苓 山藥 附子 瞿麥 (煉蜜爲丸)

小便不利者, 有水氣, 其人若渴, 栝蔞瞿麥丸主之.

小便不利病이면서 水氣病의 一種이다. 위로는 燥하고 아래로는 水飮이 停留하여 寒한 상태이다. 小便이 不利하고 少腹裏急한 환자가 渴症이 심하여도 물을 마시기 싫어한다.

茯苓戎鹽湯：茯苓 白朮 戎鹽

蒲灰散：蒲灰 滑石

滑石白魚散：滑石 亂髮 白魚

小便不利, 蒲灰散主之; 滑石白魚散, 茯苓戎鹽湯并主之.

猪苓湯：猪苓 茯苓 阿膠 滑石 澤瀉

脈浮, 發熱, 渴欲飮水, 小便不利者, 猪苓湯主之.

猪苓湯의 脈浮發熱은 病邪가 表에 있다는 의미가 아니다. 鬱滯된 裏熱이 腠理로 뿜어지면서 脈浮發熱한다.

淋病

症狀

淋之爲病, 小便如粟狀, 小腹弦急, 痛引臍中

禁忌

淋家不可發汗, 發汗則必便血.

水氣病

防己黃芪湯 越婢湯 越婢加尤湯 甘草麻黃湯 防己茯苓湯
蒲灰散 麻黃附子湯

水氣病은 각종 浮腫 疾患이다. 風水, 皮水, 正水, 石水로 분류된다.
치료원칙으로 腰以上은 發汗, 腰以下는 利小便한다. 病水腹大, 小便不
利한 경우에는 攻下하여 逐水한다.

分類

師曰: 病有風水, 有皮水, 有正水, 有石水, 有黃汗. 風水其脈自浮,
外證骨節疼痛, 惡風; 皮水其脈亦浮, 外證胕腫, 按之沒指, 不惡風, 其
腹如鼓, 不渴, 當發其汗. 正水其脈沈遲, 外證自喘; 石水其脈自沈, 外
證腹滿不喘. 黃汗其脈沈遲, 身發熱, 胸滿, 四肢頭面腫, 久不愈, 必致
癰膿.

四水病(風水, 皮水, 正水, 石水)과 黃汗病에 대한 분류와 차이점이다.

風水는 外感傷風에 의해 脈浮, 惡風 骨節疼痛이 있다.

皮水는 外感에 의한 것이 아니므로 惡寒이 없다.

正水는 胃弱, 陽虛하여 水濕을 制御하지 못하여 발생한다.

石水는 陽虛하여 寒氣가 下焦에 뭉친 것이다.

黃汗은 水氣病과 유사하나 다른 질병으로 분류해야 한다.

治法

師曰: 諸有水者, 腰以下腫, 當利小便; 腰以上腫, 當發汗乃愈. 夫水
病人, 目下有臥蠶, 面目鮮澤, 脈伏, 其人消渴. 病水腹大, 小便不利, 其

脈沈絶者, 有水, 可下之. 問曰：病下利後, 渴飲水, 小便不利, 腹滿因腫者, 何也? 答曰：此法當病水, 若小便自利及汗出者, 自當愈. 渴而下利, 小便數者, 皆不可發汗.

水氣病의 치료원칙이다. 허리 이하의 浮腫은 利小便, 허리 이상의 浮腫은 發汗을 기본으로 한다. 急性이나 重症에는 攻下逐水한다.

風水 : 防己黃芪湯 越婢湯

防己黃芪湯：黃芪 防己 朮 炙甘草 生薑 大棗 (方亦見濕病中)
　　弱体 ≫ 肥人

風水, 脈浮身腫, 汗出惡風者, 防己黃芪湯主之. 腹痛加芍藥. 防己黃耆湯 治風水. 脈浮爲在表, 其人或頭汗出, 表無他病, 病者但下重, 從腰以上爲和, 腰以下當腫及陰, 難以屈伸.

表虛하므로 黃芪로 益氣固表하고 防己로 利水한다. 肥瘦强弱을 막론하고 虛證 경향이다.

越婢湯：麻黃 石膏 生薑 大棗 甘草 (惡風者 加附子1枚炮. 風水加朮
　　四兩)
　　肥人 ≫ 弱体

風水惡風, 一身悉腫, 脈浮不渴, 續自汗出, 無大熱, 越婢湯主之.

無大熱하나 有熱하여 身熱惡風한다. 衛陽이 不固하여 惡風하는 경우는 附子를 加하고, 裏濕이 심한 風水인 경우에는 朮을 加한다.

皮水：越婢加朮湯 甘草麻黃湯 防己茯苓湯 蒲灰散

越婢加朮湯：麻黃 石膏 朮 大棗 生薑 甘草
肥人 ≫ 弱体

裏水者, 一身面目黃腫, 其脈沈, 小便不利, 故令病水. 假如小便自利, 此亡津液, 故令渴也. 越婢加朮湯主之.

裏水는 皮水를 말한다. 挾熱한 경우이므로 水氣를 發散하면서 淸鬱熱한다.

甘草麻黃湯：麻黃 甘草
肥人

裏水, 越婢加朮湯主之; 甘草麻黃湯亦主之.

裏水에 裏熱이 없을 경우 甘草麻黃湯으로 發散水氣한다.[268]

防己茯苓湯：防己 黃芪 桂枝 茯苓 甘草
弱体

皮水爲病, 四肢腫, 水氣在皮膚中, 四肢聶聶動者, 防己茯苓湯主之.

氣虛하여 水濕이 제대로 運化하지 못하면서 발생한다. 胃弱하므로 四肢가 無力하고 發腫한다. 임상에서는 寒象, 熱象이 錯雜되어 나타나는데, 熱象은 주로 얼굴에서 나타난다. 안면피부질환에 涌吐法과 병행한다.

---

268) 임상에서 陽氣怫鬱한 肥人의 諸般 病症에 汎用할 수 있다. 麻黃3g, 甘草1.5g이 적당하다.

蒲灰散 : 蒲灰 滑石

厥而皮水者, 蒲灰散主之.

正水(兼 風水) : 麻黃附子湯

麻黃附子湯 : 麻黃 甘草 附子

肥人 ≫ 弱体

水之爲病, 氣脈沈小, 屬小陰; 浮者爲風, 無水虛脹者, 爲氣. 水, 發其汗卽已. 脈沈者, 宜麻黃附子湯.

腎陽不足으로 脈沈細하다. 溫腎, 助陽하면서 發其汗한다.

黃汗病

芪芍桂酒湯 桂枝加黃芪湯

黃汗은 水氣病(浮腫)이나 黃疸이 아닌 하나의 독립된 질환으로 본다. 黃汗病은 더운 여름에 땀을 흘리다가 오염된 연못이나 호수에 뛰어들어 생긴 감염성질환으로 추정된다. 이때 노란 색소를 가진 황색포도상구균 등이 汗腺에 침입하여 毒素를 생산하고 염증을 일으켜 노란 땀이 나오게 된다.

芪芍桂酒湯 : 黃芪 芍藥 桂枝 苦酒

問曰: 黃汗之爲病, 身體腫, 發熱汗出而渴, 狀如風水, 汗沾依, 色正黃如柏汁, 脈自沈, 何從得之? 師曰: 以汗出入水中浴, 水從汗孔入得之, 宜芪芍桂酒湯主之.

黃汗病의 증상과 원인에 대한 설명이다. 耆芍桂酒湯은 抗菌作用을 한다.

桂枝加黃芪湯 : 桂枝 芍藥 甘草 生薑 大棗 黃耆

黃汗之病, 兩脛自冷, 假令發熱, 此屬歷節. 食已汗出, 又身常暮盜汗出者, 此勞氣也. 若汗出已反發熱者, 久久其身必甲錯, 發熱不止者, 必生惡瘡. 若身重, 汗出已輒輕者, 久久必身瞤, 瞤卽胸中痛, 又從腰以上必汗出, 下無汗, 腰髖弛痛, 如有物在皮中狀, 劇者不能食, 身疼重, 煩躁, 小便不利, 此爲黃汗, 桂枝加黃耆湯主之.

黃汗은 水濕이 停滯되고 鬱熱이 肌膚로 熏蒸하여 온몸에 汗出色黃沾衣하지만, 歷節은 風寒濕이 侵襲하고 肝腎이 虧虛해져 諸關節이 腫痛, 難以屈伸한다. 歷節은 관절부위에서만 노란 체액(若如黃汗)이 나온다. 黃汗은 주로 肌膚에서 發病하고, 歷節은 筋骨에서 發病한다.

氣分病

桂枝去芍藥加黃辛附湯 枳朮湯

原因과 症狀

師曰: 寸口脈遲而澀, 遲則爲寒, 澀爲血不足. 趺陽脈微而遲, 微則爲氣, 遲則爲寒. 寒氣不足, 則手足逆冷; 手足逆冷, 則營衛不利; 營衛不利, 則腹滿腸鳴相逐; 氣轉膀胱, 營衛俱勞; 陽氣不通卽身冷, 陰氣不通卽骨疼; 陽前通則惡寒, 陰前通則痺不仁. 陰陽相得, 其氣乃行, 大氣一轉, 其氣乃散; 實則失氣, 虛則遺尿, 名曰氣分.

氣分病의 원인은 陰寒과 氣不足이다. 陽衰陰盛하여 手足厥冷, 腹滿,

脇鳴, 身冷, 惡寒, 骨節疼痛, 痺不仁 등이 발생한다. 氣分病은 陽이 虛한 틈을 타고 陰寒이 침입하여 氣에 생긴 병이다. 辛溫한 약으로 陽氣를 通暢해야한다.

桂枝去芍藥加麻黃細辛附子湯 : 桂枝 生薑 甘草 大棗 麻黃 細辛 附子

弱体 ≫ 肥人　○寒證

氣分, 心下堅, 大如盤, 邊如旋杯, 水飲所作, 桂枝去芍藥加麻黃細辛附子湯主之.

陽衰 氣不足하여 寒飲이 停滯된 氣分病이다. 弱体가 胃弱하여 中洲에서 水飲이 不消하면 心下가 쟁반처럼 굳어진다. 辛溫散寒으로 다스린다.

枳朮湯 : 枳實 朮

弱体

心下堅, 大如盤, 邊如旋盤, 水飲所作, 枳朮湯主之.

弱体의 水飲所作 心下痞滿을 다스린다.

黃癉病

茵蔯蒿湯 硝石礬石散 梔子大黃湯 大黃硝石湯 茵蔯五苓散
桂枝加黃芪湯 小半夏湯 小柴胡湯 小建中湯 瓜蒂湯
麻黃醇酒湯

黃疸은 穀疸, 酒疸, 女勞疸로 나뉜다. 原因으로 濕熱, 寒濕, 火劫, 燥

結, 女勞, 虛勞 등이 있는데, 주로 濕熱에 의해 발생한다. 주증상은 目黃, 身黃, 小便黃이다.

原因

師曰; 病黃癉, 發熱煩渴, 腹滿口燥者, 以病發時火劫其汗, 兩熱所得, 然黃家所得, 從濕得之. 一身盡發熱而黃, 肚熱, 熱在裡, 當下之.

濕熱發黃과 寒濕發黃

脈沈, 渴欲飮水, 小便不利者, 皆發黃. 腹滿, 身痿黃, 躁不得睡, 屬黃家.

濕熱과 寒濕에 의한 發黃이다. 濕熱發黃에서 脉이 沈한 것은 病邪가 裏部에 있다는 뜻이다. 裏部에 濕熱이 鬱滯되어 渴欲飮水하고, 飮水하였으나 小便不利하므로 發黃한다. 寒濕發黃은 太陰病인데, 腹滿이 太陰病의 대표적인 症狀이다. 腹滿하고 身色이 어두운 黃色을 띠면 寒濕에 의한 黃疸이다. 黃家라는 표현은 多濕한 弱体의 黃疸이 慢性化되어 오랫동안 낫지 않았기 때문이다.

穀疸 : 茵蔯蒿湯

趺陽脈緊而數, 數則爲熱, 熱則消穀, 緊則爲寒, 食卽爲滿. 尺脈浮爲傷腎, 趺陽脈緊爲傷脾. 風寒相搏, 食穀卽眩, 穀氣不消, 胃中苦濁, 濁氣下流, 小便不通, 陰被其寒, 熱流膀胱, 身體盡黃, 名曰穀疸.

茵蔯蒿湯 : 茵蔯蒿 梔子 大黃
강体 ≫ 肥人 ≫ 弱体

穀疸之爲病, 寒熱不食, 食卽頭眩, 心胸不安, 久久發黃爲穀疸, 茵蔯蒿湯主之.

茵蔯蒿는 中焦의 濕毒을 없앤다. 陰黃에는 乾薑, 附子, 陽黃에는 大黃, 梔子와 配伍하여 濕毒을 없앤다. 茵蔯蒿는 便秘보다는 泄瀉 경향의 肥人, 弱体에게 유효하나, 梔子 大黃에 의해 처방의 藥性이 차가워져 淸和劑, 攻下劑 경향으로 바뀐다.

女勞疸 : 硝石礬石散

額上黑, 微汗出, 手足中熱, 薄暮卽發, 膀胱急, 小便自利, 名曰女勞疸: 腹如水狀, 不治.

硝石礬石散 : 硝石 礬石(燒)等分

黃家日晡所發熱, 而反惡寒, 此爲女勞得之; 膀胱急, 少腹滿, 身盡黃, 額上黑, 足下熱, 因作黑疸, 其腹脹如水狀, 大便必黑, 時溏, 此女勞之病, 非水也. 腹滿者難治. 硝石礬石散主之.[269]

酒疸 : 梔子大黃湯

心中懊憹而熱, 不能食, 時欲吐, 名曰酒疸. 夫病酒黃疸, 必小便不利, 其候心中熱, 足下熱, 是其證也. 酒黃疸者, 或無熱, 靖言了了, 腹滿欲吐, 鼻燥, 其脈浮者先吐之, 沈弦者先下之. 酒疸, 心中熱, 欲嘔者, 吐之愈.

---

269) 硝石礬石散 : 硝石 礬石(燒)等分
　上二味,爲散,以大麥粥汁和服方寸匕,日三服.病隨大小便去,小便正黃,大便正黑,是候也.

梔子大黃湯：梔子 大黃 枳實 豉

　　○熱證

　酒黃疸, 心中懊憹或熱痛, 梔子大黃湯主之.

　實證의 心中懊憹와 熱痛이다. 술로 인한 濕熱이 中焦에 쌓여 心胸煩
悶한다. 梔子, 豆豉로 淸心除煩하고 大黃, 枳實로 泄熱한다. 醒酒之劑
의 母方으로 응용할 수 있다.

黃疸：大黃硝石湯 茵蔯五苓散 桂枝加黃芪湯 豬膏髮煎 小半夏湯
小柴胡湯 小建中湯 瓜蒂湯 麻黃醇酒湯

大黃硝石湯：大黃 黃柏 硝石 梔子

　　○熱證

　黃疸腹滿, 小便不利而赤, 自汗出, 此爲表和裏實, 當下之, 宜大黃硝
石湯.

茵蔯五苓散：茵陳蒿末 五苓散, 上二物和

　黃疸病, 茵陳五苓散主之.

　濕邪가 熱보다 심한 경우의 黃疸이다. 小便不利가 主症이다.

桂枝加黃芪湯：桂枝 芍藥 生薑 黃芪 大棗 甘草

　　弱体　○虛證

　諸病黃家, 但利其小便; 假令脈浮, 當以汗解之, 宜桂枝加黃芪湯主之.

猪膏髮煎：猪膏 亂髮

　〇熱證

諸黃 猪膏髮煎主之.

小半夏湯：半夏 生薑

　弱体　〇寒證

黃疸病, 小便色不變, 欲自利, 腹滿而喘, 不可除熱, 熱除必噦. 噦者,
小半夏湯主之.

小柴胡湯：柴胡 子芩 人蔘 半夏 甘草 生薑 大棗

　弱体 ≫ 瘦人　〇虛證

諸黃, 腹痛而嘔者, 宜柴胡湯.

小建中湯：膠飴 芍藥 桂枝 炙甘草 大棗 生薑

　瘦人 ≫ 弱体　〇虛證

男子黃, 小便自利, 當與 虛勞 小建中湯.

瓜蒂湯：瓜蒂

瓜蒂湯：治諸黃.

麻黃醇酒湯：麻黃

麻黃醇酒湯：治黃疸. 麻黃 美清酒 ; 冬月用酒, 春月用水煮之

驚悸病

桂枝去芍藥加蜀漆牡蠣龍骨救逆湯 半夏麻黃丸

驚은 외부적인 자극에 의해 놀라고 두려워하면서 마음이 불안한 것이고, 悸는 자기 스스로 가슴이 뛰고 불안함을 느끼는 것이다. 갑자기 놀란 이후로 心悸가 생기기도 한다.

脈證

寸口脈動而弱, 動卽爲驚, 弱卽爲悸.

桂枝去芍藥加蜀漆牡蠣龍骨救逆湯 : 桂枝 甘草 龍骨 牡蠣 生薑 大棗 蜀漆

○虛證

火邪者, 桂枝去芍藥加蜀漆牡蠣龍骨救逆湯主之.

救逆이란 의사가 誤治한 것을 바로잡아 救濟한다는 뜻이다. '傷寒脈浮 醫以火迫劫之 亡陽 必驚狂 起臥不安者'에게 救逆湯을 主之한다. 尤怡는 "陽은 心之陽으로 神明인데, 神明이 被火迫而不守하므로 亡陽"이라 하였다. 그러므로 이 條文의 亡陽은 發汗過多의 亡陽이 아니다. 經文에 '太陽病 以火熏之 不得汗 其人必躁 到經不解 必淸血 名爲火邪'라고도 하였으니 汗出亡陽과는 다르다는 것을 알 수 있다.

半夏麻黃丸 : 半夏 麻黃等分

肥人 ≫ 弱体　○寒證

心下悸者, 半夏麻黃丸主之.

弱体의 心下有水氣에 의한 心悸다. 本方은 小青龍湯 方義에 準하여 立方되었다고 볼 수 있다. 단, 丸劑이므로 그 성질이 緩慢하다. 肥人, 弱体 경향으로, 水飲에 의한 陽氣不舒로 발생하는 心悸躁動을 다스린다. 복용 초기에는 잠시 躁動이 더 할 수 있으나, 腠理가 열리고 拘束된 陽氣가 條達되면, 躁動은 즉시 없어진다.

吐衄下血病

栢葉湯 黃土湯 赤小豆當歸散 瀉心湯

原因

夫酒客咳者, 必致吐血, 此因極飲過度所致也.

吐血의 원인 중 하나다. 평소 술을 즐기고 過飲하는 者가 酒毒에 의해 肺氣逆上하여 患咳嗽하면 必致吐血한다.

症狀

病人面無色, 無寒熱. 脈沈弦者, 衄; 浮弱, 手按之絶者, 下血; 煩咳者, 必吐血. 師曰：夫脈浮, 目睛暈黃, 衄未止. 暈黃去, 目睛慧了, 知衄今止. 夫吐血, 咳逆上氣, 其脈數而有熱, 不得臥者, 死. 寸口脈弦而大, 弦則爲減, 大則爲芤, 減則爲寒, 芤則爲虛, 寒虛相擊, 此名曰革, 婦人則半產漏下, 男子則亡血.

禁忌

衄家不可汗, 汗出必額上陷 ,脈, 緊急, 直視不能眴, 不得眠. 亡血不可發其表, 汗出卽寒慄而振.

柏葉湯：柏葉 乾薑 艾 馬通汁

吐血不止者, 柏葉湯主之.

黃土湯：甘草 乾地黃 白朮 附子 阿膠 黃芩 竈中黃土
　　弱体

下血, 先便後血, 此遠血也, 黃土湯主之.

출혈부위가 肛門으로부터 멀어 遠血이라 한다. 竈中黃土는 伏龍肝이다. 伏龍肝은 溫辛하여 溫中燥濕, 澀腸, 止血한다. 임상에서는 赤石脂를 代用한다.

赤小豆當歸散：赤小豆 當歸

下血, 先血後便, 此近血也, 赤小豆當歸散主之.

瀉心湯：大黃 黃連 黃芩
　　强体　○熱證

心氣不足, 吐血, 衄血, 瀉心湯主之.

瀉心湯의 吐血, 衄血은 血色이 맑고 鮮明하며, 口渴, 便秘가 있고 脈數有力하다. 瘦人, 弱体 경향인 경우는 당연히 暫用, 少用한다.

瘀血病

病人胸滿, 脣痿舌靑, 口燥, 但欲漱水不欲嚥, 無寒熱, 脈微大來遲, 腹不滿, 其人言我滿, 爲有瘀血. 病者如熱狀, 煩滿, 口乾燥而渴, 其脈反無熱, 此爲陰伏, 是瘀血也, 當下之.

胸滿은 瘀血病의 症狀 중 하나이다.

嘔吐病

吳茱萸湯 半夏瀉心湯 黃芩加半夏生薑湯 小半夏湯 猪苓散

四逆湯 小柴胡湯 大半夏湯 大黃甘草湯 茯苓澤瀉湯 文蛤湯

半夏乾薑散 生薑半夏湯

原因

先嘔却渴者, 此爲欲解. 先渴却嘔者, 爲水停心下, 此屬飮家. 嘔家本
渴, 今反不渴者, 以心下有支飮故也, 此屬支飮. 問曰: 病人脈數, 數爲
熱, 當消穀引食, 而反吐者, 何也? 師曰: 以發其汗, 令陽微, 膈氣虛, 脈
乃數, 數爲客熱, 不能消穀, 胃中虛冷故也. 脈弦者, 虛也, 胃氣無餘, 朝
食暮吐, 變爲胃反. 寒在於上, 醫反下之, 今脈反弦, 故名曰虛.

嘔吐病은 水飮과 誤治에 의해 發生한다. 心下의 飮邪가 原因인 경우
는 평소 胃弱한 弱体 경향이라 볼 수 있다. 그 외, 誤發汗하거나, 誤下하
면 中洲가 虛寒해지면서 嘔吐한다.

禁忌

夫嘔家有癰膿, 不可治嘔, 膿盡自愈. 病人欲吐者, 不可下之.

吳茱萸湯 : 吳茱萸 生薑 大棗 人蔘

弱体　○寒證

嘔而胸滿者, 吳茱萸湯主之. 乾嘔, 吐涎沫, 頭痛者, 吳茱萸湯主之.

弱体의 胃陽이 不足하므로 濁陰乘之하여 乾嘔, 胸滿한다. 吳茱萸는

散寒降逆하고 人蔘, 大棗, 生薑으로 中洲를 溫中益氣한다.

半夏瀉心湯 : 半夏 子芩 乾薑 人蔘 黃連 大棗 炙甘草
弱体

嘔而腸鳴, 心下痞者, 半夏瀉心湯主之.

弱体의 心下痞를 겸한 嘔吐病이다. 瘦人은 乾薑, 黃連의 비율을 줄이고 黃芩은 子芩을 쓴다. 肥人은 甘草, 大棗의 비율을 줄인다. 寒藥, 熱藥 反佐 처방이므로 黃芩, 黃連의 비율을 높이면 强体의 心下痞에도 응용할 수 있다.[270]

黃芩加半夏生薑湯 : 黃芩 炙甘草 芍藥 大棗 半夏 生薑
瘦人 ≫ 弱体 ≫ 强体

乾嘔而利者, 黃芩加半夏生薑湯主之.

傷寒에 '太陽與少陽 合病 自下利者 與黃芩湯 若嘔者 黃芩加半夏生薑湯主之'라 하였다. 黃芩, 芍藥, 甘草, 大棗(黃芩湯)에 小半夏湯을 合方하여 下利를 겸한 嘔吐病을 다스린다. 弱体의 嘔吐病이다.

小半夏湯 : 半夏 生薑
弱体 ○寒證

---

270)『金匱發微』上膈寒濕 下陷于胃 胃底膽汁不能相容 則病嘔逆 此屬寒 宜用吳茱萸者也 ; 胃中濁熱 合膽火上奔 則亦病嘔逆 此屬熱 宜用黃連者也 二證寒熱不同 故降逆之藥品 亦因之而異.

이와 같이 曹穎甫는 같은 嘔逆 증상이라도 寒熱의 구분이 있다고 하였다. 嘔逆이 발생할 때 弱体와 强体의 병리적 기전이 다름을 알 수 있다.

諸嘔吐, 穀不得下者, 小半夏湯主之.

弱体의 支飮으로 인한 嘔吐病이다. 弱体이므로 평소 심한 渴症이 없고 不渴한 듯하나 中焦에 支飮이 있으므로 嘔吐가 지속된다. 嘔吐 직후에는 渴症이 있을 것이고, 胃弱하므로 물을 마시면 다시 支飮이 뭉치게 된다. 中焦의 支飮 때문에 穀이 不得下한다.

猪苓散 : 猪苓 茯苓 白朮各等分

嘔吐而病在膈上, 後思水者, 解, 急與之. 思水者, 猪苓散主之.

계속 물을 찾는 경우, 中焦에 새로운 水飮이 생길 수 있으므로 猪苓散으로 中土를 도우고 逐水한다.

四逆湯 : 附子 乾薑 甘草
　　弱体　　○寒證

嘔而脈弱, 小便復利, 身有微熱, 見厥者, 難治, 四逆湯主之.

弱体의 厥陰病이다.

小柴胡湯 : 柴胡 子芩 人蔘 甘草 半夏 生薑 大棗
　　弱体 ≫ 瘦人　　○虛證

嘔而發熱者, 小柴胡湯主之.

瘦人, 弱体의 嘔吐病이다.

大半夏湯 : 半夏 人蔘 白蜜
　　弱体　　○虛證, 寒證

胃反 嘔吐者, 大半夏湯主之.

胃反은 '朝食暮吐, 暮食朝吐, 宿穀不化'를 말한다. 胃弱하여 面色이 萎黃하고 無力倦怠하며 脈弱한 弱体의 嘔吐病이다.

大黃甘草湯 : 大黃 甘草
强体 ≫ 弱体　○熱證

食已即吐者, 大黃甘草湯主之.

攻下는 嘔吐病 禁忌에 해당한다. 하지만 여기서는 嘔吐가 病의 標일 뿐이고, 病本은 陽明腑實의 實熱에 있으므로 攻下한다. 大便秘結, 黃苔, 口渴 등의 증상이 있음을 짐작할 수 있다. 調胃承氣湯에서 芒硝를 祛하여 大黃으로 通腑하고 甘草로 安中한다.

茯苓澤瀉湯 : 茯苓 澤瀉 甘草 桂枝 白朮 生薑
弱体 ≫ 强体

胃反, 吐而渴欲飲水者, 茯苓澤瀉湯主之.

茯苓澤瀉湯과 五苓散은 渴欲飲水, 嘔吐 등을 主訴로 하지만, 前者는 飲停于胃하므로 生薑, 甘草를 응용하여 健脾利水하고, 後者는 飲停下焦하므로 猪苓을 응용하여 膀胱 氣化不行을 다스린다.

文蛤湯 : 文蛤 麻黃 甘草 生薑 石膏 杏仁 大棗
吐後, 渴欲得水而貪飲者, 文蛤湯主之. 兼主微風, 脈緊, 頭痛.

半夏乾薑散 : 半夏 乾薑
弱体　○寒證

乾嘔, 吐逆, 吐涎沫, 半夏乾薑散主之.

生薑半夏湯：半夏 生薑汁

　弱体　○寒證

病人胸中似喘不喘, 似嘔不嘔, 似噦不噦, 徹心中憒憒然無奈者, 生薑
半夏湯主之.

噦病

　　橘皮湯 橘皮竹茹湯

治法

噦而腹滿, 視其前後, 知何部不利, 利之則愈.

橘皮湯：橘皮 生薑 下咽卽愈.

　　弱体

乾嘔, 噦, 若手足厥者, 橘皮湯主之.

弱体의 噦病이다.

橘皮竹茹湯：橘皮 竹茹 大棗 生薑 甘草 人參

　　弱体

噦逆者, 橘皮竹茹湯主之.

弱体의 噦病에 虛熱이 동반하는 경우이다.

下利病

四逆湯 通脈四逆湯 桃花湯 大承氣湯 小承氣湯 白頭翁湯
梔子豉湯 六物黃芩湯

下利는 泄瀉와 痢疾을 포함하고 있다. 주로 胃弱한 弱体의 虛證이 대부분이다. 水穀을 제대로 消化하지 못한 결과, 淸氣下陷하고 泄利不禁한다.

豫後

夫六腑氣絶于外者, 手足寒, 上氣, 脚縮, 五臟氣絶于內者, 利不禁, 下甚者, 手足不仁.

下利, 脈沈弦者, 下重, 脈大者, 爲未止, 脈微弱數者, 爲欲自止, 雖發熱不死.

下利手足厥冷, 無脈者, 灸之不溫. 若脈不還, 反微喘者, 死. 少陰負趺陽者, 爲順也.

下利有微熱而渴, 脈弱者, 今自愈.

下利脈數, 有微熱, 汗出, 今自愈; 設脈緊爲未解.

下利脈數而渴者, 今自愈; 設不差, 必圊膿血, 以有熱故也.

下利脈反弦, 發熱身汗者, 自愈.

下利, 寸脈反浮數, 尺中自濇者, 必圊膿血.

下利脈沈而遲, 其人面少赤, 身有微熱, 下利清穀者, 必鬱冒, 汗出而解, 病人必微熱. 所以然者, 其面戴陽, 下虛故也.

下利後脈絶, 手足厥冷, 晬時脈還, 手足溫者生, 脈不還者死.

禁忌

下利氣者, 當利其小便. 下利淸穀, 不可攻其表, 汗出必脹滿.

四逆湯 : 乾薑 附子 炙甘草
　　弱体　○寒證

下利 腹脹滿, 身體疼痛者, 先溫其裏, 乃攻其表. 溫裏宜四逆湯, 攻表
宜桂枝湯.

　弱体이므로 먼저 溫裏시킨다. 瘦人, 弱体인 경우, 桂枝湯의 복용법은
다음과 같다.

　'上五味, 㕮咀, 以水七升, 微火煮取三升, 去滓, 適寒溫服一升, 服已
須臾, 啜稀粥一升, 以助藥力, 溫覆令一時許, 遍身漐漐微似有汗者, 益
佳, 不可令如水淋漓. 若一服汗出病差,停後服.'

通脈四逆湯 : 附子大者 乾薑 甘草
　　弱体　○寒證

下利淸穀, 裏寒外熱, 汗出而厥者, 通脈四逆湯主之.

桃花湯 : 赤石脂 乾薑 粳米
　　弱体　○寒證

下利 便膿血者, 桃花湯主之.

　弱体의 虛寒證이다. 虛寒이므로 急性보다는 久利로서 血色도 暗紫色
일 가능성이 크다. 喜暖喜按하고 口不渴, 脈微細한다. 赤石脂는 일명
'桃花石'이라고 한다.

大承氣湯

下利 三部脈皆平, 按之心下堅者, 急下之, 宜大承氣湯.

下利 脈遲而滑者, 實也, 利未欲止, 急下之, 宜大承氣湯.

下利 脈反滑者, 當有所去, 下乃愈, 宜大承氣湯.

下利已差, 至其年月日時復發者, 以病不盡故也, 當下之, 宜大承氣湯.

小承氣湯

下利讝語者, 有燥屎也, 小承氣湯主之.

白頭翁湯 : 白頭翁 黃連 黃柏 秦皮
强体　○熱證

熱利下重者, 白頭翁湯主之.

急性 痢疾로 인해 腸에 濕熱穢濁이 阻滯되어 제대로 나가지 않고 裏急後重할 때 쓴다. 白頭翁은 微寒 苦辛하여 凉血, 解毒, 止血한다.

梔子豉湯 : 梔子 香豉
强体　○熱證

下利後更煩, 按之心下濡者, 爲虛煩也, 梔子豉湯主之.

六物黃芩湯 : 黃芩 乾薑 人蔘 半夏 大棗 桂枝

外臺 黃芩湯 治乾嘔下利

398

腸癰病

薏苡附子敗醬散 大黃牧丹皮湯

腸癰, 金瘡, 浸淫瘡은 外科 疾患으로, 腸癰은 體內에 발생한 內癰이고, 金瘡은 體外에 발생한 外癰이다. 浸淫瘡은 노란 진물이 나면서 전신에 퍼지는 皮膚疾患으로 심하게 가렵고 아프다.

薏苡附子敗醬散 : 薏苡仁 附子 敗醬

腸癰之爲病, 其身甲錯, 腹皮急, 按之濡, 如腫狀, 腹無積聚, 身無熱, 脈數, 此爲腸內有癰膿, 薏苡附子敗醬散主之.

大黃牧丹皮湯 : 大黃 牧丹 桃仁 瓜子 芒硝
強体 ≫ 弱体　○熱證

腸癰者, 少腹腫痞, 按之卽痛如淋, 小便自調, 時時發熱, 自汗出, 復惡寒. 其脈遲緊者, 膿未成, 可下之, 當有血. 脈洪數者, 膿已成, 不可下也. 大黃牧丹湯主之.

倒句法으로 '大黃牧丹皮湯主之'가 '加下之' 뒤로 가야 한다. 方解에 '有膿當下, 如無膿, 當下血' 이라고 하였으니 膿未成, 膿已成 모든 경우에 쓸 수 있다. 條文에 '膿已成 不可下'란 毒氣가 이미 모여서 營氣가 부패한 상태로 攻下하더라도 毒氣를 消散할 수 없다는 뜻이다.

金瘡病

王不留行散 排膿散 排膿湯

問曰: 寸口脈浮微而濇, 法當亡血, 若汗出. 設不汗者云何? 答曰: 若身有瘡, 被刀斧所傷, 亡血故也. 病金瘡, 王不留行散主之.

排膿散 枳實 芍藥 桔梗 爲散, 鷄子黃 相得
排膿湯 桔梗 甘草 生薑 大棗

排膿散과 排膿湯 共히 桔梗을 重用하는 것으로 보아서 排膿의 主材는 桔梗임을 알 수 있다. 排膿散은 腹痛 主治인 枳實芍藥散을 기본으로, 排膿湯은 榮衛를 和解하는 生薑, 大棗에 肺癰을[271] 主治하는 桔梗湯을 配合하였다.

浸淫病

浸淫瘡, 從口流向四肢者, 可治; 從四肢流來入口者, 不可治.
浸淫瘡, 黃連粉主之.

趺蹶手指臂腫病

원래 趺蹶과 手指臂腫은 다른 질병으로 분류하지만 증상의 특징으로 볼 때 한 가지 질병으로 간주할 수 있다. 手指臂腫病은 胸膈에 있는 痰

---

271) 咽乾不渴, 時出濁唾腥臭, 久久吐膿如米粥者, 爲肺癰

涎때문에 手足項背(身體)가 瞷瞷한 것이므로 藜蘆로 涌吐한다. 그리고 趺蹶病은 足背가 僵直하여 걸음걸이가 불편하고 앞으로 걷다가 동작을 바꾸기 어려운 것이 특징인데, 趺蹶病 역시 다리 자체의 문제가 아니고 중추신경계의 질병이므로 藜蘆를 통하여 風痰을 吐해야 한다.[272)]

趺蹶과 手指臂腫은 上焦와 頭部의 질병이므로, 共히 '其高者, 因而越之'의 원칙에 의해 涌吐法으로 다스린다.[273)]

師曰 : 病趺蹶, 其人但能前, 不能却, 刺腨入二寸, 此太陽經傷也. 病因常以手指臂腫動, 此人身體瞷瞷者, 藜蘆甘草湯主之. 藜蘆甘草湯方未見

轉筋病

轉筋之爲病, 其人臂脚直, 脈上下行, 微弦. 轉筋入腹者, 鷄屎白散主之.[274)]

陰狐疝病

陰狐疝氣者, 偏有小大, 時時上下, 蜘蛛散主之.[275)]

---

272) 李時珍은 '常山은 瘧痰을 吐하고 藜蘆는 風痰을 吐한다'고 하였다.

273) 趺蹶病과 手指臂腫病은 파킨슨병과 유사하다. 파킨슨병은 經方으로 調理하면서 涌吐法을 병행한다. 初診日부터 기본적으로 6개월간 치료한 후 2~3년을 이어서 관리해야 한다.

274) 鷄屎白散 : 鷄屎白

275) 蜘蛛散 : 蜘蛛(熬焦) 桂枝

蚘蟲病

甘草粉蜜湯 烏梅丸

脈象

問曰：病腹痛有蟲, 其脈何以別之? 師曰：腹中痛, 其脈當沈若弦, 反洪大, 故有蚘蟲.

甘草粉蜜湯

蚘蟲之爲病, 令人吐涎, 心痛發作有時, 毒藥不止, 甘草粉蜜湯主之.

甘草와 米粉, 蜜 세 가지 모두 味甘하여 통증을 緩和시키고 安胃, 安蚘한다. 安蚘 후, 다시 毒藥을 투약하여 殺蟲한다.[276]

烏梅丸

蚘厥者, 當吐蚘, 令病者靜而復時煩, 此爲臟寒, 蚘上入膈, 故煩, 須臾復止, 得食而嘔, 又煩者, 蚘聞食臭出, 其人當自吐蚘. 蚘厥者, 烏梅丸主之.

婦人姙娠病

桂枝茯苓丸 桂枝湯 乾薑人蔘半夏丸 當歸芍藥散 芎歸膠艾湯 當歸貝母苦蔘丸 葵子茯苓散 當歸散 白朮散

---

276) 甘草粉蜜湯：甘草 粉 蜜

上三味, 以水三升, 先煮甘草, 取二升, 去滓, 內粉, 蜜, 攪令和, 煎如薄粥, 溫服一升, 差卽止.

임신 중에 易發하는 질환들이다. 癥病, 惡阻, 姙娠腹痛, 小便難, 水氣, 養胎 등을 다루고 있다.

癥病 : 桂枝茯苓丸

桂枝茯苓丸 : 桂枝 茯苓 牧丹 芍藥 桃仁

婦人宿有癥病, 經斷未及三月, 而得漏下不止, 胎動在臍上者, 爲癥痼害. 姙娠六月動者, 前三月經水利時, 胎也. 下血者, 後斷三月衃也. 所以血不止者, 其癥不去故也. 當下其癥, 桂枝茯苓丸主之.

"婦人 姙娠 중에 毒性이 있는 약을 쓸 수 있습니까?"라고 黃帝가 묻자, 岐伯은 "쓸 만한 이유가 있을 때는 毒性이 있는 약을 投藥하더라도 姙婦나 胎兒가 무사합니다."고 답한다. 또 큰 積聚에는 攻法을 쓸 수 있는데, 攻法이 지나치면 胎兒나 姙婦가 위태로워질 수 있으므로 病勢가 절반으로 줄어들면 치료를 멈춘다고 하였다.

여기서도 '그 癥을 攻下해야 한다.'고 하였지만, 桂枝茯苓丸으로 丸劑[277]를 만들어 가볍고 緩慢하게 癥을 내린다.[278]

---

277) 『東醫寶鑑 · 東垣』 大抵湯者蕩也 去久病用之 散者散也 去急病用之 丸者緩也 不能速去之 取徐緩而治之之意也.

278) 생리를 하는 가임기 여성 자궁질환의 治法은 攻下法에서 벗어날 수 없다. 桂枝茯苓丸에서 桂枝 茯苓은 '動'을 다스리기 위함이지 부인과 질환과는 관계가 없다. 桃核承氣湯과 本方을 응용하여 桃仁 芍藥 牡丹皮 大黃(淸流桃花湯)을 創方하였다. 淸流桃花湯과 溫白元 原始攻法을 幷行하여 자궁근종, 자궁선근증, 자궁내막증, 난소낭종, 다낭성난소증후군 등 각종 부인과 난치질환을 다스린다.

惡阻 : 桂枝湯 乾薑人蔘半夏丸

桂枝湯 : 桂枝 生薑 大棗 芍藥 甘草

師曰: 婦人得平脈, 陰脈小弱, 其人渴, 不能食, 無寒熱, 名姙娠, 桂枝湯主之. 於法六十日當有此證, 設有醫治逆者, 却一月加吐下者, 則絶之.

其人渴은 其人嘔로 볼 수 있다. 姙娠 초기의 가벼운 惡阻症이다. 絶之의 해석은 견해가 다양하나, '치료를 멈춘다.'가 가장 타당하다.

乾薑人蔘半夏丸 : 乾薑 人蔘 半夏
弱体 ○寒證

姙娠嘔吐不止, 乾薑人蔘半夏丸主之.

심한 惡阻症이다. 가벼운 惡阻는 임신 초기에 생리적으로 나타날 수 있으므로 약을 쓰지 않아도 저절로 회복된다. 그렇지만 脾胃가 虛寒한 弱体가 寒飮이 上逆하며 지속적으로 嘔吐하는 경우에는 乾薑人蔘半夏丸으로 溫中益氣한다.

姙娠腹痛 : 當歸芍藥散 芎歸膠艾湯

當歸芍藥散 : 當歸 芍藥 芎藭 茯苓 白朮 澤瀉

婦人懷妊, 腹中疞痛, 當歸芍藥散主之.

芍藥이 君藥으로 緩急止痛한다. 當歸, 川芎으로 養血하고, 茯苓, 朮로 健脾化濕하고, 澤瀉로 滲濕한다. 血이 不足한 상태에서 水邪가 腹中에 侵襲해 胎가 營養을 받지 못하면서 발생하는 疞痛이다.

芎歸膠艾湯 : 芎藭 阿膠 甘草 艾葉 當歸 芍藥 乾地黃

師曰 : 婦人有漏下者, 有半產後因續下血都不絶者, 有姙娠下血者, 假令姙娠腹中痛, 爲胞阻, 膠艾湯主之.

膠艾湯은 胎漏, 胎動不安을 主治하는 名藥이다. 肥人은 미나리科 식물인 當歸, 川芎을 爲君하고 瘦人은 芍藥, 乾地黃을 爲君한다.

附子湯

婦人懷姙六七月, 脈弦發熱, 其胎愈脹, 腹痛惡寒者, 少腹如扇, 所以然者, 子臟開故也, 當以附子湯溫其臟.

有故면 無殞이라, 姙娠 中이라도 명확한 寒證이면 附子를 쓸 수 있다.

小便難 : 當歸貝母苦蔘丸

當歸貝母苦蔘丸 : 當歸 貝母 苦蔘

姙娠, 小便難, 飮食如故, 當歸貝母苦蔘丸主之.

姙娠 中의 小便難은 子淋으로, 소변이 잦고 急하지만 시원하지 않고 澁痛이 있다.

水氣 : 葵子茯苓散

葵子茯苓散 : 葵子 茯苓

姙娠有水氣, 身重, 小便不利, 洒淅惡寒, 起即頭眩, 葵子茯苓散主之.

姙娠 中의 水氣는 子腫으로, 몸이 무겁고 붓는다. 水濕이 淸陽의 上升을 막아 頭眩한다.

養胎 : 當歸散 白朮散

當歸散 : 當歸 芍藥 芎藭 黃芩 白朮

婦人姙娠, 宜常服當歸散主之. 姙娠常服卽易產, 胎無疾苦. 產後百
病悉主之.

丹溪는 '黃芩白朮爲安胎之聖藥'이라 하였다. 黃芩은 除熱하고 白朮
은 除濕하여 임신 중의 濕熱을 없앤다.

白朮散 : 白朮 芎藭 蜀椒 牡蠣
　　弱体

姙娠養胎, 白朮散主之. 但苦痛, 加芍藥; 心下毒痛, 倍加芎藭; 心煩
吐痛, 不能食飲, 加細辛一兩, 半夏大者二十枚. 服之後, 更以醋漿水服
之. 若嘔, 以醋漿水服之; 復不解者, 小麥汁服之. 已後渴者, 大麥粥服
之. 病雖愈, 服之勿置.

溫中健脾하여 寒濕을 없앤다. 肥人, 弱体의 경향성이다.

婦人產後病

小柴胡湯 大承氣湯 當歸生薑羊肉湯 枳實芍藥散 下瘀血湯
陽旦湯 竹葉湯 竹皮大丸 白頭翁加甘草阿膠湯 三物黃芩湯
當歸建中湯

出產後 初期에 易發하는 疾患으로 痓病, 鬱冒, 大便難 세 가지가 대
표적이다. 그 외, 產後腹痛, 產後風, 虛證嘔逆, 虛證下利 등이 있다.

新産三病：小柴胡湯 大承氣湯

問曰: 新産後婦人有三病, 一者病痙, 二者病鬱冒, 三者大便難, 何謂也? 師曰: 新産血虛, 多汗出, 喜中風, 故令病痙; 亡血復汗, 寒多, 故令鬱冒; 亡津液, 胃燥, 故大便難.

太陽病 發汗太過로 인한 痙病은 外感風寒이 爲主이지만, 新産痙病은 血虛傷津이 爲主, 外感中風이 爲次가 된다.

小柴胡湯：柴胡 子芩 人蔘 半夏 甘草 生薑 大棗

産婦鬱冒, 其脈微弱, 嘔不能食, 大便反堅, 但頭汗出. 所以然者, 血虛而厥, 厥而必冒. 冒家欲解, 必大汗出. 以血虛下厥, 孤陽上出, 故頭汗出. 所以産婦喜汗出者, 亡陰血虛, 陽氣獨盛, 故當汗出, 陰陽乃復. 大便堅, 嘔不能食. 小柴胡湯主之.

新産 後는 極甚한 三法太過와 같다. 亡血하고 땀을 많이 흘린 상태에서 寒邪에 감수되면 '鬱冒'라고 하는데 小柴胡湯으로 主治한다. 産後의 鬱冒는 失血이 過多하고 津液이 손상되어 營衛가 不固한 상태에서 外感에 侵襲된 것으로, 外感이라 할지라도 瘦人, 弱体의 不可攻法에 準하여 다스린다.

傷寒論의 '血弱氣盡 腠理開 邪氣因入 與正氣上搏 結於脇下 正邪分爭 往來寒熱 休作有時 黙黙不欲飮食 藏府相連 其痛必下 邪高痛下 故使嘔也 小柴胡湯主之.' 조문과 相通한다.

大承氣湯：大黃 枳實 厚朴 芒硝
强体 ≫ 肥人 ○實證

病解能食, 七八日更發熱者, 此爲胃實, 大承氣湯主之.

産後의 鬱冒에 小柴胡湯을 투약해야만 하는 경우와는 근본적으로 다르다. 瘦人이거나 弱体 傾向이면 調胃承氣湯으로 和解와 攻下를 겸한다.

産後腹痛 : 當歸生薑羊肉湯 枳實芍藥散 下瘀血湯 大承氣湯

當歸生薑羊肉湯 : 當歸 生薑 羊肉
弱体 ≫ 瘦人　○虛證

産後腹中㽲痛, 當歸生薑羊肉湯主之; 幷治腹中寒疝, 虛勞不足.
血虛와 裏寒에 의해 발생한 腹痛이다.

枳實芍藥散 : 枳實(燒令黑,勿太過) 芍藥

産後腹痛, 煩滿不得臥, 枳實芍藥散主之.

下瘀血湯 : 大黃 桃仁 蟅蟲

師曰: 産婦腹痛, 法當以枳實芍藥散, 假令不愈者, 此爲腹中有乾血著臍下, 宜下瘀血湯主之, 亦主經水下利.
瘀血이 凝着되어 있으면 아랫배가 찌르듯이 통증이 심하고, 눌렀을 때 拒按한다. 아픈 곳이 고정되어 있다.

大承氣湯 : 大黃 枳實 厚朴 芒硝

産後七八日, 無太陽證, 少腹堅痛, 此惡露不盡; 不大便, 煩躁發熱, 切脈微實, 再倍發熱, 日晡時煩躁者, 不食, 食則譫語, 至夜卽愈, 宜大承氣湯主之. 熱在裏 結在膀胱也.

産後風：陽旦湯 竹葉湯

陽旦湯：桂枝 芍藥 生薑 大棗 甘草 黃芩(或 附子)

産後風續之數十日不解, 頭微痛, 惡寒, 時時有熱, 心下悶, 乾嘔, 汗出, 雖久, 陽旦證續在耳, 可與陽旦湯.

陽旦湯은 桂枝湯 加 黃芩이라는 견해와 桂枝湯 加 附子라는 견해가 있다. 환자의 경향성을 强体와 弱体로 나누어 强体인 경우는 枯芩을, 弱体인 경우는 附子를 선택한다.

竹葉湯：竹葉 葛根 防風 桔梗 桂枝 人參 甘草 附子 大棗 生薑

産後中風, 發熱, 面正赤, 喘而頭痛, 竹葉湯主之.

竹葉 葛根 桂枝 防風 桔梗은 外邪를 몰아내고, 人蔘 附子 生薑 甘草 大棗는 溫中益氣한다. 扶正祛邪의 標本이다.

産後虛證 嘔逆：竹皮大丸

竹皮大丸：生竹茹 石膏 桂枝 甘草 白薇

婦人乳中虛, 煩亂嘔逆, 安中益氣, 竹皮大丸主之.

産後虛證 下利：白頭翁加甘草阿膠湯

白頭翁加甘草阿膠湯：白頭翁 甘草 阿膠 秦皮 黃連 柏皮
　强体

産後下利虛極, 白頭翁加甘草阿膠湯主之.

産後 痢疾이고 裏急後重, 腹痛, 下利膿血 등을 겸한다.

附方

三物黃芩湯：黃芩 苦蔘 乾地黃
　強体　○熱證

三物黃芩湯：治婦人在草蓐, 自發露得風, 四肢苦煩熱, 頭痛者與小柴胡湯; 頭不痛但煩者, 此湯主之.

尤怡는 産後血虛한 틈을 타고 風入成熱한 것이라 하였다. 黃芩, 苦蔘은 清熱除煩하고 地黃은 凉血한다. 黃芩은 枯芩을 쓴다.

當歸建中湯：當歸 桂枝 芍藥 生薑 甘草 大棗
　弱体

內補當歸建中湯：治婦人産後虛羸不足, 腹中刺痛不止, 吸吸少氣, 或苦少腹急, 摩痛引腰背, 不能食飲, 産後一月, 日得服四五劑爲善, 令人強壯宜.[279]

---

279) 當歸建中湯：當歸 桂枝 芍藥 生薑 甘草 大棗
若大虛加飴糖六兩, 湯成內之, 於火上暖令飴消, 若去血過多, 崩傷內衄不止, 加地黃六兩, 阿膠二兩, 合成八味, 湯成內阿膠, 若無當歸, 加芎藭代之, 若無生薑, 以乾薑代之.

婦人雜病

小柴胡湯 半夏厚朴湯 甘麥大棗湯 溫經湯 土瓜根散 大黃甘遂
湯 抵當湯 礬石丸 蛇床子散 當歸芍藥散 小建中湯 腎氣丸

婦人雜病은 因虛, 積冷, 結氣 세 가지가 주된 원인이다. 熱入血室, 梅
核氣, 臟躁, 月經不順, 帶下, 婦人雜病腹痛, 轉胞 등의 雜病에 대하여
밝혔다.

原因, 症狀, 治療原則

婦人之病, 因虛, 積冷, 結氣, 爲諸經水斷絶, 至有歷年, 血寒積結, 胞
門寒傷, 經絡凝堅. 在上嘔吐涎唾, 久成肺癰, 形體損分. 在中盤結, 繞
臍寒疝; 或兩脅疼痛, 與臟相連; 或結熱中, 痛在關元, 脈數無瘡, 肌若
魚鱗, 時着男子, 非止女身. 在下未多, 經候不匀, 令陰掣痛, 少腹惡寒;
或引腰脊, 下根氣街, 氣衝急痛, 膝脛疼煩. 奄忽眩冒, 狀如厥癲; 或有
憂慘, 悲傷多嗔, 此皆帶下, 非有鬼神. 久則羸瘦, 脈虛多寒; 三十六病,
千變萬端; 審脈陰陽, 虛實緊弦; 行其針藥, 治危得安; 其雖同病, 脈各
異源; 子當辨記, 勿謂不然.

婦人의 雜病은 因虛, 積冷, 結氣에 의해 發生한다. 因虛는 氣血虛弱,
積冷은 寒邪가 오랫동안 쌓인 것, 結氣는 過心 등에 의해 氣가 鬱結된
것이다. 이 세 가지 病因에 의해 야기되는 三焦 부위의 病變과 치료원칙
이다.

熱入血室 : 小柴胡湯

小柴胡湯 : 柴胡 子芩 人蔘 半夏 甘草 生薑 大棗

婦人中風, 七八日續來寒熱, 發作有時, 經水適斷, 此爲熱入血室, 其血必結, 故使如虐狀, 發作有時, 小柴胡湯主之.

太陽中風證이 婦人의 月經과 겹치게 되면 不可發汗한다. 攻法을 쓸 수 없으므로 小柴胡湯으로 調理한다.

婦人傷寒發熱, 經水適來, 晝日明了, 暮則譫語, 如見鬼狀者, 此爲熱入血室, 治之無犯胃氣及上二焦, 必自愈.

역시 中上焦가 이상 없으면 勿治한다.

梅核氣 : 半夏厚朴湯

半夏厚朴湯 : 半夏 厚朴 茯苓 生薑 乾蘇葉
弱体

婦人咽中如有炙臠 半夏厚朴湯主之.

목구멍에 凝痰, 結氣하는 症狀으로 주로 정서장애에 의해 생긴다. 丹溪는 "痰이 咽喉에 단단하게 뭉치면 化痰藥에 軟堅하는 鹹味를 보탠다."고 하였다. 芒硝를 少佐할 수 있다.

臟躁 : 甘麥大棗湯

甘麥大棗湯 : 甘草 小麥 大棗
瘦人

婦人臟躁, 喜悲傷欲哭, 象如神靈所作, 數欠伸, 甘麥大棗湯主之.
瘦人의 神經精神科 疾患에 汎用한다.

月經不順 : 溫經湯 土瓜根散 大黃甘遂湯 抵當湯

溫經湯 : 吳茱萸 當歸 芎藭 芍藥 人參 桂枝 阿膠 生薑 牡丹皮 甘草
　　　半夏 麥門冬
　弱体

問曰 : 婦人年五十所, 病下利數十日不止, 暮卽發熱, 少腹裏急, 腹滿,
手掌煩熱, 脣口乾燥, 何也? 師曰 : 此病屬帶下. 何以故? 曾經半產, 瘀
血在少腹不去. 何以知之? 其證脣口干燥, 故知之. 當以溫經湯主之.
　病下利는 病下血이다. 更年期 전후의 下血, 月經障碍를 主治한다.
여기서 말하는 帶下는 帶脈 以下의 질병, 즉 婦人雜病을 뜻한다.

土瓜根散 : 土瓜根 芍藥 桂枝 蟅蟲

帶下經水不利, 少腹滿痛, 經一月再見者, 土瓜根散主之.
婦人陷經, 漏下黑不解, 膠薑湯主之.

大黃甘遂湯 : 大黃 甘遂 阿膠

婦人小腹滿如敦狀, 小便微難而不渴, 生後者, 此爲水與血, 俱結在
血室也, 大黃甘遂湯主之.
　大黃으로 破血하고, 甘遂로 逐水하고, 阿膠로 養血한다.

抵當湯 : 水蛭 虻蟲 桃仁

婦人經水不利下, 抵當湯主之. 亦治男子膀胱滿急有瘀血者.

帶下 : 礬石丸 蛇床子散

礬石丸 : 礬石(燒) 杏仁

婦人經水閉不利, 臟堅癖不止, 中有乾血, 下白物, 礬石丸主之.

臟堅癖不止는 子宮에 乾血이 뭉쳐서 흩어지지 않는 것을 뜻한다. 그러므로 堅癖不散이 타당하다. 乾血로 經閉가 지속되면서 생긴 濕熱帶下에 納之한다. [280]

蛇床子散 : 蛇床子仁

蛇床子散方, 溫陰中坐藥.

蛇床子는 暖宮除濕하므로 寒濕帶下에 納之한다. 陰中이 冷하고 瘙癢感이 있을 때 응용한다. [281]

婦人雜病 腹痛 : 當歸芍藥散 小建中湯

當歸芍藥散 : 當歸 川芎 芍藥 澤瀉 茯苓 朮

婦人腹中諸疾痛, 當歸芍藥散主之.

---

280) 礬石丸 : 礬石(燒) 杏仁, 上二味, 末之, 煉蜜和丸棗核大, 內臟中, 劇者再納之.

281) 蛇床子散 : 蛇床子仁, 上一味, 末之, 以白紛少許, 和令相得, 如棗大, 棉裏內之, 自然溫.

血의 凝滯와 水濕에 의한 腹中의 각종 痛症을 主治한다. 芍藥, 當歸, 川芎은 滋潤, 活血하고 茯苓, 澤瀉, 尤은 水邪를 없앤다. 生理를 하는 가임기 여성의 腹中 諸疾痛을 다스린다.

小建中湯 : 膠飴 芍藥 桂枝 生薑 大棗 甘草

瘦人 ≫ 弱体

婦人腹中痛, 小建中湯主之.

當歸芍藥散에 비해 隱隱한 통증이다. 中焦가 虛寒하므로 喜溫, 喜按한다.

轉胞 : 腎氣丸

腎氣丸 : 乾地黃 山茱萸 山藥 澤瀉 牡丹皮 茯苓 桂枝 附子

問曰: 婦人病飮食如故, 煩熱不得臥, 而反倚息者, 何也? 師曰: 此名轉胞不得溺也, 以胞系了戾, 故致此病, 但利小便則愈, 宜腎氣丸主之.

主症狀은 小便不通, 臍下急迫이고, 中焦는 無病하므로 飮食이 如故하다. 소변이 막혀서 濁氣上逆하므로 煩熱不得臥, 倚息한다.[282]

---

282) 胃虛하여 中氣下陷 食不下하는 弱体의 轉胞인 경우에는 人蔘 黃芪 甘草(補中益氣湯) 등으로 다스린다.

肥瘦論治驗例

경추디스크 과민성대장증후군 근막통증증후군 한포진

지루성피부염 혈뇨 여드름 불면증 담석 사마귀

다낭성난소증후군 주사성좌창 갑상선기능저하증 수족냉증

유뇨증 전립선비대증 섬유근통 후비루 근육경련 부정맥

수면장애 편두통 생리전증후군 만성두통 신경성위염 루푸스

난임 상지근육경련 만성요통 류마티스관절염 고체온증

갑상선기능항진증 이석증 자궁선근증 메니에르병 불안장애

역류성식도염 만성위염 복통 허리디스크 만성방광염 공황장애

경추디스크

여, 45세, 163cm, 64kg, 혈압 111/68, 맥박 69

병명 : 경추 수핵 탈출증

발병일과 병인 : 2015년 봄. 원인은 모른다.

뒷목이 아프면서 오른쪽 손가락이 저린 증상을 主訴로 내원하신 분으로, 정형외과에서 경추디스크 진단을 받았다. 바쁘게 일할 때는 모르다가 퇴근하고 집으로 돌아올 때, 양치할 때, 손가락에 힘을 주면 목이 아프고 저리다고 한다.

비수강약과 팔강 : 强体

진단과 예후 : 경추디스크로 인한 뒷목 통증과 손가락 저림, 어지러움, 붓기 위주로 4~6주 예정.

치료 경과

2016년 5월 18일, 초진

경추디스크에 의한 主訴症 외에도 걷다가 갑자기 주저앉을 정도로 어지럽다. 땀을 많이 흘리면 기운이 없다. 식욕과 소화는 이상 없으나, 생리 후에는 아랫배가 부풀어 오르고 답답하다. 대변은 이틀에 한 번, 설사보다는 변비 경향이다. 眩暈은 痰飮에 의한 實證眩暈으로 보고 十棗湯으로 選方하기로 한다. 强体 경향이라 益胃散으로 攻下한다.

처방 大棗5, 芫花0.5, 大戟0.5, 甘遂0.5 30첩 益胃散 세트(1)

2016년 6월 1일

益胃散은 아직 안 한 상태인데도 뒷목 아픔(10→5) 손가락 저림(10→7)
이 줄어듦. 갑자기 어지러운 증상은 없어지고 아침 붓기도 줄었다. 2주 뒤
전화 진료하기로 하고, 그때 아주 좋아지면 종료하고 미흡하면 한 번 더
처방하기로 함.

처방 上方同 30첩

2016년 6월 14일

그 사이에 益胃散 攻下 시행함. 益胃散 時 4회 정도 설사하고 힘들지
않았다고 한다. 痛隨利減이라, 뒷목 아픔(10→1), 손가락 저림(10→1)
이 줄어들어 생활에 불편 없다고 하심. 어지러움과 붓기는 완전히 없어졌
다. 4주 치료로 종료함.

考察 金匱要略을 살펴보면, 제반 통증의 원인이 痰飮인 경우가 많다.
이분은 어지럼증과 붓기도 수반되는 통증이라 攻下法을 위주로 다스렸
다. 益胃散이 약하게 攻下되었음에도 C/C는 거의 소실되어 4주 만에 종
료함.

과민성대장증후군

남, 29세, 172cm, 68kg, 바이탈 : W N L

병명 : 과민성대장증후군

발병일 : 2012년 9월

복용약 : 유산균

소화가 되지 않으면서 항상 더부룩하고, 유산균을 복용하지 않으면 설사를 하는 것을 주소증으로 내원한 환자다. 가스가 많이 생기고 배에서 소리가 난다. 시험 준비로 공부 스트레스가 많은 분으로 식욕도 없다.

비수강약과 팔강 : 弱体, 寒證

진단과 예후 : 態가 柔順한 弱体의 寒證이다. 대변이 항상 무른 편이고 몸도 피곤하다. 단, 口渴이 있고 얼굴로 열이 오른다. 上熱下寒으로 上熱은 假熱象이라 溫白元으로 攻下하고 黃芩, 大棗, 甘草 등으로 調理한다. 3개월 예정이나 攻下法을 겸하여 치료 기간을 단축하기로 한다.

치료 경과

2014년 4월 14일, 초진

몸이 힘들면 체중이 불어나고 尺膚가 유연한 弱体 경향이다. 평소 위와 장이 약한데, 고시 공부를 하면서 식욕부진, 소화불량, 大便軟泄 등이 심해졌다. 黃芩湯으로 調理하고 溫白元으로 攻下한다.

처방 子芩4, 芍藥4, 大棗2, 甘草2 28첩 ＊溫白元 20환(1)

2014년 4월 28일

溫白元 20환을 다 복용하고 3시간 뒤부터 반응이 나타났다. 설사를 아주 많이 하고 복통은 견딜만했다. 대변이 점차 형태를 갖추어가다가 4일 전 신경을 많이 쓴 후 다시 조금 나빠졌다. 가스도 조금 줄었다. 泄瀉로 下陷되는 津液을 上部로 끌어올리기 위해 '泄瀉之聖藥'인 葛根劑로 轉方함.

처방 葛根6, 子芩3, 炙甘草3, 黃連1 28첩

2014년 5월 15일

뱃속이 편안해지고 가스가 줄었다. 대변상태도 나아지고 하루 1회 간다. 소화는 안 되는 것 없고 모든 상태 좋아졌다.

처방 上方同 28첩 *溫白元 20환(2)

2014년 6월 3일

모든 시시 개선. 2주 더 복약하고 과민성대장증후군 치료는 종료함.

처방 上方同 28첩 *溫白元 20환(3)

2014년 6월 30일

과민성대장증후군 치료는 종료했으나 체력을 도울 수 있는 補藥 원함. 저녁에 공부할 때 식은땀이 난다. 평소 땀과 열이 많고 공부하면서 예민해진다. 어깨도 조금 결리고 잠도 잘 들지 못한다. 和法(補法)으로 2주만 처방하기로 함.

처방 葛根4, 桂枝3, 生薑3, 芍藥3, 大棗2, 甘草2 28첩

2014년 8월 4일

상방시 피로 개선되었다고 한 번 더 복약 원함.

처방 上方同 28첩

考察 과민성대장증후군으로 便泄이 잦으면 반드시 溫白元으로 攻下한다. 强体인 경우도 淸和劑로 조리하면서 溫白元으로 攻下할 수 있다. 溫白元과 葛根芩連湯의 조합도 挾熱下利 경향이라 할 수 있는데, 葛根은 熱性下利의 聖藥이다.

근막통증증후군

여, 40세, 158cm, 51kg, 바이탈 : W N L

병명 : 근막통증증후군

발병일과 병인 : 2013년 2월경에 교통사고로 뒤차에 부딪힘. 옆자리에서 뭘 주우려다가 몸통이 뒤틀린 상태에서 사고가 남.

복용약 : 진통제, 신경안정제

　목, 어깨, 등, 허리 등이 심하게 아프다. 견갑 내측, 척추 부위로 벼락 치는 통증, 따가운 통증 등 여러 가지 느낌의 통증을 주소로 내원한 환자다. 팔을 들거나 소파에 앉으면 등 쪽으로 찢어지는 듯한 쓰라린 통증이 있고, 마우스를 잡거나, 운전대를 잡아도 쓰라린 통증이 있다. 오래 앉아 있기 힘들고, 통증 부위는 조금만 건드려도 아프고, 안마를 하면 주무를 때보다 조금 지나서 많이 아프다.

　교통사고 이후 목이 제대로 돌려지지 않아 7개월째 휴직 중이다. 사고 후 4주 정도 지나 MRI를 찍었는데 목디스크 진단. 동네 클리닉과 ○○대 병원에서는 스테로이드 치료 받았으나 4주째부터 등 쪽에서 통증이 시작되면서 목, 허리로 통증 부위가 넓어짐. 이후로 통증이 지속되어 5주 정도 ○○한방병원에 입원, 아침저녁으로 침 치료, 약침, 봉침, 물리치료, 탕약 복용하다가 회복되지 않아 다시 통증클리닉으로 옮김. 통증클리닉에서는 근막통증증후군으로 진단하고 8월경부터는 1주일에 한 번씩 신경차단술(조영제 넣고 病巢 찾아서 차단. 손으로 조영제가 흐르는 느낌, 가슴으로도 흐르는 느낌 받았다고 함)을 하면서 아침저녁으로 진통제, 신경안정제를 복용해도 호전되지 않아 본원에 내원함. 진찰 중에도 심한 통증으로 여러 차례 눈물을 흘리심.

비수강약과 팔강 : 強体

진단과 예후 : 瘀血과 水邪의 阻滯에 의한 痛症으로 보고 十棗湯을 選方함.

치료 경과

2013년 11월 18일, 초진

소화는 잘되는데 스트레스를 받으면 체한다. 대변은 시원하지 않아 변비기가 있고, 변비 때문에 사과를 꼭 먹는다. 손발은 차나 熱이 얼굴로 오르면서 간혹 頭痛이 있다. 不眠과 淺眠多夢으로 가끔 수면제도 복용한다. 胃氣와 환자의 態로 봐서 強体로 진단함. 여러 병원을 전전하고도 차도가 없던 터라, 보호자 손에 끌려서 온 환자 본인은 치료에 신뢰가 없는 상황이다. '우선 통증 위주로 10일분 처방하겠다'고 하고 치료를 시작함.

처방 大棗8, 甘遂0.5, 大戟0.5, 芫花0.5 20첩

2013년 11월 28일

전화 진료. 한약은 식후 30분에 복용하는데, 처음에는 조금 기운이 빠지는 듯하다가 지금은 괜찮다고 함. 등 부위의 통증이 심해도 진통제 안 먹고 견디려고 하는데, 통증이 조금 나아진 것 같다고 함. 움직이면 아프다고 하심. 일단 한약 복용 후 큰 이상 없음을 확인함.

2013년 12월 3일

한약 복용 첫날, 둘째 날은 심하게 아팠고 셋째, 넷째 날은 조금 아팠다. 5,6,7일은 많이 편했다. 8,9,10일째는 조금 더 아픔. 오늘은 한약이

떨어져서 그런지 많이 아프다고 함. 많이 좋을 때도 움직일 때는 아팠다. 진통제 먹을 때보다는 더 아픔. 잔 통증은 사라졌는데, 굵은 통증들은 올라오는 느낌. 자세를 바꿀 때 오는 통증들이 있다. 누웠을 때 등이 아파서 자기 힘들다. 등에 열이 나서 힘들다. (진통제를 먹어도 아팠으므로 한약을 복용하면서 진통제 복용 안 함. 첫날 저녁에만 신경안정제만 반 알 복용)

한약 먹고 배가 알싸한 느낌 있었는데, 3~4일 지나서는 하루에 2번씩 묽은 변을 봄. 사과는 안 먹음. 한약 먹는 중간에 조금 띵~한 어지러움이 있었다.

중간 예후 : 痰飮에 의한 痛症입니다. 치료 기간은 3~6개월입니다. 攻下法을 병행하겠습니다.

처방 上方同 28첩 *益胃散 3포(1)

2013년 12월 16일

전반적인 통증 VAS(10→6, 7) 2주 동안 심하게 아픈 적은 없었다. 아프긴 한데, 저녁에 잘 때 많이 아프다. 2번 정도 진통제 복용했다. 아침에 스트레칭 시작함.

1차 攻下法, 益胃散 3포 다 복용함. 1포 먹고 메스껍고 뱃속이 꾸룩거리다가 2포 먹고 토함. 3포 먹고 설사 많이 함. 益胃散 하고 통증은 조금 줄은 느낌. 식사, 소화는 비슷하고 대변은 가늘고 편하지는 않다.

처방 大棗5, 芫花0.5, 甘遂0.5, 大戟0.5 28첩 *益胃散 3포(2)

2013년 12월 30일

2차 攻下法, 益胃散 3포 복용. 泄瀉를 심하게 하고 嘔吐도 5회 이상 했다.

금요일부터 견갑골 부위에 전기가 합선되는 듯, '지지직'하는 통증이 있었다. 잘 때 눕자마자 싸~하고 쓰린 통증이 있다. 옆으로 누우면 견갑이 벌어지는 통증이 생김. 방바닥이 따뜻하면 쓰라리고 아파서 전기장판도 안 켠다. 아침, 낮에도 스트레칭 한다. 목을 자주 풀어준다. 진통제 4번 정도 복용했다. '지지직'하는 통증은 진통제 먹어도 가라앉지 않음.

손발은 차갑고 머리카락은 계속 빠짐. 목이 불편해서 잠도 잘 못 잔다.

처방 芍藥4, 枯芩2, 黃連1, 阿膠1, 鷄子黃1 28첩 *瓜蒂散 2포

(0.5g×2)(1)

2014년 1월 13일

1차 涌吐法, 이틀 전에 瓜蒂散 1포 복용함. 아침 9시에 시작해서 저녁 5시쯤 끝남. 嘔吐 9회, 泄瀉 5회. 묽은 계란 노른자 같은 덩어리가 2번 정도 토할 때 나옴. 오늘까지 배가 꾸룩거리고 설사할 것 같은 느낌도 조금 있다.

전반적인 통증은 VAS(10→4) 진통제 한 번도 안 먹었고 심하게 아픈 적도 없었다. 토요일 전까지 등에 싸한 느낌이 거의 없어졌다. 지금은 조금 아프다. 앉아 있는 시간이 길면 누우면 아프고, 누운 시간이 길면 앉아 있을 때 아프다. 잘 때 불편해서 깨서 잘 자진 못 함. 더운 곳에서 열이 확 올라오고 머리카락은 비슷하게 빠진다. 새해 들어 운동도 열심히 하면서 1시간씩 걷기도 한다. 한약 맛이 쓰고 비위가 약간 상한다고 하심.

처방 上方同 42첩

2014년 2월 4일

잘 때 진통제 2번 먹었다. 통증 10→4 정도.

오랫동안 앉아서 책을 보거나 집안일도 하면서 조금 더 아픈 것 같다. 잘 때 옆으로 누우면 견갑 찢어지는 듯한 느낌. 마우스 잡거나, 설거지를 하거나, 청소기 돌릴 때 찢어지는 느낌.

25일에 2번째 涌吐法(瓜蒂散 0.5g 1포) → 이후로 위가 부은 듯한 느낌과 대변도 굳어져 이틀에 한 번 볼 때도 있었다.

처방 芒硝同煎6, 大黃同煎3, 甘遂1, 甘草1 28첩 ＊瓜蒂散 2포
(0.5g×2)(3, 이전에 한 포씩 2회 했음)

2014년 2월 17일

이번 한약은 복용하면 배 아프고 설사한다. 약 맛도 많이 힘들다고 하심.

티칭：食餌療法과 涌吐法으로 빠른 회복과 재발 가능성 낮춰봅시다. 攻下法, 涌吐法을 병행하므로 補法(和法)으로 가겠습니다. 중간에 涌吐法하세요.

처방 葛根4, 桂枝3, 芍藥4, 生薑3, 大棗3, 甘草2 28첩

2014년 3월 10일

脈緩하고 식사량 늘어남. 통증 부드러워짐.

티칭：취침, 기상 시에 목침 운동합시다.

처방 葛根4, 桂枝3, 芍藥4, 生薑3, 大棗3, 甘草2 28첩

2014년 3월 24일

5월에 복직 목표로 다시 攻法으로 갑니다.

처방 大棗5, 甘遂0.5, 大戟0.5, 芫花0.5 28첩 ＊益胃散 4포(3)(저녁
복용법으로, 하루 1포 혹은 2포 복용. 저녁 식사 가볍게 드시고 服藥합

시다. 저녁 湯藥은 복용하지 마시고)

2014년 4월 7일
통증 개선 중.

처방 上方同　28첩　＊益胃散 2포(4)

2014년 4월 21일
통증 10→3 정도. 강도도 점차 줄어든다.

처방 大棗5, 甘遂0.5, 大戟0.5, 芫花0.5　42첩

2014년 5월 20일
피로하다. 7월에 복직 예정. 복직하면 하루 2회 복용하다가 점차 줄여
나가다가 休藥합시다.

처방 芍藥6, 生薑3, 大棗3, 桂枝3, 甘草2　42첩

2014년 6월 9일
양약 전혀 복용하지 않는다. 7월에 복직 결정.
티칭 : 앞으로 물리치료, 안마, 침 등 모든 자극 치료는 아주 가볍게 시술합시
　　　　다. 일반인의 5분의 1 정도 강도로.

처방 上方同　28첩

2014년 7월 1일
이번 달에 복직. 진단서 발급. 하루 2회 복용 예정.

처방 大棗5, 甘遂0.5, 大戟0.5, 芫花0.5　56첩

2014년 7월 28일

지난주부터 복직해서 업무 중. "처음 藥山을 찾았을 때는 절망적이었지만, 이제 복직도 하고 감사하다"고 하심.

2~3시간 꼼짝 못 하고 앉아서 일하니 힘들지만 잘 버틴다고 하심. 하루 2회 정도 복약한다.

티칭 : 중간중간 화장실 가서 스트레칭하세요. 앞으로 1~2년 관리합시다. 통증이 재발하면 바로 내원합시다.

考察 2016년 초까지 확인 전화를 했는데, 上方 후 더 이상의 服藥은 필요 없었고 직장 생활도 잘하고 계셨다. 진통제, 신경안정제, 신경차단술 등 어떤 치료로도 잡히지 않던 통증이 攻和兼施를 통해 회복되었다.

한포진

여, 47세, 160cm, 54kg, 바이탈 : W N L

병명 : 한포진

발병일과 병인 : 2014년 5월 말경. 정신적인 스트레스

과거력 : 5년 전 우측 난소 절제수술(양성 물혹)

복용약 : 항히스타민제

양손 손등과 손바닥, 손가락 등에 疱疹이 생겨 몹시 가렵고 긁으면 상처가 터져 진물이 난다. 심한 부위는 붕대를 감고 생활한다. 5년 전 우측 난소 절제수술을 받은 후부터 팔다리가 몹시 시려서 고생하다가 금년 4월경 스트레스가 극심하면서 疱疹이 생김. 금년 9월부터는 손뿐만 아니라 전신이 다 가려워 항히스타민제를 복용 중인데, 많이 가려울 때는 심장이 터질 것 같다고 하심. 한포진 初期 發病 時 가슴이 많이 두근거리고 답답했었다고 하심.

비수강약과 팔강 :

진단과 예후 : 한포진은 면역 장애 질환이므로 3~6개월의 치료 기간이 걸립니다. 우선 2주는 화를 내리고 몸과 마음을 편하게. 2주 뒤부터 치료 방향 잡고 가겠습니다.

치료 경과

2014년 11월 17일, 초진

양손에 疱疹이 심하고 금년 9월경부터 전신이 다 가려워 몹시 괴롭다. 젊어서는 소화가 이상 없었지만 요즘은 滯하거나 더부룩한 경우가 많다.

대변도 무른 편이다. 가슴이 두근거리고 답답하며 淺眠多夢한다. 強体 경향인 분이 일상의 三法太過에 의해 위장기능이 弱化된 것으로 보임. 熱 證 경향이나 寒藥, 熱藥을 反佐하여 立方하기로 함.

처방 防己4, 黃芪2, 茯苓6, 桂枝4, 甘草2 28첩

2014년 12월 1일

가려움 10→5 오른손 疱疹은 가라앉고 왼손은 비슷하다. 손바닥 疱 疹은 가렵고, 아직 전신이 다 가렵다. 온몸이 가려운 것은 저녁에 심하고, 작은 두드러기처럼 붉게 올라온다. 팔다리 시림은 비슷하고 가려움이 가 장 괴롭다. 아침에 깨면 머리가 띵하다.

예후 : 2주 피부 搔癢 위주. 이후 吐法 시행 가능함을 환자에게 고지함.

처방 애枳實4, 甘草2 28첩

2014년 12월 23일

마음은 편해짐. 生理 끝난 후 가슴이 조금 두근거리는 느낌. 자고 일어 나면 머리가 아프다. 집중력 떨어지고 졸리다. 나른하다. 전신 가려움 10→2 현재 제일 힘든 것은 왼손바닥의 물집과 가렵고 아픈 증상이다. 睡眠은 여전히 淺眠多夢이다.

예후 : 이번 2주 다시 스트레스, 가슴 답답 위주로.

처방 防己2, 黃芪2, 茯苓6, 桂枝2, 甘草2 28첩
　　　 ＊왼손포진 황련가루, 하이드로콜로이드첩부 : 황련가루 20g

2015년 1월 5일

피부 소양 10→2 淺眠多夢, 不安, 動悸, 가슴 답답함 이어진다. 가슴

이 아프기도 하다. 화가 난다.

처방 瓜蔞仁6, 半夏4, 黃連2 28첩

2015년 1월 19일

수면이 깊어짐. 不安, 動悸, 가슴 답답함과 아픔 줄었다. 손의 疱疹도 많이 줄었다.

소화 : 호전

예후 : 앞으로 4주 더합시다. 재발 방지를 위해 涌吐法하겠습니다.

처방 上方同 20첩 ＊瓜蔕散 세트(1)

2015년 2월 3일

涌吐法 - 9회 토하고, 다음날도 1회 토함. 설사는 3회 정도. 수면 : 잘 잔다. 가슴 답답함은 없으나 두근거리기는 한다. 마음 우울한 거 없어졌다. 손 疱疹 세 군데 정도 가볍게 남아있다. 몸 가려움 없다.

예후 : 3개월만 服藥하고 1~2개월 두고 봅시다. 吐法 한 번 더 하셔야 합니다.

종료.

처방 茯苓4, 桂枝4, 蒼朮3, 甘草2 28첩 ＊瓜蔕散 2포(1g, 0.5g)(2)

考察 2015년 4월 20일 전화 확인 시 모든 症狀이 가벼워 더 이상 服藥이 필요 없었다. 이 분은 정신적 스트레스가 主因으로 한포진과 전신 소양과 같은 면역 장애가 일어난 것으로 보인다. 정신적 스트레스로 인한 질병은 吐法太過不及錯雜으로 和法과 涌吐法을 병행하여 다스린다. 2016년 가을, 오랜만에 本院으로 전화를 주셨는데, 당시 치료 후 한포진이 완치되었다고 고마워하셨다.

지루성피부염

여, 24세, 152cm, 50kg, 바이탈 : WNL

병명 : 지루성피부염

발병일과 병인 : 2013년 6월경, 원인은 스트레스로 보임.

　＊본원에 내원하기 전 치료받았던 피부과에서는 스트레스와 환경변화,
생활습관이 원인이라 진단했고, 피부전문한의원에서는 음식과 생활습관
이 원인이라고 진단했다고 함.

과거력 : 알레르기 비염 수술 4회

복용약 :

　얼굴 전체 여기저기에 핏빛으로 심하게 發疹이 생겨서 내원한 환자다.
얼굴을 바로 쳐다보기 민망할 정도로 심한 상태로, 2013년 6월에 發疹이
시작되어 금년 8월까지 피부과와 피부전문한의원에서 지속적으로 치료받
았다고 함. 發病日부터 금년 2월까지는 피부전문한의원에서 사우나와
같은 汗法을 병행하여 치료하였으나 차도가 없었고, 금년 2월에서 8월까
지는 ○○○○○○피부과에서 內服藥, 注射劑 등으로 치료하였으나 역
시 차도가 없었다고 함.

비수강약과 팔강 : 强体, 熱證

진단과 예후 : 지루성피부염은 자가면역질환입니다. 3~6개월 치료 예정.

치료 경과

2014년 9월 22일, 초진

얼굴 전체와 목까지 심한 發疹으로 핏빛으로 붉어져 있고, 몹시 가려

우면서 따갑다. 피부가 땅기면서 진물도 나온다. 귀속도 헐어서 진물이 나온다. 식욕이 좋고 소화가 잘되는 强体 경향이다. 증상이 너무 심하고 熱證이므로 吐法에 대한 설명을 해드리고 초진부터 涌吐法을 시행하기로 함.

처방 黃芪4, 防己4, 桂枝4, 茯苓4, 甘草2 28첩 * 瓜蒂散 세트(1)

2014년 10월 6일

2주 전 토요일(9월 27일) 吐法 – 2회 토하고 설사 3회. 아침 9시에 시작하고 1~2시경 끝나서 죽 먹었다. 약 복용 3일 정도부터 좋아지기 시작하면서 현재 진물 전혀 안 나온다. 제반 증상들이 절반 정도 줄었다고 하심. (10→5)

티칭 : 吐法 외 湯藥 처방은 補法(和法)에 가까우니 湯藥을 드시면서 調理하듯 몸을 편하게 해야 합니다. 이번 2주는 調理만 합니다.

처방 上方同 28첩

2014년 10월 20일

피부 상태 좋다가 지난주 금요일부터 얼굴에 다시 진물이 나고 당기면서 붉어짐. → 몹시 過勞했다고 함. 過勞, 過心 때문인지 脈强하고 일주일 전부터 식사 후 명치도 아프다고 함.

처방 上方同 40첩 * 瓜蒂散 2포(0.5g×2)(2)

2014년 11월 10일

그동안 하루 2~3시간밖에 못 잠. 교생실습으로 힘들었지만 얼굴 피부는 다시 회복되었다. 진물도 거의 없고 지금은 發疹도 작은 여드름 정도 크기다. 어제 吐法함.

처방 上方同　28첩

2014년 11월 24일

2주간 發疹, 가려움, 따가움, 진물 없었다. 여드름처럼 작은 것은 올라
온다.

예후 : 가능하면 3개월 내에 종료하고 吐法은 일회 더합시다.

처방 上方同　28첩　＊瓜蒂散 2포(1g, 0.5g)(3)

2014년 12월 8일

가벼운 증상이 얼굴로 올라왔다 없어졌다 반복한다. 吐法은 아직 못함.

처방 上方同　28첩

2014년 12월 23일

증상은 비슷하게 소강상태. 아직 완전히 없어지지 않았다. 시험 등으로
힘들었다. 어제 吐法했는데, 1g 한 포 먹고 두 번 토하고 설사 3회 했다.
(10시에 시작, 한 시 반에 끝남)

진단 : 脈緩(시험이 끝나서 그런가?)

예후 : 총 5개월, 지금부터는 재발 방지 위한 치료에 가깝습니다.(앞으로 2개월
　　　방학 동안 푹 쉬면서 服藥합시다.)

처방 上方同　28첩
2015년 1월 5일

힘들게 여행하고 부대찌개 먹은 후 오른쪽 뺨에 진물 조금 올라옴.

처방 上方同　28첩　＊瓜蒂散 2포(1g, 0.5g)(4)

2015년 1월 19일

피부 거의 안정되었다.

예후 : 앞으로 4주 더 처방하고 종료 예정.

처방 上方同　28첩

2015년 2월 2일

지난 금요일 吐法 – 토할 때 거품이 많이 나왔다. 한번 토하고 설사는 2회.

티칭 : 재발 방지를 위해 吐法 한 번만 더 하고 종료합시다.

처방 上方同　28첩　＊瓜蔕散(1g×2)(5)

　考察 지루성피부염과 지루성두피염과 같은 膈 上部의 피부질환에는 涌吐法이 뛰어난 효과를 보인다. 涌吐法과 病症에 적합한 湯藥을 병행하면 아주 높은 완치율을 보이는데, 屢試屢驗이므로 疑心의 여지가 없다.

혈뇨

여, 83세, 156cm, 43kg, 혈압 131/76, 맥박 81

병명 : 血尿

발병일과 병인 : 2012년 11월 26일부터 시작했는데 원인은 모름.

과거력 : 자궁근종

복용약 : 혈압 당뇨약 비타민 등을 드셨으나 혈뇨 이후 병원의 지시로 모두 STOP함.

血尿가 주소증인 환자로 2012년 11월 26일부터 시작하여 血尿가 짙을 때는 아메리카노 커피색이고 옅어지면 매실차, 오미자차, 때로는 맥주색 등으로 나온다 하심. 발병 이후 강남과 강북의 5개 대학병원을 전전하며 신장 CT, 초음파, 방광내시경 등의 진단과 각종 치료를 했으나 전혀 차도가 없다고 하심. 한방 치료도 여러 차례 받았으나 血尿는 전혀 변함이 없음. 최근 소변이 시원하게 나오지만 붉은색이면서 가끔 아메리카노 커피처럼 짙게 나온다고 하심. 집 안 청소, 일을 무리하면 몸에서 열이 나고 소변 색깔이 더 진해진다.

비수강약과 팔강 : 瘦人, 強体, 熱證

진단과 예후 : 한의학적 진단과 肥瘦强弱에 의한 판단으로 투약할 수밖에 없으므로 환자분에게는 熱證에 대해 설명 드리고 치료를 시작함.

치료 경과

2014년 8월 26일, 초진

소변은 붉거나 힘들면 갈색으로 더 짙어진다. 오한은 없다. 脈象도 數

强하다. 態를 보나 症狀을 보나 모든 면에서 瘦人, 强体에서 벗어나지 않는다. 瘦人, 强体는 땀이 없어도 이미 땀을 많이 흘린 상태와 같다고 볼 수 있다. 瘦人, 强体의 대표방인 白虎湯을 選方한다.

처방 石膏12, 粳米12, 知母4, 甘草4 28첩

2014년 9월 30일
허기짐이 줄었다. 이전에는 간식했는데 이제는 간식 먹지 않아도 괜찮다. 더위 탐도 줄었다. 그렇지만 소변은 비슷하다고 하심.

처방 上方同 去 甘草1 28첩

2014년 10월 27일
허기지는 것 없어졌다. 그런데, 소변 색도 맑아진다고 하심. 최근에는 소변 색이 맥주 색이라고 좋아하심. 본인의 血尿는 우리나라 다섯 군데 대학병원에서 모두 못 고친다고 해서 소변 샘플을 미국으로까지 검사 의뢰했으나 소용없었다고 하심. 전적으로 몸을 맡길 테니 꼭 고쳐달라고 하심.

처방 石膏12, 粳米12, 知母4, 甘草3 28첩

2014년 12월 8일
소변 색 맑아지고 혈뇨 없어짐. 대학병원 소변검사에서 정상으로 나옴.

처방 上方同 28첩

2015년 1월 13일
소변 색 맑다. 양방 소변검사 all normal.

처방 上方同 28첩 종료

考察 이분은 2015년 11월 16일에 체력을 도우는 약을 드시기 위해 내원하셨는데, 上記 치료 이후 지금까지 血尿도 전혀 없고 맑은 소변이 나온다고 하심. 上記 치료 이후 강남 모 대학병원에서 3개월에 한 번씩 정기적으로 검진 중인데 육안뿐만 아니라 현미경상 혈뇨도 없고 모두 정상이라고 하심.

여드름

남, 25세, 178cm, 74kg, 바이탈 : W N L

병명 : 面皰

발병일과 병인 : 2년 전부터 심해짐.

과거력 :

복용약 :

얼굴 전체에 검붉은 색과 갈색의 丘疹이 울퉁불퉁하게 솟아나 있고 염증이 반복되면서 패인 흉터도 많다. 피부과 치료를 꾸준히 했으나 化膿이 끊이지 않아 본원으로 내원한 분이다.

비수강약과 팔강 : 强体

진단과 예후 : 피부질환은 대부분 내과적 문제가 잠복해 있습니다. 여드름은 6개월 정도의 치료가 필요합니다. 攻法을 병행하여 치료 기간을 단축하겠습니다.

치료 경과

2015년 1월 19일, 초진

얼굴 전체에 化膿性 丘疹이 끊임없이 반복되어 여기저기 패인 흉터가 많고 얼굴에 열이 오르기도 한다. 목과 어깨가 결린다. 평소 식욕은 좋고 허기가 지지만 소화는 더부룩한 경우가 많고 배가 자주 아프면서 설사를 한다. 便秘는 전혀 없다. 態를 봐서는 强体 경향으로 보임. 소화불량은 폭식에 의한 下法太過, 설사는 協熱利로 보고 清和로 방향을 정함.

처방 葛根8, 枯芩4, 黃連1, 甘草2　28첩

2015년 2월 2일

크게 나는 거 덜하다. 소화도 조금 호전되고 대변도 설사가 줄었다.

처방 上方同 32첩 ＊瓜蒂散 세트(1)

2015년 2월 23일

吐法 – 아침 6에 시작해서 오전 11시 정도 끝남. 토는 6~7회, 설사는 6~7회 정도. 吐法 아주 힘들어함. 힘든 만큼 회복 속도는 더 빠르다고 격려함. 吐法은 못하겠는데, 下法은 하겠다고 함. 4주 뒤에 생각 바뀌면 다시 吐法 예정. 얼굴 새로 올라오는 것 줄었다. 얼굴색 많이 밝아짐.

처방 上方同 28첩

2015년 3월 9일

얼굴색 밝아지고 化膿性 丘疹이 많이 줄었다. 붉고 크게 나던 것들이 갈색으로 가라앉는다. 전신적인 몸 상태는 좋고 大便이 조금 무르다.

처방 上方同 28첩

2015년 3월 23일

설사하지 않고 腸도 좋은 상태다. 얼굴이 많이 깨끗해졌는데, 얼굴에 손을 댄다. → 손을 대면 2차 감염이 생깁니다. 절대 손으로 짜면 안 됩니다. 염증이 다 가라앉고 블랙헤드만 남으면 피부과에 가서 한 번 만에 aseptic 하게 제거합시다. 그리고 吐法 2회 더 합시다.

처방 上方同 28첩 ＊瓜蒂散 2포(2)

2015년 4월 6일

토법 – 두 번 정도 토함, 설사는 많이 함. 얼굴로 열 오름 없다. 대변이 약간 무른 편이지만 설사는 아니다. 소화도 잘되고 더부룩함 없다.

예후 : 이번까지 服藥하고 休藥합시다. 3개월 뒤, 2주 혹은 4주 服藥과 吐法 1회 예정.

처방 上方同 28첩

2015년 7월 27일

얼굴 많이 깨끗해짐. 그러나 아직 한두 개 정도는 생긴다.

예후 : 토법 병행해서 2~4주(2주 뒤 확인 전화, 술 피할 수 있으면 2주 더 진행)

처방 上方同 28첩 ＊瓜蒂散 2포

考察 7월 2주 처방 후 종료하였고 일 년 뒤 지인으로부터 여드름이 거의 올라오지 않는다는 소식을 들었다. 化膿이 반복되는 악성 여드름도 자가면역 피부질환에 준하여 吐法으로 다스리면 탁월한 효과가 있다. 益胃散과 瓜蒂散을 통한 吐下法은 胃腸管의 미생물 생태계를 하루 만에 변화시키면서 빠른 속도로 면역기능을 회복시키는 것으로 보인다.

불면증

여, 66세, 158cm, 62kg, 혈압 110/66, 맥박 101

병명 : 불면증

발병일 : 불면증(5~6년), 위장장애(2~3년)

과거력 : 10년 전 우울증으로 1년간 치료. 자궁근종, 난소난종, 담석 수술

복용약 : 혈압약, 고지혈증약, 정신과 약

불면증과 위장장애로 내원하신 분이다. 표정이 침울하고 마음도 우울하다고 하심. 치매가 올까 걱정하심. 식욕은 좋아 허기가 지지만 소화가 안 된다. 少食을 해도 더부룩하고 신물이 오르면서 가스가 많이 찬다고 하신다. 잠도 잘 들지 않고 淺眠多夢하여 다음날 피로하다. 夜間尿는 1회 정도라 夜間尿에 의한 수면장애는 아님.

비수강약과 팔강 : 强体, 虛證

진단과 예후 : 3~6개월, 불면증과 우울증 위주.

치료 경과

2015년 1월 20일, 초진

초진 시, 우울한 모습과 가라앉은 목소리로 말씀하심. 정신과에서는 불면도 불면이지만 치매를 예방하기 위해 우울증을 치료해야 된다고 함. 불면에 대한 약은 스틸녹스 복용 중. 몸이 붓고 가슴이 몹시 답답하다. 上熱이 잘 생겨 얼굴이 붉어지고 대변이 굳어지는 경우가 많다. 정신과 약을 먹으면 잠은 오는데 아침에 속이 쓰리다고 하심.

예후 : 우선 2주 몸과 마음이 전반적으로 편해지게 처방하겠습니다. 2주 뒤 치

료 기간 결정.

처방 瓜蔞仁6, 半夏4, 黃連1, 防己1 28첩

2015년 2월 3일

양약 줄였다. 한약 먹으면서 아침에 힘든 게 덜하다. 스틸녹스는 안 드시고 멜라토닌만 간헐적으로 복용. 소화는 잘되고 마음도 조금 편하다. 아침에 속 쓰림 없다. 꿈이 확실히 줄었고, 자려고 누웠을 때 편하다. 아침에 붓는 거 덜하다. 얼굴에 열 오름 덜하다.

예후 : 3~6개월 불면증, 우울증 위주(消化, 上熱은 보조) 吐法 예정.(吐法을 무서워해서 下法도 가능)

처방 上方同 42첩

2015년 3월 2일

소화 잘되고 우울감 많이 개선. 정신과 약은 끊었다. 단 아직 잘 자는 것은 아니다. → 이번 2주는 '금할 음식'을 더 주의하고 服藥해봅시다. 2주 뒤 수면장애 계속되면 吐法하겠습니다.

처방 防己4, 石膏6, 桂枝2, 水蔘2 28첩

2015년 3월 16일

소화는 이상 없고 소화제 먹지 않는다. 잠들기 조금 힘들지만 정신과 약 먹지 않는다. 꿈 덜 꾼다. 전반적으로 기분이 좋다. 식욕은 좋은 편이고 아침에 浮氣 없어졌다.

예후 : 3개월 치료하고 休藥하고 이후는 관리합시다.

처방 上方同 28첩

2015년 3월 30일

수면, 붓기, 소화 개선. 우울함도 없다.

처방 上方同 28첩 *瓜蔕散 세트(1)

2015년 4월 13일

吐法 – 지난주에 하심. 오전 11시에 시작해서 오후 4시경에 끝남. 7차례 토하고 설사는 4회. 다음날 몸이 가벼웠다. 양약 → 不服해도 괜찮다.

예후 : 3개월 뒤 내원. 앞으로 2년 정도 관리합시다. 여행 중 難眠 시는 잠시 양약 도움받아도 됩니다.

처방 上方同 28첩

★2015년 9월 7일, 2차 치료

밝은 표정으로 내원하셨고 잘 주무신다고 하심. 우울감도 많이 없어졌다. 양약 끊었다. 평소에는 양약 드시지 않는데 여행 중에는 한두 번(?) 드셨다. 밀가루 음식이나 전날 외식하면 뱃속이 불편하다. 짠 음식 먹으면 아침에 붓는다.

예후 : 상태 좋으니 이번에 2주하고 내년 봄에 봅시다.

처방 上方同 28첩

★2016년 7월 20일, 3차 치료

최근 이사하고 몸과 마음 무리함. 수면이 나빠지고 마음도 우울하다.

예후 : 2주 처방하고 2주 뒤 전화 진료, 4주 가능, 더디면 吐法병행. 좋으면 종료.

처방 豆豉4, 梔子1, 甘草1, 黃連0.5 28첩

2016년 8월 2일

수면장애, 우울감, 上方 服藥 이틀째부터 좋아짐. → 종료

2016년 8월 8일

전화로 한 번 더 服藥 원하심 → 吐法도 할까요? → 탕약만 드시겠다고~

예후 : 힘들면 언제든 내원합시다.

처방 上方同 28첩 종료

考察 不眠症은 虛證 경향이다. 木防己湯은 强体의 虛證에 유효한데, 强体의 三法太過에 의한 피로, 虛熱(眞熱)上浮, 面赤, 消化不良, 睡眠障碍 등에 응용한다.

불면증

남, 45세, 172cm, 78kg, 바이탈 : 혈압약 복용 중

병명 : 불면증, 우울증, 갑상선기능저하증, 고혈압, 고지혈증, 통풍

발병일과 병인 : 下記

과거력 :

복용약 : 고혈압, 고지혈, 통풍, 신경안정제, 수면유도제, 갑상선기능저하 등에
대한 洋藥 복용 중. 홍삼, 비타민

몸이 몹시 무겁고 피로감이 심해 오후에는 체력이 극도로 떨어져 앉아
서 자주 존다. 수면유도제를 복용하지만 밤에도 잘 못 자는 분이다. 너
무 많은 약을 드시는 것도 문제지만 당장 몸이 피곤하고 힘든 것을 주소
로 내원하셨다. 몸이 심하게 피로한 것은 6개월 이상 된 것 같은데, 양방
에서는 갑상선 기능 저하 때문인 것 같다고 진단함.

비수강약과 팔강 : 强体, 虛證, 熱證

진단과 예후 : 갑상선 기능 장애는 대부분 心火에 의해 發病한다. 불면증과 우
울증 등도 극심한 스트레스에 의해 發病한 것으로 보임. 淸和와 原始攻
法 병행 예정, 치료 기간은 3~6개월, 洋藥 모두 끊어 나갈 예정.

치료 경과

2015년 5월 4일, 초진

체중이 불어나는 경향이고 몸이 몹시 무겁고 피로하다. 수면유도제를
복용해도 일주일에 3일은 難眠. 머리에 열이 나면서 얼굴이 붉은 편이고
코밑, 胸上部, 우하지 종아리에 血管怒脹이 보임. 식욕은 좋고 소화도 잘

되는 强体 경향이다. 아침에는 얼굴과 손발, 전신이 붓는다. 갈증이 있고 대변은 무른 편이면서 하루 2회 정도 간다. 가족력은 없으나 혈압약을 8년째 복용 중이다. 고지혈과 통풍 예방약은 4년째, 우울증약은 2년째, 신경안정제, 수면유도제, 갑상선약은 1년째 복용 중이다. 그 외 홍삼, 비타민 섭취 중.

처방 黃芪4, 防己4, 桂枝4, 茯苓4, 甘草0.5 28첩 *益胃散 3포 세트

2015년 5월 19일

益胃散 → 설사 20회, 몸이 조금 가볍다. 지난주 오후에 조금 덜 졸았다. 左脇下痛. 식사 : 보 대변 : 보, 시원하지는 않다. 머리 熱은 비슷하고 渴症 더 심해진 듯? 머리가 아프면서 눈이 튀어나오는 듯하다. 시야도 흐릿하다. 수면 : 지난 한주 잠자리가 조금 편했다. (지난주 수면제 한 알 반에서 2알로 올림? → 다시 줄입시다)

예후 : 2주 뒤 통풍약 끊을 예정.

처방 上方同 28첩 *益胃散 4포

2015년 6월 2일

益胃散 4포 → 설사 7회 정도. 左脇下痛 → 식후, 음식 들어가면 아프다. 수면 : 지난주 두 번 정도 못 잠, 수면제 하루 한 알 정도로 줄임. 피로 기력(10→7) 머리熱(10→8) 浮腫(10→5) 코밑과 胸上部, 다리의 血管怒脹 많이 줄었다.

티칭 : 고지혈약, 통풍약은 바로 끊읍시다. 2~4주 뒤 갑상선약 끊을 예정. 정신과 약, 수면제는 스스로 줄여봅시다. 고혈압약만 당분간 복용합시다.

예후 : 이번 2주는 脇痛, 過飮 경력으로 利膽 위주로 轉方.

처방 茵蔯蒿6, 梔子2, 大黃同煎2 28첩

2015년 6월 16일

현재 복용약 : 혈압약, 수면제, 정신과 약(약용량 많이 줄임) 피로 (10→5) 머리 熱은 비슷. 浮腫 없어짐.

예후 : 2주 뒤부터는 수면, 우울증 위주 치료 예정.(吐法 병행 예정)

처방 上方同 28첩

2015년 7월 6일

몸이 무겁다. (10→7) 머리熱. (10→10) 이번 약 소화 안 되고 가슴 답답하면서 설사 많이 한다. 단, 胸上部, 코밑 혈관 줄어듦, 다리 血管怒脹도 많이 개선. 식후 左脇下痛 없어짐. 오후에 조는 것 없어졌다. 洋藥복용 : 혈압약 아침 한번, 신경과 약 아침 7시, 저녁 7시, 잠자기 한 시간 전 3회 복용.

티칭 : 정신과 약 줄이기 시작합시다.

처방 葛根4, 枯芩4, 黃連2, 甘草1 28첩

2015년 7월 21일

코밑 血管怒脹 거의 없어짐.

예후 : 향후 우울, 수면 위주로 갑니다. 2주 뒤 吐法 예정.

처방 芍藥6, 枯芩2, 黃連1 28첩

2015년 8월 3일

지난 2주 동안 혈압약과 정신과 약, 자기 전 1회만 복용.

처방 上方同加 黃連1 28첩 ＊瓜蔕散 세트(1)

2015년 8월 17일

飮酒 일주일 한번, 소주 한 병~한 병 반 정도. 담배도 조금 피운다. 吐法 아직 못함.

처방 上方同 28첩

2015년 8월 31일

吐法 → 4회 토하고 설사 5회 정도. (아침에 시작, 3시경 끝남)

티칭 : 이제 吐法 했으니 양약 끊어나갑시다.

처방 芍藥4, 枯芩4, 黃連2, 梔子1 28첩 ＊瓜蔕散(1, 0.5) (2)

2015년 9월 15일

정신과 약 2주 전 다 끊었다. 자다가 3번 정도 깨지만 누우면 30분 내 잠이 든다. 피곤하다. 가슴 가끔 아프다. 洋藥은 혈압약만 먹는다. 吐法 아직 못함.

티칭 : 스쿼트 하면서 혈압약도 끊어봅시다. 하지대근육을 강화시키면 근육의 milking action에 의해 심장 부담을 줄일 수 있습니다.

처방 上方同 加 豆鼓4 28첩

2015년 10월 1일

吐法 → 5회 토하고 5회 설사. 잠은 잘 든다. 자다가 2회 정도 깬다. 깨면 소변보러 화장실 간다. 본인이 '멘탈은 아주 건강해졌'고 스스로 말씀하심. 피곤하고 얼굴로 열도 오른다. 소화는 되는 데 가스가 찬다.

예후 : 수면은 회복되었으니 전반적으로 조리하겠습니다.

처방 柴胡4, 桂枝4, 枯芩4, 生牡蠣4, 乾薑2, 天花粉4, 甘草1 28첩

2015년 10월 19일

피로, 熱 오름 줄어듦. 몸이 조금 붓는다. 수면 : 완전하거나 한두 번 정도 깬다.

예후 : 原始攻法을 겸한 치료는 끝났고, 앞으로는 調理之劑로 한 번씩 服藥합시다.

처방 上方同 28첩 종료

考察 치료 종료 후 몸을 調理하기 위한 和法 처방을 몇 차례 드셨고, 2016년 10월경 확인 시, 上記 치료 후 모든 洋藥 다 끊었고 증상 再發 없이 잘 지내고 계신다.

담석

여, 54세, 159cm, 59kg, 혈압 114/64, 맥박 107

병명 : 담석증

발병인과 병인 : 2012년 발견(당시 1.5cm)

과거력 :

복용약 : 당뇨 10년째로 혈당 조절 중.

담석에 의한 통증은 없으나 수술하지 않고 고칠 방법이 있나 하고 내원하신 분이다. 담석을 내복약으로 없앤다는 것은 어렵지만 일단 中焦의 濕毒을 없애는 방향으로 4주 정도 치료해보기로 함.

비수강약과 팔강 : 强体 熱證

진단과 예후 : 평소 소화가 잘되고 대변이 굳은 편이다. 糖尿도 있고 腹部에 脂肪도 많아 中焦의 濕毒을 없애는 茵蔯蒿湯으로 選方하여 膽汁의 分泌를 活性化시켜 보기로 함.

치료 경과

2015년 1월 27일, 초진

담석 2cm로 양방에서 오피권유. 담석으로 인한 통증이나 이상 증상은 없지만, 담석이 조금씩 커지고 있다. 2012년에는 1.5cm, 2013년에는 1.8cm, 약 2개월 전 명동 ○○의료원 검사에서는 2cm로 커짐.

예후 : 4주 정도 간 기능과 담즙분비 활성화 후 재검해봅시다. 2주 뒤 溫白元 예정.

처방 茵蔯蒿6, 大黃同煎2, 梔子2 28첩

2015년 2월 9일

약 드시면서 특별한 변화는 없다.

처방 上方同 28첩 ＊溫白元 20환 종료

考察 약 2개월 뒤인 2015년 4월 6일 검사에서 담석 크기가 줄어들어 수술은 취소하고 두고 보기로 함. 담석 크기가 가로 1.5cm, 세로 1.1cm 로 줄어 듦.

사마귀

여, 10세, 138cm, 42kg

병명 : 사마귀(wart)

발병일과 병인 : 약 2년 전

과거력 : 중이염 3회

복용약 :

약 2년 전부터 손가락에 사마귀가 생겼는데, 엄지손가락에 생긴 것이 가장 크다. 냉동치료를 했으나 낫지 않는다. 체중도 줄였으면 좋겠다고 하심.

비수강약과 팔강 : 肥人 表寒證

진단과 예후 : 사마귀는 體表에 발생하는 바이러스 질환으로 表寒證에 해당한다. 麻杏薏甘湯으로 体肥와 表寒證을 동시에 다스릴 수 있다.

치료 경과

2014년 12월 15일, 초진

체중이 불어나는 경향이고 간식을 하면 신물이 오르거나 토하기도 한다. 아침에 일어나기 힘들다. 오후 3시에는 허기가 진다. 2년 전에 엄지손가락 부위부터 사마귀가 생겼다. 사마귀는 表寒證에 해당하므로 麻杏薏甘湯으로 다스린다.

처방 薏苡仁4, 麻黃2, 杏仁4, 甘草1　20첩 (하루 2회 服)

2014년 12월 29일

아침에 잘 일어난다. 허기 덜하다. 엄지사마귀 크기 줄어든다. 大便 : 秘 3~4일/1회 → 다시마 먹읍시다.

예후 : 6주~12주. 사마귀 없어질 때까지 **服藥**합시다.

처방 上方同 20첩

2015년 1월 12일

사마귀 많이 좋아짐. 엄지에만 남고 다른 손은 다 없어짐. 사마귀가 준 것은 면역기능이 좋아진 겁니다.

처방 上方同 20첩

2015년 1월 26일

엄지손가락 사마귀도 없어짐. 지난주 감기 이틀, 양약 먹지 않고 회복.

처방 上方同 20첩

2015년 2월 16일

사마귀 없다. 예후 : 4주 더 服藥 예정.

처방 上方同 20첩

2015년 3월 9일

처방 上方同 20첩 종료

考察 손발에 생기는 사마귀뿐만 아니라 편평사마귀도 表寒證에 해당한다. 편평사마귀 역시 薏苡仁과 麻黃을 配伍한 각종 처방으로 다스릴

수 있다. 麻杏薏甘湯이 基本方이고, 四象方 太陰人 表證 處方들을 응
용할 수도 있다.

다낭성난소증후군

여, 38세, 154cm, 55kg, 바이탈 : W N L

병명 : 다낭성난소증후군

발병일과 병인 : 20대 초반부터 生理不順. 33세 경 다낭성난소증후군 진단.

과거력 : B형간염 보균 중.

복용약 :

生理가 不順하고 아랫배가 冷하며 손발도 차다. 결혼 7개월째. 산부인과에서 다낭성난소증후군으로 진단하고 배란유도주사를 권했으나 자연임신을 원하여 내원한 환자다.

비수강약과 팔강 :

진단과 예후 : 肥瘦强弱 구분 없이 3개월 淸流桃花湯과 攻下法 예정.

치료 경과

2015년 3월 2일, 초진

脈數. 얼굴이 붉게 發赤되고 턱밑으로 피부 트러블이 있다. 便秘와 泄瀉가 교대된다. 子宮을 치료할 때는 大腸도 같이 치료합니다. 가임기 여성의 子宮이 건강해지면 피부도 좋아지므로 얼굴의 트러블이 줄어들 겁니다.

처방 桃仁6, 芍藥4, 牡丹皮2, 大黃同煎2 28첩

2015년 3월 17일

계속 배가 아프다. 설사한다. 돼지감자, 우엉 차 복용 중 → 안됩니다.

처방 上方同 去 大黃1 28첩 *益胃散 세트(1)

2015년 3월 30일

益胃散 - 설사 많이 했다. 견딜만하게 아팠다. 소화는 잘되고 대변은 하루 2~3회 무른 편이다.

예후 : 2주 뒤부터는 和法으로.

처방 上方同 20첩 ＊益胃散 4포(2)

2015년 4월 13일

益胃散 - 아침 8시에 시작해서 오후 2시에 끝남. 3포 복용함. 설사하다가 한번 토함. 많이 설사함. 소화는 이전보다 잘된다. 설사도 줄었다.

처방 桂枝4, 茯苓4, 桃仁2, 芍藥4, 牡丹皮1 28첩

2015년 4월 27일

지난주 토요일 生理 시작, 양은 적다. 약 바뀐 이후 대변이 시원하지 않다. 소화도 지난번 약보다 덜 된다.

처방 上方同 加 桃仁2 牡丹皮1 28첩

2015년 5월 18일

얼굴 피부 밝아짐.

처방 上方同 28첩 ＊益胃散 4포(3) 종료

考察 2015년 10월 26일, 자연임신 10주째고 아기, 엄마 모두 건강하다. 上記 치료 중과 치료 후, 4개월간 정상 생리가 나오다가 자연 임신되었다. 가임기 여성의 子宮疾患은 기본적으로 攻下法으로 다스린다.

주사성 좌창

여, 34세, 165cm, 54kg, 바이탈 : W N L

병명 : 酒齄性痤瘡

발병일과 병인 : 20대 초반부터 시작해서 30대 들어서 더 심해짐.

과거력 :

복용약 :

턱과 입 주변에 검붉은 丘疹과 膿疱가 끊임없이 반복되면서 올라온다. 20대부터 시작되었는데, 30대 들어서서 더 심해짐. 피부과에서 각종 치료를 받았으나 차도가 없다. 염증이 크게 생기면 통증도 있다.

비수강약과 팔강 : 熱證

진단과 예후 : 釜底抽薪이라, 淸流桃花湯과 攻下法으로 3〜6개월 예정.

치료 경과

2014년 11월 10일, 초진

脈數强. 입과 턱 주변에 붉은 痤瘡이 십 년 넘게 끊임없이 반복된다. 붉게 發赤되었다가 부풀어 오르고 염증이 생긴다. 입 주변, 턱 주변에 번갈아 가면서 여기저기 올라온다. 소화는 잘되는데 아랫배가 자주 아프다. 평소 생활하면서 스트레스가 몹시 심하다.

> **예후 :** 우선 2주, 몸과 마음을 조리하는 和法(補法)처방과 吐法 시작합니다. 酒齄性痤瘡은 吐法을 병행하지 않고는 고칠 수 없습니다. 자가면역질환에 준하여 6개월 치료 예정.

처방 防己2, 桂枝3, 石膏8, 黨蔘3 28첩 ＊瓜蒂散 세트(1)

2014년 12월 15일

11월 23일 吐法 - 3회 토하고 설사는 10회. 이후 소화가 안 되고 속이 쓰리다. 명치 밑도 아프다. 服藥 지연함. 목에 가래가 잘 생긴다. 입 주변, 턱 주변 痤瘡은 주로 생리 전에 더 나빠진다. 생리 때 허리도 항상 아프다. 대변은 하루 한 번 보지만 굳은 편이다.

예후 : 가임기 여성의 '장작'은 주로 子宮의 瘀血과 便秘인 경우가 많습니다. 子宮과 大腸을 다스려 抽薪하겠습니다.

처방 桃仁4, 芍藥4, 牡丹皮2, 大黃同煎2 28첩

2015년 1월 6일

얼굴색 밝아짐. 대변이 부드러워지고 소화는 되는데 속이 조금 쓰리다.

처방 桃仁4, 芍藥4, 牡丹皮1, 大黃同煎0.5 28첩

2015월 1월 20일

대변이 다시 微秘. 단 속 쓰림 없다. 턱 주변 붉은 丘疹 줄어들고 큰 염증 생기지 않는다. 얼굴 피부색도 좋아짐.

처방 上方同 加 大黃0.5 28첩

2015년 2월 3일

桂枝茯苓丸으로 轉方하고 吐法 일 회 더 시행함.

처방 桂枝4, 茯苓4, 桃仁4, 芍藥4, 牡丹皮1 28첩 *瓜蒂散 2포(2)

2015년 3월 2일

痤瘡 흔적은 있으나 새로 올라오지 않는다. 3개월 치료하고 休藥함

시다.

처방 上方同 28첩 종료

考察 2016년 1월 확인, 上記 치료 후 입 주변과 턱 주변의 좌창이 완전히 사라짐. 10년 넘은 핸디캡을 극복했다고 좋아하심. 涌吐法을 비롯한 原始攻法은 湯劑의 흡수를 높여 藥力을 강화시키고, 치료 기간을 단축시키며, 완치율을 높여준다.

갑상선기능저하증

여, 57세, 164cm, 61kg, 바이탈 : W N L

병명 : 갑상선기능저하증

발병일과 병인 : 1998년 만성갑상선염 진단.

과거력 : 금년 6월 심방조동수술, 작년 6월 하지정맥 고주파 시술.

복용약 : 2012년 이후부터 신지록신 복용, 디카맥스, 크레스토

2015년 6월, 심방조동으로 강남 ○○대학병원에서 양하지정맥과 흉부를 천공하여 수술함. 수술 후에도 아침에 가슴이 두근거리고 얼굴이 달아올라 내원하신 분이다. 1998년 만성갑상선염 진단 이후 갑상선 기능 저하로 신지록신을 복용 중이다.

비수강약과 팔강 :

진단과 예후 : 가슴이 두근거리고 답답하다고 해도 脈은 緩함. 갑상선기능장애는 향후 살아가면서 심장에 나쁜 영향 줄 수 있으므로 갑상선기능을 정상화시키도록 합시다. 갑상선기능장애는 한의학적 치료로 잘 조절됩니다. 갑상선기능회복을 목표로 6개월 치료 예정.

치료 경과

2015년 10월 5일, 초진

지난 6월에 심방조동 수술을 했으나 아직도 아침에 가슴이 두근거린다. 가슴이 답답하고 숨도 조금 찬다. 얼굴이 달아오르고 땀이 많이 난다. 운동하고 나면 얼굴이 더 많이 달아오른다. 아침에 손발이 붓고 몸도 피로하다. 소화는 보통이고 대변은 무른 편, 잠은 잘 주무시지만 夜間尿

로 2회 정도 깬다.

처방 黃芪4, 防己4, 蒼朮2, 生薑4, 大棗4, 甘草1 28첩

2015년 10월 26일

아침에 가슴 두근거림 비슷하다. 경사길 걸을 때 가슴이 아프기도. 단, 달아오름, 후끈거림, 夜間尿, 붓기, 피로 등은 전반적으로 개선.

예후 : 湯藥 복용 시작하고 2~4주 정도 경과하면서 몸 상태를 살피며 갑상선약 끊을 수 있습니다. 앞으로 2주 내에 신지록신 끊어봅시다. 신지록신 끊고 불편한 증상이 나타나면 연락 바랍니다.

처방 上方同 28첩

2015년 11월 9일

脈緩. 신지록신 끊은 지 일주일 정도 된다. 아침 가슴 두근거림 거의 없거나 조금 나타나기도 한다. 갑상선약 끊어도 붓지는 않는다. 피로하지 않다. 현재 비타민하고 칼슘, 콜레스테롤 약만 복용한다. 夜間尿도 없거나 한 번 정도.

티칭 : 하지정맥, 심장, 갑상선기능저하를 위해 체중도 줄입시다.

예후 : 치료목표는 갑상선기능저하 입니다. 3~6개월 처방 예정.

처방 上方同 28첩

2015년 11월 23일

최근 아침에 긴장하면 가슴이 뛴다. 아침마다 느낀다. 얼굴로 달아오르지는 않는다. 앉았다 일어날 때 조금 어지럽다.

예후 : 치료 기간 6개월로 갑시다.

처방 防己4, 黃芪4, 桂枝4, 茯苓4, 甘草1　28첩

2015년 12월 7일
아침에 가슴 뛰지 않는다. 손이 조금씩 붓는다. 몸무게는 60kg 정도.
피로하지 않다.

처방 上方同　28첩

2015년 12월 21일
夜間尿 1~2회 정도. 10시에 자면 1시 반 정도 깨서 소변보고 다시 잠
들었다가 새벽 6시경 본다. 소변보고 다시 잘 잔다. 소변 깨끗이 끊어지
지 않고. 낮에도 자주 본다. 脈緩.
　예후 : 전신적인 건강 상태가 좋아야 갑상선 기능도 안정됩니다. 丹田
보강 처방을 2~4주 합시다. (夜間尿, 頻尿, 殘尿 목표)

처방 茯苓8, 黑順片4, 蒼朮4　28첩

2016년 1월 7일
소변 별로 변화 없다. 몸도 조금 더 피곤하고 감기 기운이 있는지 어깨
아프다. 가슴 떨림, 달아오름은 전혀 없다.
　예후 : 2주 더 소변 위주 처방합시다.

처방 生薑3, 大棗3, 蒼朮3, 芍藥3, 甘草1, 黑順片4, 茯苓3　28첩

2016년 1월 18일
가슴 답답한 느낌. 여행가기 전 한 번, 금일 한 번 가볍게 나타남. 아침
動悸, 얼굴 發赤은 없다. 夜間尿는 1~2회 정도나 소변이 크게 불편한 거

는 아니라 하심.

예후 : 갑상선기능 안정을 위한 처방으로 다시 돌아갑니다.

처방 黃芪4, 防己4, 蒼朮2, 生薑4, 大棗4, 甘草1 42첩

2016년 2월 10일

날씨가 추우면 가슴 눌리는 느낌, 가슴 뛰는 것 아주 조금 있다. 夜間尿는 1회 정도.

처방 黃芪4, 防己4, 桂枝4, 茯苓4, 甘草0.5 28첩

2016년 2월 22일

가슴 답답함, 뛰는 거 모두 없어짐. 이번 주 혈액검사 예정

처방 上方同 28첩

2016년 3월 7일

불편한 증상 없다. 지난주 검사함.

신지록신 복용 중인 작년, 15년 8월 10일 ~ tsh 4.72 free t4 1.03

한약만 복용 중인 지난주, 16년 2월 23일 ~ tsh 3.97 free t4 1.16

예후 : 앞으로 3회 더(한 달 반) 복약하고 이후 2년 정도 관리합시다.

처방 上方同 28첩

2016년 3월 21일

최근에 기운이 없다. 자면서 꿈도 많이 꾼다.

처방 桂枝4, 生薑4, 大棗2, 甘草1, 芍藥2, 生龍骨2, 生牡蠣2 28첩

2016년 4월 4일

이번 2주 더하고 종료

티칭 : 향후 몸무게는 50kg대 유지하고 근력 기릅시다. 앞으로 2년 정도 관리
합시다.

처방 上方同 28첩 종료

考察 이분은 上記 치료 후 신지록신을 완전히 끊었고, 갑상선기능저하
증상 전혀 없이 잘 지내시다가 2016년 8월, 평소 다니던 강남 ○○대학
병원에서 혈액검사 결과 tsh는 3.32 free t4는 1.33로 갑상선 기능이 완
전히 정상으로 돌아오셨다.

갑상선기능저하증

여, 54세, 152cm, 53kg, 바이탈 : W N L

병병 : 갑상선기능저하증

발병일과 병인 : 2003년부터 신지로이드 복용 중.

2003년부터 10년 넘게 신지로이드를 복용하던 분이다. 금년 초에 스스로 양약 服藥을 중단하셨다가 부작용으로 내원하신 분이다.

비수강약과 팔강 : 弱体, 寒證

진단과 예후 : 갑상선기능저하증은 3~6개월의 치료 기간이 걸립니다. 한약을 복용하면서 몸 상태를 관찰하면서 양약을 끊어야 합니다. 붓기가 주소증이고 弱体가 확실한 분이라 溫和와 原始攻法을 겸하기로 함. 原始攻法은 溫白元 攻下 예정.

치료 경과

2015년 3월 31일, 초진

금년 1월 1일, 십 년 넘게 드시던 신지로이드를 한 달간 끊었더니 몸이 많이 붓고 무거워 생활이 힘들어지심. 놀라서 다시 신지로이드를 드셨으나 부기가 빠지지 않는다. 주로 아침에 많이 붓는다. 눈두덩이가 묵직하고 손이 붓고, 발은 양말 자욱이 들어갈 정도로 붓는다.

현재 몸무게도 53kg이다. (약끊기전에는 꾸준히 50kg) 식욕은 좋으나 소화는 안 되는 편이고 아랫배가 냉하다. 대변은 1/1, 시원하지 않다. 잠도 잘 들지 않고 목과 어깨가 결리면서 피로가 풀어지지 않는다.

처방 水蔘3, 黑順片3, 蒼朮3, 乾薑3, 甘草1   28첩

2015년 4월 14일

눈두덩이 묵직한 느낌, 손, 발 붓기 전반적으로 줄었다. 몸이 가볍다. 51.5kg. 신지로이드 하루 반 알 복용 중. 소화 : 보, 대변 : 보, 수면 : 이전보다 잘 잔다.

예후 : 앞으로 몸 상태 좋으면 2주 내 양약 끊읍시다.

처방 上方同　28첩

2015년 4월 28일

눈덩이 묵직함 완전히 없어졌다. 붓기 없다.

티칭 : 溫白元 攻下 다음날부터 신지로이드 끊읍시다.

처방 上方同　28첩　＊溫白元 20환(1)

2015월 5월 12일

溫白元 攻下 → 아침 9시 시작, 대변 2회 정도 배 아프지 않았다.

신지로이드 끊고 4일 정도 지나 눈이 불편하면서 묵직해지고, 다시 손이 부었다. 소화도 안 되고, 몸이 처진다. 신지로이드 다시 복용함.

티칭 : 주말에 2차 溫白元 하시고 다시 양약 끊어봅시다. 1차 攻下 제대로 안 된 겁니다.

처방 赤何首烏4, 白何首烏4, 靑皮4, 陳皮2, 乾薑2, 良薑2, 益智仁2, 香附子4, 大腹皮4, 枳實2, 厚朴2, 木香2　28첩　＊溫白元 50환(2)

2015년 5월 26일

溫白元 50환 다 복용 - 아침에 복용, 저녁에 설사시작해서 다음 날 아침까지 설사함. 이번에는 많이 함. 양약 14일부터 다시 끊음. (溫白元 한다음 날) 전혀 이상 없다. 몸이 차다.

처방 上方同 28첩

2015년 6월 9일
양약불복 중, 이상 없다. 소화, 대변, 수면도 이상 없다.
예후 : 4~5개월 처방 예정.

처방 上方同 28첩

2015년 6월 23일
50kg 유지 중. 이상 없음. 아침에 가끔 조금 붓는 정도.

처방 上方同 28첩 *溫白元 60환(3)

2015년 7월 7일
3차 攻下, 溫白元 60환 다 복용 - 다음날까지 설사함. 이번에는 복통이 심했다. 붓기 등 갑상선기능저하 증상 전혀 없다. 몸도 가볍고 좋다.

처방 上方同 28첩 종료

考察 이분은 2016년 4월경 따님 때문에 본원에 내원하셔서서 上記 치료 이후 몸도 건강해지고 갑상선기능저하증은 완전히 나았다고 말씀하심. 上記 치료 이후 신지로이드는 완전히 끊었다고 하심. 16년 초 검사에서도 갑상선 기능은 정상으로 나오심.

수족냉증

여, 29세, 165cm, 52kg, 바이탈 : W N L

병명 : 手足冷症

발병일과 병인 : 약 5~6년 전부터.

과거력 : 어릴 때부터 편두통 간헐적으로 있다.

복용약 : 진통제

평소 과로로 목과 어깨, 허리가 결리고 만성적인 피로를 느끼는 분으로, 약 5~6년 전부터 한여름에도 손발이 차서 고생한다. 추위를 많이 느끼고 寒氣로 덜덜 떨 때가 많다. 가끔 두통이 있고 수면장애가 있어 難得, 淺眠, 多夢한다. 허기가 질 정도로 식욕은 좋고 소화도 아주 잘 된다.

비수강약과 팔강 : 强体

진단과 예후 : 胸腹이 편안해야 手足冷症 없어집니다.

치료 경과

2015년 11월 30일, 초진

약 5~6년 전부터 손발이 차기 시작했는데, 한여름에도 차다. 전신적으로도 추위를 많이 느끼고 항상 惡寒이 있다. 약 6개월 전부터는 淺眠, 難得으로 잠이 불편하다.

처방 石膏8, 粳米8, 知母4, 甘草2 28첩

2015년 12월 14일

아침에 일어나면 손이 따뜻하다. 오후와 저녁에는 아직 차다. 전신적으

로 추운 것 덜하다. 惡寒으로 떠는 것도 덜하다. 소화는 여전히 잘되고 허기지는 것은 덜하다. 수면도 이전보다는 나아졌으나 難得으로 새벽 3~4시에 잔다. 이전보다 깊이 잔다.

예후 : 이번 2주는 上方에 수면 보강합니다.

처방 上方同 加 黃連0.3 28첩

2015년 12월 28일

누우면 잔다. 피부도 좋아지는 느낌. 手足冷 많이 줄었다.

처방 上方同 28첩 종료

考察 手足厥冷과 白虎湯 選方의 주안점은 食慾과 消化 기능이다. 즉 强体의 手足厥冷은 白虎湯이 卓效를 보인다. 이분은 2016년 7월 본원에 다시 내원하여 上記 치료 이후 手足冷症과 추워서 벌벌 떠는 惡寒 증상 모두 없어졌다고 함. 16년 7월에 체력보강을 원하여 역시 白虎湯을 투약 하였는데 2주 服藥으로 피로가 많이 개선되었다.

유뇨증, 현운

여, 23세, 165cm, 62kg, 바이탈 : W N L

병명 : 成人遺尿症
발병일과 병인 : 어릴 때부터 지금까지.

어릴 때부터 지금까지 遺尿症이 지속되고 있는 분이다. 遺尿 증상으로
평생 여행을 제대로 못 다녀봤다고 한다. 최근에는 일주일에 한두 번 정
도 실수를 한다.

비수강약과 팔강 : 虛證
진단과 예후 : 成人 遺尿는 下焦虛症으로 腎虛에 속합니다. 3~6개월 煖丹田
을 목표로 치료합시다.

치료 경과

2015년 6월 22일, 초진
소화는 괜찮으나 속이 조금 쓰리다. 대변은 이틀에 한 번, 변비 경향이
다. 최근 야간 失尿는 일주일에 한 번 정도, 심하면 일주일에 두 번이다.
遺尿 뿐만 아니라, 소변이 갑자기 급해지면서 참지 못하는 급박뇨, 보고
난 후에도 시원하지 않은 잔뇨감도 있다.

예후 : 3개월 下焦補强 위주.

처방 茯苓4, 黑順片4, 蒼朮4 28첩

2015년 7월 7일
지난 2주 사이에 야간 遺尿 한번 있었다. 소변이 이전보다 시원하게 나

온다. 피로도 줄었다.

처방 上方同 28첩

2015년 7월 28일

소변이 이전보다 시원해졌다고 함. 급박뇨 줄어듦.(10→5) 잔뇨감 줄어듦.(10→1,2) 지난 2주 사이 야간 遺尿 한번 있었다.

처방 上方同 28첩

2015년 8월 11일

2주 사이 遺尿 없었다. 급박뇨(10→7) 잔뇨감(10→1)으로 급박뇨는 2주전보다 조금 더하다.

처방 上方同 28첩

2015년 8월 25일

2주 사이 遺尿 없었다. 잔뇨감(10→1) 단, 급박뇨 10→7,8 정도로 줄어들지 않는다. 上方에 芍藥을 君藥으로 加함.

처방 芍藥8, 茯苓4, 黑順片4, 蒼朮4 28첩

2015년 9월 8일

이번 2주 사이 遺尿 한번 있었다. 잔뇨감은 완전히 없어짐. 급박뇨(10→2) 이전에는 생리통이 있었는데, 최근 생리통도 없어졌다고 함.

예후 : 3개월 치료로 종료하고 3개월 뒤 내원합시다.

처방 上方同 28첩

考察 이분은 上記 치료 후 遺尿가 완전히 사라져 더 이상 치료가 필요 없었다. 16년 8월경 내원하여 遺尿와 小便不利 증상들이 다 나았다고 함.

★2016년 8월 15일, 재진

지하철을 약 30분 정도 타면 가슴이 답답하고 어지럽다가 토할 것 같다. 증상 중에 제일 심한 것은 어지러움, 그다음은 답답함, 마지막으로 토할 것 같은 괴로움이다. 약 2년 전에 처음 느꼈으나 금년 들어 심하다. 이틀 전에는 정신을 잃을 정도였다. 갑자기 눈도 보이지 않고 귀도 들리지 않았다. ★작년 치료로 소변은 완전히 치료되었다고 함. 식욕 : 호, 소화 : 호, 대변 : 2/1 비＞설, 소변 : 조금 자주 보는 것 외에는 전혀 이상 없다. 수면도 이상 없다.

진단과 예후 : 痰飮입니다. 6~8주 치료하면 됩니다.

처방 澤瀉5, 蒼朮2　30첩　＊益胃散 세트(1)

2016년 8월 30일

지난주 금요일 지하철 탔는데 증상이 또 나타났다. 일상생활 중에는 이상 없다.

益胃散 – 설사 몇 차례하고 힘들지 않았다.

처방 上方同　30첩　＊益胃散 5포(2)

2016년 9월 12일

전화 진. 남은 약 다 복용하고 지하철도 타보고 이상 없으면 종료합시다.

考察 메니에르씨병, 전정신경염, 양성자세현운 등 각종 眩暈은 澤瀉湯과 益胃散 原始攻法으로 대부분 해결된다.

전립선비대증

남, 57세, 168cm, 68kg, 바이탈 : W N L

병명 : 小便不利

발병일과 병인 : 약 10년

과거력 : B형 간염 보균자

복용약 : 전립선약

급박뇨가 심하여 시외버스도 타지 못한다. 약 10년 전에 발병하여 오랫동안 소변불리로 고생하다가 본원에 내원하신 분이다. 전립선비대라 진단받고 양약을 약 2년간 복용하고 있다. 의사는 크기가 줄었다고 하지만 스스로는 전혀 증상의 개선이 없다고 하심. 소변을 많이 참은 후 급격하게 나빠졌다고 한다.

비수강약과 팔강 : 虛證

진단과 예후 : 下焦 虛證입니다. 3~6개월 丹田을 보강합시다. 按腹行法, 식이요법 등 티칭예정. 攻下法 가능.

치료 경과

2015년 6월 2일, 초진

소변을 자주 보는 빈뇨 증상 때문에 버스도 못 탄다. 소변을 참지 못하는 급박뇨도 심하다. 비뇨기과 약을 복용했으나 효과가 없다. 소화나 대변은 이상 없고 수면은 야간뇨(보통 2회)로 불편하다. 발기부전과 조루로 부부관계도 거의 없다.

처방 茯苓8, 蒼朮4, 黑順片2, 芍藥4 28첩

2015년 6월 22일

급박뇨(10→5) 빈뇨(10→5)로 개선되었다. 잘 때 服藥했는데도 잘 잤다. 단, 음주 2회 정도 했는데 음주 시는 급박했다. → 약 복용 중에는 술을 피하셔야 치료 완성도가 높아집니다.

처방 上方同 28첩

2015년 7월 7일

급박뇨(10→7) 빈뇨(1→1, 2) 야간 소변(없거나 한번)

처방 上方同 28첩

2015년 7월 21일

야간 소변 거의 없다. 급박뇨(10→1) 빈뇨 거의 없다.

처방 上方同 28첩

2015년 8월 4일

처방 上方同 28첩

2015년 8월 18일

小便不利 諸症 消失. 이번까지 服藥하고 종료

처방 上方同 28첩

考察 小便不利는 대부분 三法太過에 의한 虛證이다. 특히 汗法太過가 主因인 경우가 많다. 치료 중에는 手足의 過勞, 사우나나 땀을 내는 운동은 반드시 피해야 하고, 커피나 녹차, 술도 삼가야 한다. 이분은 15

년 12월경 다시 내원하셨는데, 야간뇨나 빈뇨는 없고 급박뇨가 조금 있다고 하셨다. 상기 처방으로 한 번 더 服藥하게 하였고 차후에도 小便不利가 가볍게라도 나타나면 내원하셔서 服藥하시라고 티칭 하였다. 상기치료 후 早朝勃起가 다시 돌아왔다고 하심.

섬유근통

여, 79세, 160cm, 39kg, 혈압 109/56, 맥박 70

병명 : 섬유근통

발병일과 병인 : 50대 경, 자동차 접촉사고 이후.

과거력 : 목 디스크

복용약 : 통증클리닉 처방, 정신과 처방

평소 신경이 예민하시고 위장이 약해서 식사도 잘 못 하시는 분이다. 50 대 경 자동차 접촉사고 이후 목디스크가 생긴 이래로 몸이 안 좋으면 뒷 목, 어깨, 상지 등으로 심하게 아프면서 저렸다. 아플 때는 손으로 목을 받치고 다닐 정도고 고개를 좌우로 돌리거나 뒤로 젖히기 힘들다. 식사를 잘 못 하시고 힘이 없어 어지럽고 귀에서 소리도 난다. 마음이 초조하고 불안하여 수면제를 복용해야 주무실 수 있다. 50대 이후 몸도 허약하고 전신적인 통증으로 힘들게 지내시다가 금년 들어서 통증이 심해짐.

비수강약과 팔강 : 瘦人, 强体

진단과 예후 : 섬유근통은 강력한 진통제로도 통증이 컨트롤되지 않습니다. 한 약은 진통제가 없을뿐더러 몸이 약하셔서 통증 치료로 접근할 수도 없습 니다. 한의학적 관점에서 몸의 균형을 잡아보겠습니다. 肥瘦强弱과 八綱 의 中和를 목표로 치료 시작함.

치료 경과

2015년 10월 1일, 초진

脈强. 눈물을 흘리시면서 온몸이 다 아프다고 하심. 머리와 목이 화끈 거리고 열이 난다. 살도 뼈도 다 쑤신다고 하심. 몸속에는 열이 있는데 발가락과 손은 시리다. 아침에 발가락이 둔하다. 금년 7월부터는 통증이 심해져서 통증클리닉에서 섬유근통에 대한 약과 류마티스에 대한 약을 복용하고 계심. 소화는 되는데 속이 쓰리다. 잠은 수면제를 드셔야 주무신다. 瘦人 强体 기본방인 白虎湯으로 選方함.

처방 石膏8, 粳米8, 知母4, 甘草2 28첩

2015년 10월 19일

온몸 쑤신다. 짓이긴다. 눈물이 날 정도로 아프다. 머리 열은 조금 덜하고, 손도 조금 덜 시리다. 발은 여전히 시리다. 오싹오싹 춥다. 체온을 재보면 높지 않은데, 등에서 목 뒤에서 열이 난다. 식사, 소화는 비슷한데 빈속에는 속이 쓰리다. 통증클리닉 약과 정신과 약을 같이 드시고 계심. 수면제를 드시기 때문에 잠은 잘 주무신다. 脈强 여전함.

예후 : 强体 虛證, 久病이므로 寒藥, 熱藥, 反佐 和解之劑로 轉方하기로 함.

처방 柴胡4, 桂枝2, 枯苓2, 生牡蠣4, 乾薑1, 天花粉2, 甘草4 28첩

2015년 11월 2일

쑤시는 통증은 조금 줄었다. 등, 뒷목 열은 비슷하다. 脈强 조금 누그러짐. 이번 약이 소화가 잘된다. 속이 더부룩하다가도 약 먹으면 내려간다. 통증클리닉 약 하루 2회 복용했는데 이제 저녁에만 먹는다. 속 쓰림도 덜하다.

처방 上方同 28첩

2015년 11월 16일

다시 아프다. 가슴과 등에 열은 조금 가라앉는다. 손끝으로 시리고 찬 바람 돈다. 그래도 통증클리닉 약은 저녁에만 먹는다. 脈象이 조금 더 누그러짐. 寒藥 비율을 낮추기로 함.

처방 柴胡3, 桂枝3, 枯芩1, 生牡蠣2, 乾薑1, 天花粉1, 甘草4 28첩

2015년 11월 30일

통증 줄었다. 이틀 정도는 진통제 안 먹고 지내기도 하심. 안 먹었더니 통증 심하게 나타나 다시 복용하심 → 양약은 점차 줄입시다. 갑자기 끊지는 마시고. 열나는 것 덜하다. 가슴부위 열은 없어짐. 强脈 없어짐. 식욕이 떨어지고 소화가 덜 된다.

예후 : 2주 더 같은 방향으로 갑니다.

처방 上方同 28첩

2015년 12월 14일

팔다리 쑤시고 시리다. 가슴에서 다시 열이 난다. 머리 쑤신다.

예후 : 이번에는 통증 위주 처방을 해보겠습니다.

처방 大棗5, 甘遂0.3, 大戟0.3, 芫花0.3 28첩

2015년 12월 28일

속이 쓰리고 아프다. 식욕도 떨어짐. 소화가 안 되니 소화제 먹는다. 먹는 게 겁이 난다. 계속 굶었다가 뭘 좀 먹으면 답답하다. 머리가 아프다.

예후 : 통증에 대한 말씀이 별로 없으심. 瘦人 胸痺 처방으로 轉方함.

처방 茯苓3, 杏仁2, 甘草1 28첩

2016년 1월 11일

脈緩 속 쓰림 덜하다. 소화된다. 머리 덜 아프다. 통증에 대한 말씀 별로 없으심 → 저녁에 먹는 섬유근통약 끊을 수 있도록 노력해봅시다.

처방 上方同 28첩

2016년 2월 16일

소화 조금 잘된다. 먹는 게 나아짐. 아픈 증상에 대해 말씀하시지만 이전보다는 강도가 많이 약해짐. (팔 아프고 손발이 시리다. 감각이 둔하다. 발뒷꿈치 붉다고 하심)

처방 上方同 28첩

2016년 3월 14일

몸이 점차 편안해지시면서 한약 복용 횟수를 스스로 줄여서 드심.

처방 上方同 28첩

2016년 4월 4일

식욕이 돌아온다. 몸은 이전보다 편안함. 보통 오후 3~4시 되면 몸이 쑤신다. 오래 서 있으면 발바닥이 아프면서 발이 붉어진다.

처방 柴胡2, 桂枝2, 生薑2, 大棗2, 甘草2, 芍藥4 28첩

2016년 5월 11일

류마티스, 섬유근통약 끊음. 밤 10시경 되면 수면제는 먹고 잔다. (수면제 외 복용하는 다른 양약은 없다) 식욕 없다. 소화는 된다. 속이 비면 쓰리다.

처방 茯苓3, 杏仁2, 甘草1 28첩

2016년 7월 11일

4월경 이후로는 통증클리닉 약 다 끊고 다시 드시지 않음. 오후에 온몸이 저리는 증상이 어깨, 팔, 다리로 나타난다. 발이 시리고 으스스 찬 기운 돌고 쑤시기도 한다. → 그래도 참고 생활한다. 현재 양약은 수면제만 복용(매일 밤 10시) 식욕 없지만 소화는 된다.

처방 上方同 加 水蔘2 28첩

2016년 8월 22일

脈緩. 통증클리닉 약은 완전히 끊었다. 통증은 견딜만하지만, 식욕이 없다. 최근 설사한다. → 설사하면서 오히려 열은 내리는 듯하다. 속 쓰림 덜하다. 뱃속은 이전보다 편하다. 더부룩함도 덜하다.

예후 : 통증이 많이 잡혔으니 앞으로 몸 상태 봐서 내원하도록 합시다.

처방 茯苓3, 杏仁2, 甘草1, 水蔘4 28첩

考察 이분은 瘦人 强体로 肥瘦八綱의 中和만을 목표로 처방을 했는데 다행히 극심한 통증이 줄어드셨다. 이런 케이스는 말 그대로 天佑神助지, 섬유근통 치료는 절대로 장담할 수 없다. 섬유근통은 醫工의 온갖 노력을 헛수고로 만드는 난치질환이다. 그러나 치료를 포기해서는 안 되고 환자가 동의하면 肥瘦八綱의 中和를 통해 主訴症과 副訴症을 줄여나가는 방향으로 다스리면 가능성이 있다고 본다. 섬유근통은 완치를 목표로 하는 것이 아니고 환자로 하여금 진통제의 의존도를 줄일 수 있도록 도와주며 관리해 나가는 질환이다.

후비루

여, 54세, 153cm, 50kg, 바이탈 : W N L

병명 : 후비루

발병일과 병인 : 2004년 만성부비동염 수술 후.

과거력 : 돌발성난청

2004년 축농증 수술 후 항상 가래가 생기고 목이 불편하다. 가래는 코에서 목으로 자주 넘어간다. 기침도 많이 한다. 작년에는 왼쪽 귀 돌발성난청이 생겨 아직까지 왼쪽 귀는 귀울림이 하루 종일 지속된다. 돌발성난청 이후 퇴직하고 우울하다.

비수강약과 팔강 : 虛證

진단과 예후 : 2주 調理 위주(호흡기 따뜻하게) 2주 뒤 예후 다시 결정.

티칭 : 힘든 운동, 공부 등 피하고 쉽시다. → 건강 회복한 후 다시 일합시다.

치료 경과

2014년 9월 15일, 초진

기침, 가래, 코가 뒤로 넘어가는 후비루 지속된다. 후비루와 기침 때문에 잠을 잘 못 잔다. 금년 8월 여행 후 허리도 아프고 힘들면서 기침이 계속 이어짐. 소화와 대변은 이상 없고 수면은 좋지 않아 잠들기 힘들다.

처방 桔梗6, 大棗4, 生薑4, 甘草2 28첩

2014년 9월 29일

약이 소화가 안 되는 느낌이다. 약 복용 후 포만감 있다. 밥 먹기가 조

금 부대낀다. 약의 쓴 맛(도라지 맛이 난다고 하심)이 올라온다. 코와 목이 불편한 후비루 등은 2004년 축농증 수술 이후로 항상 좋지 않았다. 가래가 많이 없어짐. (10→1) 기침(10→1) 후비루(10→3,4) 우울감도 줄어들었다. 단 아직 잘 못 잔다.

예후 : 앞으로 4주 더 服藥합시다. 호흡기 조리 위주.

처방 桔梗5, 大棗4, 生薑4, 甘草2　28첩

2014년 10월 13일

후비루(10→2), 기침, 가래 없다. 잠자는 것, 귀울림도 조금 나은듯하다.

예후 : 2주 더하고 종료.

처방 上方同　28첩

2014년 11월 11일

코가 뒤로 넘어가는 후비루 완전히 없어지고 목도 아주 시원하다. 몸이 좋아져 학교에 출근해서 아이들 다시 가르치기 시작함. 전반적으로 도움 되게 한 번 더 服藥 원하심.

처방 上方同　28첩 종료

考察 桔梗은 반드시 留皮桔梗을 써야 한다. 현재 제약회사에서 유통되는 桔梗 중에는 백두산에서 4~5년 이상 야생상태로 키운 桔梗의 효능이 가장 뛰어나다. 排膿湯은 항생제로도 치료하기 어려운 만성부비동염을 비롯하여 膈上의 각종 염증성질환에 응용한다. 膈下는 排膿散을 응용한다.

근육경련

여, 44세, 158cm, 53kg, 바이탈 : W N L

병명 : 하지근육경련

발병일과 병인 : 약 1년

약 1년 전부터 자다가 오른쪽 장딴지가 뒤틀려 극심한 통증으로 잠에서 깬다. 몸이 피곤하고 힘들면 더 자주 발생한다. 치료방법이 없어서 지내시다가 소개받고 내원하신 분이다.

비수강약과 팔강 :

진단과 예후 : 한의학에서는 근육을 肝에 배속합니다. 근육의 경련은 疏肝시켜야하는데, 芍藥이라는 약물로 다스립니다. 아주 빨리 회복됩니다. 芍藥은 간 기능 회복에 탁월한 약입니다. 芍藥은 藥毒性 肝炎으로 인해 GOT, GPT가 높아졌을 때도 빠른 속도로 간 수치를 내려줍니다.

치료 경과

2014년 9월 1일, 초진

약 1년 전부터 자다가 항상 오른쪽 장딴지에 근육 경련이 일어난다. 왼손가락 끝이 저리고 순간적으로 가슴으로 열이 올라온다. 滯氣가 잘 생긴다. 식욕이 떨어지고 소화도 잘되지 않으면서 다리 쥐 내림으로 수면도 불량하다.

예후 : 4~6주 근육경련을 위한 疏肝 위주.

처방 芍藥4, 甘草2 28첩

2014년 9월 22일

수면 중 하지근육경련 없어짐.

처방 上方同 28첩 종료

考察 芍藥甘草湯의 효능은 屢試屢驗이라 의심의 여지가 없다. 强体
와 弱体의 경향성을 따져 甘草의 용량만 주의하면 된다. 芍藥4g, 甘草2g
을 基本方으로 한다.

부정맥과 뉵혈

남 13세, 137cm, 30kg

병명 : 不整脈과 衄血
발병일과 병인 : 약 2년 전부터 코피를 많이 흘린다.
과거력 : 6세경 교통사고로 많이 놀람.

금년에 초등학교 5학년인데, 금년 들어 코피를 더 많이 흘린다. 자다가 코피가 나기도 하고, 양치할 때, 코를 쑤실 때도 난다. 더워서 잘 때 팬티만 입고 잔다. 예민하고 소화는 아주 잘 된다. 대변은 무른 편이고 자주 본다.

비수강약과 팔강 : 强体, 熱證
진단과 예후 : 부정맥, 뉵혈 둘 다 瀉心으로 4주 정도 치료합시다.

치료 경과

2014년 10월 21일, 초진
교통사고 이전, 아기 때부터 잘 놀라고 몸에 열이 많은 편이다. 갈증이 많고 더위도 많이 탄다. 不整脈과 衄血은 同根으로 보고 淸和시키기로 함.

처방 大黃同煎1, 黃連1, 子芩1 20첩(하루 2회복)

2014년 11월 4일
부정맥 없어짐. 코피 나지만 양이 적어졌다. 잘 멈춘다. 더위도 덜 탄다.
예후 : 2주 더하고 종료합시다.

처방 上方同 加 枯芩1 去 子芍1 20첩

考察 2016년 4월경 공부 많이 한다고 힘들다고 내원했는데, 上記 치료 후 不整脈, 衄血은 모두 없어짐.

수면 장애

남, 33세, 171cm, 60kg, 바이탈 : W N L

병명 : 淺眠이 主症인 睡眠障碍

발병일과 병인 : 약 10년

과거력 : 비염. 축농증

淺眠이 주증인 睡眠障碍 환자다. 入眠은 되는데 자다가 깨고, 깨면 다시 잘 못 자고 식은땀이 많이 흐른다. 특징은 추울 때 잘 깨고, 깨면 춥다. 금년 3월 신혼여행 때는 淺眠, 盜汗이 아주 심했다.

비수강약과 팔강 : 初診에는 弱体로 봄. 2주 처방 후 强体로 판단함.

진단과 예후 : 3개월 수면장애위주, 盜汗, 腰痛, 疲勞는 보조로.

치료 경과

2014년 5월 6일, 초진

식욕이나 소화는 잘되고 대변은 굳은 편이다. 약 7년 전부터 허리가 항상 아프고, 과로로 피로하고 목과 어깨가 결리는데, 잠을 잘 못 자니 더 힘들다. 자다가 깨면 몸이 차면서 식은땀이 난다.

처방 茯苓4, 甘草4, 乾薑2, 蒼朮2 28첩

2014년 5월 20일

盜汗은 조금 줄은 듯하나 淺眠은 여전하다. 추울 때 깨고, 깨면 춥다. 최근 며칠간은 설사도 했다.

진단 : 服藥 결과와 소화기능과 態로 볼 때 弱体가 아니라 强体로 다시 판단

함. 瘦人, 强体의 熱證(眞熱假寒)으로 보고 白虎加桂枝湯으로 轉方함.

처방 石膏8, 粳米8, 知母4, 甘草4, 桂枝2 28첩

2014년 6월 9일

자다가 깨지 않는다. 하루 수박 먹고 소변 마려워 깬 것 외에 잘 잤다. 盜汗도 줄었다. (아직 조금 있다) 피로와 어깨 결림, 허리 아픔은 비슷하다.

처방 上方同 28첩

2014년 6월 23일

잘 잔다. 盜汗 없어짐. 아내가 옆에서 일어나도 안 깬다.

예후 : 2주 더하고 종료합시다.

처방 上方同 28첩

考察 2014년 9월경 전화확인. 아내가 말씀하시길, 上記 치료 후 盜汗도 없고 10년 만에 아주 잘 잔다고 하심. 깊이 잠들어 옆에서 뒤척여도 전혀 깨지 않는다고 하심. 수면장애의 원인은 여러 가지가 있을 수 있는데, 이분은 지난 10년 동안 盜汗과 寒氣로 잠에서 깨고 다시 잘 못 자는 淺眠으로 고생하였다. 强体의 眞熱假寒은 熱證인데, 弱体 寒證으로 誤診할 수 있으니 주의해야 한다.

편두통

여, 39세, 160cm, 50kg, 혈압 124/86, 맥박 67

병명 : 편두통

발병일과 병인 : 13~4년 전, 20대 중반정도부터 스트레스 받으면 편두통 발작 있다.

복용약 : 진통제(요즘은 먹어도 효과 없다)

13~4년 전부터 두통이 있었는데, 스트레스를 받으면 빈도와 강도가 심해진다. IT 계통 일을 하시는데, 작년부터 스트레스를 심하게 받으면서 무기력하고 두통이 심하다. 원래는 한 달에 한 번 정도 편두통 발작이 있는데, 금년 들어 일주일에 3~4회 정도 발생한다. 요즘은 진통제를 먹어도 통증이 잡히지 않는다.

비수강약과 팔강 : 弱体

진단과 예후 : 弱体의 편두통은 湯藥으로 中洲를 溫和하고, 원시공법은 '其高者 因而越之'에 따라 涌吐法으로 다스린다.

치료 경과

2014년 2월 11일, 초진

脈弱, 만성피로로 힘들고 손발이 차다. 어릴 때부터 항상 위가 약하고 소화가 안 된다. 요즘은 명치끝이 아프면서 조금만 많이 먹으면 속이 매슥거리고 토하려 한다. 가스활명수를 달고 산다. 생리통도 심하고 생리 전에 힘들다.

예후 : 우선 2주 편두통과 胃에 도움 되게 처방합니다.

처방 半夏2, 生薑2, 吳茱萸1, 大棗2 28첩

2014년 2월 24일

머리와 속이 조금 편하다.

예후 : 10년이 넘은 편두통이라 치료 기간은 3개월. 吐法은 3회 정도 하겠습니다.

처방 上方同 28첩 *瓜蔕散 2포 세트(1)

2014년 3월 10일

평소 생리 시작 전후에 머리와 배가 많이 아픈데, 이번에는 괜찮았다.

처방 上方同 28첩 *瓜蔕散 2포(2)

2014년 3월 24일

3월 10일 이후 일주간 많이 아팠다. 두 번째 吐法 아직 안 함.

처방 上方同 28첩

2014년 4월 14일

3월 초 많이 아프다가 그 후 편두통 발작은 일주일에 한 번 정도. 소화 잘되고 생리통 없어짐.

처방 半夏2, 生薑2, 大棗2, 吳茱萸2 28첩 *瓜蔕散 2포(1, 0.5)(3)

2014년 4월 28일

3회째 吐法 → 4회 토하고 설사 1회. 두통, 위장장애 거의 없어짐.

처방 上方同 28첩 종료

考察 2014년 9월 전화확인. 머리가 가끔 조금 아프지만 진통제 복용할 정도도 아니고 편두통 발작은 없다고 하심. 편두통은 原始攻法(涌吐法)과 병행해서 치료하면 대부분 3개월 내에 완치된다. 심한 경우도 치료기간은 6개월을 넘기지 않는다. 재발율도 아주 낮다. 치료 종료 후 5~6개월 경과하고 확인 전화를 해보면 대부분의 환자들은 진통제를 끊고 잘 지내신다. 단지 몸이 피곤하거나 힘들 때 심한 두통이 아니라 머리가 띵하거나 진통제가 필요 없는 가벼운 두통 정도는 있다고 한다.

생리전증후군

여, 45세, 162cm, 60kg, 바이탈 : W N L

병명 : 月經前症候群(premenstrual syndrome)

발병일과 병인 : 3∼4년 전부터.

과거력 : 하지정맥류

복용약 : 비타민, 오메가3, 칼슘

生理 주기는 규칙적인데, 약 3∼4년 전부터 生理 전에 下腹痛, 腰痛뿐만 아니라 齒痛, 頭痛까지 심해진다. 몸도 많이 붓고 便秘도 아주 심해진다. 박사과정 공부 중인 분이라 평소에는 몸도 많이 피곤하다. 식욕은 좋고 소화도 잘된다. 몸은 차지만 더위는 많이 타고 難得眠이다. 옻이나 벌침에 알레르기가 있다.

비수강약과 팔강 : 强体, 熱證

진단과 예후 : 4∼6주, PMS 치료 예정.(치료되면 피로도 개선될 것으로 보임)

치료 경과

2014년 5월 20일, 초진

최근 체중은 찌는 경향이고 몸은 피로하다. 2년 전부터 두통과 가벼운 이명이 있다. 3∼4년 전부터 생리 전만 되면 변비가 몹시 심해지면서 몸이 붓고 두통, 치통, 하복통, 요통 등으로 고생한다.

처방 桃仁6, 芍藥3, 牡丹皮3, 大黃同煎1 28첩 *益胃散 3포 세트(1)

2014년 6월 3일

上方 후 대변 시원함.

예후 : 2주 뒤 생리 확인 후 좋으면 종료합시다.

처방 上方同 加 大黃1 28첩

2014년 6월 17일

전화 진료. 이번 生理 아무 이상 없이 그냥 지나갔다. 종료.

考察 이분은 14년 9월 23일 확인 전화했는데, 上記 치료 후 지금까지 生理 주기 잊을 만큼 생리전증후군 제반 증상 없어졌다고 몹시 만족해하셨다. 가임기 여성의 子宮疾患은 攻下法으로 다스린다. 原始攻法 시행 시 强体는 益胃散으로, 弱体는 溫白元으로 攻下한다.

만성 두통

여, 39세, 165cm, 58kg, 바이탈 : W N L

병명 : 만성두통

발병일과 병인 : 초등학교 시절부터 시작해서 평생 아프다.

복용약 : 진통제

초등학교 이후로 평생 두통으로 고생하시는 분이다. 주로 머리 양옆으로 많이 아픈데, 거의 매일 통증이 있다. 진통제는 안 드시려고 하지만 한 달에 한두 번은 두통이 심해서 할 수 없이 진통제를 먹어야 한다. 항상 과로하면서 몸도 피로하고 기력이 없다. 눈이 뻑뻑하고 項强, 肩痛이 있으면서 어깨에 열이 난다.

비수강약과 팔강 : 弱体

진단과 예후 : 치료 기간은 3~6개월이고 토법 3회 예정.

치료 경과

2014년 4월 14일, 초진

식욕은 좋으나 위가 약해 더부룩하고 매슥거리거나 신물이 잘 오른다. 배에서 소리가 나고 가스가 많이 찬다. 자다가 잘 깨고 꿈을 많이 꾼다. 항상 피로하고 몸이 무겁다. 목과 어깨가 결리면서 머리가 아프다.

처방 大棗4, 生薑2, 半夏2, 吳茱萸1 28첩

2014년 4월 22일

외국여행으로 열흘분 더 처방함.

처방 上方同 20첩

2014년 5월 16일

한약 복용 후 점차 머리가 맑아짐. 피로도 조금 나아짐. 단, 하루 과음한 날(5월 2일)은 두통이 심했다.

티칭 : 3개월로 가능하게 치료 끝날 때까지 술 조심합시다.

처방 上方同 28첩 ＊瓜蒂散 2포 세트(1)

2014년 6월 3일

오른쪽 어깨에서 불이 나는 느낌. 목과 어깨가 항상 불편하다. 피로는 조금 덜하다. 그동안 두통 가벼워 진통제 먹지 않았다. 이전에는 熟眠 못했는데, 요즘 잘 잔다.

예후 : 피로, 어깨도 같이 다스립니다.

처방 葛根4, 桂枝3, 生薑2, 大棗2, 甘草2, 芍藥3, 吳茱萸1 28첩

2014년 6월 9일

지난 토요일 吐法 → 5회 토하고 2회 설사. 고생했지만 토법한 당일 뭉친 어깨 바로 풀어짐.

예후 : 총 3개월 服藥, 앞으로 吐法 2회 더합시다.

2014년 6월 17일

지난주 두통으로 많이 힘들었다. 최근 소화도 덜 된다. 어깨 아픔은 풀어졌다.

예후 : 다시 두통 중심으로 갑니다.

처방 大棗4, 生薑3, 半夏3, 吳茱萸1.5 28첩

2014년 7월 1일

옆머리 누르면 아프다. 거의 매일 조금씩 아프지만 심하지 않다. (진통제 불복)

처방 上方同 20첩 ＊瓜蒂散(1, 0.5)(2)

2014년 7월 15일

머리 맑아짐. 3개월 服藥했으니 아직 못한 吐法하시고 28일 봅시다.

2014년 7월 29일

지난주 마지막 吐法 → 5회 토하고 설사는 4회 정도 하심.

티칭 : 향후 두통 다시 나타나면 내원하셔서 湯藥 2주, 吐法 1회 합시다. 종료.

考察 이분은 2016년 6월 6일 내원하셨는데, 上記 치료 후 그동안 진통제 먹지 않고 잘 지냈다고 하심. 가끔 피곤하고 몸이 힘들 때 조금 아픈 정도였고 생활에 지장 없었다고 하심. 난치성 두통에 涌吐法을 兼施하면 치료 기간이 단축되고 재발률도 낮아진다.

신경성위염

남, 48세, 180cm, 76kg, 바이탈 : W N L

병명 : 만성위염, 신경성위염

발병일과 병인 : 어릴 때부터 胃가 약했으나, 4~5년 전부터 스트레스가 많으면서 심해짐.

과거력 : 대상포진, 건선

어릴 때부터 위가 약했는데, 4~5년 전부터 한 달에 한 번 정도 갑자기 위가 멈추면서 토하는 것을 主訴로 내원한 분이다. 물만 먹어도 토하고 머리가 깨질 듯 아프다. 증상이 나타나면 약 2일은 꼼짝도 못 한다. 특히 술 마시면 더하다. 평소에도 소화불량으로 가스, 신물, 트림이 많고 한 번씩 토한다.

비수강약과 팔강 : 弱体, 寒證

진단과 예후 : 三法太過에 의한 裏寒證. 三法太過 기본 配伍인 半夏, 黃連으로 和解하기로 함. 치료 기간은 3개월입니다. 溫白元 攻下 兼施합니다.

치료 경과

2016년 7월 13일, 초진

소화가 안 될 때는 머리가 아프다. 소식을 해도 더부룩하고 소화시간이 오래 걸린다. 속 쓰림은 없는데, 트림이 올라오고 가스가 많이 생긴다. 가끔 신물도 오른다. 한 달에 한 번은 심하게 토하고 이틀간은 꼼짝도 못한다. 대변은 무른 편이고 하루 2회 정도. 스트레스와 과로로 항상 피곤하고 수면도 예민해서 잘 못 잔다.

처방 瓜蔞仁4, 半夏4, 黃連1 30첩 ＊溫白元 30환(1)

2016년 7월 27일

溫白元 → 아침 8시 시작, 28환 복용. 다음 날 아침에 설사가 끝났다. 이번 주 머리 아픔, 토함 없다. 소화 10→5 피로 10→7

예후 : 2주 간격 이어서 溫白元 공하 3회하고, 그 후는 和法만 예정.

처방 上方同 30첩 ＊溫白元 40환(2)

2016년 8월 10일

주소증 모두 좋아짐. 두 번째 溫白元 攻下, 배가 덜 아팠다.

처방 上方同 30첩

2016년 8월 17일

소화 10→2 피로 10→2 두통10→2

처방 上方同 30첩 ＊溫白元 40환(3)

2016년 8년 31일

주소증 모두 만족스럽게 개선 → 그래도 재발되지 않게 한 달 더 하고 종료합시다.

처방 上方同 60첩 ＊溫白元 40환(4) 종료

考察 弱体 寒證은 和法과 더불어 溫白元 攻下를 兼施하면 치료 기간도 줄어들고 완치율이 높아진다. 일반적으로 3개월 정도 치료 기간이면 대부분 질환들이 호전되는데, 증상의 진단을 VAS로 판단할 때 1, 2

정도 남은 상태에서 종료해도 3~6개월 뒤 확인해보면 남은 증상들도 대부분 소멸됨을 알 수 있다. 攻和兼施를 통한 3개월 이상의 치료는 肥瘦强弱, 八綱의 中和 완성도를 높여 보다 근본적인 원인치료가 됨을 알 수 있다.

신경성 위염

여, 49세, 156cm, 51kg, 혈압 83/63, 맥박 78

병명 : 신경성위염

발병일과 병인 : 久

  밥을 먹고 나면 명치가 막히고 답답한 위장장애를 주소증으로 내원한 환자다. 학생 시절에도 위장이 약해서 점심을 먹고 나면 오후 수업 시간에는 힘들었던 기억이 있는 분으로, 평생 소화기가 약해서 고생했다. 스트레스를 받거나 피곤하면 위장장애가 더 심해진다. 변비도 오래되어 애를 써야 용변이 가능하고, 못 보면 답답하다. 운동을 하거나 다시마, 야채를 먹으면서 변비를 조절하기도 하는데, 소화가 되지 않아 식사량을 줄이면 변비가 더 심해져서 힘들다. 2010년 이후, 갱년기에 접어들면서 생리가 불규칙해지고 추웠다 더웠다 하면서 변비도 심해지고 소화기능이 더 나빠졌다.

비수강약과 팔강 : 弱体, 寒證

진단과 예후 : 尺膚가 柔軟하고 운동량이 부족해 보인다. 평생 胃弱한 弱体의 裏寒證이다. 변비는 陰火에 의한 眞寒假熱 증상이다. 弱体의 진한가열 변비는 体熱用寒한 芒硝로 다스린다. 溫白元과 芒硝를 爲君한 調胃承氣湯으로 攻下한다. 3개월 치료 예정.

치료 경과

2013년 6월 25일, 초진

소화가 되지 않아 항상 더부룩하고 속이 쓰리기도 한다. 찬 음식을 먹으면 가스가 차고 잘 체한다. 대변은 굳은 편이지만 매일 한 번씩 가고, 못 보면 힘들다. 유산균과 다시마 환 등을 복용한다. 소변도 시원하지 않다. 그 외, 목과 어깨가 많이 아프다.

온백원으로 久冷을 驅逐하고, 芒硝爲君의 조위승기탕으로 공하한다. 裏寒하므로 대황의 용량을 줄이고, 약성을 緩和하기 위해 망초, 대황, 감초 三味를 同煎한다. 尺膚가 유연하므로 감초의 용량 역시 상대적으로 줄인다.

처방 芒硝同煎6, 大黃同煎2, 甘草2 28첩 ＊溫白元 20환(1)

2013년 7월 30일

복약을 늦게 시작함. 복약 시작 전에 온백원 복용. 아침 10시에 온백원 복용 시작하여 3~4회 심하게 토하고 설사도 3~4회 정도 함.

탕약을 복용할 때 매슥거리거나 울렁거리기도 하고, 때로는 편한 경우도 있었다. 탕약을 하루 1~2회 정도 복용하면서 제대로 먹지 못했다. 대변볼 때 가스가 많이 나오고 냄새가 많이 난다. 그래도 점차 더부룩한 느낌 많이 나아지고 체하지도 않는다. 대변도 부드럽게 나온다.

처방 上方同 20첩 ＊溫白元 20환(2)

2013년 8월 13일

온백원 6환으로 여러 차례 설사함. 요즘은 한약 하루 3회씩 잘 먹는다. 체하지 않고 소화 양호한 편이다. 대변도 하루 2회, 소변도 시원해짐. 목과 어깨도 많이 좋아졌다.

중간 예후 : 調胃承氣湯 한 달간 투약으로 위장관의 운동도 좋아지고 攻下의 목적은 이루어졌다고 본다. 직업이 학생들을 가르치는 선생님으로, 정신

적인 스트레스가 많을 것으로 보고 茯苓杏仁甘草湯으로 轉方함.

처방 茯苓3, 杏仁2, 甘草1 28첩

2013년 8월 27일

소화는 잘되고 속은 편한데 대변은 조금 덜 나온다. 약 먹고 마음도 편안하고, 목과 어깨도 많이 편안하다.

중간 예후와 티칭 : 溫白元은 총 4~5회 가능합니다. 변비는 안복행법과 식이요법 티칭함.

처방 上方同 28첩 ＊溫白元 20환(3)

2013년 9월 30일

열심히 복약하는 편은 아니나, 전반적으로 호전되어 2주만 더 복약하고 치료 마감예정.

티칭 : 치료가 끝나면 운동하는 생활습관 가지세요.

처방 上方同 28첩

2013년 10월 17일

소화, 이전보다 많이 개선되었다. 대변, 소변, 목, 어깨의 통증 등도 전반적으로 호전되었다. 지난주에 세 번째 온백원 복용하고 설사 10회 정도 함. 운동은 일주일에 1~2회 등산한다.

考察 芒硝의 약성은 '熱'하고 弱体의 陰結(便秘)을 破하는 主藥이다. 그래서 神農本草經에서는 朴消가 六腑積聚, 結固, 留癖을 몰아낸다(逐)하였고. 수많은 돌(七十二 : 칠십이는 數를 뜻하지 않고 '많다'는 의미이다)을

녹인다(能化)라고 하였다. 망초는 陽明腑實을 攻下하므로 그 결과 熱이 蕩滌되고 몸이 차가워진다. 역대 대부분의 본초서는 망초 복용 후 환자의 결과를 보고 망초의 藥性을 '寒, 大寒'이라 하였다.

＊朴消 : 逐六腑積聚 結固留癖 能化七十二種石 (神農本草經)

＊중국 현대 醫家는 '能化七十二種石'을 按朴消在较高温度下确能熔融很多硅酸盐岩石，故有 能化七十二种石之说이라고 유추하기도 한다. 그러나 眞意는 '燥實뿐만 아니라 腹腔 內 돌처럼 단단한 모든 積聚, 腫塊를 能化한다'라는 뜻이다.

＊朴消를 蘿菔(무)으로 製鍊하면 芒硝가 된다.

루푸스

여, 50세, 160cm, 51kg, 바이탈 : W N L

병명 : 루푸스

발병일과 병인 : 7년 전 교통사고.(우측 팔 마비. 목디스크. 8주 진단 나왔는데
　3주 뒤 퇴원)

복용약 : 면역억제제, 스테로이드, 칼슘. 강남 ○○의료원에서 관리 중.

　본인의 질병이 서양의학적인 접근으로는 한계가 있다고 생각하시고 내
원하신 분이다. ○○의료원에서 지속적인 치료와 관리 중이시지만, 반복되
는 발열과 전신 무력감, 기침 등으로 일상생활이 힘들고 매우 지친 상태다.

치료 경과

2012년 2월 13일, 초진

　의욕이 없고 눕고만 싶다. 사고 전에도(30대 후반쯤) 가끔 임파선이 붓
고 열이 나서 몇 번 입원한 적 있다. 최근에는 일을 많이 하면 열이 난다.
고열로 40도 넘어서 입원하면 백혈구 수치가 떨어진다. 최근 검사에서 백
혈구 수치 1100. 최근에는 혈액종양과에서 한 달에 한 번씩 검사하고 있
다. 이전에 건강할 때 체중은 48kg 정도였는데 양약 복용하면서 조금 불
었다. 몸이 힘들어지면 입이 마르고 기침이 난다. 온도가 변해도 기침하
는데, 기침하면 등과 가슴에 통증이 있다. 소화는 약한 편이고 대변은 굳
은 편이다. 사고 이후로 잠을 잘 못 자는데, 최근에는 열이 많이 나고 식
은땀이 나면서 잠들기 어렵다.

　처방 茯苓8, 細辛2, 乾薑2, 杏仁4, 甘草4, 半夏4, 桂枝8, 五味子4 6첩

2012년 2월 20일

피곤하면 기침한다. 기침할 때 가래는 없다. 기침 조금 준 것 같긴 하다. 낮에는 기침 안 하는데 밤에 피곤하면서 기침이 난다. 아침에 몸이 가볍고 개운한 느낌이 조금 있었다. 잘 때 열이 나고 식은땀 나는 건 줄었다. 열감은 별로 없는 것 같다. 등 근육 아픈 게 제일 괴롭다. (적당히 두드려서는 변화가 없고, 아프게 두드려야 조금 덜하다.) ○○의료원에는 2달에 한 번씩 진료와 처방받는 중.

처방 上方同 10첩

2012년 2월 27일

면역억제제는 그대로 복용하고 스테로이드 이틀에 한 번씩 먹는다. (매일 먹었는데 의사와 상의하고 줄였다고 하심.) → 약 줄이고 조금 피곤. 기침은 계속한다. 낮에도 순간 갑자기 피곤이 느껴질 때가 있는데 그때 기침이 난다. 등 아픈 건 비슷하다. (등 아픈 것 때문에 저녁에 양약 복용. 우울증 약이 같이 들어있는 것 같다) 소화는 늦게만 안 먹으면 괜찮고 대변도 이전보다 잘 나오는 것 같다.

예후 : 토법을 병행하겠습니다.

처방 上方同 10첩 ＊瓜蒂散 2포(0.5×2)(1)

2012년 3월 5일

吐法 → 힘들지 않았다. 몇 차례 노란 물 토하심.

몸이 무겁다. 기침 많이 하다 보면 헛구역질이 나고 입안이 마른다. 기침은 오후에 심하다. 목에 뭔가가 자꾸 걸려있는 것 같다. 우측 팔부터 등이 아프다. (팔 들기 힘든 느낌) 열 오르는 건 많이 줄었다. 자다가 열 오르거나 식은땀 나는 것 없다.

처방 麻黃2, 生附子4, 芍藥4, 黃芪8, 炙甘草2 28첩 ＊瓜蒂散 2포(2)

2012년 3월 19일

전체적으로는 가벼운 느낌. 기침이 조금 덜하다. 기침 덜하니까 가슴 통증도 덜하다. 등 근육 뭉치는 것도 조금 덜하다. 열은 나지 않았다. 두 번째 吐法하고는 몸이 힘들었고 매슥거림도 오래갔다.

처방 上方同 28첩

2012년 4월 2일

몸이 무겁다. 힘이 든다. 기침 덜하다. 힘들어도 그전처럼 쏟아지는 기침은 안 한다. 갑갑해서 몇 번 하는 정도. 식구들이 얼굴 살은 빠져도 혈색이 좋아졌다고 한다. 붓지 않는다. 그제부터 열이 다시 오름. 정도는 약해짐. 열이 나면서 식은땀이 조금 난다.

티칭 : 양약을 조금씩 줄여봅시다.

처방 麻黃3, 京炮附子4, 芍藥4, 黃芪8, 炙甘草2 28첩 ＊瓜蒂散 2포 (3)

2012년 4월 16일

3차 吐法 2포 복용 → 1포 먹고 20분 뒤에 크게 토함(노란 물이 나옴) 2 포째 먹고 계란 흰자 같은 게 3, 4번 나옴. 吐法 후 기운 없음. 저녁에 계속 열이 오르락내리락함. 열이 오를 때는 땀이 확 난다. 아침에는 조금 잘 일어남. 쏟아지는 기침 안 함. 가슴 통증, 등 아픈 건 거의 없다. 몸무게, 48kg.

복용약 : 면역억제제, 칼슘 아침저녁 1알. 스테로이드 이틀에 한 번 →
면역억제제, 칼슘 아침 1번으로 줄임, 스테로이드는 여전히 이틀에 한 번.

처방 柴胡6, 子芩4, 水蔘4, 半夏4, 炙甘草4, 生薑4, 大棗4 28첩

2012년 4월 30일

48kg 혈압 : 103/63, 88

열나는 것 많이 줆. 입맛은 없다. 몸이 조금 다운이 되면 기침을 살짝 왔
다가 간다. (쏟아지는 기침은 안 한다) 설거지나 일을 하면 우측 등 쪽이 뭉
친다. 오른쪽 팔이 저리다. 요즘 고기가 먹고 싶다. (☆ 소화가 되면 먹자!)

처방 麻黃3, 京炮附子4, 芍藥4, 黃芪8, 炙甘草2 28첩

2012년 5월 14일

몸은 가벼우나 일을 하고 나면 등이 아프다. (오른쪽으로) 1주일 정도 스
테로이드 안 먹고 있다(微熱 살짝 오르다가 가라앉음) 면역억제제만 드시고
있다(듀록. 아침에만 복용. 3주째) 이전처럼 힘들어서 다운되진 않는다. 입
맛은 별로 없고 소화는 양호. 식사량이 줄었다. 몸이 힘들면 기침. (사래 걸
리듯 기침. 가슴 아프진 않다) 고기 드셔봄. (소화 될 때도 있고 안 될 때도 있다)

처방 上方同 28첩

2012년 5월 28일

스테로이드 안 먹고 있다. 아침에 1번 면역억제제 복용. 2주간은 微熱이
조금 자주 발생했다. 갱년기 느낌의 上熱있다. (살짝만 달아오름) 얼굴만 붉
어지고 얼굴에만 땀이 났다. 한기까지 들진 않음. 피곤할 때 기침 약간.

처방 柴胡8, 桂枝8, 子芩4, 芍藥4, 甘草2 28첩 *瓜蒂散 2포(4)

2012년 6월 11일

★2주 째 양약 다 끊음. 몸이 많이 무겁다. 아침에 일어나기 싫다. 오른쪽 어깨가 무겁다. (오른쪽으로 누우면 어깨에 쥐가 난다) 발열감은 비슷한데 어제 그제 조금 낫다. 열만 나지 오한은 없다. 쥐는 안 남. 더위를 많이 탄다. 본인만 느끼는 발열감 있다. 기침 조금 했다.

처방 桂枝6, 大棗6, 芍藥4, 生薑4, 炙甘草4, 麻黃2, 杏仁2 20첩

2012년 6월 25일

○○의료원 다녀오심. 양약은 다 끊은 상태지만 혈액 검사상 수치 전체적으로 양호. 단, 백혈구 수치는 낮다. 몸 무거운 것 조금 개선. 열감은 있다. 상열 조금 덜함. 기침 비슷하다. 손마디가 많이 아프다. 간단한 집안일 하다가 지쳐 버린다. 피곤하면 짜증이 남.

처방 生附子4, 炙甘草4, 芍藥4, 黃芪3, 麻黃3 28첩

2012년 7월 2일

지난 토요일 목욕탕에서 때 민 후, 피부 아프고 예민해짐. 이후 열이 38도 이상 오르고 살갗이 아프다. 어제 새벽에는 소변이 계속 나오려는 느낌으로 2시간 변기에 앉아있었다. 어제 하루만 스테로이드 반 알 복용, 방광염 양약도 복용. 오늘은 조금 견딜만하다. 몸살 같은 느낌. ★이후로는 스테로이드, 면역억제제 등 루푸스와 관련되는 양약은 완전히 끊음.

처방 桂枝16, 柴胡16, 枯芩8, 芍藥8, 半夏4, 生薑4, 大棗4, 甘草4 3첩
(첩약, 하루 1첩 복용)

2012년 7월 4일

오늘은 38도 이상 안 오름. 열이 오르는 느낌 별로 없다. 살갗 안 아프다. 손가락 관절 아픈 것도 줄어 듬. 밥 잘 못 먹겠다. (물 말아 조금 먹음. 토마토를 설탕에 버무려서 먹었다. 이건 괜찮았다) 기운이 달린다. 소변 양호해짐.

2012년 7월 9일

오늘 처음으로 운전해서 한의원 왔다. (조금 힘든 정도) 이번에 45kg까지 빠졌다. 하지만 아프고 난 후 개운한 느낌. 기침 많이 했다가 가라앉음. 음식티칭 → 고추, 후추, 어묵, 올리브오일, 조미 김, 스팸, 참치캔 조심하자. (가공식품 & 매운 음식 조심!)

처방 粳米12, 炮附子4, 半夏4, 大棗4, 甘草2 20첩

2012년 7월 23일

46kg 양약 전혀 복용 안 함. 식사 : 많이는 못 먹음. 음식 조심하고 있다. 소화 : 부대끼는 건 없다. 가스 거의 안 참. 열나는 느낌 거의 없음. 전체적인 컨디션은 가벼워서 좋다. 아침에 일어나기 싫지는 않다. 손가락마디가 약간 묵직한 느낌. 몸이 붓지는 않는다.

처방 粳米12, 炮附子4, 半夏4, 大棗4, 甘草2 28첩

2012년 8월 6일

46~7kg 소화 : 속 편안하다. 컨디션 양호. 우울하지 않음. 방광염 증상 없음. 더워서 잠을 못 잤다. 어제부터 기침이 조금 나온다. (기운 없는 목소리. 몸이 안 좋아지면 목에 걸린 것처럼 안 좋다. 사레가 걸린다.) 손마디가

약간 뻣뻣한 느낌. 脈弱數. 백혈구 수치가 낮다. (1200대. 2달 전 검사. 백혈구는 15년 전부터 수치가 낮다.)

> **처방** 麥門冬12, 半夏6, 粳米6, 大棗4, 水蔘4, 生附子3, 甘草3 28첩
>   *瓜蔕散 2포

2012년 8월 20일

吐法 → 열흘 전 토요일. 2포 드시고 울렁거려서 바로 토함. 설사 3번. 뭉글뭉글 계란 흰자 같은 게 나왔다. 吐法 後 3~4일 힘들었는데 이후로도 조금 힘이 없다. 식사 많이 드시려고 노력. 요즘 기운 없고 컨디션이 다운된다. 마음이 우울하진 않다. 팔에 힘은 돌아옴. 기침이 잦다. 손가락이 많이 불편하다. 열이 올라서 잠을 잘 못 잔다. 脈數

예후 : 3개월 정도 補血 치료 예정.

> **처방** 當歸8, 芍藥4, 乾地黃4, 川芎2, 阿膠8 28첩

2012년 9월 17일

몸이 피곤하면 열이 오른다. 아침에 손가락이 아프다. 저녁에 피곤해서 그런지 기침이 나온다. 아침에는 괜찮다. 미열이 살짝 오르는 느낌. 등이 아프다. 전체적으로는 괜찮다. 요즘 몸이 가벼운 걸 느낀다. 아침에 일어나기 힘들기는 하지만 그래도 활동하면 괜찮다. 요즘 아침, 점심은 먹고 저녁은 거의 안 먹는다. 저녁을 안 먹어야 속이 편하다.

> **처방** 上方同 28첩

2012년 10월 15일

추석 이틀 전 넘어졌다. 넘어진 후, 관절, 근육통 있다. 몸이 아파서 잠

을 잘 못 자는 것 같다. ★ ○○의료원 검진, 염증 수치 이전과 비슷. 백혈구 수치 낮다. (1,500대) 양약 不服 중.

예후 : 한 달 더 補血 후에도 뚜렷한 호전 없으면 다시 치료 중심 예정

처방 上方同 28첩

2012년 12월 3일
열나지 않고 主訴症은 안정적.

2012년 12월 17일
46~7kg. ○○의료원 검사 → 염증 수치가 높다 → 염증 수치 때문에 양약 복용 권했으나 본인이 不服. 식욕이 없다. 두세 숟가락 먹으면 토할 것 같다. 얼굴이 붓는다. 손이 붓는다. 얼굴 부은 지 한 달 반. (허리 밑은 안 붓는다) 얼굴이 부으니까 눈이 잘 안 떠진다. 쌍꺼풀 쪽이 밤색이 되었다. 관절이 아프다. (손가락 팔꿈치, 등이 뭉친다) 추위를 많이 탄다. 흉쇄유돌근 상단이 아프다. 식사 : 배고픔을 느낀다. 2~3숟가락 먹으면 토할 것 같이 막히는 느낌.

처방 桂枝3, 芍藥3, 生薑3, 大棗4, 炙甘草2, 黑順片2, 乾蔘2 20첩
*웰빙뜸사발

2013년 1월 7일
전화 진료. 식욕 돌아옴. 밥 맛있다. 처음으로 뭘 먹고 싶은 마음 들었다. 얼굴과 손이 붓는다. 발은 안 붓는다. 얼굴 부은 부위에 뭔가가 올라온 게 속으로 잡힌다. (부으면서 시작) 손바닥에 물집이 잡힌다. (우>좌) 손목에 자꾸 힘이 빠진다. (특히 우측) 집에서 사발뜸 매일 하고 있다.

티칭 : 다음 주까지 계속 부으면 전화주세요!

2013년 1월 22일

전화 진료. 손과 얼굴 붓는다. 얼굴에 붉은 반점이 생긴다.

2013년 1월 28일

얼굴이 많이 붓는다. 지난주 ○○의료원에 다녀왔다. 얼굴은 루푸스 때문이라고 진단함. 염증 수치도 많이 높다. 손에 물집이 자꾸 잡힌다. 스테로이드 처방받았는데 복용 안 함. 고열은 없다. 전체적인 몸 상태는 가볍다. 힘들면 기침이 난다. 원래 3개월에 한 번 병원 갔는데 이번에는 얼굴 때문에 2달 반 만에 갔다. 이전에는 물을 안 마셨는데 요즘 저녁에 물을 많이 마신다. 저녁에 자꾸 갈증이 난다. 부으면서 갈증이 생긴다. 수면 : 잠이 많아짐. 저녁에도 일찍 잔다. 입안에 가래 같은 게 낀다. 45kg.

처방 茯苓4, 猪苓2, 澤瀉2, 阿膠(後下)2, 滑石1 20첩

2013년 2월 12일

얼굴 붓는 거 조금 나아짐. 붓기는 하루 종일 간다. 자면서도 얼굴이 붓는 게 느껴짐. 턱 주변 부기는 빠짐. 눈 주변 부기가 심함. 아침에 눈 뜨기 힘들다. 잘 때 손이 아프고 붓는 느낌으로 잘 못 잔다. 지난 월요일 ○○의료원 검진. 백혈구(1,400), 염증 수치는 좋아졌다. 저녁에 미열이 올라온다. 몸 상태가 안 좋으면 춥다. 추워서 몸을 뜨겁게 하면 관골부위가 붉고 단단한 느낌. 전체적인 컨디션은 양호하다. 갈증 줄었다. 코안이 부어서 단단하다. 46~47kg.

처방 防己4, 黃芪4, 茯苓6, 桂枝4 20첩

2013년 2월 25일

46kg. 코 주변 딱딱한 건 조금 풀어짐. 코안이 부어서 단단한 느낌 많이 풀림. 우측 뺨에 약간 두드러기처럼 올라옴. 붉은 기운은 줄었다. 턱 쪽 浮氣는 빠지는데 눈 아래, 콧대가 주로 부음. 발은 안 붓는다. 오른손이 주로 아프다. 소화 : 양호. 대변 : 잘 본다. 소변 : 이번 약(防己茯苓湯 去 甘草)은 소변이 시원한 것 같진 않다. 猪苓湯 쪽이 소변 더 잘 본 것 같다. 약을 먹고 땀이 조금 났다. 땀이 나면 浮氣가 조금 빠지는 것 같다.

처방 茯苓6, 桂枝4, 猪苓3, 澤瀉3, 朮3 28첩

2013년 3월 11일

얼굴 군데군데가 딱딱하다. 땀 많이는 못 냈다. 아침에 얼굴 붓는 정도 비슷. 낮 시간에 열이 오를 때는 확 붉어졌다가 열이 가라앉으면 덜 붉어짐. 아침에는 붉은 기운 덜하다. 저녁 시간에 기침을 조금 한다. 탈모 심해짐. 컨디션이 나쁘진 않다. 이전에는 아프면 2, 3일 누워만 있었는데, 요즘은 활동할 만하다. 식욕, 소화, 대변 : 보. 식욕은 좋아서 먹고 싶다. 감자를 간식으로 먹는다. 이번 주 금요일 ○○의료원에 가서 검사할 예정.

티칭 : 체력이 회복되었으니 적극적인 치료, 攻法, 뜸을 병행하자. 攻法 후 일시적으로 혈액 수치가 올라갈 수 있다. 만성질환은 한 번으로 안 되고 攻法을 여러 차례 반복해야 한다. 뜨거운 미음을 많이 드시면서 하자!

처방 防己8, 黃芪4, 茯苓4, 桂枝2 20첩 *益胃散 6포

2013년 3월 22일

○○의료원 검사 결과 : 염증 수치, 백혈구 수치 조금씩 나아졌다고 함.

2013년 3월 25일

어제 익위산 3포 → 설사 3~4번. 복통은 없었다. 꾸룩꾸룩하는 정도만. 미음 중간중간 먹었다. 기운 별로 안 빠짐. 脈緩 양호. 얼굴 붓기, 붉기 많이 빠짐. 아침에 덜 붓는다. 47kg.

처방 上方同 20첩 *益胃散 12포

2013년 4월 8일

47kg. 붓기 가라앉음. 관골 주변 붉은 기운 없다. 볼에 丘疹 약간 남아 있는 정도. 피부 속에 덩어리도 없어졌다. 최근 主訴는 잘 때 팔이 굳고 아픈 느낌이다. 아침에 애들 학교 보내고 나면 기운이 빠져서 눕고 싶다. 자려고 누우면 몸이 굳는 것처럼 아프다. 그래서 잠을 깊이 못 잔다. 益胃散 아직 못했다.

2013년 4월 22일

팔꿈치, 손가락 너무 아프다. (잘 때) 무릎 조금 아프다. 최근 이사하고 힘들면서 기침이 다시 나온다. 그래도 소화는 잘되고 식욕도 괜찮다. 식사량 많이 늘음. 상열 없다. 붓기는 많이 빠짐. 46kg. 아직 益胃散 못함.

처방 防己4, 黃芪4, 茯苓6, 桂枝4, 法製草烏2 20첩

2013년 5월 6일

47kg. 관절 많이 아픈 것 외에는 이상 증상 없다.

처방 防己4, 黃芪4, 茯苓6, 桂枝4, 法製草烏4 20첩

2013년 5월 20일

46~47kg. 기운 양호. 식사 양호. 몸이 힘든 것 같다가도 금방 회복됨. 열 많이 나지 않는다. 얼굴 붓기는 다 빠짐. 이번 약 먹고 무릎 아픈 건 거의 없다. 손가락, 팔꿈치가 아프다. 순간순간 힘든 느낌이 들 때 기침이 난다.

처방 上方同 20첩

2013년 6월 3일

2주째 열이 올랐다 내렸다 한다. 몸이 안 좋을 때 느낌은 아니다. 손가락 아프다. 나무같이 뻣뻣한 느낌. 45~6kg. 식욕 : 양호 소변 : 시원하게 잘 본다. 기침한다. 목에 사레 걸린 느낌이다. 가래는 없다. 지난주 ○○ 의료원 검진 → 염증 수치는 양호.

처방 上方同 20첩

2013년 6월 17일

컨디션 양호. 저녁 시간에 힘들진 않은데 기운이 조금 없다. 오늘 가만히 생각해보니 손마디가 안 아프다. 상열은 조금 있다. 고열은 아니다. 사레 걸린 것처럼 기침한다. 오늘 좀 더하다. 원래 20대 건강할 때 45kg 정도였다. 요즘 45kg 정도인데 기운 빠지지 않는다.

식이요법 티칭 : 콜라겐 식품섭취 시작.

처방 上方同 20첩

2013년 7월 8일

목에 걸린 느낌. (몸이 안 좋으면 사레가 생긴다) 몸이 다운이 되면 기침을 많이 한다. 요즘 기침 많이 한다. 43~44kg. 식사량 자체가 줄었다. 입맛이 없진 않다. 아침에 약간 붓는 것 같다. 이전처럼 붓지는 않는다. 낮엔 괜찮은데, 아침에 일어날 때만 무릎, 손가락. 뻑뻑하다. 식사 : 닭발 2~3번 먹었다. 감자 구워서 많이 먹었다.

처방 上方同 20첩

2013년 8월 12일

44~45kg. 더워서 잘 못 잤는데도 사람들이 얼굴 좋아 보인다고 함. 몸은 개운하고 가볍다. 기침은 조금씩 한다. 손, 무릎, 발바닥이 아프다. 아침에 발바닥 디디기 힘들다. 손 마디마디가 아프다. 팔꿈치도 아프다. 전반적인 컨디션은 양호.

처방 上方同 20첩 (하루 1회 복용)

2013년 9월 9일

45kg. 발가락 외측으로 아프다. 아침에 손가락 뻑뻑하다. 다리에 쥐난다. 저녁 시간에 피곤할 때 방광염 느낌처럼 소변이 시원하지 않다. 기분은 괜찮다. 염증 수치는 괜찮은데 백혈구 수치는 여전히 낮다. ○○의료원에서는 양약 복용하는 거로 알고 있다. (2012년 6월경부터 양약은 모두 끊고 검진만 받고 있음)

처방 上方同 20첩

2013년 10월 14일

45~46kg. 손가락 뻑뻑함 아침에 있지만, 곧 풀어진다. 묵직하다. 일어나서 마사지하듯 만지면 쉽게 풀어진다. 피곤하면 기침이 나온다. 이전

보다 훨씬 덜하다. 얼굴에 붉은 기운은 없다. 최근 약 10일간 열이 오르기는 했다. (루푸스에 의한 열이 아니고 갱년기 열 같다고 하심)

처방 上方同 20첩

2013년 11월 11일

45kg. 1주일 정도 앓았다. 열이 많이 올랐다. 40도 정도 고열이 오름. 4~5일 고열로 힘들었다. 해열제 먹으면 열이 내렸다 다시 오름. 타이레놀 3번 먹고 버티고 열이 내림. 열이 오를 때 한기 들거나 답답한 거 없었다. 그냥 끙끙 앓았다. 밥도 잘 먹었다. 아픈데도 혈색은 좋았다. 앓고 나서 기운만 없는 정도. 피곤하면 잔다. 1시간~1시간 반 정도 자고 나면 바로 가벼워짐. 손가락 아픈 거 거의 없다. 아침에 뻣뻣한 것도 없다. 아침에 발바닥 아픈 것도 없다. 단, 이후로 두통이 심함. 태양혈과 완골 부위 지끈거림. 기침은 비슷하다. 오른쪽 등 조금 뭉침. 경침 열심히 하고 목은 많이 부드러워짐.

티칭 : 차후에 열이 오르면 銀翹散을 다려드십시다. 상비약으로 2첩 처방.

처방 上方同 20첩 첩약 : 銀翹散 2첩, 瓜蔕散 3포

2013년 11월 29일

내원 후 바로 吐法 했다. 많이 힘들었다. 계란 노른자 같은 게 많이 나왔다. 吐法 후 기운이 빠지고 어지러웠다. 두통 좋아짐. 지금은 괜찮다.

2013년 12월 23일

요즘 기운이 없고 힘이 든다. 아침에 일어나는 것도 상쾌하지 않다. 무거운 느낌. 계속 열이 오르락내리락한다. 간격이 짧아짐. 고열은 아니다.

한기는 안 든다. 작년에도 겨울이 안 좋았다. 1주일 전부터 손이 조금 뻣뻣하고 아픈 느낌. 발바닥은 양호. 관절 마디가 많이 아픈 건 아니다. 묵직한 정도. 힘이 드니까 기침이 난다. 깊게 숨을 쉬려고 하면 기침이 난다. 저녁에 갈증이 많이 난다. 시원한 게 당긴다. 많이 마시면 아침에 조금 붓는 정도. 식사 : 잘 먹고 있다. 소변 : 양호. 수면 : 열 때문에 잘 못 잔다. 47kg. 스트레스는 별로 없다.

예후 : 이번 약은 열흘 만에 드시고 열흘 뒤 다시 하루 1봉으로 갑시다.

처방 石膏12, 粳米8, 知母6, 甘草1, 水蔘2 20첩

2014년 1월 7일
전화 확인 : 시시 전혀 변화 없다.

2014년 1월 13일
몸이 많이 무겁다. 열이 오르락내리락한다. 아주 고열까지는 안 간다. 식은땀이 쫙 난다. 기력이 없다. 무겁고 힘이 든다. 기침한다. 손가락, 팔꿈치가 아프다. 식사는 잘하고 기분은 양호한 편이다. 마지막 약 먹고 배가 살살 아프고 설사 조금 했다.

처방 茯苓4, 桂枝4, 甘草3, 五味子2 20첩

2014년 1월 27일
전화 진료. 기침, 열 조금 줄었다.

2014년 2월 17일
열은 내림. 47kg 기침은 한다. 몸은 무겁다. 곰탕, 소간 말려서 가루 내

고 차처럼 드심.

2014년 3월 31일

47~8kg. 목디스크 때문인지 오른쪽 팔이 아프고 저리다. 열도 오르락
내리락한다.

처방 柴胡4, 桂枝3, 半夏3, 生薑3, 大棗3, 子芩3, 甘草3, 黨蔘3　28첩
　　　＊식이유황1통

2014년 9월 15일 양약

한 달 전 ○○의료원 검진 시 염증 수치, 백혈구 수치 나빴지만 양약 복
용하지 않고 지낸다. 손목 쓰는 게 힘들다. 손가락 관절 아프다. 손가락
부었었다. 손가락 물집도 생긴다. 젓가락 질 하기도 힘들다. 식욕, 소화
: 보. 대변 : 무른 편. 개운하지 않은 느낌도 있다. 수면 : 푹 자는 편이다.
(머리도 맑은 편이다)

진단과 예후 : 脈緩 (나쁜 脈象 없다) 『먹으면서 고치는 관절염』 책 참고해서
　　　보시고 섭생 개선합시다. 앞으로 다시 한번씩 服藥합시다.

처방 防己4, 桂枝4, 防風4, 甘草4, 乾地黃2　28첩

2014년 9월 29일

2주 사이에 2kg 늘어남. 현 48kg. 손목 통증. 열이 오르락내리락한다.
열이 확 오를 때는 얼굴 위주로. 얼굴 붉어지지는 않는다. 얼굴에 땀이 난
다. 한기나 추위는 없다. 기침 거의 매일 한다. 식욕 좋으면서 가스가 많
이 찬다. 소화는 된다. 대변 : 1/1 잘 본다.

예후 : 앞으로 일정 기간 服藥과 休藥 반복합시다. 이번 2주는 기침 위주.

처방 大棗5, 瓜蔞仁2, 葶藶子2, 甘草2　28첩

2014년 10월 27일

저녁에 주로 기침한다. 거의 매일. 낮에는 마른기침, 저녁에는 쏟아지는 기침. 열이 난다. (루푸스 증상이 아니고 40대 중반 갱년기 증상 있을 때의 열과 비슷하다)

처방 大棗5, 葶藶子3, 麻黃1.5　28첩

2014년 12월 9일

찬바람 맞으면 기침한다. 이전에 비해 줄었다. 47~48kg. 잘 먹는다.

예후 : 休藥하다가 3개월 뒤 내원합시다.

처방 大棗4, 葶藶子2, 瓜蔞仁2, 麻黃1.5　28첩

2015년 5월 18일

49kg. 최근 교통사고 → 목, 무릎 오른쪽으로 아팠다. 사고 이후 오른팔 저리다. ★ 한 달 반 전 백혈구 수치 2,100으로 올라감. (20년 만에 처음으로 올라갔다고 함)

처방 桂枝6, 芍藥4, 甘草2, 生薑4, 大棗2　28첩

2015년 9월 7일

47~48kg. 지난 3개월 잘 지냄. 금년 여름에는 피로해도 금방 회복되었다. 피곤하면 기침 난다. 가래 없다. 주로 저녁에 피곤할 때 기침 난다. 얼굴로 달아오른다.

처방 上方同 加 杏仁4, 厚朴2　28첩

2016년 12월 26일

50kg. 지난 일 년 넘게 高熱은 거의 없다. 피곤할 때 기침 조금. 얼굴 發赤없다. 식욕, 소화, 대변 이상 없다. ○○의료원에서 검사는 계속 진행하고 있으나 스테로이드, 면역억제제 전혀 不服. 백혈구 수치는 여전히 낮다. 단, 관절통으로 진통제 가끔 복용했다. 손가락, 손목, 팔꿈치 아프다. 등 근육 시리다.

티칭 : 6개월에 한 번 정도는 내원하셔서 진찰받고 2~4주 정도 服藥합시다.

처방 麻黃1, 桂枝3, 生薑3, 芍藥3, 甘草1, 防風3, 蒼朮3, 知母3, 法製草烏3 30첩

考察 루푸스는 완치보다는 관리에 중점을 두어야 한다. 이분은 2012년 본원 내원 후 3~4개월 만에 스테로이드나 면역억제제를 모두 끊었다. 그 후 검진은 계속 받고 계시나, 루푸스 관련 洋藥은 전혀 복용하지 않고 간헐적인 韓藥 복용과 본인 스스로의 섭생 조절로만 생활하시는 중이다.

난임

여, 37세, 160cm, 60kg, 바이탈 : W N L

병명 : 다낭성난소증후군과 난소낭종에 의한 難妊

발병일과 병인 : 결혼 3년째

복용약 : 영양제

결혼 3년째고 시험관 시술도 했으나 임신이 되지 않아 내원한 분이다. 소화기능은 약하고 대변은 2일/1회, 굳은 편이다. 황색 냉이 있고 생리 시 아랫배가 아프다.

비수강약과 팔강 :

진단과 예후 : 가임기 여성의 생리불순은 肥瘦八綱을 막론하고 清流桃花湯과 攻下法으로 다스린다. 증상이 가벼울 때는 原始攻法 없이 4주 정도 調理 한다.

치료 경과

2015년 1월 13일, 초진

脈强. 결혼 3년째인데, 自然 姙娠이 되지 않는다. 지난달에 시험관 시술했으나 실패함.

예후 : 4주 子宮을 건강하게 개선해서 難妊을 극복해봅시다.

처방 桃仁6, 芍藥4, 牡丹皮2, 大黃同煎1 28첩

2015년 1월 27일

소화도 이전보다 잘되고 뱃속이 편해졌다.

티칭 : 按腹行法 하루에 한 번씩 합시다.

처방 桂枝4, 茯苓4, 桃仁4, 芍藥2, 牡丹皮2 28첩 종료

2015년 2월 2일

전화 진료. 이틀 동안 下血하면서 덩어리가 많이 나왔다. 산부인과에서는 卵巢에 있는 혹 때문에 발생하는 부정출혈이라고 진단. 이런 부정출혈은 처음 경험한다고 걱정하심. → 한약 복용 중이니 나쁜 의미의 부정출혈은 아닐 겁니다. 걱정 마시고 한약 계속 복용하세요. 이번 기회에 혹이 없어질 수도 있을 겁니다.

2015년 3월 24일

전화 진료. 산부인과 검사에서 卵巢에 있던 혹 없어지고 몸 상태 좋다. → 임신 시도해봅시다.

考察 이분은 16년 12월 22일 전화 확인 시 며칠 전에 아기 돌잔치를 했다면서 몹시 반가워하셨다. 아쉽게도 나이 때문에 자연임신을 기다리지 못하시고 시험관 시술을 하셨지만, 上記 치료 후 "몸이 아주 좋아져서 순조롭게 임신이 된 것으로 생각한다."고 하시며 고마워하심. 原始攻法을 병행하지 않더라도 清流桃花湯에서 大黃의 용량을 조절하여 和法과 攻下法을 兼施할 수 있다.

상지 근육 경련

남, 69세, 160cm, 80kg, 바이탈 : W N L

병명 : 근육 경련

발병일과 병인 : 평소 체력이 좋아 과도한 노동일을 하시는 분으로 약 1년 전
부터 매일 왼팔과 손가락에 쥐가 내렸다. 그래도 쉬지 않고 일을 하시다
가 어제부터는 양팔에 쥐가 내리기 시작함.

연세에 비해 근육이 단단하고 체격이 건장한 분으로 매일 힘든 노동을
하시는데, 약 1년 전부터 손가락과 팔로 쥐가 내리는 증상을 주소로 내
원하셨다. 식사, 소화, 소변, 대변, 수면 등은 모두 이상이 없다.

비수강약과 팔강 : 肥人. 强体

진단과 예후 : 芍藥으로 痙攣을 풀어주고 甘草로 補佐한다.

치료 경과

2013년 1월 7일, 초진

원래 왼팔만 근육 경련이 있었는데 어제부터는 양팔 다 쥐가 내린다. 다
리는 쥐가 내리지 않고 괜찮다. 일을 많이 하시고 피곤할 때 가끔 전신적
으로 근육 경련이 내리기도 하는데, 1년 전에 전신경련으로 한 번 쓰러진
적이 있다.

처방 芍藥6, 甘草3 20첩

2013년 1월 21일

上方 복용 바로 다음 날부터 모든 근육 경련 없어졌다. 그래도 재발 방

지 위해 한 번 더 처방함.

처방 上方同 20첩

考察 이분은 2016년 현재까지 노동일을 하고 계시고, 몸은 피곤하지만 근육 경련은 없다고 하심. 약 복용 하루 만에 일 년이나 지속되던 근육 경련이 사라져 기억에 뚜렷이 남는 환자분이다. 약재 가짓수가 적은 처방은 下咽卽愈라, 약효의 강력함과 신속함에 항상 감탄한다.

만성 요통

여, 31세, 158cm, 43kg, 바이탈 : W N L

병명 : 産後風

발병일과 병인 : 8개월 전 제왕절개 출산, 이후 허리가 아프다.

모유 수유 중인 환자로 허리가 묵직하고 아프면서, 환도가 시리고 다리가 쑤시는 것을 주소로 내원한 환자다. 체력도 약해서 항상 피로하고 등에서 식은땀도 난다. 소화는 보통이나 식후에 조금 매슥거리고 대변은 2~3/1 정도로 약간 굳은 편이다. 소변은 이상 없고 수면은 꿈이 많고 잠들기 힘들다.

비수강약과 팔강 : 瘦人 虛證, 表證

진단과 예후 : 20일 정도 産後調理 위주

치료 경과

2010년 10월 11일, 초진

産後風과 疲勞에 의한 瘦人의 慢性腰痛으로 보고 桂枝湯 선택함. 소화기능 양호하므로 益胃散으로 攻下한다.

처방 桂枝12, 芍藥8, 生薑4, 大棗4, 炙甘草2 20첩 *益胃散 3포(1)

2010년 10월 25일

2주 사이에 허리 많이 호전되고 환도 시리는 것은 거의 없어짐. 식후에는 아직도 속이 조금 매슥거리고 수면은 나아졌다고 하심.

益胃散은 2포만 드시고 1회 구토, 7회 설사했는데, 많이 힘들지는 않았다고 하심. 열흘 더 복약하고 益胃散 攻下 한 번 더하고 종료 예정.

티칭 : 産後에 발생한 질병이므로, 항상 몸을 따뜻하게 하고 전신 관절이 튼튼하게 회복될 때까지 擧重, 過勞 피하세요.

처방 上方同 20첩 ＊益胃散 2포(2)

考察 産後風은 金匱要略 婦人産後病脈證治第二十一에 '産後風續之數十日不解, 頭微痛, 惡寒, 時時有熱, 心下悶, 乾嘔, 汗出, 雖久, 陽旦證續在耳, 可與陽旦湯.'라고 하였다. 여기서 陽旦湯은 桂枝湯이다. 桂枝湯이 木氣(旦 : 생명력)를 돕는 처방임을 알 수 있다. 桂枝湯은 三法太過에 의한 虛證을 溫和하는 代表方이다. 寒化가 심하면 附子를, 熱化가 있으면 黃芩을 加한다.

★2012년 12월 31일, 재진

직업이 선생님인데 방학 중이다. 2012년 9월 복직하고 피곤하고 애 보는 일 힘들다. 방학했지만 일이 있어서 2주 정도 뒤부터 다시 학교 나가야 한다. 몹시 피로하고 서서 강의하므로 허리도 불편하다. 이전보다는 나아졌지만, 서서 설거지할 때는 허리가 아프다. 추운 날 밖에 있다가 따뜻한 곳에 들어오면 갑자기 머리가 지끈거린다. (10분 정도) 최근 들어 아침에 자고 일어나면 노란 눈곱이 낀다(왼쪽만). 추위 탄다.

식욕은 보통이고 소화도 괜찮으나 가스가 차는데, 지치거나 스트레스 받으면 매슥거린다. 잠은 이전보다 잘 잔다.

진단과 예후 : 4주 정도 보법 위주. 2주 뒤 통화 예정.

처방 桂枝3, 芍藥3, 生薑3, 甘草2, 大棗4, 黑順片2 28첩

2013년 1월 14일

主訴症 모두 개선되었으므로 2주 만 服藥하고 지내보겠다고 하심.

2013년 4월 12일

확인 전화 → 컨디션 양호하심 → 치료 종료.

考察 흑순편을 응용한 陽旦湯으로 주효함으로 봐서 弱体 경향임을 알 수 있다. 산후 초기에도 桂枝湯보다 桂枝加附子湯이 적중이었음을 유추해본다. 부끄럽지만 2010년의 계지 12g, 작약 8g은 사상의학으로 임상을 시작하여 20년 넘게 사상의학 처방을 써오던 버릇에 따른 것이지, 확신을 바탕으로 정한 용량이 아니었음을 밝힌다.

류마티스관절염

여, 41세, 160cm, 52kg, 혈압 76/55, 맥박 81

병명 : 痺症

발병일과 병인 : 약 1년 전, 당시 추운 날씨에 운동을 지나치게 하고 땀을 많이
흘렸다.

발바닥 뒤꿈치가 못이 박힌 것처럼 아프고 손가락 마디가 아침마다 뻣
뻣하다. 조조강직은 한두 시간 지나면 풀어진다. 양 무릎 슬개골 안쪽
으로 부자연스러우면서 아프다. 비가 오거나 습한 날은 통증이 더 심해
진다.

비수강약과 팔강 : 弱体, 寒證

진단과 예후 : H 대학병원에서 혈액 검사상 류마티스 양성 반응이 나타나 류
마티스관절염으로 확진 받고 온 환자로 자가면역질환 환자 예후에 준하
여 진행하기로 함.

치료 경과

2012년 5월 12일, 초진

形과 態에서는 肥瘦强弱 경향성이 드러나지 않는다. 단, 弱脈이면서
평소 신경 쓰면 잘 체하고 더부룩하며 胃가 약하다. 대변 역시 변비는 거
의 없고 설사를 잘한다. 胃腸管의 기능으로 봐서 弱体라고 판단함. 이전
에 기분 나쁜 일들이 잘 생각나고, 조울증처럼 감정 기복이 심하다. 간단
한 집안일도 힘들 정도로 피로하고 최근에는 추위도 심하게 탄다.

病因으로 汗出當風하였고 濕한 날 증상이 심해지는 것으로 봐서 風寒

濕 三氣에 의한 痺症으로 진단함. 우선 4주 정도 辛溫解表하기로 하고, 2주 뒤에도 통증이 지속되면 익위산 투약 예정함. 운동은 스트레칭 정도만 하시라고 티칭함.

처방 桂枝4, 大棗4, 生薑3, 甘草2, 生附子2 28첩

2012년 6월 5일

발바닥은 아프지 않다.

흐린 날 하루 동안 몹시 아팠다. 생리 전이랑 날씨가 흐릴 때 몸이 무겁고 몹시 우울하다. 생리 전에는 설사도 한다. 한약 복약 전에는 집안일 조금만 해도 쓰러질 것처럼 힘들었는데, 지금은 피로가 덜하다.

처방 上方同 28첩

2012년 6월 18일

발바닥 전혀 아프지 않다. 운전 오래 할 때, 자고 일어났을 때 무릎 조금 아프다. 손가락 조조강직은 비슷하다. 소화가 잘되고 우울한 느낌 사라지고 기분이 좋아졌다. 힘이 나고 피로감이 현저하게 줄어들었다.

경과가 양호한 자가면역질환이므로 服藥기간 6개월로 정함. 6개월 복약 후, 2~3년 관리 예정.

처방 上方同 28첩

2012년 7월 3일

손가락 조조강직 많이 줄어들었다. 아침에 일어날 때 무릎 아픈 것도 약해졌다. 한약 복용 후, 발가락 무좀, 치질이 저절로 나았다고 좋아하심.

음식티칭 : 弱体, 胃冷한 경우는 잡곡밥이 흡수되지 않으므로 → 잡곡

밥(찹쌀, 현미찹쌀, 쌀, 보리, 녹두, 조) → 쌀밥에 보리, 통밀만 섞도록 함.

처방 上方同 28첩

2012년 7월 23일
무릎, 손가락 전혀 아프지 않다.
비가와도 기분 우울함 덜하다.

처방 上方同 28첩

2012년 8월 6일
전혀 아프지 않다. 항상 기분 좋고 우울함 없다.
소화 상태 조금 나빠짐. → 生冷果茱에 의한 것으로 보임. 여름철 외식
주의시킴.

처방 上方同 28첩

2012년 8월 20일
관절 양호함. 과일 조심했더니 소화가 잘된다. 하루 정도 무리하게 운
동하고 오래 앉아 있었더니 다음날 무릎이 조금 아팠다. 맥주도 마시고
약이 반 정도 남음. → 증세가 호전되니 마음이 느슨해지심. → 열심히 服
藥 티칭함.

처방 약이 남아 上方同 20첩

2012년 9월 4일
上方同 28첩

2012년 9월 17일

전반적으로 다 좋다. 오늘 비가 와서 그런지 무릎 아주 조금 아프다.

단 설사를 많이 한다. → 생야채, 과일 피하도록 티칭.

시시가 전반적으로 호전되어 逐邪에서 溫陽으로 전환함. 生附子를 炮附子로 바꿈.

처방 桂枝4, 大棗4, 炮附子4, 生薑3, 甘草2 28첩

2012년 10월 3일

잘 때 무릎 조금 아프다.

처방 上方同 28첩

2012년 10월 29일

복약 소홀히 함. 약 2주분 정도 불복.

흐린 날, 무릎이 아팠다. 다른 관절은 이상 없다. 炮附子를 다시 生附子로 전환.

처방 桂枝4, 大棗4, 生附子4, 生薑3, 甘草2 28첩

2012년 11월 15일

모든 관절 편하다. 비 오는 날 아침, 무릎 경미하게 아팠다.

현미 빼고 음식 조절하면서 설사는 안 한다.

처방 上方同 20첩

2012년 11월 26일

치료 종료. 3개월 뒤에 팔로우업 체킹 예정. 향후 2~3년 간 관리 예정.

考察 이 분은 스테로이드 복용을 거의 하지 않고 來院하신 분으로 치료 경과가 순조로웠다. 통증 회복은 原始攻法을 쓸 필요가 없을 정도였고, 2016년까지 경과 확인했으나 류마티스관절염의 再發없이 운동도 하고 건강하게 지내신다. 자가면역질환은 6개월에서 1년 정도 투약하고 2~3년, 3개월 간격으로 내원하시게 해서 관리하는데, 이분은 내원 초기 6개월 복약 후 더 이상의 服藥 필요 없이 完快되셨다.

고체온증

남, 69세, 166cm, 66kg, 바이탈 : W N L

병명 : 검진 상에는 이상이 없으나 37도 미열 상태의 手足煩熱

발병일과 병인 : 3개월 전, 갑자기 체온이 37도로 높아지면서.

3개월 전부터 手足煩熱이 생기면서 손에 熱感이 심하고, 잘 때 이불 밖으로 발을 내놓고 주무셔야 한다. 손에 열이 날 때면 눈도 뻑뻑해지는 것을 主訴로 내원하셨다. 체온이 항상 37도면서 몸이 전체적으로 더운 느낌이고 몸도 찌뿌둥하여 검진을 했으나 '이상 없다'는 소견이지만 본인은 몹시 불편해한다. 몸통은 상대적으로 열감이 적고 주로 손발에서 열감이 심하다.

비수강약과 팔강 : 强体, 肥人, 熱證

진단과 예후 : 수족번열증으로 진단하고 4~6주 정도 치료 예정

치료 경과

2012년 11월 5일, 초진

평소 소화기능이 좋고 눈빛과 態를 봐서 强体로 진단함. 三物黃芩湯의 四肢苦煩熱로 보고 黃芩, 乾地黃, 苦蔘의 찬 성질로 淸和하기로 함.

처방 乾地黃6, 枯芩4, 苦蔘1　28첩

2012년 11월 20일

손발 부위의 열은 조금 내려간 것 같은데, 전신적으로는 열이 있고 눈은 여전히 뻑뻑하다. 어제와 오늘 속이 더부룩하여 이틀간 약 중단했다. 약

맛은 별로 쓰지 않다고 하심. 고삼을 증량하기로 함.

처방 乾地黃6, 枯芩4, 苦蔘2 28첩

2012년 12월 3일

手足煩熱 많이 줄어들었다. 밤에 발을 이불 밖으로 내기도 하고 넣고 자기도 한다. 눈 뻑뻑함 많이 줄었다. 체온은 주로 37도이나 가끔 조금 떨어지기도 한다.

단, 消化障碍가 있다고 하심. 과일 등, 성질이 찬 음식을 주의시키고 약 복용을 하루 2회로 줄이시라고 티칭함.

2012년 12월 17일

체온 36.7로 내려옴. 수족, 몸의 열감 모두 없어지고 전신 컨디션 양호함.

소화 장애도 없어짐.

2주 더 복용하고 종료.

처방 上方同 28첩

考察 弱体의 手足煩熱은 오히려 小建中湯으로 溫和한다. 手足厥冷과 手足煩熱 등 手足의 症狀은 假象이 많다. 이분은 뚜렷한 强体 경향이라 淸和劑로 淸熱하였다. 强体라도 服藥 중에 生冷果菜를 섭취하면 위장장애를 유발한다. 제철 음식만 섭취하던 과거와 달리 요즘은 사시사철 과일을 먹는다. 服藥 중 과일의 섭취는 위장장애를 일으켜 藥效도 떨어뜨리므로 반드시 服藥指導가 필요하다.

갑상선기능항진증

여, 26세, 166cm, 50kg, 바이탈 : W N L

병명 : 갑상선기능항진증(○○대학병원에서 그레이브스병으로 진단)

발병일과 병인 : 15년 5월경, 과로와 스트레스

과거력 : 6년 전 갑상선기능항진증, 당시 일 년 동안 양약복용.

복용약 : 메티마졸

6년 전 갑상선기능항진증으로 양약을 1년 정도 복용했던 분으로, 금년 5월 갑자기 숨이 차고 다리에 힘이 없어지고 체중이 45kg까지 빠지면서 갑상선기능항진증이 재발되었다는 것을 알게 되었다. 메티마졸을 복용하면서 체중은 다시 평소 체중인 50kg 정도로 늘었으나 심한 頸部腫大와 각종 기능항진 증상으로 내원하셨다.

비수강약과 팔강 : 强体, 熱證

진단과 예후 : 갑상선위주 3~6개월 치료 예정. 2주 뒤 경과 봐서 吐法가능. 갑상선기능장애는 한약으로 치료하면 再發律이 아주 낮습니다.

치료 경과

2015년 8월 4일, 초진

목도리를 두른 듯 목이 심하게 부어있고 맥이 매우 빠르다. (脈數++메티마졸 제대로 워킹 안 하는 듯함) 頸部腫大로 목을 누르는 느낌이 있고 목소리가 떨린다. 가슴 두근거림, 眼球痛, 얼굴이 화끈거리고 뜨겁다. 아침에는 얼굴이 붓는다. 식후에 속이 쓰리고 더부룩하다. 식욕이 좋아 허기는 지는데 소화가 안 된다. 대변은 평소 굳은 편이라 通便을 위한 보조제를

복용하기도 한다. 얼굴로 上熱하고 손, 발에서도 열이 난다. 잠을 깊이 못 자고 잘 깨고 꿈도 많다.

진단과 티칭 : 强体의 心下痞로 瀉心湯으로 淸和한다. 湯藥으로 2주 服用하고 회복 속도가 느리면 吐法 진행하겠습니다. 한약은 효과가 빠르니, 몸이 편안해지면 메티마졸 끊어도 됩니다.

처방 大黃同煎1, 黃連1 28첩

2015년 8월 18일

맥삭, ++에서 +로 완화되었다. 소화 : 좋아짐. 대변 : 시원하다. 수면 : 잘 잔다. 꿈 줄어들고 깊이 잔다. 頸部腫大 줄었다. 얼굴 부기 줄었다. 여드름도 많이 줄었다. ★메티마졸 이번 주부터 끊었다. → 그래도 이상 없다.

처방 上方同 28첩

2015년 8월 31일

脈數 다시 ++로 빨라짐. 새로운 직장으로 이직하고 지난주 잠을 못 잤다. 오후에 심장이 떨리고 손도 조금 떨린다. → 스트레스 관리 잘해야 합니다.

처방 上方同 가 茯苓4 28첩

2015년 9월 14일

脈數++ 피곤할 때 가슴, 손 떨림(계단 오르거나, 힘쓴 후) 단 頸部腫大 많이 줄어들고 消化, 浮腫, 睡眠, 大便 등은 모두 개선. 지난주 목요일 혈액검사 – 지난번보다 수치 개선. (메티마졸은 不服中)

처방 茯苓4, 黃連1, 大黃同煎1 28첩

2015년 10월 5일

증상 다시 좋아짐. 頸部腫大 거의 없어짐(10→1) 손 떨림도 거의 없다.
가슴 떨림(10→4)

처방 上方同 28첩

2015년 10월 27일

손 떨림 없다. 가슴 떨림(10→3) 얼굴 화끈거림 없다. 목 누르는 느낌
없다. 頸部腫大 없어졌다. 아침에 얼굴 붓는 것 없어졌다. 수면 : 잘 잔
다. 꿈 안 꾸고 많이 잔다. 단, 脈微數, 아직 緩脈 범위는 아님.

예후 : 4주만 더하고 종료 예정

처방 上方同 28첩

2015년 11월 23일

몸에 이상 없다. 숨이 조금 찬다. 한약 먹으면 속이 조금 쓰리다.

처방 茯苓3, 杏仁2, 甘草1 28첩 종료

考察 2016년 1월 19일 확인 전화, 모든 증상 消失되고 아주 좋다고
하심. 2016년 12월 22일 확인 전화, 지난주 ○○대학병원 검사 모든 수
치 정상이었고, 上記 치료 후 아무 이상 없었다고 하심. 일반적으로 갑상
선기능항진증은 熱化되는 경우가 많고 갑상선기능저하증은 寒化되는 경
우가 많다. 그러나 强体도 저하되고 弱体도 항진된다. 强体의 저하는 虛
證 熱證으로 假寒을 끼고 있어 木防己湯 白虎湯 등으로 다스리고, 弱体
의 亢進은 寒證으로 困熱을 끼고 있어 桂枝加龍骨牡蠣湯, 小柴胡湯 등
으로 다스린다.

이석증

여, 60세, 162cm, 60kg, 바이탈 : W N L

병명 : 이석증(양성체위현운)

발병일과 병인 : 2014년 6월

과거력 : 대상포진

복용약 : 고지혈증약, 칼슘

2014년 6월경 갑자기 어지러워 이석증 진단을 받은 분이다. 금년(2015년)에는 6월, 8월, 9월 3회에 걸친 현운 발작이 있었다. 현재는 증상이 없으나 몸이 약한 것으로 생각하고 내원하신 분이다. 식욕 좋고 소화도 잘된다. 대변 이상 없고 잘 주무신다.

비수강약과 팔강 : 强体

진단과 예후 : 虛證 유래가 아닌 眩暈은 대부분 痰飮에 의해 발생합니다. 4주정도 痰飮제거 하겠습니다.

치료 경과

2015년 12월 7일, 초진

현재 어지러움은 없다. 발목, 허벅지 당기고 아프다. 아침에 발바닥 디디면 아프다.

처방 澤瀉5, 蒼朮2 28첩 ＊益胃散 세트(1)

2015년 12월 21일

益胃散 → 아침 8시경 시작해서 오전 11시까지, 조금 아팠다. 설사 6

차례 정도.

　티칭 : 재발하지 않게 原始攻法 한 번 더 합시다. 용량도 두 배로 늘리겠습니다.

　처방 上方同　28첩　＊益胃散 6포(2)

　考察　2016년 12월 22일 전화 확인, 上記 치료 이후 眩暈 발작 전혀 없다.

이석증

여, 66세, 157cm, 58.5kg, 혈압 124/77, 맥박 73

병명 : 이석증(양성자세현운)

발병일과 병인 : 2015년 12월 27일, 손자 돌본 다음 날 심하게 어지러웠다.

과거력 : 자궁외임신

복용약 : 골다공증이라 홍화씨 복용 중. 금년 2월에는 拱辰丹 한 달분 복용함.

10년 전 처음으로 토하고 어지러워 응급실로 실려 가기 시작했는데, 그후로 일 년에 한 번 정도는 眩暈 발작 있다. 작년 연말에도 손자를 본 후 힘들었는지 眩暈 발작이 시작되었는데, 이번에는 어지러움이 가라앉지 않고 지속된다. 몸이 약해서 그런가 하고 拱辰丹도 복용했지만 여전히 어지러워 내원하신 분이다.

비수강약과 팔강 :

진단과 예후 : 오래된 이석증, 6주~3개월. 攻下 겸하겠습니다.

치료 경과

2016월 4월 18일, 초진

2015년 12월 말부터 4개월 가까이 어지럽다. 머리꼭지가 맑지 않고 띵하다. 자려고 누우면 어지러워 눈을 감는다. 머리 움직이면 어찔 한다. 낮에는 생활할만하다. 이비인후과와 뇌신경센터 다녀도 계속 어지럽다. 어지러움은 10년 전부터 시작됐는데, 최근 1~2년 전부터는 더 심하다. 이번에는 약 4개월 전에 시작된 어지러움이 끝나지 않고 이어진다.

처방 澤瀉5, 蒼朮2 30첩 *益胃散3포 세트(1)

2016년 5월 24일

益胃散 → 8회 설사, 한번 토함. 어지러움 덜하다가 비 오는 날 많이 걷고 무리한 후 다시 어지러움.

티칭 : 약 드시면서 쉽시다.

처방 上方同 30첩 ＊益胃散 5포(2)

2016년 6월 8일

益胃散 → 5포 다 드심, 8회 설사, 나중에 토함. (오후에 시작해서 밤늦게 끝남) 어지러움(10→3) 아침에는 괜찮고 오후에 조금 어지럽다.

예후 : 치료 기간은 3개월로 하겠습니다.

처방 上方同 30첩 ＊益胃散 6포(3)

2016년 6월 20일

오늘 益胃散 하심. 익위산 6포 다 드심. → 10회는 토함, 설사도 10회.

처방 上方同 30첩

2016년 7월 4일

어지러움 많이 줄었다. (10→1, 2 정도) 머리끝이 띵하면서 찌릿찌릿하다. 맑지 않고 무겁다. 돌로 머리를 누르는 느낌이다. 수박 머리 자른 듯 윗부분 아프다. 이전에 왼쪽 머리 편두통 있었다. 요즘 어지러움 때문에 머리 아픈 것 생각 못 했다.

예후 : 4주 더하고 休藥합시다.

처방 上方同 加 吳茱萸1 30첩

2016년 7월 26일

어지러움 아직 10→1 남았다. 편두통은 없다. 머리 돌로 누르는 느낌 10→1 정도 남았다.

예후 : 이번에는 2주 만 더하고 종료하시고, 금년 초겨울 경 내원해서 2주 정도(益胃散 가능) 더 합시다.

처방 上方同 30첩 *益胃散 6포(4) 종료

2016년 12월 22일

전화 진료. 지난여름 마지막 益胃散도 하셨다고 함. → 설사 많이 했다. 上記 치료 후 100% 이상 없다. → 그러면 내원하실 필요 없습니다. 原始攻法으로 痰飮을 제거하면서 치료했기 때문에 재발도 거의 하지 않을 겁니다. 혹시라도 어지럽거나 두통 있으면 그때 바로 내원합시다.

考察 양성자세현운, 전정신경염, 메니에르병 등 洋方 病名은 달라도 각종 眩暈 질환은 澤瀉湯을 비롯한 湯藥으로 調理하고 益胃散으로 攻下한다. 3개월을 치료한다면 原始攻法은 3회를 기준으로 시행한다.

자궁선근증

여, 34세, 158cm, 53kg, 혈압 125/89, 맥박 93

병명 : 자궁선근증

발병일과 병인 : 결혼 14년째, 작년에는 자연유산. 3개월에 한 번씩 산부인과 검사하지만 치료 방법은 없다.

결혼 14년째 젊은 부인으로 생리는 규칙적이나 生理痛이 극심하다. 자궁선근증으로 오렌지 정도 크기(7cm 정도)의 筋腫이 있다. 자궁선근증 진단은 작년에 받았다. 자궁내막이 얇다. → 임신 시 두꺼워져야 하는데 그렇지 못해 임신, 착상이 어렵다고 함.

비수강약과 팔강 : 弱体

진단과 예후 : 어릴 때부터 胃가 약해 소화가 안 되고 대변이 무른 弱体로 淸流桃花湯과 溫白元 攻下로 자궁 기능 개선 예정. 3개월~6개월.

치료 경과

2016년 4월 27일, 초진

생리 시 3일 정도 아랫배와 허리가 심하게 아프다. 손이 떨리고 惡寒과 식은땀도 난다. 밤에는 어지럽다. 생리는 주로 검은 덩어리가 나오고 생리혈 양도 많다. 생리통은 중학교 시절부터 심했는데, 진통제를 복용한다. 냉이 많고 不眠도 있다. 脂肪肝 있다.

처방 桃仁6, 芍藥4, 牡丹皮2, 大黃同煎1 30첩 *溫白元 30환(1)

2016년 5월 9일

溫白元 20환 복용 → 구토 설사 등 몹시 힘들었다. → 단, 당일 밤늦게 뱃속이 아주 편안해짐. 지난 5일 생리함. → 통증 비슷했다.

예후 : 처음 6주 동안은 2주 간격으로 溫白元합시다.

처방 上方同 30첩 ＊溫白元 20환(집에 10환 있음)(2)

2016년 5월 24일

두 번째 溫白元 → 한 번 토함. 설사 10회. 소화, 대변, 수면 모두 좋아지고 있다. 냉 줄어듦. 아랫배 따뜻해짐. 뱃속 아주 편해짐.

처방 上方同 30첩 ＊溫白元 40환(3)

2016년 6월 7일

세 번째 溫白元 → 배 별로 아프지 않고 설사만 여러 차례. 본인은 편하게 했다고 함.

약 복용 후 두 번째 생리함. → 이전에는 꼬리뼈, 골반부위가 아프고, 아랫배 심하게 아프면서 밑이 빠지는 느낌, 혈색도 검고 덩어리가 많았었다. 이번에는 아랫배가 찌르는 아픔 외 다른 증상은 없었다. 생리 혈색도 맑아지고 덩어리 없었다. 그래도 아랫배 아파 하루 종일 집에서 누워 쉬었다. 진통제는 먹지 않았다.

처방 上方同 30첩

2016년 6월 21일

아랫배 찬 느낌 없다. 손발 따뜻하다. 소화, 대변 좋다. 잠도 누우면 바로 곯아떨어진다.

처방 上方同　30첩　＊溫白元 40환(4)

2016년 7월 5일

약 복용 후 세 번째 생리 → 이번 생리는 덩어리, 통증 3일 이어짐 → 손발도 따뜻해지고 전신적인 모든 상태 좋아졌으니 이번에 나온 덩어리는 자궁 내부 문제 해결 과정으로 보입니다. 2주 더 복용한 후, 休藥하고 두고 봅시다.

처방 上方同　30첩　＊溫白元 40환(5)　종료

考察　2016년 12월 22일 확인 전화. "처음 느끼는 생소한 경험인데, 이번 달, 지난달 생리, 통증이나 불편한 거 전혀 없이 지나갔습니다."고 하시며 좋아하심. 평소에도 아랫배나 허리 불편 없고 손발도 따뜻하다고 하심. → 자연임신 기다려 봅시다.

메니에르병

여, 57세, 162cm, 57kg, 바이탈 : W N L

병명 : 메니에르병

발병일과 병인 : 약 4년 전 과로, 과심 후

과거력 : 차멀미, 대상포진

복용약 : 비타민, 루테인

어릴 때부터 차멀미 때문에 차를 잘 못 탔다. 특히 빙빙 도는 기구는 못 탄다. 약 2개월 전부터 어지러움이 발작적으로 발생하기 시작해서 두 달 사이에 약 6회 정도 심하게 어지러웠다. 지난주는 너무 심해 119로 ○○ 대학병원 응급실로 실려 갔다. 양약을 복용해도 어지러움이 잡히지 않아 내원하신 분으로, 최근에는 갱년기 증상까지 겹쳐 上熱과 不眠症으로 더욱 힘드시다고 한다.

비수강약과 팔강 : 强体, 實證, 熱證

진단과 예후 : 眩暈 중심으로 하고 갱년기 증상 보조로 3개월 치료하겠습니다.

치료 경과

2016년 7월 25일, 초진

4년 전 과로하고 신경 많이 쓰면서 한 달 정도 심한 어지러움으로 고생했다가 2개월 전에 다시 현운 발작이 시작되었다. 한번 발작이 일어나면 심하게 어지러운데, 3시간 이상 집이 빙빙 돌아간다. 최근에는 갱년기 증상으로 上熱, 睡眠 難得. 수면제 안 먹고 버틴다. 여름이 특히 힘든데, 여름에 어지러움이 잘 생긴다. *금년 1월 간 수치 높았다. → 한 달 뒤에는

정상으로 내려왔다. 식욕과 소화는 아주 좋고 대변은 약간 무르다. 上熱
도 있지만 더위를 많이 탄다.

진단 : 脈弱이나 食慾, 消化, 察色 등으로 봐서 實證 경향 眩暈임. 3개월 치료,

2주 뒤 益胃散 예정.

처방 澤瀉5, 蒼朮2 30첩

2016년 8월 9일

한약 복용 후 2주 동안 어지러움 많이 줄었다. 그동안 괜찮다가 오늘
어찔어찔 → 洋藥 복용 → 한숨 자고 일어났더니 머리가 멍하다. 밤에 에
어컨 없으면 못 잔다. 열이 나고 더워서 못 견딘다.

티칭 : 原始攻法(益胃散)이 병행되면 갱년기 증상(上熱, 睡眠障碍)도 개선됩

니다.

처방 上方同 30첩 ＊益胃散 세트(1)

2016년 8월 23일

益胃散 → 설사 많이 하고 아주 힘들었다고 하심. → 힘드실수록 결과
는 더 좋습니다. 이번 주 월요일 하루 어지러웠다.

처방 上方同 30첩

2016년 9월 5일

어지러움 없다. 수면 개선, 上熱 줄었다. ＊목소리 잘 나오지 않고 가
래생긴다 → 眩暈 먼저 고치고 봅시다.

처방 上方同 30첩

2016년 9월 21일

어지러움 전혀 없다. 수면 아주 좋아짐, 上熱도 없어짐. 2주 사이에 유럽여행 다녀오심. 이전에는 외국 장거리 여행 시 시차로 인한 수면장애로 많이 고생했는데, 이번에는 시차도 없이 유럽과 한국에서 바로 적응하고 잘 주무셨다고 하심. 심지어 비행기에서도 잘 잤다고 아주 좋아하심.

처방 上方同 30첩 *益胃散 4포(2)

2016년 10월 10일

어제 1초 동안 잠시 어지럽다가 괜찮아짐. 睡眠障碍, 上熱感 전혀 없다. *益胃散 아직 못함 → 꼭 합시다.

처방 上方同 30첩 종료, 내년 봄에 봅시다.

考察 强体의 裏證, 熱證, 實證 경향의 질병인 경우 淸和之劑로 다스리고 益胃散을 통한 原始攻法을 兼施하면 치료율과 완치율이 높아지고 재발률은 떨어진다.

메니에르병

여, 23세, 158cm, 44kg, 바이탈 : W N L

병명 : 메니에르병

발병일과 병인 : 초등학교 이전부터.

초등학교 이전부터 지금까지 항상 어지러웠고 차를 타면 멀미를 한다. 심지어 지하철을 타도 멀미를 한다. 최근에 공부한다고 수면이 부족해지면서 증상이 더 심해졌다. 몸이 피곤하면서 귀에서 소리도 난다.

비수강약과 팔강 :

진단과 예후 : 難治性 眩暈의 치료 기간은 3~6개월입니다. 나이가 젊으니 攻下하면서 치료 기간 줄여봅시다.

치료 경과

2016년 4월 5일, 초진

평소 항상 어지럽고 차멀미를 하고 몸이 춥다. 최근 수면이 부족해지면서 지난주부터 심한 어지러움과 耳鳴이 있다. → 링거 → 이제 이명은 없고 어지러움만 남았다.

처방 澤瀉5, 蒼朮2 30첩 ＊益胃散 3포 세트(1)

2016년 4월 20일

益胃散 → 설사 10회 넘게 함. 차를 타도 멀미 덜 한다. (고속버스로 3시간 거리 지방 다녀왔는데 차멀미 안 했다. 태어나서 처음이다. 심지어 핸드폰도 했다. 이전에는 지방 다녀오려면 양약을 먹고 억지로 자고 일어났고 몹시 괴로웠

었다.) 아침마다 일어나면 어지러웠는데 덜하다.

예후 : 총 8주 치료합시다. 益胃散 攻下 3~4회로 병행하고 두고 봅시다.

처방 上方同 30첩 ＊益胃散 3포(2)

2016년 5월 3일

益胃散 → 처음보다는 힘이 덜 들었다. 버스 타도 멀미 안 한다. 어지럽지 않다. 지하철 타도 괜찮다. 아침에 어지러움. (10 → 1, 2 정도. 혹은 거의 없기도)

예후 : 益胃散 총 3회 합시다.

처방 上方同 30첩 ＊益胃散 4포(3)

2016년 5월 23일

아침에 어지럽지 않다. 스스로 많이 좋아졌다고 함. 和緩해지는 과정이 워낙 빨라 "원래는 3~6개월 치료해야 하는 겁니다만, 거의 재발 안 할 겁니다."라고 안심시키고 종료함.

처방 上方同 30첩 종료

考察 澤瀉湯과 益胃散 兼施는 屢試屢驗이다. 환자가 眩暈 외에는 젊고 건강하여 치료 기간을 단축하였다.

불안 장애

여, 56세, 166cm, 51kg, 혈압 108/78, 맥박 75

병명 : 불안 장애, 불면증, 역류성 식도염, 胸痺

발병일과 병인 : 약 4년 전, 가정사로 힘든 후.

복용약 : 안정제, 수면제, 역류성 식도염 등에 대한 洋藥

지난 6개월 동안 불안 장애, 불면증, 역류성 식도염 등으로 신경안정제, 수면유도제, 위장약 등등 洋藥을 드셨으나 여전히 잠이 오지 않고 밤새 4회 정도 깬다. 자면서도 의식은 깨어 있고 가위에 눌린다고 한다. 마음이 불안하면서 가슴이 조이는데, 하루에 5~6회, 특히 혼자 있을 때 심하다. 불안 증상은 약 4년 전 집안이 어려워지면서 더 심해졌다.

비수강약과 팔강 :

진단과 예후 : 가슴 조임, 불안 장애, 역류성 식도염, 不眠 순서로 치료 예정.

치료 경과

2016년 1월 20일, 초진

불안하면 가슴이 조인다. 작년부터 목이 아프면서 속도 쓰리다. 밥맛도 없어 역류성 식도염 진단받았다. 약 8년 전, 갱년기 오면서 온탕에도 못 들어가고 전기장판도 못 쓴다. 피부에 열을 받으면 붉어지고 가려운데, 속으로는 寒氣가 든다.

예후 : 가슴 조임 먼저 4~6주 정도 치료합니다.

처방 薤白4, 瓜蔞仁4, 桂枝4, 枳實2, 厚朴2 30첩

2016년 2월 1일

가슴 조임 → 2회 정도, 강도도 약해짐. 여전히 불안하면서 조인다. 소
화 이상 없고 잠은 한약 양약 같이 먹고 잘 잔다.

예후 : 2주 더 胸痺 치료한 뒤 吐法 예정.

처방 上方同 30첩

2016년 2월 17일

2년 전에 깜짝 놀란 후 불안증세 더 심해졌다고 하심. 가슴 조임, 역류
개선 중. 단, 洋藥 不服하면서 수면은 11시쯤 잠이 들었다가 12~1시 깬
다. 2~3시간 못 자고 정신 말짱하다. 그러다가 다시 잤다가 4~5시 깬다.
多夢. 잡생각 많이 든다. 잠에서 깨면 불안하다.

예후 : 치료 기간 총 3개월. 이번 달부터는 吐法을 병행해서 胸痺, 불안, 역류,
불면 모두 조절합니다.

처방 薤白4, 瓜蔞仁4, 半夏4, 黃連0.3 30첩 *瓜蔕散(1)

2016년 3월 1일

吐法 → 힘들지 않았다. 吐法 후 아침에 목에 가래 걸린 느낌.

전반적인 증상 모두 개선 중. 기분도 조금 나아짐. 생각 줄어들었다. 전
체적으로 다 좋아졌다고 하심.

처방 上方同 30첩 *瓜蔕散(1, 0.5)(2)

2016년 3월 16일

瓜蔕散 → 한 포 먹고 조금 토하고 두 포 째 먹고 4회 토하고 설사 3~4
회. 가슴 조임(10→1) 역류성 식도(10→1~2) 불면(10→7)

예후 : 앞으로 한 달은 불면과 역류성 위주, 2주 뒤 瓜蔕散 한 번 더 처방 예정.

처방 瓜蔞仁4, 半夏4, 茯苓4, 杏仁2, 黃連0.5 30첩

2016년 3월 30일

가슴 조임 : 아침에 조금 조인다. (10→1) 역류 없다. 수면 : 잘 잔다. 깨도 잠깐이고 다시 잘 잔다. 불안감, 우울함 전혀 없다.

처방 上方同 30첩 ＊瓜蔕散(1, 0.5) (3) 종료

考察 이분은 2016년 6월경 다른 가족의 치료를 위해 함께 내원했는데, 上記 치료 후 불안 장애, 胸痹와 수면 장애 없이 잘 지내고 계셨다. 불안 장애와 수면 장애와 같은 정신과 질환은 대부분 吐法太過不及錯雜이고 胸痹와 역류성 식도염 역시 吐法太過不及錯雜에 속한다. 정신과 질환은 瓜蔕散을 응용한 原始攻法과 和法을 兼施하여 다스린다.

역류성 식도염

여, 33세, 167cm, 60kg, 혈압 114/68, 맥박92

병명 : 역류성 식도염

발병일과 병인 : 초등학교부터 항상 소화불량으로 고생함.

복용약 : 비타민, 프로폴리스, 유근피환

소화불량과 아침에 목에 이물감이 있는 전형적인 역류성 식도염 환자분으로 어릴 때부터 위가 약했다. 식후에는 항상 더부룩하고 매슥거리고 신물이 오르면서 쓰리다. 찬 음식을 먹으면 더 불편하고 설사를 잘한다.

비수강약과 팔강 : 弱体, 寒證

진단과 예후 : 弱体의 전형적인 心下痞로 小陷胸湯으로 和解하고 溫白元으로 攻下한다.

치료 경과

2016년 3월 9일, 초진

자주 체하고 소화가 안 되면서 만성적으로 피로하다. 목에 이물감과 신물이 올라와 힘들다. 초등학교 시절부터 잘 체했는데, 대학 때 더 심했다. 체하면 머리도 아프다. 대변은 설사와 정상변이 교대된다. 수면도 불량해 잘 못 잔다. 생리 때 항상 아랫배도 아프다.

예후 : 역류성 식도염 위주로 하고 과민성대장, 생리통, 수면은 보조로 치료합시다. 3개월 예정.

처방 瓜蔞仁4, 半夏4, 黃連0.3 30첩 ＊溫白元 30포(1)

2016년 3월 23일

위장 기능, 지난주부터 좋아짐. 설사 줄었다.

처방 上方同 加 黃連0.4 30첩

2016년 4월 11일

咽喉 이물감 외는 다 호전 → 한 달 더 服藥해도 없어지지 않으면 吐法 예정.

처방 上方同 30첩 *溫白元 30포(2)

2016년 4월 25일

모든 好轉 중.

처방 上方同 30첩

2016년 5월 16일

脈緩. 소화, 이상 없다. 설사 줄었다. 수면, 꿈 줄어들고 이전보다 잘 잔다. 마지막 생리 시 통증 없었다. 아침에 咽喉 이물감은 아주 조금 있다. 불편한 정도는 아니다.

예후 : 2주 뒤 전화 진료 후 종료 예정.

처방 上方同 30첩 *溫白元40환

2016년 6월 8일

소화, 수면 이상 없고 좋다. 咽喉 이물감 아주 조금 있다.

처방 上方同 30첩 종료

考察 原始攻法을 兼施해서 치료하면 根治에 가까워 재발률이 낮다는 특징이 있다. 3~6개월의 치료를 꾸준히 받으면 치료 종료 시 특정 증상이 VAS(10→1,2) 정도로 남아있더라도 치료 종료 후 3~6개월 뒤 다시 확인 전화를 해보면 대부분 남은 증상도 消失되었다는 것을 알 수 있다. 弱体는 胃弱하므로 上記 환자와 같은 위장장애 질환이 잘 생긴다. 弱体의 위장장애 질환은 瀉心湯類를 비롯한 각종 처방으로 和解하고 溫白元으로 攻下하면 대부분 완치된다.

역류성 식도염

여, 33세, 167cm, 55kg, 바이탈 : W N L

병명 : 梅核氣

발병일과 병인 : 2년 전부터 시작되었고 약 3개월 전부터 심해짐.

목에 항상 무엇이 걸려있는 異物感을 주소로 내원한 환자다. 속이 쓰리고 밤에는 명치에서부터 위산이 치밀어 오른다고 한다. 양방에서 내시경을 했으나 별다른 이상은 없고 위산역류라고 진단함.

비수강약과 팔강 : 熱證

진단과 예후 : 매핵기. 우선 4주 정도 치료하면서 경과 보기로 함. 향후 예후 좋지 않으면 토법 가능.

치료 경과

2012년 11월 26일, 초진

식사습관이 불규칙하고 밀가루 음식, 매운 음식 등을 좋아하지만 消化는 이상 없다. 소화 대변은 양호하나 평소 스트레스가 많다. 肥瘦의 경향성은 없고, 强弱의 경향성도 뚜렷하지 않지만, 强体로 기운다. 弱体의 痰飮病이 아니므로 半夏厚朴湯은 除外한다. 스트레스에 의한 熱證으로 보고, 胸中氣塞, 胸痺를 다스리는 茯苓杏仁甘草湯으로 選方함. 茯苓, 甘草로 寧心, 和緩하고 苦辛한 杏仁으로 降氣, 疏散한다.

처방 茯苓3, 杏仁2, 甘草1 28첩

2012년 12월 10일

목의 이물감, 속 쓰림, 밤에 치밀어 오르는 느낌 모두 다 없어짐. 그래도 재발 방지를 위해 2주 더 복용하기로 함. 종료.

처방 上方同　28첩

考察 이분은 2016년 초, 가족과 내원하였는데, 上方후 梅核氣 再發없었다고 한다. 茯苓杏仁甘草湯은 肥人보다는 瘦人경향이고, 弱体보다는 强体경향이다. 弱体 寒證의 虛熱象으로 인한 위산 역류에도 유효하다. 實證보다 虛證에 주효한다.

만성 위염

남, 59세, 178cm, 77kg, 혈압 106/70, 맥박 73

병명 : 만성 위염

발병일과 병인 : 19세경 밀가루 음식을 먹고 체한 후, 평생 소화 장애로 고생하심. 나이가 들면서 사업 등으로 過心, 過飮하면서 더 나빠짐.

밥을 먹지 않아도 배고픔을 느끼지 못하고 항상 소화불량으로 위가 부은 느낌이고, 트림을 자주 하는 것을 주소증으로 내원한 환자다. 스트레스를 받으면 증상이 더 심해진다. 가끔 통증이 있으나 쓰리지는 않다. 대변이 무른 편이나 이틀에 한 번 본다.

비수강약과 팔강 : 弱体, 寒證

진단과 예후 : 弱体 裏寒證. 痼冷積滯를 없애고 溫裏를 목표로 한다. 3~6개월 치료 예정.

치료 경과

2012년 9월 3일, 초진

態는 말수가 적고, 조용하다. 얼굴에 표정의 변화가 별로 없고 긴장하지는 않는다. 升浮하는 氣勢가 보이지 않는다. 中氣가 久寒에 의해 下陷하고 있다고 판단하여 辛溫之劑로 결정함. 冷積을 없애기 위해 먼저 溫白元으로 攻下하고 炮乾薑, 炙甘草로 溫裏한다. 溫中逐寒하기 위해 炮乾薑을 君藥으로 하고 炙甘草로 補佐한다.

처방 炮乾薑5, 炙甘草2.5 28첩 *溫白元 20환(1)

2012년 9월 18일

溫白元 15환을 多備少服法으로 복용하고 10회 정도 설사. 당일 배에 통증이 있었으나 시간이 지나면서 점차 사라짐. 위가 부은 느낌 줄어들고 트림 없어짐. 속이 조금 쓰리지만 뱃속이 편해지고 소화가 조금 된다. 아직 배고픈 느낌은 없다. 속 쓰림 때문에 炮乾薑용량 줄임.

처방 炮乾薑4, 炙甘草2.5　28첩

2012년 10월 2일

속 많이 편안해지고 배고픔 느낌. 추석에 소주 드셨더니 좋지 않았다. 溫白元으로 한 번 더 攻下하기로 함.

처방 上方同　28첩　＊溫白元 20환(2)

2012년 10월 15일

배고픔 느끼고 위 부은 느낌, 트림 없어짐. 대변 상태도 좋아졌다.

이번 攻下에는 溫白元 20환 다 드셨고 많이 힘들었다고 함. 主訴症 대부분이 호전되어 2주 더하고 종료하기로 결정함.

처방 上方同　28첩　종료

考察 일상생활 중의 暴飲, 暴食도 胃가 감당하지 못하면 三攻法의 誤下之, 下法太過에 해당한다. 이 분은 사업상 잦은 술자리와 폭식으로 일상생활 중의 誤下之가 지속 되던 환자다. 심한 痞症과 中氣下陷으로 보고 甘草乾薑湯으로 溫中하였다. 사업상 술자리를 피할 수 없어 치료 기간은 예상보다 일찍 종료하였다. 한약으로 잘 회복된다는 것을 인지하였으므로 향후 문제가 생기면 다시 내원하리라 본다.

만성 위염

남, 33세, 176cm, 70kg, 혈압 114/56, 맥박 64

병명 : 만성 위염

발병일과 병인 : 2011년 1월 심한 스트레스 이후.

急滯가 잦으며, 항상 心下痞가 있어 명치가 답답하며 속이 쓰리고 매슥거리는 증상을 주소로 내원한 환자로, 본원에 오기 전에 ○○당한의원에서 3개월간 치료를 받았다고 한다. 양방 내과에서도 위내시경상 위염과 십이지장궤양 소견으로 양약을 복약했으나 차도가 없었다고 한다.

비수강약과 팔강 : 경향성이 뚜렷하지 않음

진단과 예후 : 만성 위염을 목표로 예후는 3개월로 정하고 적극적인 식이요법과 溫白元 攻下를 병행하기로 한다.

치료 경과

2012년 9월 3일, 초진

形과 態에서 비수강약의 편차가 별로 보이지 않는다. 특히 강약의 경향성이 뚜렷하지 않아 寒藥, 熱藥을 反佐하여 구사하기로 함. 和法 처방인 半夏瀉心湯으로 결정. 中洲에 작용하기 위해 黃芩은 子芩을 선택한다.

처방 半夏2, 乾薑2, 水蔘2, 大棗2, 炙甘草2, 子芩2, 黃連1 28첩

2012년 9월 28일

스트레스받으면 여전히 더부룩하고 답답하고 속이 쓰리다. 소식하고 있고 급체는 없었다. 과식하면 급체할까 두려워함. 2주간 복용하고 눈에

띄는 호전반응 없지만 상방동으로 진행함.

처방 上方同 28첩

2012년 10월 22일

체하지 않는다. 더부룩함 거의 없어짐. 식사를 많이 해도 소화가 되고 매슥거림도 없어지고 피로감이 줄어들고 체력도 회복되었다. 탕약만으로 잘 호전되므로 온백원 처방 유보함.

처방 上方同 28첩

2012년 11월 6일

諸證 消失되어 치료 종료.

考察 三法이 太過하면 裏虛해지면서 胸中에는 虛熱, 腹中에는 虛寒이 易發한다. 半夏瀉心湯은 胸中虛熱, 腹中虛寒을 調理하는 和法 處方이다. 이 환자는 비수강약과 팔강의 경향성이 뚜렷하지 않지만, 굳이 八綱으로 나눈다면 裏證, 虛證에 의한 心下痞로 볼 수 있다. 반하, 건강, 수삼, 대조, 자감초는 腹中寒을 溫和하고 자금, 황련은 胸中熱을 淸和한다.

복통

여, 49세, 167cm, 56kg, 혈압 94/69, 맥박 65

병명 : 원인 미상 복통

발병일과 병인 : 4~5년 전 위염, 위궤양 진단받았었고, 평소 소화기능이 약한
데, 약 2년 전부터 아침에 기상 시 항상 心下 주위가 딱딱하고 아프다. 양
방에서는 검사상 통증에 대한 이상 소견 없고 원인은 모른다고 한다.

아침마다 일어날 때 명치 밑이 아프고 딱딱한 증상을 주소로 내원한 분
이다. 식욕은 좋으나 소화가 잘되지 않고 소화되는 시간이 오래 걸린다.
식후 약 30분 정도 지나도 아픈데, 신경을 쓰면 더 아프다. 매일 배가 아
프고 불편하니 기운도 없고 피로하다.

비수강약과 팔강 : 弱体, 寒證

진단과 예후 : 평소 소화기능이 약하므로 弱体로 판단함. 대변을 이틀에 한 번
정도 보고, 젊어서부터 便秘가 잘 생겼으므로 寒證(眞寒假熱)로 본다. 弱
体, 瘦人 경향성이므로 腹痛과 陰結 大便秘를 내리기 위해 芍藥을 君藥
으로 하고 甘草의 甘味로 補佐한다. 4~6주 정도 치료 예정.

치료 경과

2012년 10월 2일, 초진

환자의 態가 몹시 밝고 웃음이 많으며 말씀도 溫柔하여 情의 發出이
和緩하다는 것을 알 수 있다. 그리고 尺膚도 부드러우므로 甘草의 용량
은 줄인다. 배가 딱딱하고 腹痛이 主訴이므로 芍藥의 용량은 올린다.

처방 芍藥8, 甘草2 28첩

2012년 10월 16일

배 아프지 않다. 딱딱한 느낌 줄었다. 소화기능도 호전되었으나 점심 후에는 나른하다.

처방 上方同 28첩

2012년 10월 29일

主訴 症狀 모두 사라지고 피로감도 개선됨. 점심 식후에도 나른하지 않다. 心下部 눌러도 통증 없음. 재발 방지를 위해 2주 더 服藥하기로 하고 치료 종료함.

처방 上方同 28첩

考察 이분은 치료 종료 후 6개월 뒤 집안 어른을 모시고 내원했었는데, 상방 후 복통이 완전히 소실되었다고 한다. 傷寒論에서 芍藥甘草湯은 脚攣急을 다스린다고 하였다. 芍藥은 痙攣을 풀어 緩中止痛하는 약이고, 甘草의 甘緩은 芍藥의 功能을 倍加시킨다. 小建中湯의 基本方이 芍藥甘草湯임을 알 수 있다. 小建中湯은 膠飴가 君藥이 되면서 虛證腹痛 경향임을 알 수 있다.

복통

여, 19세, 164cm, 55kg, 바이탈 : W N L

병명 : 복통

발병일과 병인 : 금년 초, 고등학교 3학년이 되면서 항상 복통, 설사를 호소함. 스트레스가 主因으로 洋方에서 과민성대장증후군으로 진단받고 치료해도 별무효

뱃속에 가스가 많이 차고, 매일 腹痛과 脹滿, 泄瀉 등을 주소로 내원한 환자로, 본인의 증상에 대해 몹시 예민하다.

비수강약과 팔강 : 弱体 寒證

진단과 예후 : 弱体의 裏寒證으로 평소 몹시 예민하고 스트레스에 의해 긴장되어 있으므로 芍藥으로 腹部의 攣急을 풀어 緩中止痛하고, 甘草로 補佐하기로 한다. 수능시험 날까지 服藥 예정.

치료 경과

2012년 9월 3일, 초진

처방 芍藥6, 甘草3 20첩

2012년 9월 24일

하루 2회 정도 복용하였고 2주 만에 主訴症 없어짐. 이전에 워낙 고생이 심하였으므로 이어서 처방함.

처방 上方同 20첩

2012년 10월 22일

뱃속이 편안해졌지만 수능시험을 앞두고 있고, 재발에 대한 두려움으로 이어서 처방함.

처방 上方同 20첩

2012년 10월 30일

확인전화 → 主訴症은 없어졌으나 수능시험 당일 再發할까 두려워함. 수능 2~3일 전부터는 하루 3회 복용하라고 지시하고 치료 종료함.

考察 立方 時, 藥의 가짓수가 적으면 그 處方의 藥性은 猛烈하고 강해진다. 그러므로 5가지 이하의 藥으로 立方하는 경우에는 각 약재의 用量도 각별히 주의하여야 한다. 특히 甘草와 같이 强力한 藥性을 가진 약들은 少量으로 조심하여 適宜加減해야 한다.

허리디스크

여, 24세, 166cm, 70kg, 혈압 129/75 맥박 78

병명 : 요추 추간판 탈출증(L4~L5). 아토피 피부염
발병일과 병인 : 고등학교 3학년 경 처음 추간판이 터짐. 작년 여름 더 심해짐.

고등학교 3학년 경 허리가 아파 처음으로 추간판이 터졌다는 것을 알았다. 수술하지 않고 지내다가 작년 여름 과로한 후 다시 오른쪽 다리가 많이 당기고 아파 MRI 검사를 했더니 터진 부위가 조금 더 나왔다고 진단함. (튀어나온 부위가 층이 져 있고 색깔이 두 가지라고 말씀하심)

비수강약과 팔강 :

진단과 예후 : 허리 以下는 攻下法으로 다스린다. 허리디스크와 아토피피부염을 목표로 益胃散으로 攻下하고 承氣湯으로 調理한다. 3개월 예정.

치료 경과

2016년 6월 13일, 초진

가만있으면 30분~1시간 만에 저리다. 시험 준비 중이라 내년 말까지 강행군해야 하는데, 작년 여름부터 심해짐. 주로 오른쪽 다리로 내려오다가, 2~3주 전부터는 양쪽으로 다 내려온다. 다리 피부를 자극(긁으면)하면 부분적으로 붉게 올라온다. 두드러기처럼 가렵다. 어릴 때 초등학교까지 아토피피부염으로 고생했다가 없어졌는데, 금년 초부터 피부도 다시 문제가 생김. 소화가 안 되고 大便秘로 4일에 한 번 간다.

처방 芒硝同煎2, 厚朴2, 大黃同煎1, 甘草1 30첩 *益胃散 세트(1)

2016년 6월 28일

益胃散 → 12회 정도 설사. 견딜 만했다. 피부 發赤, 搔癢 덜하다가 다시 올라온다. 다리 저리는 증상 없어짐. 단 오른쪽 다리로 뻐근하다. 어깨 무거운 거 없어짐. 몸이 가라앉는 느낌 줄었다. 소화 : 보 대변 : 2/1 잘본다.

처방 上方同 30첩 *益胃散 5포(2)

2016년 7월 11일

益胃散 → 8회 설사, 견딜만하다. (5포 다 복용) 다리 저림은 없어졌다. 조금 뻐근한 느낌 있다. 피부 이상 없다.

예후 : 앞으로 2개월 더, 痛症 나타나지 않으면 湯藥만으로 갑니다.

처방 上方同 30첩

2016년 7월 25일

최근 외식 많이 하고 음식 안 가림. 피부, 다리 저림 왔다 갔다 함.

처방 上方同 30첩

2016년 8월 9일

허리 증상 90% 좋아졌다고 함. 앞으로 요가 등을 통해 근육 강화도 할 계획이라고 함. 피부 완전히 호전.

처방 上方同 30첩 *益胃散 5포(3)

2016년 8월 22일

다리 저림은 없고 오른쪽 허리에서 엉덩이 중간 가끔 조금 뻐근하다. 스스로 '95% 좋아졌다'고 함. 피부 이상 없다.

티칭 : 益胃散(3) 아직 안함 → 服藥 종료 전에 꼭 합시다. 마지막 약 끝날 때까지 음식 꼭 가립시다.

처방 上方同 30첩 종료

考察 膈上은 涌吐하고 膈下는 攻下한다. 허리디스크, 척추관협착증 등 要部 以下의 신경 증상과 무릎관절염 등은 益胃散이나 溫白元으로 攻下하면서 湯藥으로 調理하면 치료 기간을 단축할 수 있다. 최소한 3~6개월의 치료 기간이 걸리고 그사이에 原始攻法은 3회를 기준으로 시행한다.

만성 방광염

여, 49세, 166cm , 69kg, 바이탈 : W N L

병명 : 만성 방광염

발병일과 병인 : 2015년 봄, 過勞

작년 봄 과로한 후 갑자기 소변에서 피가 나와서 여러 가지 검사 후 방광염으로 진단받으신 분이다. 처음에는 항생제를 드시고 회복되었으나, 한 달 간격으로 방광염이 재발되어 항생제 복용을 많이 했다. 점차 소화가 안 되고 아랫배도 딱딱하게 굳다가 질염도 생기는 등 수시로 방광염이 재발한다.

비수강약과 팔강 : 弱体, 虛證

진단과 예후 : 밀월성 방광염과 달리 만성 방광염은 환자의 체력과 면역이 약해져서 발병한다. 煖丹田 위주로 3개월 예정.

치료 경과

2016년 2월 23일, 초진

현재 오른쪽 아랫배가 우리하게 아프다. 소변이 자주 마렵고 소변볼 때 뻐근하고 아프면서 오한이 생긴다. 기침할 때 요실금 증상도 있고 방광염이 심하게 진행되면 피오줌도 나온다.

처방 茯苓8, 黑順片4, 蒼朮4 30첩

2016년 3월 8일

아랫배 우리하게 아픈 증상(10→1, 2) 요실금은 없어짐. 아랫배 힘이 생기는 느낌이라고 좋아하심.

처방 上方同 30첩

2016년 3월 21일
그동안 쉬다가 일을 다시 시작했더니 힘들다. 몸이 힘들면서 증상 조금씩 더 나타난다.

처방 上方同 加 防己2, 大黃0.2 30첩

2016년 4월 5일
아랫배 우리함, 요실금 다시 없어짐.

처방 茯苓8, 黑順片4, 蒼朮4, 防己2, 大黃0.2 30첩

2016년 4월 18일
많이 좋아졌다고 하심.

처방 上方同 30첩

2016년 5월 2일
소변 이상 증상 없다. 이전에는 소변 힘없이 나오다가 이제는 힘이 있다. 요실금 없다.

처방 上方同 30첩 종료

★2016년 11월 21일, 재진
그동안 아주 좋았다. 직장 일도 과로하고 운동 등으로 무리함 → 그동안 몸 상태가 너무 좋아서;; 지난주 금요일 소변이 갑자기 너무 마렵다가

잘 나오지 않았다. 다시 마려운 느낌도 있고, 약간 아픈 느낌이 있었다.

예후 : 4주 다시 丹田 보강합시다.

처방 茯苓4, 蒼朮4, 黑順片4, 防己4, 大黃同煎0.2 30첩

★2016년 12월 5일

소변 증상은 다 회복되었으나 右下腹 아프다. → 산부인과에서 간단한 초음파검사 정도만 해봅시다. 2주 뒤 확인 전화 드리겠습니다.

처방 上方同 加 大黃同煎0.8 30첩 종료

★2016년 12월 19일

전화 진료. 모든 증상 없어짐.(산부인과 검진 시 골반염이라 진단받고 항생제도 처방받아 며칠간 드심 → 앞으로는 항생제 피합시다) 종료.

考察 煖丹田과 小便不利의 主藥은 茯苓, 黑順片, 蒼朮이다. 煖丹田은 3개월에서 6개월 정도 치료 기간이 필요하고 上記 藥을 기본으로 한 和法 처방에 原始攻法을 병행한다. 이분은 투약 초기에 湯藥만으로도 회복이 너무 빨라 原始攻法을 하지 않았다. 차후 다시 재발해서 내원하면 溫白元 攻下 예정이다.

공황장애

남, 53세, 182cm, 82kg, 혈압 115/75, 맥박 86

병명 : 공황장애(panic disorder)

발병일과 병인 : 1997년, 過心

복용약 : 恐惶障碍, 偏頭痛, 不眠症, 憂鬱症 등에 대한 精神科藥. 皮膚科藥

얼굴 피부의 염증 치료를 목적으로 내원하신 분인데, 공황장애, 편두통, 불면증, 우울증 등의 증상을 겸하고 있다. 공황장애는 1997년 過心 이후, 편두통은 20대 초반부터 시작되었다. 얼굴은 벌레 물린 듯 붉어지고 진물이 생기다가 따끔거리고 가렵고 당긴다. 얼굴 피부염은 약 1년 전부터 발병하여 피부과에서 스테로이드 등으로 치료하였으나 차도가 없다.

비수강약과 팔강 : 强体

진단과 예후 : 이분의 제반 병증은 過心(吐法太過不及錯雜)에 의한 發病이다. 얼굴의 지루성피부염, 편두통, 공황장애, 불면증, 우울증 등은 모두 吐法으로 다스릴 수 있다. 일반적으로 각 질환별로 3~6개월 치료 기간이 소요되지만, 病因이 同根이므로 좋은 결과를 기대하고 初診부터 瓜蒂散 吐法을 병행함.

치료 경과

2016년 8월 8일, 초진

얼굴에 홍반이 코 주위로 시작해서 진물이 나다가 점점 증상이 심해지고 넓어짐. 1년 전부터 조금씩 나타나기 시작하다가 햇볕을 쬐거나 스트레스를 받아 얼굴로 열이 올라올 때 심해진다. 일에 집중하면 편두통이 생겨 진통제를 먹는다. 그 외 불면증, 공황장애 등에 대한 약도 복용한다.

예후 : 3~6개월 피부, 공황장애 등 제반 병증 목표.

처방 靑風藤4, 黃芪4, 茯苓4, 桂枝4, 甘草2 30첩 ＊瓜蒂散 세트(1)

2016년 8월 23일

瓜蒂散 → 7~8회 토하고 설사는 다음 날까지 하심. 얼굴 피부는 좋아지는 것을 느낀다. 피부염 생기기 전에 피곤하고 기력이 없었는데 지금도 기운이 없다.

티칭 : 앞으로 4~6주 사이에 洋藥 끊읍시다.

처방 上方同 30첩 ＊瓜蒂散(1,1)(2)

2016년 9월 5일

두 번째 吐法 : 땀을 심하게 흘리고 핏빛 계란 덩어리 같은 痰飮을 30분 간격으로 2~3회에 걸쳐 엄청나게 토하심. 다음날 새벽까지 속이 매슥거리고 아무것도 못 드심. 24시간 지나 미음 먹기 시작. 몸이 완전히 바닥친 후, 그 다음날부터 속이 편하고 마음도 가벼워짐. 얼굴은 吐法 이틀 뒤부터 아주 좋아짐. 진물 별로 없다. 따갑지 않다. 당기는 느낌 거의 없다. 4~5일 전 편두통 있었는데 강도 약해짐.

★양약 다 끊음.

能得眠이나 淺. 자고 있는 것을 느낄 정도로 얕은 잠이다. 식사, 소화 : 보 대변 : 1/2~3회 상태 좋다. (吐法 후 이틀 정도 변이 없다가)

예후 : 앞으로 4주는 편두통과 공황장애, 수면장애 위주로 가고 吐法은 당분간 멈추겠습니다.

처방 豆鼓5, 梔子2, 黃連0.5, 吳茱萸0.5, 甘草1 30첩

2016년 9월 19일

수면, 두통 호전, 얼굴은 햇볕 쬐면 조금 올라오다가 가라앉는다. 이전처럼 꽃이 피지는 않는다.

처방 上方同 30첩

2016년 10월 5일

★양약 다 끊고 전혀 드시지 않는다.

약간 과로했을 때 거울 보면 얼굴이 울긋불긋하다가 다시 가라앉는다. 약간 熱感 있다. 잘 잔다. 한 번 정도 깬다. 그러다가 다시 잔다. 두통 : 10→3

예후 : 3~6개월 예정

처방 上方同 30첩

2016년 10월 19일

잘 잔다. 얼굴 힘들 때 올라왔다가 가라앉는다. 짓무르지 않는다. 두통 많이 줄었으나 진통제 한 번 먹은 적 있다. 그 외 양약 전혀 복용하지 않았다. → 吐法 한 번 더합시다.

처방 上方同 加 吳茱萸0.5 30첩 *瓜蒂散 2포(3)

2016년 11월 1일

머리 거의 안 아프다. 증상이 가볍게 있다가 사라진다. 진통제 먹지 않았다. 수면 : 잘 잔다. 공황으로 비행기 못 탔는데, 최근에 비행기 타고 제주도 2번 다녀오심. 공황 어택 없었다. 아직 吐法 못함.

예후 : 한 달 더 服藥하고 이상 없으면 종료합시다.

처방 上方同 30첩

2016년 11월 16일

모든 C/C 없어짐. ＊아직 마지막 吐法 못함. 마지막 약 끝나기 전에 합시다.

처방 上方同 30첩

2016년 12월 5일

세 번째 吐法 → 5~6회 토하고, 설사 2회. 2번째 약 먹고 바로 토함. (아침 8시경 시작, 4~5시경 끝남) 땀도 많이 남. 吐法하고 나면 얼굴이 아주 깨끗해진다. 얼굴 피부 거의 이상 없는데, 피로할 때 조금 올라온다. 심하던 코 주변은 완전히 나음. 수면 : 많이 잔다. 초저녁부터 잔다. 수면장애는 없다. 공황 어택 없다. 비행기 마음대로 탄다. (지난 6년간 비행기 못 탔었다) 두통 : 가볍게 있어서 진통제 미리 먹었다. → 앞으로 진통제는 吳茱萸 캡슐로 대체합시다.

티칭 : 3개월 뒤 내원해서 한 달 정도 다시 調理하고, 그 뒤 6개월 뒤 내원해서 2주 정도 調理합시다.

처방 吳茱萸 캡슐 100개. 종료.

考察 이분은 다행히 諸症이 同根의 질병이라 瓜蒂散 原始攻法과 和法으로 모두 회복되었다. '藥不暝眩 厥疾不瘳'라, 原始攻法 施行 시 환자의 고통이 클수록 결과는 좋다.

공황장애

여, 63세, 156cm, 63kg, 바이탈 : W N L

병명 : 공황장애

발병일과 병인 : 약 2년. 집안에 형제가 돌아가신 후.

평소 집안일로 스트레스가 심하여 이유 없이 짜증이 난다. 스스로 억제가 안 될 때가 많아 갑자기 화를 내다가 서럽기도 하다. 손주들이랑 이야기하면 조금 낫고, 혼자 있으면 더 우울하고 답답하다.

비수강약과 팔강 : 弱体

진단과 예후 : 공황장애 3개월 예정. 토법 3회 병행합니다.

치료 경과

2013년 7월 2일, 초진

터널에 들어갈 때 가슴이 심하게 답답해서 터널을 못 지나간다. 극장에서도 가슴이 답답해서 뛰쳐나옴. 집에서 불만 꺼도 답답하다. 답답하면 숨을 크게 내쉬어야 한다. 가슴이 뛰면서 답답하다. 답답한 게 제일 안 좋다. 2년 전 MRI(?) 검진 때 원통에 들어가는 게 답답하고 불안해서 못 찍었다고 함. 갑자기 얼굴이 화끈, 귀가 뻘게지고 숨이 깊이 들이 쉬어지지 않는다.

처방 陳皮3, 枳實2, 生薑2　28첩　＊瓜蒂散 2포(1)

2013년 7월 7일

어제 瓜蒂散 복용. 구토 10회. 설사 많이. 오늘도 설사를 한다. 굉장히 힘들었다. 어지러워서 쓰러질 것 같다. 배가 많이 아픈데 지금도 배가 아프다. 배꼽 근처가 아프다. → 생배추 된장국 티칭하고 아주 잘하셨다고 설명해드림.

2013년 7월 16일

진료실에 들어오시면서 원망스러운 표정으로 '(吐法하다가) 죽을 뻔했다고 하심' → 고생하신 만큼 결과는 좋습니다. 요즘 몸 상태나 기분은 어떠신가요? → 잠시 생각하시다가 '이전에는 사물을 바라봤을 때 가슴도 답답하고 검고 어두웠는데 그런 게 좋아진 거 같다. 나무의 녹색이 푸르게 잘 느껴진다. 마당에 나와서 걸어보면 뭔가 상큼한 느낌이 있다.'고 하심. 아직 한숨은 잘 나온다. 왼쪽 어깨가 아프다. 가슴 두근거림 줄었다. 바로 누워있으면 왼쪽 가슴 부위가 눌리는 느낌이었는데 많이 가벼워짐.

처방 上方同 28첩

2013년 7월 29일

가슴 답답함 줄었다. 불 껐을 때 답답한 느낌 덜하다. 왼쪽 가슴이 아파서 두드리곤 했는데 요즘 손이 덜 간다. 화나는 것 줄었다. 이전에는 막 짜증이 났는데 요즘은 좀 넘어간다. 한숨 쉬는 것 줄었다. 한숨 쉬긴 하는데 내쉬는 게 편해짐.

예후 : 3개월 동안 토법 3회는 하셔야 됩니다. 이번에 할까요? 2주 뒤 좀 더 진

정되면 할까요? → 주세요. 이번에 하겠습니다.

처방 上方同 28첩 *瓜蔕散 2포(2)

2013년 8월 12일

2번째 吐法 → 지난번보다는 쉬웠다. 구토 5회. 설사 4회. 吐法 후 1주일 정도 조금 힘들다가 괜찮다. 가슴 답답함 많이 줄었다. 왼쪽이 항상 아프고 만져도 아팠는데 괜찮아짐. 불 껐을 때 답답하지 않음. 절에 다녀왔다!(본인이 다니는 절을 가려면 차를 타고 터널을 통과해야 하는데 한동안 못 가다가 이번에 가봤다) 터널 지나갈 때도 답답하지 않음. 두근거림도 덜 함.

예후 : 다음 달에 吐法 1번 더 합시다.

처방 上方同 28첩

2013년 8월 26일

사물과 사람이 밝게 보인다. 어두운 느낌 거의 없어졌다. 정릉 터널 다시 한번 지나가 보려고 한다. 영화관도 가보려고 생각 중이다.

처방 上方同 28첩

2013년 9월 9일

전반적으로 편안하다.

처방 上方同 28첩 ＊瓜蔕散 2포(3) 종료

2013년 9월 24일

극장 다녀와 봤다. 뛰쳐나가지 않음. 마음이 조금 불안하면 눈 찔끔 감았더니 괜찮아졌다. 80%는 나은 것 같다고 하심.

2013년 11월 5일

전화확인 : 세 번째 瓜蒂散 안 먹고 들고 있다. → 再發없도록 꼭 드세요! 밤에 나가도 괜찮다. 어제 밤에 터널 지나도 괜찮더라!

考察 2016년 확인, 상기 치료 후 再發 없이 잘 지내신다. 절에도 다니고 영화관도 잘 다니신다. 瓜蒂散 涌吐法이 기타 攻法보다 힘들다. 특히 정신과 질환 환자인 경우, 총 치료 기간 동안 3회~5회 정도의 涌吐法을 시행하게 되는데 한번은 아주 심한 暝眩이 일어난다. 吐法不及에 의해 정신과 질환이 발생하고, 정신과 질환이 발생하면 淸陽 上越이 심하게 阻滯됨을 알 수 있다. 弱体의 胸痺에는 橘枳薑湯, 瘦人의 胸痺에는 茯苓杏仁甘草湯을 選方한다.

돌발성 난청

여, 62세, 157kg, 50kg, 바이탈 : W N L

병명 : 돌발성 난청

발병일과 병인 : 금년 3월, 過心과 過勞

과거력 : 2008년 돌발성 난청(당시 갱년기였는데 과로했었다.) 비염, 지방간

복용약 : 수면제 간헐적으로 복용.

금년 3월경 자녀를 결혼시키면서 신경을 많이 쓰고 과로했더니 갑자기 왼쪽 귀가 들리지 않는다. 2008년경 갱년기로 잠도 잘 못 자고 힘들 당시에도 돌발성 난청이 왔었다.

비수강약과 팔강 : 虛證

진단과 예후 : 虛證 돌발성 난청입니다. 오래 걸립니다. 앞으로 補法(和法) 위주로 調理하겠습니다.

치료 경과

2014년 4월 21일, 초진

왼쪽 귀가 물 먹은 것처럼 하루 종일 먹먹하고 소리가 잘 들리지 않는다. 비행기를 타거나 높은 산에 올라갔을 때처럼 압력이 맞지 않다. 수면 장애도 심하다. 처녀 시절부터 잘 못 잤는데 갱년기를 거치면서 더 심해졌다. 몸도 피로한데 쉬어도 풀리지 않는다. 대변은 굳은 편이고 2~3/1 정도.

처방 酸棗仁8, 茯苓4, 甘草2, 知母2 28첩

2014년 5월 5일

귀 먹먹함 10 → 2. 왼쪽 귀 아주 편안해짐. 수면장애 조금 덜해짐. 돌발성 난청은 2008년 시작되었는데, 쉬면서 좋아졌다가 금년 3월부터 다시 잘 들리지 않고 심해졌다고 하심.

티칭 : 운동은 스트레칭, 낮은 산 등산, 푹 쉬고 좋은 음식 많이 드십시다.

예후 : 3개월 補法(和法) 위주.

처방 上方同 28첩

2014년 5월 19일

수면 2시간에서 4시간으로 늘어남. (암막 커튼도 쓴다)

처방 上方同 28첩

2014년 6월 2일

6시간 정도 잔다. 중간에 한 번 깬다. (이전에는 2시간 간격으로 깼었다) 귀 먹먹함 많이 줄었다.

처방 上方同 28첩

2014년 6월 16일

피곤할 때 외에는 귀 먹먹함 없다. 수면장애(10 → 3)

처방 上方同 28첩

2014년 6월 30일

귀먹먹(10 → 1) 수면장애 개선. 본인은 완치가 된 것 같다고 하심. 금일 아침에 소변 시 찌릿, 피가 조금 묻는다. (지난 이틀간 심한 스트레스와 과로)

소화도 안 된다. 服藥 지연.

예후 : 방광 증상, 위장장애 호전되면 다시 한약 드세요. 2주 뒤 다시 내원합
시다.

2014년 7월 14일

위장장애로 아직 服藥 못하고 있음. → 그렇지만 귀(10→1), 수면장애
도 많이 좋아져서 본인 만족함. → 남은 약마저 드시고 치료 종료합시다.
종료.

考察 돌발성 난청은 환자의 연령과 체력 등을 고려하여 虛證 경향인지
實證 경향인지 잘 가늠해야 한다. 虛證 경향이 심한 경우는 原始攻法은
피하고 湯藥만으로 調理한다. 酸棗仁湯에서 川芎은 去한다.

저 자 ●

전창선 全昌宣

부산고등학교와 경희대학교 한의과대학을 졸업하고, 경희
대학교 대학원에서 한의학박사 학위를 받았다. 한의학의
인문학적 배경을 이해하기 위하여 늦은 나이에 성균관대학
교 유학대학원에 입학하여 유교경전학을 공부하고 문학
석사학위를 받았다. 1995년에는 '옴니허브'의 전신 '한의학
연구소 古鼎齋'를 설립하였고, 2007년에는 거창 보해산 자
락에 '약산약초교육원'을 설립하여 해마다 공보의와 개원
한의사를 대상으로 肥瘦論과 三攻法을 강의하고 있다.

주요 저서로는 『음양이 뭐지』 『오행은 뭘까』 『음양오행으
로 가는 길』 『먹으면서 고치는 관절염』 등이 있고, 역서로
『금궤요략심전역해』 『의의병서역소』 등이 있다.